Mechanische Herz-Kreislauf-Unterstützung

Udo Boeken
Alexander Assmann
Frank Born
Stefan Klotz
Christof Schmid
*Hrsg.*

# Mechanische Herz-Kreislauf-Unterstützung

Indikationen, Systeme, Implantationstechniken

Mit 204 Abbildungen

2. Auflage

Springer

*Herausgeber*
**Udo Boeken**
Klinik für Kardiovaskuläre Chirurgie
Universitätklinikum Düsseldorf
Düsseldorf
Deutschland

**Alexander Assmann**
Klinik für Kardiovaskuläre Chirurgie
Universitätsklinikum Duesseldorf
Düsseldorf
Deutschland

**Frank Born**
Klinikum der Universität München – Großhadern
Herzchirurgische Klinik und Poliklinik
München
Deutschland

**Stefan Klotz**
Klinik für Herz- und thorakale Gefäßchirurgie
Universitätsklinikum Schleswig-Holstein
Lübeck
Deutschland

**Christof Schmid**
Herz-, Thorax- und herznahe Gefäßchirurgie
Universitätsklinikum Regensburg
Regensburg
Deutschland

ISBN 978-3-662-53489-2 ISBN 978-3-662-53490-8 (eBook)
DOI 10.1007/978-3-662-53490-8

Die Deutsche Nationalbibliothek verzeichnet diese Publikation in der Deutschen Nationalbibliografie; detaillierte bibliografische Daten sind im Internet über http://dnb.d-nb.de abrufbar.



Umschlaggestaltung: deblik Berlin
Fotonachweis Umschlag: © Fotograf / Agentur.com

Gedruckt auf säurefreiem und chlorfrei gebleichtem Papier

Springer ist Teil von Springer Nature
Die eingetragene Gesellschaft ist Springer-Verlag GmbH Deutschland
Die Anschrift der Gesellschaft ist: Heidelberger Platz 3, 14197 Berlin, Germany

# Geleitwort

Die kardiovaskulären Fachgebiete zählen zweifellos zu den Bereichen der Medizin, die in den letzten Jahrzehnten die größten Fortschritte in Diagnostik und Therapie erzielen konnten. Ich möchte nur die flächendeckende Versorgung von akuten ST-Hebungsinfarkten mittels Sofort-PCI oder auch koronarer Bypassoperation, die inzwischen zur Routine gewordenen kathetergestützten Therapien bei strukturellen Herzerkrankungen von Hochrisikopatienten sowie die Weiterentwicklungen dauerhaft implantierbarer Herzunterstützungssysteme erwähnen. Vielerorts werden therapeutische Entscheidungen und deren Umsetzungen heute im Herz-Team getroffen, was ebenfalls in nicht unerheblichem Maß zur Ergebnisverbesserung beiträgt und das Berufsbild von Herzchirurg, Kinderkardiologe, Anästhesist und Kardiologe wesentlich beeinflusst. Das mit diesen Fortschritten einhergehende verbesserte primäre Überleben führt aber andererseits zu einer Zunahme von Patienten mit kardiopulmonaler Insuffizienz, akut wie chronisch. Damit geht wiederum eine rasante Zunahme der Indikationen zum Einsatz von Kreislauf- und Lungenunterstützungssystemen einher.

Nun basieren alle Kreislaufunterstützungssysteme auf den grundlegenden Techniken der ursprünglich für Operationen am offenen Herzen entwickelten Herz-Lungen-Maschine zur extrakorporalen Zirkulation. Zweifelsfrei gründen die wegweisenden Weiterentwicklungen mechanischer Kreislauf- und Lungenunterstützungssysteme nicht zuletzt auf der Gesamtmenge der in der Herzchirurgie und Kardiotechnik gesammelten Erfahrungen und wissenschaftlichen Erkenntnisse. In vielen Zentren sind demgemäß die Teams aus Kardiotechnik und Herzchirurgie die primären Ansprechpartner auch bei notfallmäßigem Einsatz kardiopulmonaler Ersatz- und Unterstützungssysteme in der Notaufnahme und auf der Intensivstation.

Indikationsstellung, technischer Einsatz, Überwachung und Management unerwünschter Ereignisse der inzwischen sehr breiten Palette verschiedenster Verfahren sind komplexe Themen, die zudem einem kontinuierlichen Wandel unterliegen. Die Arbeitsgruppe „Extrakorporale Zirkulation/mechanische Kreislaufunterstützung" der Deutschen Gesellschaft für Thorax- Herz- und Gefäßchirurgie hat diesen Umständen Rechnung getragen und eine Neuauflage des Buchs „Mechanische Herz-Kreislaufunterstützung" erarbeitet. Ausgehend von der geschichtlichen Entwicklung gibt das Werk einen detaillierten Überblick über Physiologie/Pathophysiologie und Technik der mechanischen kardiopulmonalen Unterstützung. Ausführliche Kapitel widmen sich klinisch überaus bedeutsamen Themen wie Komplikationsmanagement oder Nachsorge von VAD-Patienten einschließlich psychosozialer Aspekte.

Den Autoren gilt der besondere Dank für die geleistete Arbeit. Es ist ihnen wiederum gelungen, ein umfassendes, aktuelles, aber auch verständlich geschriebenes Buch zur Wissensvertiefung und zum Nachschlagen während der klinischen Alltagstätigkeit zu verfassen, das sich an alle an der Durchführung dieser Therapien beteiligten Pflegekräfte, Kardiotechniker und Ärzte richtet.

Ich gratuliere den Autoren, wünsche dem Werk viel Erfolg und Verbreitung und den Lesern Freude beim Studium der einzelnen Kapitel.

**Prof. Dr. Armin Welz**
Präsident der DGTHG
Bonn, im Januar 2017

# Vorwort

Die Arbeitsgruppe „Extrakorporale Zirkulation und Mechanische Kreislaufunterstützung" der Deutschen Gesellschaft für Thorax-, Herz- und Gefäßchirurgie hat seit Ihrer Gründung im Jahr 1997 die Intensivierung der Zusammenarbeit zwischen Herzchirurgie und Kardiotechnik als ein Hauptziel verfolgt. So entstanden unter der Federführung der Arbeitsgruppe bisher vier Bücher, die sich alle mit den Schnittmengen zwischen den beiden Berufsgruppen befassen und in enger Zusammenarbeit verfasst wurden. Im Jahr 2001 erschien zunächst der Band „Extrakorporale Zirkulation – wissenschaftlich begründet?". Es folgte 2003 der nächste Band, der sich erstmals mit dem Gebiet der Kreislaufunterstützung befasste: „Synopsis der biologischen und mechanischen Kreislaufunterstützung". Aufbauend auf dem Werk von 2001 erschien 2006 der dritte Band unter Federführung der AG. Der Titel „Empfehlungen zum Einsatz und zur Verwendung der Herz-Lungen-Maschine" zeigt bereits, dass in diesem Werk die Anwendung der EKZ aufbauend auf den Grundlagen in enger Anlehnung an die Richtlinien des European Board of Cardiovascular Perfusion dargestellt wird. Im Jahr 2012 sah es die AG als absolut notwendig an, im Bereich der mechanischen Kreislaufunterstützung ein umfassendes Update in Form eines neuen, vierten Buches zu erstellen. Nach nunmehr nicht einmal fünf Jahren hat in diesem Bereich der Herzchirurgie eine derart rasante Weiterentwicklung stattgefunden, dass die AG sich dazu entschloss, bereits jetzt dieses letzte Werk zur mechanischen Unterstützung in Form einer revidierten 2. Auflage neu herauszugeben.

In den letzten drei Jahren hat es zwar rein quantitativ in Deutschland keine nennenswerte Zunahme der Anzahl von Implantationen ventrikulärer Unterstützungssysteme gegeben, allerdings änderte sich das Patientenklientel, nicht zuletzt infolge einer deutlichen Zunahme der Anwendungen kurzfristiger Unterstützungssysteme wie z. B. ECMO oder ECLS. Das totale Kunstherz hat weiter an Bedeutung verloren, ebenso biventrikuläre oder parakorporale Lösungen. Die Entwicklung hin zu Systemen der 3. und 4. Generation, auch für einen biventrikulären Einsatz, hat so viele Neuerungen in diesem Bereich mit sich gebracht, dass Sie in dieser 2. Auflage neben grundlegend aktualisierten Kapiteln der 1. Auflage auch eine ganze Reihe neuer Abschnitte finden werden. Nicht zuletzt den zunehmend minimalinvasiven Implantationstechniken ist neben den ganz aktuellen Neuentwicklungen ein größerer Teil des Buches gewidmet.

Die vorliegenden Kapitel wurden von den einzelnen Arbeitsgruppen in den deutschen Herzzentren verfasst, wobei stets lokale Schwerpunkte und Kompetenzen berücksichtigt wurden. Dabei wurde auf größtmögliche kooperative Zusammenarbeit zwischen Herzchirurgie und Kardiotechnik geachtet und die Position und Sichtweise des sog. VAD-Koordinators in den einzelnen Kliniken berücksichtigt.

Der Aufbau der einzelnen Kapitel ist zumeist vergleichbar. Grundlegenden Informationen mit historischen Anmerkungen folgen in der Regel eine Beschreibung des Systems und die Darstellung der Implantationstechnik. Die perioperative Betreuung und die ambulante Nachsorge werden schließlich jeweils durch ausgewählte Literaturzitate ergänzt.

Obwohl das Buch u. a. auch viele praktische Hinweise für die Nachsorge der einzelnen Systeme enthält und somit auch als tägliches Nachschlagewerk sowohl für die operative Planung als auch für die ambulante Betreuung der Patienten dienen mag, konnten wir aufgrund des größeren Umfangs das „Kitteltaschenformat" der 1. Auflage nicht erneut realisieren.

Wir bedanken uns bei den beteiligten Autoren für Ihr großes Engagement. Alle Kapitel wurden trotz des engen Klinikalltags fristgerecht erstellt. Weiterhin gilt unser Dank auch allen anderen, die sich an der Entstehung und Vollendung dieses Buches organisatorisch oder finanziell beteiligt haben. Ein besonderer Dank geht hierbei an den Springer Verlag, Herrn Dr. Fritz Kraemer und Willi Bischoff, sowie an die Lektorin, Frau Heidrun Schoeler.

**Udo Boeken, Christof Schmid, Alexander Assmann, Frank Born, Stefan Klotz**
Düsseldorf, Regensburg, München und Lübeck, im Januar 2017

# Inhaltsverzeichnis

# Autorenverzeichnis


### Akhyari, Payam, Dr. med.
Heinrich Heine Universität Düsseldorf
Klinik für Kardiovaskuläre Chirurgie
Moorenstraße 5
40225 Düsseldorf
payam.akhyari@med.uni-duesseldorf.de

### Alexi-Meskishvili, Vladimir, Prof. Dr. med. MD, PhD
Deutsches Herzzentrum Berlin
Klinik für Herz-Thorax- und Gefäßchirurgie
Augustenburger Platz 1
13353 Berlin
alexi@dhzb.de

### Assmann, Alexander, PD Dr. med.
Heinrich Heine Universität Düsseldorf
Klinik für Kardiovaskuläre Chirurgie
Moorenstraße 5
40225 Düsseldorf
alexander.assmann@med.uni-duesseldorf.de

### Benk, Christoph, Prof. Dr.-Ing.
Klinik für Herz- und Gefäßchirurgie
Universitäts - Herzzentrum Freiburg Bad Krozingen
Hugstetterstr. 55
79106 Freiburg im Breisgau
christoph.benk@universitaets-herzzentrum.de

### Beyersdorf, Friedhelm, Prof. Dr. Dr. h.c.
Klinik für Herz- und Gefäßchirurgie
Universitäts - Herzzentrum Freiburg Bad Krozingen
Hugstetterstr. 55
79106 Freiburg im Breisgau
friedhelm.beyersdorf@universitaets-herzzentrum.de

### Boeken, Udo, Prof. Dr. med.
Heinrich Heine Universität Düsseldorf
Klinik für Kardiovaskuläre Chirurgie
Moorenstraße 5
40225 Düsseldorf
boeken@uni-duesseldorf.de

### Börgermann, Jochen, PD Dr. med.
Herz- und Diabeteszentrum Nordrhein-Westfalen
Klinik für Thorax- und Kardiovaskularchirurgie
Georgstraße 11
32545 Bad Oeynhausen
jboergermann@hdz-nrw.de

### Born, Frank
Klinikum der Universität München – Großhadern
Herzchirurgische Klinik und Poliklinik
Marchioninistraße 15
81377 München
frank.born@med.uni-muenchen.de

### Brocks, Yvonne, Dipl.-Psych.
Herz- und Diabeteszentrum Nordrhein-Westfalen
Klinik für Thorax- und Kardiovaskularchirurgie
Georgstraße 11
32545 Bad Oeynhausen
ybrocks@hdz-nrw.de

### Camboni, Daniele, PD Dr. med.
Universitätsklinikum Regensburg
Klinik für Herz-, Thorax- und herznahe Gefäßchirurgie
Franz-Josef-Strauß-Allee 11
93053 Regensburg
Daniele.Camboni@ukr.de

### Dandel, Michael, Prof. assoc. Dr. med. habil.
Deutsches Herzzentrum Berlin
Klinik für Herz-Thorax- und Gefäßchirurgie
Augustenburger Platz 1
13353 Berlin
mdandel@aol.com

### Drews, Thorsten N.H., PD Dr. med. MBA
Facharzt für Herzchirurgie
Mendelssohn-Barthold-Straße 35
14480 Potsdam
dr.t.drews@gmx.de; drews@DHZB.de

**Eulert-Grehn, Jaime-Jürgen, Dr. med.**
Deutsches Herzzentrum Berlin
Klinik für Herz-, Thorax- und Gefäßchirurgie
Augustenburger Platz 1
13353 Berlin
jeulert@dhzb.de

**Falk, Volkmar, Prof. Dr. med.**
Deutsches Herzzentrum Berlin
Klinik für Herz-, Thorax- und Gefäßchirurgie
Augustenburger Platz 1
13353 Berlin
Falk@dhzb.de

**Färber, Gloria, Dr. med.**
Universitätsklinikum der Friedrich-Schiller-Universität Jena
Klinik für Herz- und Thoraxchirurgie
Am Klinikum 1
07747 Jena
Gloria.Faerber@med.uni-jena.de

**Fischer, Julia**
Herzzentrum Leipzig-Universitätsklinik
Klinik für Herzchirurgie
Strümpellstraße 39
04289 Leipzig
Julia.fischer@helios-kliniken.de

**Flörchinger, Bernhard, PD Dr. med.**
Universitätsklinikum Regensburg
Klinik für Herz-, Thorax- und herznahe Gefäßchirurgie
Franz-Josef-Strauß-Allee 11
93053 Regensburg
Bernhard.Floerchinger@ukr.de

**Garbade, Jens, Prof. Dr. med.**
Herzzentrum Leipzig-Universitätsklinik
Klinik für Herzchirurgie
Strümpellstraße 39
04289 Leipzig
Jens.garbade@helios-kliniken.de

**Gromann, Tom Wolfgang, Dr. med.**
Deutsches Herzzentrum Berlin
Klinik für Herz-, Thorax- und Gefäßchirurgie
Augustenburger Platz 1
13353 Berlin
gromann@dhzb.de

**Gummert, Jan, Prof. Dr. med.**
Herz- und Diabeteszentrum Nordrhein-Westfalen
Klinik für Thorax- und Kardiovaskularchirurgie
Georgstraße 11
32545 Bad Oeynhausen
jgummert@hdz-nrw.de

**Hagl, Christian, Prof. Dr. med.**
Klinikum der Universität München – Großhadern
Herzchirurgische Klinik und Poliklinik
Marchioninistraße 15
81377 München
Christian.Hagl@med.uni-muenchen.de

**Hakim-Meibodi, Kavous**
Herz- und Diabeteszentrum Nordrhein-Westfalen
Klinik für Thorax- und Kardiovaskularchirurgie
Georgstraße 11
32545 Bad Oeynhausen
khakim-maibodi@hdz-nrw.de

**Haverich, Axel, Prof. Dr. med. Dr. h.c.**
Medizinische Hochschule Hannover
Klinik für Herz-, Transplantations- und Gefäßchirurgie
Carl-Neuberg-Str. 1
30625 Hannover
haverich.axel@mh-hannover.de

**Hetzer, Roland, Prof. Dr. med.**
Deutsches Herzzentrum Berlin
Klinik für Herz-, Thorax- und Gefäßchirurgie
Augustenburger Platz 1
13353 Berlin
hetzer@dhzb.de

**Hilker, Michael, Prof. Dr. med.**
Universitätsklinikum Regensburg
Klinik für Herz-, Thorax- und herznahe Gefäßchirurgie
Franz-Josef-Strauß-Allee 11
93053 Regensburg
Michael.Hilker@klinik.uni-regensburg.de

**Hoffmeier, Andreas, Prof. Dr. med.**
Universitätsklinikum Münster
Department für Herz- und Thoraxchirurgie Klinik für Herzchirurgie
Albert-Schweitzer-Campus 1, Gebäude A1
48149 Münster
Andreas.Hoffmeier@ukmuenster.de

**Hübler, Michael, Prof. Dr. med.**
Kinderspital Zürich – Eleonorenstiftung
Abt. Herzchirurgie
Steinwiesstrasse 75
CH-8032 Zürich
michael.huebler@kispi.uzh.ch

**Klotz, Stefan, Prof. Dr. med.**
Universitätsklinikum Schleswig-Holstein, Campus Lübeck
Klinik für Herz- und thorakale Gefäßchirurgie
Ratzeburger Allee 160
23538 Lübeck
Stefan.Klotz@uksh.de

**Koster, Andreas, PD Dr. med.**
Herz- und Diabeteszentrum Nordrhein-Westfalen
Institut für Anästhesiologie
Georgstraße 11
32545 Bad Oeynhausen
akoster@hdz-nrw.de

**Krabatsch, Thomas, Prof. Dr. med.**
Deutsches Herzzentrum Berlin
Klinik für Herz-, Thorax- und Gefäßchirurgie
Augustenburger Platz 1
13353 Berlin
krabatsch@dhzb.de

**Kraft, Alexander**
Heinrich Heine Universität Düsseldorf
Klinik für Kardiovaskuläre Chirurgie
Moorenstraße 5
40225 Düsseldorf
alexander.kraft@med.uni-duesseldorf.de

**Lichtenberg, Artur, Prof. Dr. med.**
Heinrich Heine Universität Düsseldorf
Klinik für Kardiovaskuläre Chirurgie
Moorenstraße 5
40225 Düsseldorf
artur.lichtenberg@med.uni-duesseldorf.de

**Litmathe, Jens, Prof. Dr. med. EDIC, MHBA**
Universitätsklinikum Aachen
Neurologische Klinik
Pauwelsstraße 30
52074 Aachen
jlitmathe@ukaachen.de

**Meyer, Anna L., Dr. med.**
Herzzentrum Leipzig-Universitätsklinik
Klinik für Herzchirurgie
Strümpellstraße 39
04289 Leipzig
anna.meyer@helios-kliniken.de

**Michel, Sebastian, Dr. med.**
Klinikum der Universität München – Großhadern
Herzchirurgische Klinik und Poliklinik
Marchioninistraße 15
81377 München
sebastian.michel@med.uni-muenchen.de

**Miera, Oliver, Dr. med.**
Deutsches Herzzentrum Berlin
Klinik für angeborene Herzfehler
Augustenburger Platz 1
13353 Berlin
meira@dhzb.de

**Morshuis, Michiel, Dr. med.**
Herz- und Diabeteszentrum Nordrhein-Westfalen
Klinik für Thorax- und Kardiovaskularchirurgie
Georgstraße 11
32545 Bad Oeynhausen
mmorshuis@hdz-nrw.de

**Özpeker, Cenk, Dr. med.**
Herz- und Diabeteszentrum Nordrhein-Westfalen
Klinik für Thorax- und Kardiovaskularchirurgie
Georgstraße 11
32545 Bad Oeynhausen
coezpeker@hdz-nrw.de

**Photiadis, Joachim, Prof. Dr. med.**
Deutsches Herzzentrum Berlin
Klinik für Chirurgie Angeborener Herzfehler – Kinderherzchirurgie
Augustenburger Platz 1
13353 Berlin
Photiadis@DHZB.de

**Pilarczyk, Kevin, Dr. med.**
Klinik für Intensivmedizin
imland Klinik Rendsburg
Lilienstr. 20-28
24768 Rendsburg
kevin.pilarczyk@imland.de

**Potapov, Evgenij V., PD Dr. med.**
Deutsches Herzzentrum Berlin
Klinik für Herz-, Thorax- und Gefäßchirurgie
Augustenburger Platz 1
13353 Berlin
Potapov@DHZB.de

**Pühler, Thomas, PD Dr. med.**
Herz- und Diabeteszentrum Nordrhein-Westfalen
Klinik für Thorax- und Kardiovaskularchirurgie
Georgstraße 11
32545 Bad Oeynhausen
tpuehler@hdz-nrw.de

**Rehn, Eric, Dr. med.**
Herz- und Diabeteszentrum Nordrhein-Westfalen
Klinik für Thorax- und Kardiovaskularchirurgie
Georgstraße 11
32545 Bad Oeynhausen
erehn@hdz-nrw.de

**Röfe, Daniela**
Herz- und Diabeteszentrum Nordrhein-Westfalen
Klinik für Thorax- und Kardiovaskularchirurgie
Georgstraße 11
32545 Bad Oeynhausen
droefe@hdz-nrw.de

**Rojas, Sebastian V., Dr. med.**
Medizinische Hochschule Hannover
Klinik für Herz-, Transplantations- und Gefäßchirurgie
Carl-Neuberg-Str. 1
30625 Hannover
Rojas.Sebastian@mh-hannover.de

**Rukosujew, Andreas, PD Dr. med.**
Universitätsklinikum Münster
Department für Herz- und Thoraxchirurgie Klinik für Herzchirurgie
Albert-Schweitzer-Campus 1, Gebäude A1
48149 Münster
Andreas.Rukosujew@ukmuenster.de

**Sadat, Najla, Dr. med.**
Heinrich Heine Universität Düsseldorf
Klinik für Kardiovaskuläre Chirurgie
Moorenstraße 5
40225 Düsseldorf
najla.sadat@med.uni-duesseldorf.de

**Saeed, Diyar, PD Dr. med.**
Heinrich Heine Universität Düsseldorf
Klinik für Kardiovaskuläre Chirurgie
Moorenstraße 5
40225 Düsseldorf
diyar.saeed@med.uni-duesseldorf.de

**Scherer, Mirela, Prof. Dr. med.**
Universitätsklinikum Münster
Department für Herz- und Thoraxchirurgie Klinik für Herzchirurgie
Albert-Schweitzer-Campus 1, Gebäude A1
48149 Münster
mirela.scherer@ukmuenster.de

**Schmid, Christof, Prof. Dr. med.**
Universitätsklinikum Regensburg
Klinik für Herz-, Thorax- und herznahe Gefäßchirurgie
Franz-Josef-Strauß-Allee 11
93053 Regensburg
Christof.Schmid@klinik.uni-regensburg.de

**Schmitto, Jan D., PD Dr. med.**
Medizinische Hochschule Hannover
Klinik für Herz-, Transplantations- und Gefäßchirurgie
Carl-Neuberg-Str. 1
30625 Hannover
Schmitto.Jan@mh-hannover.de

**Schönbrodt, Michael, Dr. med.**
Herz- und Diabeteszentrum Nordrhein-Westfalen
Klinik für Thorax- und Kardiovaskularchirurgie
Georgstraße 11
32545 Bad Oeynhausen
mschoenbrodt@hdz-nrw.de

**Schulz, Uwe**
Herz- und Diabeteszentrum Nordrhein-Westfalen
Klinik für Thorax- und Kardiovaskularchirurgie
Georgstraße 11
32545 Bad Oeynhausen
uschulz@hdz-nrw.de

**Siepe, Matthias, Prof. Dr. med.**
Klinik für Herz- und Gefäßchirurgie
Universitäts - Herzzentrum Freiburg Bad Krozingen
Hugstetterstr. 55
79106 Freiburg im Breisgau
matthias.siepe@universitaets-herzzentrum.de

**Sindermann, Jürgen, Prof. Dr. med.**
Universitätsklinikum Münster
Department für Herz- und Thoraxchirurgie Klinik für Herzchirurgie
Albert-Schweitzer-Campus 1, Gebäude A1
48149 Münster
Juergen.Sindermann@ukmuenster.de

**Sodian, Ralf, Prof. Dr. med.**
MediClin Herzzentrum Lahr/Baden
Hohbergweg 2
77933 Lahr
ralf.sodian@mediclin.de

**Stepanenko, Alexander, MD**
Deutsches Herzzentrum Berlin
Klinik für Herz-, Thorax- und Gefäßchirurgie
Augustenburger Platz 1
13353 Berlin
stepanenko@dhzb.de

**Strüber, Martin, Prof. Dr. med.**
Universitätsklinikum Leipzig
Herzzentrum Leipzig GmbH
Strümpellstraße 39
4289 Leipzig
strm@med.uni-leipzig.de

**Tandler, René, Dr. med.**
Friedrich-Alexander-Universität Erlangen-Nürnberg
Herzchirurgische Klinik
Krankenhausstraße 12
91054 Erlangen
rene.tandler@uk-erlangen.de

**Tigges-Limmer, Katharina, Dr. phil.**
Herz- und Diabeteszentrum Nordrhein-Westfalen
Klinik für Thorax- und Kardiovaskularchirurgie
Georgstraße 11
32545 Bad Oeynhausen
ktigges-limmer@hdz-nrw.de

**Tjan, Tonny Djie-Tiong, Prof. Dr. med. Dr.**
Universitätsklinikum Münster
Department für Herz- und Thoraxchirurgie Klinik für Herzchirurgie, Kinderherzchirurgie
Albert-Schweitzer-Campus 1
48149 Münster
TDT.Tjan@ukmuenster.de

**Wagner, FlorianMathias, PD Dr. med.**
Herz- und Gefäßchirurgie
Universitäres Herzzentrum Hamburg
Martinistr. 52
20246 Hamburg
fl.wagner@uke.de

**Welp, Henryk, Dr. med.**
Universitätsklinikum Münster
Department für Herz- und Thoraxchirurgie Klinik
für Herzchirurgie
Albert-Schweitzer-Campus 1, Gebäude A1
48149 Münster
Henryk.Welp@ukmuenster.de

**Winkler, Yvonne, Dipl.-Psych.**
Herz- und Diabeteszentrum Nordrhein-Westfalen
Klinik für Thorax- und Kardiovaskularchirurgie
Georgstraße 11
32545 Bad Oeynhausen
ywinkler@hdz-nrw.de

# Abkürzungen

| | |
|---|---|
| ACT | „activated clotting time" |
| ACVB | aortokoronarer Venenbypass |
| AICD | automatisch implantierbarer Cardioverter-Defibrillator |
| AP | alkalische Phosphatase |
| aPTT | aktivierte partielle Thromboplastinzeit |
| ARDS | Acute-Respiratory-Distress-Syndrom |
| AST | Aspartat-Aminotransferase |
| AUC | „area under the curve" |
| BGA | Blutgasanalyse |
| BiVAD | biventrikuläre Unterstützung, „biventricular-assist-device" |
| BNP | Brain Natriuretic Peptide |
| BTB | Bridge to Bridge |
| BTR | Bridge to Recovery |
| BTT | Bridge to Transplantation |
| cc-TGA | kongenital korrigierte Transposition der großen Arterien |
| CI | Cardiac Index |
| CPR | kardiopulmonale Reanimation |
| CRT | kardiale Resynchronisationstherapie |
| CRT-D | kardiale Resynchronisationstherapie mit Defibrillator |
| cTAL | compliant Total Artificial Lung |
| DCM | dilatative Kardiomyopathie |
| DT | Destination Therapy |
| d-TGA | Dextro-Transposition der großen Arterien |
| EASA | European Aviation Safety Agency |
| $ECCO_2R$ | „extracorporeal carbon dioxide removal" |
| ECLS | Extracorporeal Life Support |
| ECMO | extrakorporale Membranoxygenierung |
| ECPR | Extracorporeal Cardio Pulmonary Resuscitation |
| EF | Ejektionsfraktion |
| EKZ | extrakorporale Zirkulation |
| ERC | European Resuscitation Council |
| $F_iO_2$ | inspiratorische Sauerstofffraktion |
| HDE | „humanitarian device exemption" |
| HF | Herzfrequenz |
| HFOV | Hochfrequenzbeatmung |
| HI | Herzinsuffizienz |
| HIT | Heparin-induzierte Thrombozytopenie |
| HLM | Herz-Lungen-Maschine |
| HMvWM | hochmolekulare v.-Willebrand-Multimere |
| HR | Hazard Ratio |
| HRST | Herzrhythmusstörungen |
| HSCT | „hematopoietic stem cell transplantation" |
| HTX | Herztransplantation |
| HVAD | „HeartWare® ventricular assist device" |
| HZV | Herzzeitvolumen |
| IABP | intraaortale Ballonpumpe |
| IDCM | idiopathische dilatative Kardiomyopathie |
| iLA | interventionelle Lungenunterstützung, „interventional lung assist" |
| iNO | NO-Inhalation |
| INR | International Normalized Ratio |
| INTERMACS | Interagency Registry for Mechanically Assisted Circulatory Support |
| KISS | Krankenhaus-Infektion-Surveillance-System |
| KOF | Körperoberfläche |
| LAP | „left atrial pressure" |
| LDH | Laktatdehydrogenase |
| LMWH | niedermolekulares Heparin |
| LSS | „life support system" |
| LV | linker Ventrikel/linksventrikulär |
| LVAD | linksventrikuläres Unterstützungssystem |
| LVEDD | linksventrikulärer enddiastolischer Durchmesser |
| LVEF | linksventrikuläre Ejektionsfraktion |
| LVESD | linksventrikulärer endsystolischer Durchmesser |
| MAP | mittlerer arterieller Blutdruck |
| MET | „metabolic equivalents" |
| MKU | mechanische Kreislaufunterstützung |
| MMP | Matrix-Metalloproteinase |
| MRGN | multiresistente gramnegative Erreger |
| MRSA | Methicillin-resistenter S. aureus |
| NAVA | „neurally adjusted ventilatory assist" |
| NT-proBNP | N-terminales pro Brain Natriuretic Peptide |
| OAK | orale Antikoagulation |
| PA | pulmonalarterieller Druck |
| pAVK | periphere arterielle Verschlusskrankheit |
| PCWP | „pulmonary capillary wedge pressure" |
| PDMS | Polydimethylsiloxan |

| | |
|---|---|
| PECLA | pumpenlose extrakorporale Lungenunterstützung |
| PF | Plättchenfaktor |
| PI | Perfusionsindex |
| PMP | Polymethylpenten |
| PMR | progressive Muskelentspannung |
| PP | Polypropylen |
| PP | „pulse pressure" |
| PPHN | persistierende pulmonale Hypertonie des Neugeborenen |
| PPSB | Prothrombinkomplexkonzentrat |
| PTBS | posttraumatische Belastungsstörung |
| PTFE | Polytetrafluorethylen |
| PTT | partielle Thromboplastinzeit |
| PVR | pulmonalvaskulärer Widerstand |
| RCT | randomisierte kontrollierte Studie |
| RGD-Sequenz | Aminosäuresequenz aus den drei L-Aminosäuren Arginin, Glycin und Asparaginsäure |
| RHK | Rechtsherzkatheter |
| ROC | „receiver-operating-characteristic" |
| rt-PA | „recombinant tissue plasminogen" |
| RTW | Rettungstransportwagen |
| RV | rechter Ventrikel/rechtsventrikulär |
| RVAD | rechtsventrikuläres Unterstützungssystem |
| RVEDD | rechtsventrikulärer enddiastolischer Durchmesser |
| RVEF | rechtsventrikuläre Ejektionsfraktion |
| RVSWI | rechtsventrikulärer Schlagarbeitsindex |
| SV | Schlagvolumen |
| SVC | Vena cava superior |
| TAH | „total artificial heart" |
| TAH-t | SynCardia temporary Total Artificial Heart |
| TAPSE | „tricuspid annular plane systolic excursion" |
| TAVI | Transkatheter-Aortenklappenimplantation, „transcatheter-aortic-valve-implantation" |
| TEE | transösophageale Echokardiographie |
| TET | transkutane Energieübertragung, „transcutancous energy transfer" |
| TIA | transitorische ischämische Attacke |
| TK | Trikuspidalklappe |
| TPG | transpulmonaler Gradient |
| TpSr | „time to peak strain-rate" |
| UF | unfraktioniertes Heparin |
| va | venoarteriell |
| VAD | „ventricular assist device", ventrikuläres Unterstützungssystem |
| $VO_2max$ | maximale Sauerstoffaufnahme |
| VRE | Vancomycin-resistente Enterokokken |
| VSD | Ventrikelseptumdefekt |
| Vv | venovenös |
| vv-ECMO | venovenöse extrakorporale Membranoxygenierung |
| ZVD | zentraler Venendruck |
| ZVK | zentraler Venenkatheter |

# Geschichte der mechanischen Kreislaufunterstützung

*U. Boeken, F. M. Wagner*




U. Boeken, A. Assmann, F. Born, S. Klotz, C. Schmid (Hrsg.), *Mechanische Herz-Kreislauf-Unterstützung*,
DOI 10.1007/978-3-662-53490-8_1

Das erste Kapitel dieses Buches liefert einen Überblick über historische Entwicklungen der mechanischen Kreislaufunterstützung sowie über aktuelle Techniken und Innovationen. Dem Leser wird damit ein Zeitgerüst für die technologische Entwicklung an die Hand gegeben, in das er die Systeme aus den folgenden Kapiteln einordnen kann.

## 1.1 Grundlegendes

Die aktuellsten Daten zeigen, dass weltweit etwa mindestens 50 Mio. Menschen an einer fortgeschrittenen, terminalen Herzinsuffizienz leiden. Jährlich gibt es etwa 2 Mio. Neuerkrankungen mit ischämischer, viraler oder idiopathischer Ätiologie. Die Behandlung einer fortgeschrittenen Herzinsuffizienz besteht aus 3 Säulen:

1. konservativ-medikamentöse Therapie,
2. operativ-kausale Therapie der Ursache und
3. Transplantation oder maschinelle Kreislaufunterstützung.

Wenn die konventionelle, medikamentöse Therapie ebenso wie operative Maßnahmen keine Besserung herbeiführen können, stellt die Transplantation oder mechanische Kreislaufunterstützung (MKU) mittels ventrikulärem Unterstützungssytem („ventricular assist device", VAD) oder gar mittels vollständigem Kunstherz („total artificial heart", TAH) die letzte Option für den Patienten dar (Arusoglu et al. 2010, Gregory et al. 2011, Thunberg et al. 2010).

## 1.2 Hintergrund

Die erstmalige Anwendung einer Herz-Lungen-Maschine (HLM) in der Klinik durch J. Gibbon 1953 stellt sicherlich einen Meilenstein für den gesamten Bereich der MKU dar. Die ersten Ergebnisse waren damals allerdings so ernüchternd, dass erst 1955 nach diversen Weiterentwicklungen durch J. Kirklin an der Mayo-Klinik die „Mayo-Gibbon-HLM" wieder zur Anwendung kam und den Fortschritt der offenen Herzchirurgie ermöglichte. Erst 1960 waren die HLM und auch die angewendeten Techniken durch Kirklin und Lillehei so weit entwickelt, dass Herzchirurgie routinemäßig möglich war (Kozik u. Plunkett 2011, Potapov et al. 2011).

Mit zunehmender Häufigkeit herzchirurgischer Eingriffe wuchs auch der Bedarf an einer Unterstützung für Patienten mit einem sog. Postkardiotomie-Syndrom. Die intraaortale Ballonpumpe war hier das erste eingesetzte „Device", welches auch heute noch weltweit am häufigsten zum Einsatz kommt. Die konsequente Weiterverfolgung der „post-HLM"-Unterstützungssysteme hat heute zur Entwicklung diverser einsetzbarer VADs geführt: zum einen zur Überbrückung bis zur Transplantation, zum anderen auch als „Destination Therapy" (MKU als definitive Therapie). Obwohl bereits sehr zuverlässige Systeme zum Einsatz kommen, stellt die Entwicklung eines vollständig implantierbaren TAH auch heute noch einen der vordringlichen Forschungsschwerpunkte auf diesem Gebiet dar, wie in weiteren Kapiteln ausführlich erläutert wird. Dennoch werden aktuell immer weniger TAHs implantiert, da die Weiterentwicklung der VAD-Systeme fast immer einen auch längerfristigen biventrikulären Einsatz ermöglicht, wenn eine Indikation hierzu besteht (Krabatsch et al. 2014). Aktuell werden in Deutschland jährlich maximal 30 TAHs implantiert. Demgegenüber kommen im selben Zeitraum die VAD-Systeme etwa 1.000-mal zum Einsatz (Beckmann et al. 2015).

## 1.3 Historie

Die Vorarbeiten von N. Shumway und seinen Mitarbeitern in den frühen 1960er-Jahren führten zur ersten Herztransplantation durch C. Barnard 1967. Diese neue Option der Therapie für Patienten mit terminaler Herzinsuffizienz ist weit bekannter als die Tatsache, dass bereits 4 Jahre zuvor durch M. DeBakey das erste VAD bei einem Patienten mit Postkardiotomie-Syndrom nach einem Aortenklappenersatz eingesetzt wurde. 1969 wurde durch Cooley das erste TAH implantiert (Krabatsch et al. 2011b, 2011c).

Die Entwicklung der ersten VADs für den klinischen Einsatz Ende der 1980er-Jahre war der nächste Meilenstein im Bereich der MKU. Die Geräte der ersten Generation erzeugten einen pulsatilen Fluss, waren sehr groß und auch störungsanfällig. Der zunehmende Mangel an Spenderorganen förderte die Weiterentwicklung auf diesem Gebiet, so dass die Geräte immer kleiner wurden und bei geringerer Thrombogenität eine längere Haltbarkeit aufwiesen. In den 90er-Jahren kam es dann nach Entwicklung von VADs mit einem kontinuierlichen Blutfluss zum Einsatz der ersten axialen Flusspumpe in Deutschland. Die Implantationszahlen stiegen deutlich an, da die Geräte kleiner und leichter zu implantieren waren. Geringere Komplikationsraten und die zunehmende Zahl von Hinweisen darauf, dass ein eigentlich unphysiologischer, kontinuierlicher Blutfluss ohne wesentliche Nachteile ist, trugen außerdem zum Anstieg der Implantationszahlen bei.

Die sog. REMATCH-Studie, die 2001 publiziert wurde, zeigte, dass bei Patienten mit terminaler Herzinsuffizienz ohne Transplantationsoption durch die Implantation eines linksventrikulären VAD ein deutlicher Überlebensvorteil im Vergleich zur medikamentös-konservativen Therapie erzielt werden konnte. Dies führte zu einem weiteren Anstieg der Implantationszahlen.

Die oben beschriebenen Geräte der 2., 3. und aktuell der 4. Generation sind heute erste Wahl sowohl für die „Bridging-Therapie„ bis zum Vorliegen eines Spenderorgans als auch für die permanente (Destination-)Therapie bei Vorliegen von Kontraindikationen für eine Transplantation. Es kommen heutzutage eigentlich zumeist nur noch kleine, intrakorporale Systeme zum Einsatz. Als parakorporales System wird jedoch weiterhin das sog. Berlin Heart Excor®-System eingesetzt. Im Bereich der MKU bei Kindern wird dieses Device häufig verwendet, in Europa außerdem auch bei Erwachsenen (▶ Abschn. 4.2.1).

## 1.4 Ventrikuläre Unterstützungssysteme – Entwicklung und Einteilung

Entsprechend ihrer Funktionsweise lassen sich eigentlich fast alle Pumpen in folgende Klassen einteilen:

- intraaortale Ballongegenpulsation (IABP),
- Zentrifugalpumpen,
- Volumenverdrängungspumpen,
- axiale Flusspumpen.

In den aktuell eingesetzten VAD-Systemen finden sich kontinuierliche Flusspumpen (zentrifugal oder axial). Der entscheidende Vorteil gegenüber pulsatilen Systemen besteht hier sicherlich in der längeren Haltbarkeit. Der kontinuierliche Fluss ist, wie oben schon beschrieben, nicht nachteilig für den Patienten.

Ebenso lassen sich die Geräte aber auch nach der Einsatzdauer einteilen, die natürlich von der angewandten Technik abhängig ist. Im Folgenden sollen nur exemplarisch einige Vertreter jeder Gruppe genannt werden, ohne einen Anspruch auf Vollständigkeit zu erheben.

### 1.4.1 Kurzzeitunterstützungssysteme

- IABP (▶ Abschn. 3.1)
- Zentrifugalpumpen „1. Generation" (Biomedicus, Sarns)
- Zentrifugalpumpen „2. Generation" (CentriMag, Rotaflow)
- Weitere: TandemHeart™, Impella™ (beide ▶ Abschn. 3.2), Abiomed BVS® 5000i.

Das parakorporale, pneumatisch getriebene Abiomed BVS® 5000i Ventrikeluntestützungssystem ist ein 2005 in den klinischen Alltag eingeführtes Therapiekonzept, dessen besondere Stärke auf der temporären Herzentlastung zur Erzielung eines möglichen „recovery" des nativen Myokards liegt. Vor allem die myokardschonende Implantationstechnik, aber auch die Möglichkeit der kompletten Systementfernung ohne erneuten Einsatz einer extrakorporalen Zirkulation bzw. ohne Resektions- oder Übernähungsmaßnahmen am wieder hergestellten Myokard zeichnen die Besonderheit gegenüber anderen kommerziell verfügbaren Systemen aus. Während das System in den USA immer noch zum Einsatz kommt, ist es seit einigen Jahren in Deutschland in den Hintergrund getreten. Bei weiter zunehmenden Zahlen von VAD-Implantationen der 3. Generation wurde das AB5000 in den letzten 2 Jahren in Deutschland unseres Wissens vor allem wegen neurologischer Komplikationen nicht mehr eingesetzt.

### 1.4.2 VAD – 1.Generation

Diese Systeme zeichnen sich durch einen pulsatilen Fluss aus, es sind in der Regel „Verdrängerpumpen".

- HeartMate XVE™ (LVAD): Das intrathorakale HeartMate XVE (Fa. Thoratec) ist als pulsatiles, linksventrikuläres Herzunterstützungssystem heutzutage nur noch von historischem Interesse. Die Fortschritte der kontinuierlichen Axial- und Zentrifugalpumpensysteme haben das System in Europa bereits im Laufe der letzten 5 Jahre weitgehend verdrängt. Seit der FDA-Zulassung des HeartMate II zur Bridge-to-Transplant-Indikation und zur Destination-Therapie 2011 ist auch der Einsatz des HeartMate XVE massiv zurückgegangen. Bis dahin war das HeartMate XVE das am häufigsten verwendete System.
- Thoratec IVAD™, PVAD™ (intra-, parakorporal): Das parakorporale Thoratec-System stellte als biventrikuläres System eine gute Option zur Versorgung von Patienten im akuten kardialen Schock dar, kommt heute allerdings eigentlich als Bridge to Transplant nicht mehr zum Einsatz.
- Medos VAD (parakorporal, L-, R-, BiVAD): Das VAD-System des deutschen Herstellers Medos (Medos Medizintechnik AG, Stolberg, Aachen, Deutschland) ist ein mechanisches Herzunterstützungssystem für den uni- oder biventrikulären Einsatz. Seit 1994 wurde das System bei Erwachsenen, Kindern und Säuglingen eingesetzt. 2011 gab das mittelständische Unternehmen die Einstellung der Produktion der Medos VAD-Kunstventrikel bekannt.
- Novacor® LVAS
- Arrow LionHeart™ LVD 2000 (komplett implantierbar, eingestellt 2005)
- Berlin Heart Excor® VAD parakorporales L-, R-, BiVAD-System (► Abschn. 4.1.2): Das parakorporale Herzunterstützungssystem wurde in Deutschland in den 60er-Jahren durch E. S. Bücherl im Klinikum Charlottenburg in Berlin erstmals angewendet und von dessen Nachfolger R. Hetzer in der Entwicklung weitergeführt. Die erste klinische Anwendung des Berlin Heart Excor VAD zur linksventrikulären Unterstützung war im Jahr 1987. Das System wurde in der Folge technisch kontinuierlich verbessert. Weltweit wurden bis zum Februar 2012 über 2.100 Excor Adults und etwa 1.000 Excor Pediatric Systeme implantiert (► Abschn. 4.2.1) (Sindermann et al. 2009, Welp et al. 2010).

### 1.4.3 VAD – 2. Generation

Die Systeme der 2. Generation zeichnen sich durch einen kontinuierlichen oder deutlich reduzierten pulsatilen Fluss aus, es sind in der Regel axiale Flusspumpen:

- MicroMed DeBakey VAD, HeartAssist 5®
- Jarvik 2000®
- HeartMate II™: FDA-Zulassung zur Destination-Therapie, über 5.000 Einsätze, damit das am meisten verwendete LVAD.

### 1.4.4 VAD – 3. Generation

Diese Systeme sind u. a. aufgrund der magnetischen Lagerung des Antriebs für eine längere Haltbarkeit konzipiert. Sie sind kleiner als die Geräte der 2. Generation, weniger invasiv zu implantieren und in Zukunft für eine vollständige Implantation aufgrund des transkutanen Energietransfers entwickelt:

- Incor® LVAD
- VentrAssist™
- WorldHeart-VAD
- DuraHeart™
- CorAide-VAD
- HeartWare® HVAD: Dieses System hat sicherlich aktuell die größte klinische Relevanz aufgrund weiter vereinfachter Implantierbarkeit und sehr geringer Größe (► Abschn. 4.1.2).

### 1.4.5 VAD – 4. Generation

- HeartMate III™ (► Abschn. 4.1.2)
- HeartWare® MVAD: Aufgrund von Designänderungen der Pumpe konnte die CE-Studie erst Juli 2015 starten. Hier war jedoch nur die

konventionelle Operation via Sternotomie erlaubt. Außer der MVAD-Pumpe war das Design des Controllers und der Batterien verändert worden, die nun in verschiedenen Größen und damit unterschiedlichen Kapazitäten vorhanden sind (▶ Abschn. 10.1). Im Herbst 2015 musste die Studie jedoch nach 11 Implantationen wegen Thrombus- und Software-Problemen des Controllers abgebrochen werden. Ob ein neuer Software-Algorithmus oder einen Designänderung der Pumpe notwendig ist, ist aktuell noch unklar (▶ Abschn. 10.1).

Aktuell werden einige Weiterentwicklungen in diesem Bereich präklinisch getestet, besonders erwähnenswert erscheint hier

- HeartMate X™ als Weiterentwicklung von HeartMate II und III.

Dieses und alle weiteren Systeme werden im ▶ Abschn. 10.1 und 10.2 detailliert beschrieben.

## 1.5 Vollständiges Kunstherz

Im Jahr 1958 wurde durch Akutsu und Kolff erstmals die Implantation eines Kunstherzens bei einem Hund beschrieben (Akutsu u. Kolff 1958). Das pneumatische System konnte den Kreislauf für 90 min aufrecht erhalten, wurde jedoch nie klinisch eingesetzt (▶ Abschn. 5.1).

1969 wurde der erste Patient mit einem totalen Kunstherzen versorgt. Es handelte sich dabei um eine pneumatisch betriebene biventrikuläre Pumpe. Cooley et al. (1969) erreichten eine Unterstützungszeit von 64 h bis zur Transplantation, die der Patient aufgrund einer fulminanten Pneumonie allerdings nur 32 h überlebte.

Erst 12 Jahre später kam es zum nächsten Einsatz eines TAH durch Akutsu und Kolff.

Das 1981 eingesetzte System „Akutsu-Model III" machte die zweite Überbrückung zur Transplantation möglich; es handelte sich bereits um ein System, das zwei doppelkammerige Pumpenteile zu einem Kunstherzen vereinte (▶ Abschn. 5.1).

1982 implantierten Joyce et al. ein Jarvik-7™-TAH als permanente Unterstützung (Joyce et al. 1983). Der erste Patient überlebte 112 Tage am System. Es wurden danach noch 4 weitere Implantationen mit unterschiedlich langen Unterstützungszeiten durchgeführt. Erst zwischen 1985 und 1992 wurden fast 200 Patienten mit Jarvik-7- und Jarvik-7-70-Pumpen behandelt.

Weitere 8, ebenfalls pneumatisch betriebene TAH-Arten wurden in dieser Zeit weltweit implantiert. Lediglich das CardioWest™-System als Weiterentwicklung des Jarvik-7-TAH wurde zunehmend als Bridge-to-Transplant-Option eingesetzt (El-Banayosy et al. 2005, Morshuis et al. 2007). Es wird seit 2002 durch die Firma Syncardia vertrieben.

2006 konnte durch Verwendung des ursprünglichen Berlin Heart Excor® Mobile Drivers – nach entsprechender Modifikation – eine bessere Mobilisation des Patienten erreicht werden mit der Möglichkeit der ambulanten Führung. Mittlerweile sind verschiedene, immer kleinere Driver für das System verfügbar.

2012 wurde weltweit die tausendste Implantation eines CardioWest-Systems durchgeführt.

Demgegenüber steht das AbioCor™-System, das ein hydraulisches Pumpensystem verwendet. Die Besonderheit des AbioCor-TAH besteht darin, dass die vollständige Implantation des Systems aufgrund des „transkutanen Energietransfers" (TET) möglich ist. Eine Driveline, die den Körper verlässt, ist von daher nicht mehr erforderlich, das System ist komplett implantierbar. Nachdem insgesamt 14 Patienten mit einem AbioCor versorgt worden waren, wurde aufgrund diverser Probleme 2004 die Implantation gestoppt. Erst 2006 wurde durch die FDA wieder eine eingeschränkte Zulassung im Sinne einer „humanitarian device exemption" (HDE) erteilt. Aktuell ist das Device in Deutschland nicht im klinischen Einsatz.

Eine aktuelle Entwicklung in Deutschland (Aachen) auf dem Gebiet der TAH ist das „ReinHeart". Es steht derzeit für die Implantation beim Menschen jedoch noch nicht zur Verfügung. In-vitro-Testreihen sowie akute und chronische Versuchsreihen an Kälbern werden allerdings bereits durchgeführt (▶ Abschn. 10.1).

Das sog. Carmat-TAH stellt eine weitere aktuelle Entwicklung im Bereich des vollständigen Herzersatzes dar. Es handelt sich um ein pulsatiles, elektrisch angetriebenes, hydraulisches Pumpsystem mit 2 Pumpventrikeln. Die klinische Evaluation begann mit der ersten Implantation am 18.12.2013. Zunächst sind 4 Implantationen mit dem Ziel eines 30-Tage-Überlebens geplant; danach sollen 20 weitere Patienten folgen, um wesentlich mehr Informationen zu erhalten und die CE-Zertifizierung zu erreichen (▶ Abschn. 5.2).

## 1.6 Zusammenfassung und Ausblick

Die Verbesserungen im Bereich der MKU waren in den letzten Jahrzehnten immens und nachhaltig. Der primäre Fortschritt durch die Weiterentwicklung der Herz-Lungen-Maschine ermöglichte erst die routinemäßige Durchführung von Herzchirurgie. Hier wurden die Grundlagen für die Entwicklung ventrikulärer Unterstützungssysteme und vollständiger Kunstherzen gelegt. Die Überlebensdauer, aber auch die Lebensqualität von Patienten mit terminaler Herzinsuffizienz haben sich durch die Weiterentwicklung der Unterstützungssysteme weltweit signifikant verbessert. Die Optimierungen betrafen zunächst die Bereiche der Überbrückung bis zur Transplantation oder bis zur myokardialen Erholung, aktuell wirken sie sich profund auf dem Gebiet der Destination-Therapie aus. Die Verkleinerung der Pumpen verspricht in Zukunft auch eine effektive Behandlung der Herzinsuffizienz im pädiatrischen Bereich.

Zukünftig werden bei der Entwicklung neuer Devices sicherlich folgende Aspekte eine entscheidende Rolle spielen:

- weitere Verkleinerung der Pumpen für eine einfachere Implantation und für biventrikuläre Unterstützung (Krabatsch et al. 2011a),
- Verwendung weniger thrombogener Materialien zur Reduktion des Antikoagulationsbedarfs,
- verlängerte Haltbarkeit der Pumpen durch Optimierung von Design und Materialien sowie der Einsatz neuer Technologien,
- zunehmende Verwendung des transkutanen Energietransfers zur Vermeidung von Drivelines,
- Nutzung von verkleinerten und verbesserten Energiequellen mit deutlich längerer Energiebereitstellung und schließlich
- die Entwicklung zuverlässiger, vollständig implantierbarer Systeme für eine effektive Langzeitunterstützung der Patienten.

## Literatur

Akutsu T, Kolff WJ (1958) Permanent substitutes for valves and hearts. Trans Am Soc Artif Intern Organs 4: 230–235

Arusoglu L, Reiss N, Morshuis M, et al. (2010) The Thoratec system implanted as a modified total artificial heart: the Bad Oeynhausen technique. Heart Surg Forum 13: E391–E393

Beckmann A, Funkat AK, Lewandowski J, Frie M, Ernst M, Hekmat K, Schiller W, Gummert JF, Cremer JT (2015) Cardiac Surgery in Germany during 2014: A Report on Behalf of the German Society for Thoracic and Cardiovascular Surgery. Thorac Cardiovasc Surg 63: 258–269

Cooley DA, Liotta D, Hallman GL, et al. (1969) Orthotopic cardiac prothesis for two-staged cardiac replacement. Am J Cardiol 24: 723–730

El-Banayosy A, Arusoglu L, Morshuis M, et al. (2005) CardioWest total artificial heart: Bad Oeynhausen experience. Ann Thorac Surg 80: 548–552

Gregory SD, Timms D, Gaddum N, et al. (2011) Biventricular assist devices: a technical review. Ann Biomed Eng 39: 2313–2328

Joyce LD, DeVries WC, Hastings WL et al (1983) Response of the human body to the first permanent implant of the Jarvik-7 total artificial heart. Trans Am Soc Artif Intern Organs 29:81-87

Kozik DJ, Plunkett MD (2011) Mechanical circulatory support. Organogenesis 7: 50–63

Krabatsch T, Potapov E, Stepanenko A, et al. (2011a) Biventricular circulatory support with two miniaturized implantable assist devices. Circulation 13;124 (11 Suppl): 179–186

Krabatsch T, Schweiger M, Stepanenko A, et al. (2011b) Technical possibilities and limitations of mechanical circulatory support. Anasthesiol Intensivmed Notfallmed Schmerzther 46: 414–421

Krabatsch T, Schweiger M, Stepanenko A, et al. (2011c) Fortschritte bei implantierbaren mechanischen Kreislaufunterstützungssystemen. Herz 36: 622–629

Krabatsch T, Drews T, Potapov E, Weng Y, Pasic M, Hetzer R (2014) Different surgical strategies for implantation of continuous-flow VADs-Experience from Deutsches Herzzentrum Berlin. Ann Cardiothorac Surg 3: 472–474

Morshuis M, Reiss N, Arusoglu L, et al. (2007) Implantation of CardioWest total artificial heart for irreversible acute myocardial infarction shock. Heart Surg Forum 10: E251–E256

Potapov EV, Krabatsch T, Ventura HO, et al. (2011) Advances in mechanical circulatory support: year in review. J Heart Lung Transplant 30: 487–93
Sindermann JR, Hoffmeier A, Tjan TD, Scheld HH (2009) Switch from assist device to total artificial heart to improve cardiac output. Thorac Cardiovasc Surg 57: 52–53
Tenderich G, Zittermann A, Schulz U, et al. (2008) Heart transplantation at the Heart Center North Rhine-Westfalia. Clin Transpl 2008: 151–161
Thunberg CA, Gaitan BD, Arabia FA, et al. (2010) Ventricular assist devices today and tomorrow. J Cardiothorac Vasc Anesth 24: 656–680
Welp H, Rukosujew A, Tjan TD, Hoffmeier A, et al. (2010) Effect of pulsatile and non-pulsatile left ventricular assist devices on the renin-angiotensin system in patients with end-stage heart failure. Thorac Cardiovasc Surg 58 (Suppl 2): S185–S188

# Indikationen zur mechanischen Kreislaufunterstützung

*S. Michel, R. Sodian, C. Hagl, H. Welp, M. Scherer, T. D. T. Tjan, J. Sindermann*




U. Boeken, A. Assmann, F. Born, S. Klotz, C. Schmid (Hrsg.), *Mechanische Herz-Kreislauf-Unterstützung*,
DOI 10.1007/978-3-662-53490-8_2

Für eine sinnvolle und erfolgreiche mechanische Herz-Kreislauf-Therapie ist eine korrekte Indikationsstellung unerlässlich. Die Einordnung in die INTERMACS-Klassifikation ist hierbei ebenso wichtig wie die Festlegung einer weiterführenden Strategie im Sinne der Indikationen „Bridge to Bridge", „Bridge to Recovery", „Bridge to Transplantation" und „Destination Therapy". Von nicht minderer Bedeutung für die Entscheidung zur mechanischen Unterstützung ist die Kenntnis der Limitationen und Kontraindikationen, wobei insbesondere auf die Problematik der pulmonalen Hypertonie eingegangen wird.

## 2.1 Therapieziele: BTB, BTT, BTR, DT

*S. Michel, R. Sodian, C. Hagl*

Die mechanische Kreislaufunterstützung wird heute bei verschiedenen Indikationen eingesetzt. Im Einzelnen sind dies:

- Bridge to Bridge (MKU als Überbrückung bis zur endgültigen Therapieentscheidung),
- Bridge to Transplantation (MKU als Überbrückung bis zur Herztransplantation),
- Bridge to Recovery (MKU als Überbrückung bis zur Erholung der Herzfunktion),
- Destination Therapy (MKU als definitive Therapie).

Je nach Indikation werden verschiedene Systeme in verschiedener Funktion (LVAD, RVAD, BiVAD, pulsatil, nichtpulsatil, para-, intrakorporal, TAH, ECMO, perkutane Systeme) eingesetzt (▶ Kap. 3–7).

Zwischen den einzelnen Kategorien gibt es nicht selten Überschneidungen sowie Änderungen der Therapieziele.

### 2.1.1 Bridge to Bridge (BTB) bzw. Bridge to Decision (BTD)

Man versteht darunter die kurzfristige (meist notfallmäßige) Implantation eines Unterstützungssystems, um die Zeit bis zur endgültigen Therapieentscheidung bzw. Implantation des definitiven Unterstützungssystems zu überbrücken. Häufig können die Patienten bis zum Zeitpunkt der Implantation nicht genau evaluiert werden (z. B. neurologisches Outcome nach Reanimation). Auch die Diagnose (meist kardiogener Schock aufgrund eines Myokardinfarktes oder einer Lungenembolie) steht bei Implantation häufig noch nicht genau fest. Die endgültige Therapie kann in Richtung Ausbau des Systems (BTR), Herztransplantation (BTT) oder Langzeitunterstützung (DT) gehen.

Das System, das für die BTB-Indikation meist eingesetzt wird, ist die venoarterielle ECMO, die für diesen Einsatz meist perkutan femoral kanüliert und mit einer peripheren Beinperfusionskanüle kombiniert wird, um Extremitätenischämien zu vermeiden.

### 2.1.2 Bridge to Transplantation (BTT)

Die meisten Assist Devices wurden ursprünglich in dieser Indikation implantiert (Kirklin et al. 2010, 2011). Derzeit werden ca. 30 % der Patienten auf der Warteliste vom Assist aus transplantiert (Patel et al. 2014). Kandidaten sind Patienten auf der Warteliste im NYHA-IV-Stadium mit hämodynamischer Instabilität. Kriterien sind systolischer Blutdruck <80 mmHg, pulmonalkapillärer Verschlussdruck >20 mmHg, Herzindex <2 l/min/m$^2$ trotz maximaler medikamentöser Therapie mit Inotropika und Unterstützung mit intraaortaler Ballonpumpe sowie Oligurie mit <20 ml/h trotz Diuretikagabe (Oz et al. 1995, Williams u. Oz 2001). Es darf keine Kontraindikation gegen eine Herztransplantation vorliegen (fixierter pulmonaler Hypertonus >6 Wood-Einheiten, psychiatrische Erkrankung, unkontrollierte Sepsis, Schwangerschaft etc.).

Widersprüchliche Studien gibt es über die Auswirkung mechanischer Kreislaufunterstützung auf das Überleben nach der Transplantation. Ob die Sensibilisierung (messbar durch Erhöhung der „panel-reactive-antibodies") der Assist-Patienten die Abstoßungsinzidenz erhöht bzw. das Überleben nach Transplantation reduziert, ist nicht abschließend geklärt (Bull et al. 2010).

Mittlerweile existieren auch Daten, die zeigen, dass die BTT-Therapie das Outcome nach Herztransplantation verbessert, da die Perfusion sämtlicher Organe verbessert wird (Russell et al. 2009), und der Patient damit prae transplantationem in eine verbesserte Ausgangssituation gebracht wird. Zudem kann ein pulmonaler Hypertonus durch VAD-Therapie gesenkt werden (John et al. 2010).

Bei der Entscheidung, ob bei einem Patienten vor der Transplantation ein VAD implantiert wird, ist auf jeden Fall die Wartezeit in Betracht zu ziehen, die u. a. von der Blutgruppe, dem Gewicht und dem Dringlichkeitsstatus abhängt.

Eine Reihe verschiedener Systeme können zum Einsatz kommen, z. B. HeartWare® (uni- oder biventrikulär), Heart Mate II™, Jarvik 2000® etc.

### 2.1.3 Bridge to Recovery (BTR)

Bei diesem Patientengut muss man zwei Untergruppen differenzieren.

Zum einen gibt es das Herzversagen nach Operationen mit Herz-Lungen-Maschine, das Reperfusionssyndrom nach Herztransplantation oder den akuten Myokardinfarkt (notfallmäßig versorgt mittels PCI oder Bypass). Hier dauert die Erholung des Myokards lediglich einige Tage. Diese Zeit wird benötigt, bis die verbrauchten ATP-Reserven wieder durch De-novo-Synthese aufgefüllt sind und damit wieder eine normale Kontraktilität möglich ist. Eine passagere Kreislaufunterstützung mit der venoarteriellen ECMO ist meist ausreichend.

Die zweite Gruppe ist die der Myokarditiden, von denen manche ein Potenzial zur Erholung besitzen, die dann aber längere Zeit in Anspruch nimmt (Frazier u. Myers 1999). Ischämische Kardiomyopathien haben weniger Erholungspotenzial. Es gibt Evidenz dafür, dass eine fast komplette Entlastung des linken Ventrikels mit Hilfe eines LVAD über eine längere Zeit hinweg mit einem strukturellen Reverse Remodeling und auch einer funktionellen Verbesserung der Ventrikelfunktion einhergeht (Dipla et al. 1998). In Einzelfällen kann diese bis hin zum möglichen Wiederausbau des Systems führen. Beobachtet werden können auf zellulärer Ebene ein Rückgang der Myozytengröße sowie eine Normalisierung des Kollagen I-Gehalts und auf molekularer Ebene eine Normalisierung der myokardialen TNF-α- und Interleukin-8-Spiegel (proinflammatorische Zytokine). Diese Veränderungen gehen echokardiographisch mit einer Reduzierung des enddiastolischen Ventrikeldurchmessers (LVEDD) und einer Verbesserung der linksventrikulären Pumpfunktion (LV-EF) einher (Torre-Amione et al. 2006).

Verwendet werden können sämtliche LVAD-Typen (Heart Mate, Heart Ware etc.). Eine diffizile Weaning-Phase ist immer Bestandteil der Therapie. Additiv werden Pharmaka eingesetzt, die das Reverse Remodeling unterstützen ($\beta_1$-Blocker, ACE-Hemmer, AT1-Antagonisten, Aldosteronantagonisten und der $\beta_2$-Agonist Clenbuterol). Im Falle des Scheiterns muss die Bridge-to-Recovery-Strategie dann doch in die Bridge-to-Transplantation- bzw. -Destination-Therapie geändert werden.

### 2.1.4 Destination Therapy (DT)

Laut den aktuellen INTERMACS-Daten steigt derzeit der Anteil der Patienten, die ein Assist Device als Destination Therapy erhalten (>40 %, Patel et al. 2014). Ein Herzunterstützungssystem als endgültige Therapie ist indiziert bei Patienten mit terminaler Herzinsuffizienz (NYHA IV, EF<25 %) trotz optimaler medikamentöser Therapie, sofern Kontraindikationen für die Herztransplantation vorliegen. Die häufigsten Kontraindikationen sind fortgeschrittenes Alter, Niereninsuffizienz, Adipositas, fixierter pulmonaler Hypertonus, Alkohol- und Drogenabusus sowie bösartige Tumorerkrankungen (Kirklin et al. 2011). Die Möglichkeiten der konservativen Therapie müssen ausgeschöpft sein, d. h. der Patient verfügt bereits über die komplette Herzinsuffizienzmedikation, also β-Blocker, Diuretika, ACE-Hemmer und Aldosteronantagonist. Sofern der Patient die Kriterien erfüllt, sollte der Versuch einer kardialen Resynchronisationstherapie (CRT) unternommen worden sein. Bei ischämischer Kardiomyopathie muss im Vorfeld mittels Myokardszintigraphie abgeklärt sein, ob noch reversibel ischämisches Myokard vorhanden ist, das revaskularisiert werden könnte, um die Pumpfunktion zu erhöhen. Bei Narben bzw. Aneurysmata in anterolateralen Segmenten des linken Ventrikels kann der Patient unter Umständen von einer chirurgischen Ventrikelreduktionsplastik nach Dor profitieren. Hierbei sind Steigerungen der LV-EF um 20–30 % beschrieben (Dor 2004, Westaby 2000). Eine vorliegende Mitralinsuffizienz (meist auf dem Boden einer Anulusdilatation) kann mit einem Ring versorgt werden.

Sind alle diese Möglichkeiten ausgeschöpft, ist es sinnvoll, den Patienten möglichst frühzeitig, d. h. bevor Endorganschäden durch die Kreislaufinsuffizienz entstanden sind, mit einem Herzunterstützungssystem zu versorgen. Zum Einsatz kommen z. B. Heart Ware, Jarvik 2000 oder HeartMate II.

In Zukunft könnte mechanische Kreislaufunterstützung in Kombination mit der besten medikamentösen Herzinsuffizienzmedikation bei Nicht-Transplantationskandidaten zu einer gewissen Erholung des Myokards führen, das dann im Anschluss durch Stammzelltherapie regeneriert wird.

## 2.2 Indikationsstellung

*S. Michel, R. Sodian, C. Hagl*

Bei der Indikationsstellung zum Einbau eines Herzunterstützungssystems spielt das sog. INTERMACS-Profil (Interagency Registry for Mechanically Assisted Circulatory Support; US-Register von Patienten, die Assist Devices erhalten) eine zentrale Rolle. Dieses Profil charakterisiert die Notwendigkeit und den zeitlichen Rahmen, in dem ein Assist Device implantiert werden sollte.

### ▪ INTERMACS-Profil 1

Diese Patienten befinden sich im kritischen kardiogenen Schock; selbst unter hohen Katecholamindosen und Unterstützung durch die intraaortale Ballonpumpe (IABP) gelingt keine suffiziente Kreislaufstabilisierung. Häufig liegt bereits ein Nierenversagen und beginnendes Leberversagen vor mit Azidose und erhöhten Laktatwerten. Hier muss innerhalb weniger Stunden ein Unterstützungssystem (meist perkutane ECLS oder Impella) implantiert werden, um das Leben des Patienten zu retten.

### ▪ INTERMACS-Profil 2

Diese Patienten weisen unter Katecholamintherapie oder IABP akzeptable hämodynamische Parameter auf, jedoch verschlechtern sich ihre Nierenfunktion, ihre Flüssigkeitsretention und ihr Ernährungszustand zusehends. In diese Kategorie fallen auch Patienten, die die Katecholamintherapie nicht vertragen (Tachyarrhythmie, Ischämie etc.). Die Implantation eines Assist Device innerhalb von Tagen ist anzustreben.

### ▪ INTERMACS-Profil 3

Klinisch stabile Patienten, die jedoch von einer mittleren Katecholamindosis (bis zu 5 μg/kg/min Dobutamin oder <0,5 μg/kg/min Milrinon) nicht zu entwöhnen sind, werden dem Profil 3 zugeordnet. Sobald man versucht, die Katecholamintherapie schrittweise zu beenden, verschlechtern sich die Symptome mit beginnendem peripheren Organversagen. In ausgewählten Fällen kann die intravenöse Katecholamintherapie unter regelmäßiger ärztlicher Kontrolle zu Hause durchgeführt werden. Die Patienten sollten innerhalb von Wochen, evtl. Monaten einer mechanischen Kreislaufunterstützung zugeführt werden.

### ▪ INTERMACS-Profil 4

Patienten der Kategorie 4 sind nur ab und zu katecholaminpflichtig und hospitalisiert. Grundsätzlich leben sie im NYHA-III-Stadium (Dyspnoe bei leichter Belastung des täglichen Lebens) zu Hause. Meist liegen trotz oraler Herzinsuffizienzmedikation Unterschenkelödeme und ein reduzierter Allgemeinzustand vor. Auch hier muss innerhalb von Wochen bzw. Monaten die Implantation eines Assist Device vorausschauend geplant werden, um bleibende Organschäden zu vermeiden.

### ▪ INTERMACS-Profil 5

Diese Patienten sind stabil im NYHA-III-Stadium ohne Beschwerden in Ruhe, jedoch bei leichter Belastung. Sie haben bereits Schwierigkeiten, normale Aktivitäten des täglichen Lebens zu bewältigen und sind dadurch an zuhause gebunden. Es liegen Ödeme vor. Der Zeitrahmen bis zur Implantation eines Herzunterstützungssystems ist variabel.

### ▪ INTERMACS-Profil 6

Patienten der Kategorie 6 befinden sich im NYHA-II-III-Stadium (Dyspnoe bei stärkerer Belastung, nur leichte Beschwerden bei geringer Belastung) und haben keine Ödeme. In der Regel können sie das Haus noch verlassen.

#### INTERMACS-Profil 7

Diese Patienten haben eine erniedrigte Auswurffraktion, sind in der Vergangenheit bereits dekompensiert, im Moment jedoch klinisch komplett stabil, so dass eine Transplantation oder ein Assist Device derzeit nicht indiziert sind.

**Zum Zeitpunkt der Implantation** befinden sich 70 % der Patienten im INTERMACS-Level 1 und 2. Die 1-Jahres-Überlebensrate liegt hier je nach Zentrum zwischen 50 und 70 %. Die häufigsten Todesursachen sind (Rechts-)Herzversagen, Infektionen, Schlaganfälle und Multiorganversagen.

Zusätzlich zur Einteilung in die 7 Profilebenen gibt es Modifizierungskriterien, die weiteren Aufschluss über das individuelle Risiko des Patienten geben:

- Auftreten maligner Arrhythmien (ventrikuläre Tachykardien bzw. Kammerflimmern), die des öfteren zum Auslösen eines implantierten Defibrillators führen; dieses Modifizierungskriterium ist anwendbar für alle 7 Profile.
- Notwendigkeit der temporären Kreislaufunterstützung (IABP, ECMO, Impella, Levitronix); anwendbar für die Profile 1–3.
- Notwendigkeit häufiger Rehospitalisationen aufgrund von Volumenüberladung und Ödemen. Dieser sog. „frequent flyer“ muss 2-mal in 3 Monaten bzw. 3-mal in 6 Monaten zur Rekompensation stationär aufgenommen werden (anwendbar für die Profile 3–6).

**Übersicht: INTERMACS-Level**

- **Level 1:** kardiogener Schock trotz Katecholaminen und IABP; sofortige Assist-Device-Implantation indiziert
- **Level 2:** hämodynamische Stabilität mit Katecholaminen/IABP; beginnendes Nierenversagen; Assist-Device-Implantation innerhalb von Tagen indiziert
- **Level 3:** klinisch stabil unter moderaten Katecholamindosen, Weaning jedoch nicht möglich; Assist-Device-Implantation innerhalb von Wochen/Monaten indiziert
- **Level 4:** wiederholt katecholaminpflichtig, Weaning jedoch immer möglich; Assist-Device-Implantation innerhalb von Wochen/Monaten
- **Level 5:** zu Hause mit Beschwerden bei leichter Belastung; Zeitpunkt zur Assist-Device-Implantation variabel
- **Level 6:** kann das Haus verlassen, eingeschränkte Belastbarkeit; Zeitpunkt zur Assist-Device-Implantation variabel
- **Level 7:** EF reduziert, klinisch stabil; keine Assist-Indikation

#### Hämodynamische Kriterien zur Implantation eines Assist Device

Generell sollte bei folgenden hämodynamischen Werten ein Herzunterstützungssystem implantiert werden (Oz et al. 1995, Williams u. Oz 2001):

- systolischer Blutdruck <80 mmHg,
- pulmonalkapillärer Verschlussdruck >20 mmHg und
- Herzindex <2 l/min/m$^2$ trotz maximaler medikamentöser Therapie mit Inotropika und Unterstützung mit intraaortaler Ballonpumpe.

Die schwierigste Frage, die man (idealerweise) präoperativ abklären muss, ist, ob eine zusätzliche rechtsventrikuläre Unterstützung nötig ist, da ein Rechtsherzversagen nach LVAD-Implantation die Mortalität, die Dauer des Intensivaufenthaltes und die gesamte Aufenthaltsdauer im Krankenhaus deutlich erhöht (Patel et al. 2008). Die rechtsventrikuläre Unterstützung kann für einen begrenzten Zeitraum (passageres RVAD) oder dauerhaft erforderlich sein. In diesem Fall wird primär ein BiVAD implantiert. Dazu sollte man sich immer entscheiden, wenn die Patienten bereits präoperativ im Multiorganversgen sind, da nur mit biventrikulärer Unterstützung eine ausreichende Reduzierung des zentralen Venendrucks (rechtsventrikuläre Vorlast) erreicht werden kann. Wird in dieser Situation lediglich ein LVAD implantiert, erreicht man zwar eine Reduktion der rechtsventrikulären Nachlast durch Reduktion des linksatrialen Druckes, die rechtsventrikuläre Vorlast wird jedoch erhöht und eine bestehende Trikuspidalinsuffizienz verstärkt. Klinische Orientierungsparameter sind präoperative Bilirubinwerte >2 mg/dl, GOT-Werte >80 IU/l und Kreatininwerte >2,3 mg/dl (Matthews et al. 2008).

Hohe präoperative Pulmonalarteriendrücke alleine hingegen sind keine ausreichende Indikation für eine zusätzliche rechtsventrikuläre Unterstützung, da durch das LVAD der pulmonalarterielle Widerstand ([PAP–PCWP]/HZV) durch Senkung des Wedge-Drucks und Erhöhung des HZV gesenkt wird. Die Reduzierung des PVR kann zusätzlich pharmakologisch mit NO-Vernebelung, Milrinon, Prostazyklinen und Sildenaphil unterstützt werden. Die Senkung der rechtsventrikulären Nachlast und damit des rechtsventrikulären Drucks reduziert die Dauer des rechtsventrikulären Aktionspotenzials und damit auch das Auftreten von rechtsventrikulären Arrhythmien (Taggart et al. 1992). Bei Patienten mit LVAD-Unterstützung konnte man sogar histologisch ein positives Reverse Remodeling im rechten Ventrikel nachweisen (Kucuker et al. 2004).

Indikatoren für ein postoperativ drohendes Rechtsherzversagen sind also ein präoperativ hoher ZVD in Kombination mit niedrigen Pulmonalarteriendrücken. Ein hohes Risiko für ein Rechtsherzversagen stellt auch der präkapilläre pulmonale Hypertonus dar (sehr hoher PAP und normaler bzw. nur leicht erhöhter PCWP-Druck), da er durch ein LVAD nicht gesenkt werden kann.

Die besten Resultate werden erzielt, wenn das Herzunterstützungssystem möglichst elektiv eingebaut wird und noch kein kardiogenes Schockgeschehen vorliegt, das die übrigen Organe (Niere, Leber, ZNS) bereits geschädigt hat. Um dieses oft enge Zeitfenster nicht zu verpassen, sollten die Patienten regelmäßig in einer speziellen Herzinsuffizienzambulanz vorstellig werden und damit bereits im frühen Stadium eng an ein Herzzentrum angebunden sein.

## 2.3 Kontraindikationen

*S. Michel, R. Sodian, C. Hagl*

Es ist problematisch, absolute Kontraindikationen für den Einsatz von Herzunterstützungssystemen zu formulieren, da eine Entscheidung gegen den Einsatz zumindest im INTERMACS-Profil 1 immer mit dem Tod des Patienten einhergeht. Obwohl dieses Thema auch von Fachleuten vor allem unter dem Gesichtspunkt eines zunehmenden wirtschaftlichen Drucks und begrenzter finanzieller Ressourcen im Gesundheitswesen kontrovers diskutiert wird, gibt es natürlich einige Orientierungspunkte für den sinnvollen Gebrauch bzw. Nicht-Gebrauch mechanischer Kreislaufunterstützungssysteme.

Vor diesem Hintergrund ist es sicher kritisch zu sehen, Patienten, die sich bereits im Vollbild des Leber-, Lungen-, Multiorganversagens oder in der fulminanten Sepsis befinden, noch ein Kunstherz zu implantieren. In solch einer Situation muss man sehr genau abwägen, ob sich bei minimalen Erfolgsaussichten der extrem hohe Einsatz von Mensch und Material noch lohnt. Dasselbe gilt für Patienten mit einer malignen Grunderkrankung und einer Lebenserwartung von unter 2 Jahren.

Es gibt Patienten, bei denen sich zumindest für einen gewissen Zeitraum jegliche Antikoagulation verbietet, z. B. bei frischer Hirnblutung oder aktiver gastrointestinaler Blutung auf dem Boden eines Ulkus. Hier ist eine VAD-Implantation für diesen Zeitraum nicht möglich.

Eine schwere Lungen- oder Lebererkrankung (z. B. $FEV_1$<1 l oder Leberzirrhose mit eingeschränkter Syntheseleistung), die die generelle Operabilität des Patienten in Frage stellt, ist ebenfalls eine Kontraindikation für die Implantation eines Assist Device.

Schwere Gefäßerkrankungen, wie z. B. ein unbehandeltes Bauchaortenaneurysma >5 cm oder periphere arterielle Verschlusskrankheit im Endstadium mit Extremitätenulzera, machen nicht nur die Kanülierung der Leistengefäße bei der VAD-Implantation problematisch, sondern erhöhen auch Morbidität und Mortalität dieses Eingriffs.

Psychiatrische Erkrankungen, die mit einer eingeschränkten Compliance des Patienten einhergehen oder die Suizidalität erhöhen (z. B. Sucht, Schizophrenie, Depression) disqualifizieren für ein Kunstherz nicht weniger als für eine Herztransplantation. Bei jedem Akkuwechsel ist der Patient theoretisch in der Lage, sich das Leben zu nehmen. Eine genaue psychiatrische Evaluation sollte daher wenn möglich präoperativ erfolgen.

Neben dem vielfach erwähnten fixierten (präkapillären) pulmonalen Hypertonus gibt es noch einige weitere Kontraindikationen speziell für LVADs: Im akuten Infarktgeschehen oder bei vorhandenen Ventrikelthromben ist die Insertion einer Apexkanüle zwar nicht unmöglich, jedoch mit einem nicht zu unterschätzenden Risiko verbunden. In solchen Fällen ist genauso wie beim Vorliegen einer floriden Endokarditis, bösartiger kardialer Tumoren oder therapierefraktärer maligner Rhythmusstörungen die Kardiektomie und damit ein TAH indiziert. Eine vorliegende Aortenklappeninsuffizienz sollte auf jeden Fall korrigiert werden, da die Funktionstüchtigkeit des LVAD durch die Rezirkulation nicht gewährleistet ist. Eine biologische Prothese ist wegen geringerer thromboembolischer Komplikationen einer mechanischen Prothese vorzuziehen. Um eine gute Füllung des Device zu garantieren, muss auch eine vorliegende Mitralstenose mitkorrigiert werden. Da ein LVAD die rechtsventrikuläre Vorlast erhöht, wird eine vorliegende Trikuspidalinsuffizienz verstärkt und sollte korrigiert werden. Nur so kann der rechtsventrikuläre Auswurf und damit die linksventrikuläre Füllung des Device garantiert werden. Kardiale Shunts (ASD, VSD) führen nach LVAD-Implantation zu einem Rechts-links-Shunt und können eine nicht gewünschte Entsättigung des Blutes zur Folge haben, weshalb sie intraoperativ mitversorgt werden sollten.

## 2.4 Pulmonale Hypertonie und mechanische Kreislaufunterstützung

*H. Welp, M. Scherer, T. D. T. Tjan, J. Sindermann*

Einer der wichtigsten Faktoren, die bei Kandidaten für eine Herztransplantation evaluiert werden müssen, ist der pulmonalvaskuläre Widerstand und die rechtsventrikuläre Pumpfunktion. Dies liegt daran, dass ein präoperativ erhöhter pulmonalvaskulärer Widerstand ein unabhängiger Risikofaktor für ein frühes Versterben nach orthotoper Herztransplantation ist. Der rechte Ventrikel des Spenders ist nicht in der Lage, die hohe „Nachlast" zu bewältigen, woraus ein hohes Risiko für ein postoperatives, oft tödliches Rechtsherzversagen resultiert (Kirklin et al. 1988). Die rechtsventrikuläre Dysfunktion bzw. das Rechtsherzversagen ist für bis zu 50 % der kardialen Komplikationen nach einer Herztransplantation verantwortlich und trägt mit bis zu 20 % entscheidend zur Frühletalität bei (Erickson et al. 1990).

Im Register der internationalen Gesellschaft für Herz- und Lungentransplantation wird ein signifikant besseres Überleben für Patienten nach Herztransplantation berichtet, die vor der Operation einen pulmonalvaskulären Widerstand von 1–3 Wood-Einheiten hatten, verglichen mit denen, die vor der Operation einen pulmonalvaskulären Widerstand von 3–5 Wood-Einheiten aufwiesen. In großen Studien konnte gezeigt werden, dass eine Transplantation ohne ein erhöhtes Risiko für ein postoperatives Rechtsherzversagen durchgeführt werden kann, wenn der pulmonalvaskuläre Widerstand vor der Transplantation in einen Bereich um 2,5 Wood-Einheiten pharmakologisch gesenkt werden kann (Costard-Jackle, Fowler 1992, Espinoza et al. 1999, Taylor et al. 2007).

Da sich die moderne pharmakologische Therapie der Herzinsuffizienz in den letzten Jahren signifikant verbessert hat, entwickeln Patienten oft erst die Symptome einer chronischen Herzinsuffizienz, wenn sich ein pulmonaler Hochdruck bereits entwickelt und in einigen Fällen auch nicht mehr pharmakologisch behandeln lässt (Klotz et al. 2003, Zakliczynski et al. 2005). Bei der chronischen Herzinsuffizienz steigt der Druck in der Pulmonalarterie zunächst proportional zum pulmonalen Verschlussdruck (Wedge-Druck), wohingegen der pulmonalvaskuläre Widerstand zunächst normal bleibt. Schlussendlich führt jedoch die langfristige Erhöhung des pulmonalen Verschlussdruckes zu einem Anstieg des pulmonalvaskulären Widerstandes, woraus sich ein überhöhter transpulmonaler Druckgradient ergibt. Dieser wird in Kombination mit dem erhöhten pulmonalvaskulären Widerstand für die erhöhte postoperative Komplikationsrate in dieser Patientengruppe verantwortlich gemacht (Tenderich et al. 1998).

Zum Zeitpunkt der Evaluation zur Transplantation haben bereits bis zu 40 % der Patienten eine sekundäre pulmonale Hypertonie entwickelt. Es werden daher im Rahmen der Transplantationsvorbereitung Pharmaka wie Nitroglycerin, Milrinon, Prostaglandine, Sildenaphil oder auch die Inhalation von Sauerstoff oder Stickstoffmonoxid eingesetzt, um die Reversibilität eines solchen pulmonalen Hochdrucks zu testen. Diese medikamentöse Behandlung ist üblicherweise in der Lage, den pulmonalvaskulären Widerstand um 30–50 % zu senken (Klotz et al. 2006, Murali et al. 1993, Wasler et al. 1993). Bei lange bestehendem pulmonalem Hochdruck allerdings können diese Pharmaka den pulmonalvaskulären Widerstand oft nicht in Bereiche senken, die eine sichere Transplantation erlauben. Obwohl bis zu 70 % der Patienten mit einer sekundären pulmonalen Hypertonie durch die pharmakologische Senkung des pulmonalvaskulären Widerstandes im Endeffekt doch noch einer Transplantation zugeführt werden können, so steht diese Therapieoption für 30 % der Patienten daher nicht zur Verfügung (Klotz et al. 2003, Zakliczynski et al. 2005).

Für diese Patienten mit einer Herzinsuffizienz im Endstadium und einer schweren, irreversiblen pulmonalen Hypertonie blieb bisher nur eine Herz-Lungen-Transplantation oder eine heterotope Herztransplantation als einzige Therapieoptionen. Beide Verfahren haben aber eine sehr viel schlechtere postoperative Überlebensrate als die orthotope Herztransplantation. Bei der heterotopen Herztransplantation fungiert das Spenderorgan als eine Art „biologisches Assist Device" für den nativen oder auch für beide Ventrikel. Die ersten Erfahrungen mit dieser Technik kommen aus dem Groote Schuur Hospital in Kapstadt, Südafrika. Hier konnten 11 von 132 Patienten heterotop herztransplantiert werden. Fünf dieser 11 Patienten hatten einen fixierten pulmonalen Hypertonus mit einem mittleren pulmonalvaskulären Widerstand von 4,9 Wood-Einheiten. Rechtsherzkatheteruntersuchungen 2 Monate bis 2 Jahre nach der Transplantation zeigten, dass der mittlere pulmonalvaskuläre Widerstand von 4,9 auf 2,4 Wood-Einheiten abgefallen war (Reichenspurner et al. 1989).

Bleasdale et al. verglichen das Überleben von 43 konsekutiv heterotop herztransplantierten Patienten mit dem von 303 Patienten, die orthotop herztransplantiert wurden: Der mittlere pulmonalvaskuläre Widerstand betrug 3,3. versus 2,2 Wood-Einheiten. In dieser Serie konnte gezeigt werden, dass ein Größen-Mismatch zwischen Spender und Empfänger ein signifikanter, unabhängiger Risikofaktor für ein verschlechtertes Überleben war (Bleasdale et al. 2002).

Aufgrund des immer größeren Mangels an Spenderorganen und der zunehmenden Verbesserung der Ergebnisse bei der mechanischen Kreislaufunterstützung werden derartige Patienten heutzutage zunehmend im Sinne einer Alternative zu einer Transplantation mit einem linksventrikulären mechanischen Kreislaufunterstützungssystem behandelt.

Zu Beginn der 90er-Jahre wurden Fallberichte und einzelne Studien veröffentlicht, in denen gezeigt werden konnte, dass pulsatile linksventrikuläre Unterstützungssysteme in der Lage sind, den pulmonalvaskulären Druck bei Patienten mit chronischer Herzinsuffizienz im Endstadium zu reduzieren.

Gallagher et al. implantierten eine Novacor®-Pumpe (Novacor, Inc, Rueil-Malmaison, France) bei 16 Patienten mit pulmonaler Hypertonie und einem mittleren pulmonalvaskulären Widerstand von 3,8 Wood-Einheiten. Alle 16 Patienten konnten einer Herztransplantation zugeführt werden. Innerhalb einer Woche nach der Transplantation kam es zu einem Abfall des pulmonalvaskulären Widerstandes von 3,8 auf 1,5 Wood-Einheiten (Gallagher et al. 1991).

Diese Beobachtung konnte in der Folgezeit von unterschiedlichen Arbeitsgruppen bestätigt werden.

So berichtete Smedira von 63 Patienten, die mit dem TCI HeartMate™ unterstützt wurden. In dieser Gruppe waren auch 47 Patienten mit einem erhöhten pulmonalarteriellen Druck von 30 mmHg und/oder einem erhöhten pulmonalvaskulären Widerstand von 4.0 Wood Einheiten enthalten. Im Ergebnis war bei den Patienten mit pulmonaler Hypertonie weder das Überleben nach Implantation des LVAD schlechter, noch hatten diese Patienten einen höheren Bedarf an sekundärer, rechtsventrikulärer Unterstützung (Smedira et al. 1996).

Adamson et al. berichteten von einem Patienten, bei dem mit Hilfe eines linksventrikuären Unterstützungssystems der pulmonalvaskuläre Widerstand von 10.0 Wood Einheiten innerhalb von zehn Wochen auf 2.8 Wood Einheiten abgesenkt werden konnte. Zwölf Wochen nach Implantation konnte der Patient erfolgreich orthotop herztransplantiert werden. 24 Monate nach der Transplantation bestand lediglich eine moderate pulmonale Hypertonie (Adamson et al. 1997).

Nguyen et al. berichteten von 3 Patienten mit chronischer Herzinsuffizienz auf dem Boden einer ischämischen Kardiomyopathie, die eine schwere pulmonale Hypertonie hatten, welche durch die

Applikation von Prostaglandinen, Milrinon, Nitroprussid und Dobutamin nicht beeinflussbar war. Alle Patienten konnten nach der Implantation eines LVAD erfolgreich transplantiert werden. Die Reduktion des pulmonalarteriellen Drucks wurde in dieser Studie auf die Verbesserung der pulmonalvenösen Stauung durch die linksventrikuläre Unterstützung zurückgeführt (Nguyen et al. 2001).

Petrovski et al. veröffentlichten einen Fallbericht über einen Patienten mit einem kongenitalen Herzvitium und einem deutlich erhöhten pulmonalvaskulären Widerstand von 12,2 Wood-Einheiten. Nach Implantation eines Thoratec BiVAD kam es innerhalb von 24 h zu einer Reduktion des pulmonalvaskulären Widerstandes auf 3,1 Wood Einheiten. Nach 79 Tagen konnte auch dieser Patient erfolgreich transplantiert werden (Petrofski et al. 2003).

Ferner berichteten Al-Khaldi et al. von einem 96 kg schweren Patienten mit einer ischämischen Kardiomyopathie im Endstadium und begleitender schwerer pulmonaler Hypertonie (mittlerer pulmonalarterieller Druck 60 mmHg, pulmonalvaskulärer Widerstand 7,1 Wood-Einheiten). Nachdem Versuche zur Reduzierung des pulmonalvaskulären Widerstands mit Sauerstoff, Milrinon, Nitroprussid und Stickstoffmonoxid gescheitert waren, erfolgte die Implantation eines Novacor LVAD, woraufhin der mittlere pulmonalarterielle Druck auf 27 mmHg und der pulmonalvskuläre Widerstand auf 1,2 Wood-Einheiten abfielen. Auch dieser Patient wurde nach 11 Monaten mechanischer Kreislaufunterstützung erfolgreich herztransplantiert (Al-Khaldi et al. 2004).

In der ersten prospektiven Studie behandelten Martin et al. 6 Patienten mit fixiertem pulmonalen Hypertonus und einem mittleren pulmonalvaskulären Widerstand von 5,7 Wood-Einheiten, der weder durch Inhalation von Sauerstoff noch durch Applikation von Alprostadil unter 2,5 Wood-Einheiten abgesenkt werden konnte, durch die Implantation von linksventrikulären mechanischen Kreislaufunterstützungssystemen. Insgesamt kamen hierbei drei unterschiedliche Unterstützungssysteme zum Einsatz (TCI HeartMate™ [4 Patienten], Novacor® [1 Patient], Jarvik 200® [1 Patient]). Bei allen Patienten kam es zu einem Abfall des pulmonalvaskulären Widerstandes, und alle Patienten konnten später erfolgreich transplantiert werden (Martin et al. 2004).

Auch in der Klinik und Poliklinik für Herzchirurgie des Universitätsklinikums Münster wurden Patienten mit einer fixierten, medikamentös nicht behandelbaren pulmonalen Hypertonie mit mechanischen Kreislaufunterstützungssystemen versorgt. In der täglichen Praxis stellte sich heraus, dass es durch die linksventrikuläre Unterstützung zu einer Abnahme des pulmonalvaskulären Widerstandes wie auch des transpulmonalen Gradienten kam. Beide Werte konnten in einen Bereich gesenkt werden, in dem eine Herztransplantation eine sichere therapeutische Option darstellt. In ◘ Abb. 2.1 ist der Verlauf des Herz-Zeit-Volumens, des pulmonalvaskulären Widerstandes und des transpulmonalen Gradienten für einen solchen Patienten exemplarisch dargestellt.

In der Abbildung erkennt man, dass weder durch eine Akuttestung – mittels Applikation von Prostaglandin $E_2$ direkt in die Pulmonalarterie – noch durch eine chronische Applikation von Dobutamin in Kombination mit Prostazyklin der pulmonalvaskuläre Widerstand in einen für eine Transplantation akzeptablen Bereich abgesenkt werden konnte. Bereits 3 Monate nach Implantation eines INCOR©-LVAD war der pulmonalvaskuläre Widerstand in einen Bereich gesunken, in dem eine Transplantation durchgeführt werden kann. Mittlerweile sind in der Klinik und Poliklinik für Thorax-, Herz- und Gefäßchirurgie am Universitätsklinikum Münster mehr als 45 Patienten mit schwerer Herzinsuffizienz und pharmakologisch nicht beeinflussbarer pulmonaler Hypertonie erfolgreich mit einem linksventrikulären Kreislaufunterstützungssystem behandelt worden. Hierbei konnten der pulmonalvaskuläre Widerstand und der transpulmonale Gradient signifikant gesenkt werden.

Somit konnten alle Patienten bei Eurotransplant zur Herztransplantation angemeldet werden. Durchschnittlich waren bei den Patienten mit pulmonaler Hypertonie nach der Implantation eines mechanischen linksventrikulären Kreislaufunterstützungssystems die Beatmungsdauer, die Dauer des Aufenthaltes auf der Intensivstation und die Dauer des Krankenhausaufenthaltes im Vergleich zu Patienten ohne Erhöhung des pulmonalvaskulären Widerstandes verlängert. Dies hatte aber keinen Einfluss auf die Komplikationsrate während der mechanischen Kreislaufunterstützung. Nach der Herztransplantation waren die Unterschiede in der Beatmungsdauer

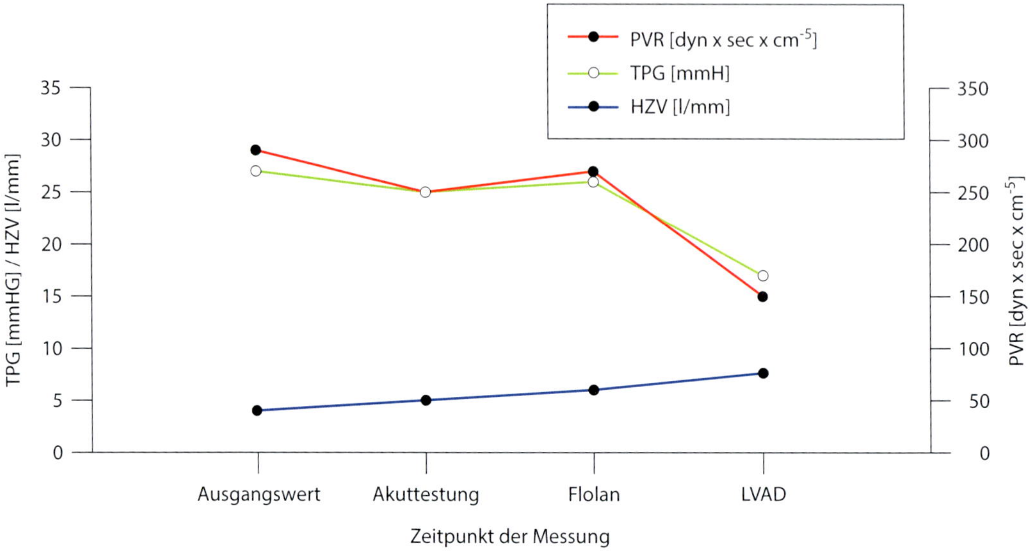


**Abb. 2.1** Ergebnisse der Messung des transpulmonalen Gradienten *(TPG)*, des pulmonalvaskulären Widerstandes *(PVR)* und des Herzzeitvolumens *(HZV)* bei einem Patienten mit sekundärer pulmonaler Hypertonie unter verschiedenen Behandlungsmodalitäten

und in der Dauer des Intensiv- und Krankenhausaufenthaltes nicht mehr nachweisbar. Auch die Ergebnisse des 1- und 5-Jahres-Übelebens ergaben keinen signifikanten Überlebensvorteil für die Gruppe der Patienten ohne fixierte pulmonale Hypertonie mit mechanischer Kreislaufunterstützung im Vergleich zu den von der Internationalen Gesellschaft für Herz- und Lungentransplantation veröffentlichen Zahlen. Ein Anstieg des transpulmonalen Gradienten oder des pulmonalvaskulären Widerstandes nach erfolgter Transplantation konnte ebenfalls nicht beobachtet werden (Etz et al. 2007).

Pathophysiologisch lässt sich der Abfall des pulmonalvaskulären Widerstandes nicht allein durch die Entlastung des linken Ventrikels infolge mechanischer Kreislaufunterstützung erklären, da Untersuchungen an diesen Patienten gezeigt haben, dass eine vorübergehende Reduktion der Unterstützungsleistung nicht zu einem erneuten Anstieg des pulmonalvaskulären Widerstandes führt. Auch kam es nach der Transplantation nicht zu einem Widerstandsanstieg im pulmonalen Gefäßbett oder zu einem Anstieg des transpulmonalen Gradienten.

Anhand von Untersuchungen des Freisetzungsmusters verschiedener neuroendokriner Hormone konnte gezeigt werden, dass zumindest eine pulsatile mechanische Kreislaufunterstützung zu einem Absinken der bei schwerer Herzinsuffizienz erhöhten Plasma-Renin-Aktivität führt (Abb. 2.2) (Hillege et al. 2000, Noirhomme et al. 1999, Welp et al. 2010a, 2010b). Durch den damit verbundenen Abfall der Angiotensin-II-Konzentration könnte es zu einer Hemmung der Endothelin-1-Freisetzung unter anderem in der pulmonalvaskulären Strombahn kommen. Hieraus würde ein indirekter vasodilatatorischer Effekt im Lungengefäßkreislauf resultieren, da die tonisierende Wirkung des Endothelins auf die pulmonalen Widerstandsgefäße entfallen würde. Da Endothelin aber auch stimulierend auf die Sklerosierung der Gefäße wirken kann, wäre über eine Hemmung dieses Mechanismus auch ein langfristiger Effekt zu erzielen (Bayliss et al. 1987, Francis et al. 1990, Francis et al. 1988).

Letztendlich erscheint es auf den ersten Blick unverständlich, warum eine pulsatile Unterstützung einen so viel stärkeren Einfluss auf die neuroendokrinen Veränderungen bei chronischer Herzinsuffizienz haben soll. Hierbei rücken die Nieren zunehmend in den Fokus des Interesses. Ludwig war vermutlich einer der Ersten, der einen Zusammenhang

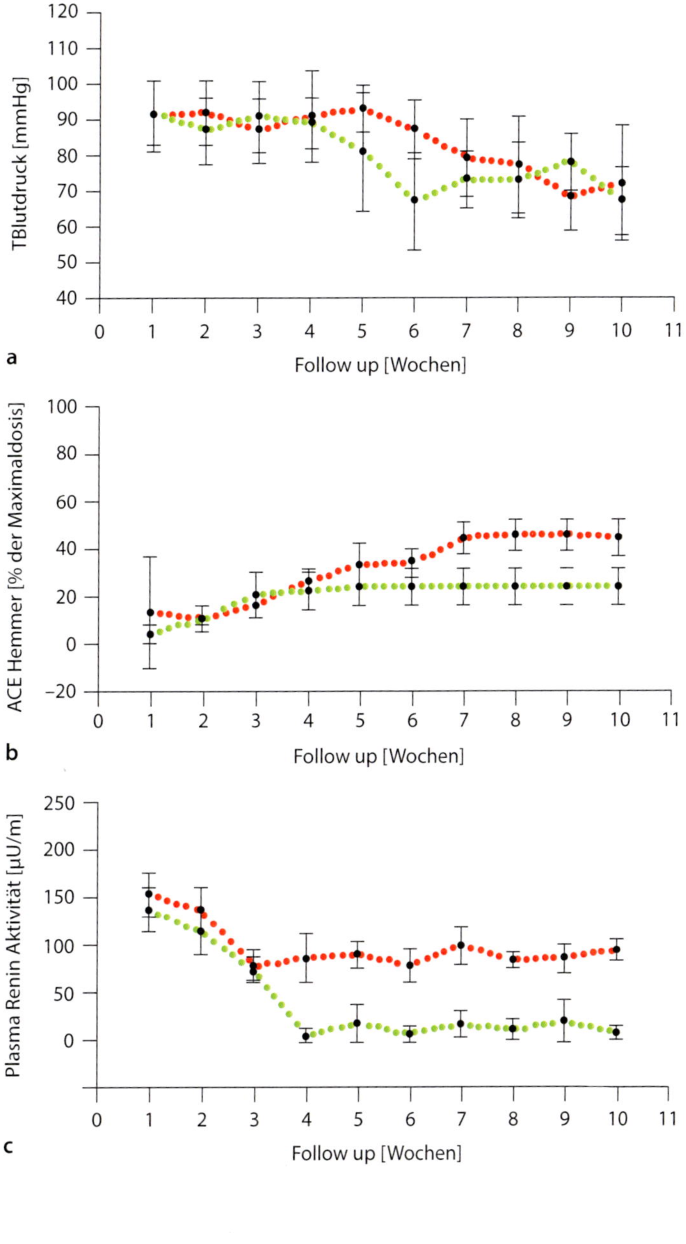


**Abb. 2.2** Ergebnisse der Messung des mittleren Blutdrucks (**a**), der ACE-Hemmer-Dosierung (**b**) und der Plasma-Renin-Aktivität (**c**) an je 10 Patienten mit einem pulsatilen EXCOR®-Unterstützungssystem *(grüne Punkte)* und einem nichtpulsatilen INCOR®-Unterstützungssystem (*rote Punkte*)

zwischen dem Blutdruck und der Urinproduktion festgestellt hat (Ludwig 1843). Guyton und Coleman erkannten die Bedeutung dieser Druckdiurese und der druckkontrollierten Natriumausscheidung als ein Rückkoppelungssystem zur Langzeitregulation des arteriellen Blutdrucks (Guyton u. Coleman 1967). Aufgrund dieser Theorien wird heute allgemein die Druckabhängigkeit der Natriumausscheidung und der Urinproduktion als Schlüsselelement in der Langzeitregulation des arteriellen Blutdrucks angesehen (Hall et al. 1986). Obwohl der Organismus bis zu einem gewissen Ausmaß einer Regulation des renalen Perfusionsdrucks durch eine Anpassung der renalen Flüssigkeitsausscheidung entgegenwirken kann, ist das Phänomen der druckabhängigen Harnproduktion gut untersucht (DiBona 1989, Majidet al. 1993, Reinhardt et al. 1994). Die Mechanismen, die diesem Phänomen zugrunde liegen, sind jedoch bis heute nicht vollständig geklärt. Jüngste Studien zeigen, dass Änderungen in der Durchblutung des Nierenmarks an diesem Prozess beteiligt sein könnten (Guyton 1991, Majid u. Navar 1996, Mattson et al. 1993). Kernstück des Konzeptes der druckabhängigen Harnproduktion ist die Annahme, dass das Nierenmark – anders als die Nierenrinde – keine Fähigkeit besitzt, die Durchblutung automatisch zu regulieren. Eine lokale Erhöhung des Perfusionsdrucks erhöht folglich den Blutfluss im Nierenmark, was zu einem Auswaschen des osmotischen Gradienten in dieser Region führen kann. Da dieser Gradient aber essenziell für die Rückabsorption des Natriums ist, führt eine Erhöhung des Blutdrucks zu einem Anstieg der Natriumausscheidung in den Urin (Nafz et al. 1998).

Ein weiterer Mechanismus, der häufig zur Erklärung der druckabhängigen Diurese herangezogen wird, ist der sogenannte tubuloglomeruläre Rückkoppelungsmechanismus (Moore u. Casellas 1990, Wilcox et al. 1992). Einige Studien konnten zeigen, dass dynamische Änderungen im Blutdruck und im renalen Blutfluss von etwa 20–30 s Dauer mit einer veränderten Antwort der tubuloglomerulären Rückkoppelung verbunden sind. Als Konsequenz ist es nun denkbar, dass physiologische Schwankungen des Blutdrucks oder des renalen Blutflusses intrarenale Mechanismen, wie zum Beispiel die tubuloglomeruläre Rückkoppelung, beeinflussen (Chen u. Holstein-Rathlou 1993, Holstein-Rathlou u. Marsh 1994). Es konnte gezeigt werden, dass sowohl die physiologisch auftretenden Kurzzeitschwankungen im Blutdruck als auch spontane Schwankungen des renalen Blutflusses – die beide in der Lage sind, die renale Fähigkeit zur Autoregulation zu umgehen – die druckabhängige Urinproduktion kurzzeitig beeinflussen können (Nafz et al. 1998, Wittmann et al. 1995).

Hinzu kommt, dass der mittlere arterielle Blutdruck eine wichtige Determinante für zukünftige kardiovaskuläre Komplikationen beim Hypertoniker ist (Sytkowski et al. 1990). Zusätzlich konnte in einigen Studien gezeigt werden, dass dynamische Eigenschaften des Blutdrucks (z. B. Änderungen in der Blutdruckvariabilität) signifikante Bedeutung für die Bluthochdruck-assoziierten Endorganschäden beim Patienten haben (Frattola et al. 1993, Mancia et al. 1997a, 1997b, Parati et al. 1997). Änderungen im dynamischen Verhalten des Blutdrucks, die mit der arteriellen Hypertonie einhergehen, scheinen also ein unabhängiger Risikofaktor für das Auftreten von kardiovaskulären Komplikationen zu sein (Holstein-Rathlou et al. 1995, Mancia et al. 1997b).

Bis jetzt ist nur wenig darüber bekannt, welchen Einfluss derartige Kurzzeitveränderungen des Blutdrucks auf die Nierenfunktion haben (Cowley 1992, Guyton 1991). Bekannt ist, dass die Autoregulation des renalen Blutflusses nicht in der Lage ist, schnelle Veränderungen des Blutdrucks effektiv auszugleichen (Chen u. Holstein-Rathlou 1993, Wittmann et al. 1995). Es erscheint naheliegend, dass spontane Schwankungen im Blutdruck, welche nicht effektiv durch die Autoregulationsmechanismen gepuffert werden, die Schubspannung am vaskulären Endothel der Niere erhöhen können (Nafz et al. 2000). Es ist bekannt, dass eine Erhöhung der Schubspannung am vaskulären Endothel zu einer Freisetzug von vasoaktiven Substanzen, wie z. B. Stickstoffmonoxid, entlang des Gefäßbaums der Niere führt. Somit kann man einen wesentlichen Einfluss von Änderungen der Blutdruckvariabilität auf den medullären Blutfluss, auf die Ausscheidungsfunktion der Niere und nicht zuletzt auf die Langzeitblutdruckregulation erwarten (Cowley et al. 1995, Fornage et al. 1998, Franchini et al. 1997, Letienne et al. 1998, Mattson et al. 1998, Schricker et al. 1996).

Vor Kurzem konnte gezeigt werden, dass beim wachen, chronisch instrumentierten Hund Blutdruckschwankungen von wenigen Sekunden Dauer die tägliche Ausscheidung von Natrium und Flüssigkeit erhöhen und den durch eine statische Reduktion des renalen Perfusionsdrucks hervorgerufenen, Renin-abhängigen Blutdruckanstieg abschwächen können. Solche Schwankungen im renalen Perfusionsdruck führen zu einer vorübergehenden Freisetzung von Stickstoffmonoxid und einer Reduktion der Plasma-Renin-Aktivität (Nafz et al. 1998, 2000).

Aufgrund der Fähigkeit des renalen Gefäßsystems, durch Autoregulation den renalen Blutfluss konstant zu halten, sollte somit ein pulsatile oder eine nichtpulsatile Kreislaufunterstützung und somit auch Nierenperfusion keinen Einfluss auf die Organfunktion haben.

Da der Regulationskreis der Autoregulation des renalen Blutflusses, wie alle Rückkoppelungsschleifen, eine gewisse Latenzzeit besitzt, können Schwankungen des Blutdruckes, wenn sie mit einer genügend hohen Frequenz auftreten, grundsätzlich die Mechanismen der renalen Autoregulation umgehen. Im Tiermodell konnte gezeigt werden, dass dieser Mechanismus tatsächlich bei der Regulation der Nierenfunktion eine Rolle zu spielen scheint.

Durch gleichzeitige Messung des renalen Blutflusses und des renalen Perfusionsdrucks an der wachen, chronisch instrumentierten Ratte konnte gezeigt werden, dass sich Blutdruckoszillationen einer bestimmten Frequenz praktisch ohne eine Pufferung in Schwankungen des renalen Blutflusses widerspiegeln.

Somit kann die Art der Unterstützung (pulsatil oder nichtpulsatil) zumindest im Falle der Nieren einen entscheidenden Einfluss auf die Organfunktion haben. So konnte ebenfalls im Tiermodell gezeigt werden, dass der hypertensive Effekt eines Abfalls des renalen Perfusionsdrucks durch entsprechende Blutdruckoszillationen praktisch vollständig aufgehoben werden kann. Vermittelt wird dieser Effekt durch eine inhibierende Wirkung von Blutdruckoszillationen auf das Renin-Angiotensin-System.

Für die Therapie der Herzinsuffizienz mit mechanischer Kreislaufunterstützung spielt diese Erkenntnis insofern eine wichtige Rolle, als ein Teil der Systeme mit dem Ziel der Organerholung und der anschließenden Explantation des mechanischen Kreislaufunterstützungssystems implantiert werden. Eine erhöhte Plasma-Renin-Aktivität ist für eine Organerholung zumindest nicht förderlich. Es ist bekannt, dass bei erhöhter Plasma-Renin-Aktivität das durch das vermehrt gebildete Angiotensin II vermehrt freigesetzte Aldosteron zu einer Fibrosierung im Herzen führen kann. Somit erscheint zumindest bei einer nichtpulsatilen Unterstützung die Fortführung einer Herzinsuffizienzmedikation mit einem ACE-Hemmer und einem Aldosteronrezeptorantagonisten zwingend erforderlich zu sein.

## Literatur

### Zu 2.1–2.3

Bull DA, Reid BB, Selzmann CH, Mesley R, Drakos S, Clayson S, Stoddard G, Gilbert E, Stehlik J, Bader F, Kfoury A, Budge D, Eckels DD, Fuller A, Renlund D, Patel AN (2010) The impact of bridge-to-transplant ventricular assist device support on survival after cardiac transplantation. J Thorac Cardiovasc Surg 140: 169–173

Dipla K, Mattiello JA, Jeevanandam V, Houser SR, Margulies KB (1998) Myocyte recovery after mechanical circulatory support in humans with end-stage heart failure. Circulation 97: 2316–2322

Dor V (2004) Surgical remodelling of left ventricle. Surg Clin North Am 84: 27–43

Frazier OH, Myers T (1999) Left ventricular assist system as a bridge to myocardial recovery. Ann Thorac Surg 69: 734–741

John R, Liao K, Kamdar F, Eckmann P, Boyle A, Colvin-Adams M (2010) Effects on pre- and posttransplant pulmonary hemodynamics in patients with continous-flow left ventricular assist devices. J Thorac Cardiovasc Surg 140: 447–452

Kirklin J, Naftel D, Kormos R, Stevenson L, Pagani F, Miller M, Ulisney K, Baldwin J, Young J (2010) Second INTERMACS annual report: More than 1,000 primary left ventricular assist device implants. J Heart Lung Transpl 29: 1–10

Kirklin J, Naftel D, Kormos R, Stevenson L, Pagani F, Miller M, Ulisney K, Baldwin J, Young J (2011) Third INTERMACS annual report: The evolution of destination therapy in the United States. J Heart Lung Transpl 30: 115–123

Krishnamani R, DeNofrio D, Konstam MA (2010) Emerging ventricular assist devices for long-term cardiac support. Nat Rev Cardiol 7: 71–76

Kucuker SA, Stetson SJ, Becker KA, Akgül A, Loebe M, Lafuente JA, Noon GP, Koerner MM, Entman ML, Torre-Amione G (2004) Evidence of improved right ventricular structure after LVAD support in patients with end-stage cardiomyopathy. J Heart Lung Transpl 23: 28–35

Mtthews JC, Koelling TM, Pagani FD, Aaronson KD (2008) The right ventricular failure risk score: a preoperative tool for assessing the risk for right ventricular failure in left ventricular assist device candidates. J Am Coll Cardiol 51: 2163–2172

Oz M, Rose E, Levin H (1995) Selection criteria for placement of left ventricular assist devices. Am Heart J 129: 173–177

Patel CB, Cowger JA, Zuckermann A (2014) A contemporary review of mechanical circulatory support. J Heart Lung Transpl 33: 667–674

Patel ND, Weiss ES, Schaffer J, Ulrich SL, Rivard DC, Shah AS, Russell SD, Conte JV (2008) Right heart dysfunction after left ventricular assist device implantation: a comparison of the pulsatile Heart Mate I and axial-flow Heart Mate II devices. Ann Thorac Surg 86: 832–840

Russell SD, Rogers JG, Milano CA, Dyke DB, Pagani FD, Aranda JM, Klodell CT Jr, Boyle AJ, John R, Chen L, Massey HT, Farrar DJ, Conte JV; HeartMate II Clinical Investigators (2009) Renal and hepatic function improve in advanced heart failure patients during continous-flow support with the Heart Mate II left ventricular assist device. Circulation 120: 2352–2357

Taggart P, Sutton P, John R, Lab M, Swanton H (1992) Monophasic action potenzial recordings during acute changes in ventricular loading induced by the Valsalva manoeuvre. Brit Heart J 67: 221–229

Torre-Amione G, Loebe M (2006) Myocardial recovery following prolonged mechanical support. In: Frazier OH,

Kirklin JK (eds) Mechanical circulatory support, vol 1. Elsevier, Philadelphia, London, Toronto, Montreal, Sydney, Tokyo, pp 155–169
Westaby S (2000) Non-transplant surgery for heart failure. Heart 83: 603–610
Williams M, Oz M (2001) Indications and patient selection for mechanical ventricular assistance. Ann Thorac Surg 71 (Suppl 3): S86–S91

### Zu 2.4

Adamson RM, Dembitsky WP, Jaski BE, Daily PO, Moreno R, et al. (1997) Left ventricular assist device support of medically unresponsive pulmonary hypertension and aortic insufficiency. ASAIO Journal 43: 365–369
Al-Khaldi A, Ergina P, DeVarennes B, Lachappelle K, Cecere R (2004) Left ventricular unloading in a patient with end-stage cardiomyopathy and medically unresponsive pulmonary hypertension. Artif Org 28: 158–160
Bayliss J, Norell M, Canepa-Anson R, Sutton G, Poole-Wilson P (1987) Untreated heart failure: clinical and neuroendocrine effects of introducing diuretics. Br Heart J 57: 17–22
Bleasdale RA, Banner NR, Anyanwu AC, Mitchell AG, Khaghani A, Yacoub MH (2002) Determinants of outcome after heterotopic heart transplantation. J Heart Lung Transplant 21: 867–873
Chen YM, Holstein-Rathlou NH (1993) Differences in dynamic autoregulation of renal blood flow between SHR and WKY rats. Am J Physiol 264: F166–174
Costard-Jackle A, Fowler MB (1992) Influence of preoperative pulmonary artery pressure on mortality after heart transplantation: testing of potenzial reversibility of pulmonary hypertension with nitroprusside is useful in defining a high risk group. JACC 19: 48–54
Cowley AW Jr (1992) Long-term control of arterial blood pressure". Physiol Rev 72: 231–300
Cowley AW Jr, Mattson DL, Lu S, Roman RJ (1995) The renal medulla and hypertension. Hypertension 25: 663–673
DiBona GF (1989) Sympathetic nervous system influences on the kidney. Role in hypertension, Am J Hypertens 2: 119S-124S
Erickson KW, Costanzo-Nordin MR, O'Sullivan EJ, Johnson MR, Zucker MJ, et al. (1990) Influence of preoperative transpulmonary gradient on late mortality after orthotopic heart transplantation. J Heart Transplant 9: 526–537
Espinoza C, Manito N, Castells E, Rodriguez R, Octavio de Toledo MC, et al. (1999) Perioperative mortality risk factors after orthotopic heart transplantation. Transplant Proc 31: 2509–2510
Etz CD, Welp HA, Tjan TD, Hoffmeier A, Weigang E, et al. (2007) Medically refractory pulmonary hypertension: treatment with nonpulsatile left ventricular assist devices. Ann Thorac Surg 83: 1697–1705
Fornage M, Amos CI, Kardia S, Sing CF, Turner ST, Boerwinkle E (1998) Variation in the region of the angiotensin-converting enzyme gene influences interindividual differences in blood pressure levels in young white males. Circulation 97: 1773–1779
Franchini KG, Mattson DL, Cowley AWJr (1997) Vasopressin modulation of medullary blood flow and pressure-natriuresis-diuresis in the decerebrated rat. Am J Physiol 272: R1472–9
Francis GS, Benedict C, Johnstone DE, Kirlin PC, Nicklas J, et al. (1990) Comparison of neuroendocrine activation in patients with left ventricular dysfunction with and without congestive heart failure. A substudy of the Studies of Left Ventricular Dysfunction (SOLVD). Circulation 82: 1724–1729
Francis GS, Rector TS, Cohn JN (1988) Sequenzial neurohumoral measurements in patients with congestive heart failure. Am Heart J 116: 1464–1468
Frattola A, Parati G, Cuspidi C, Albini F, Mancia G (1993) Prognostic value of 24-hour blood pressure variability. J Hypertens 11: 1133–1137
Gallagher RC, Kormos RL, Gasior T, Murali S, Griffith BP, Hardesty RL (1991) Univentricular support results in reduction of pulmonary resistance and improved right ventricular function. ASAIO Trans 37: M287–288
Guyton AC, Coleman TG (1967) Long-term regulation of the circulation: interrelationship with body fluid volumes. In: Reeves EB, Guyton AC (eds) Physical Bases of Circulatory Transport: Regulation and Exchange. WB Saunders, Philadelphia, pp 179–201
Guyton AC (1991) Blood pressure control – special role of the kidneys and body fluids. Science 252: 1813–1816
Hall JE, Guyton AC, Coleman TG, Mizelle HL, Woods LL (1986) Regulation of arterial pressure: role of pressure natriuresis and diuresis, Fed Proc 45: 2897–2903
Hillege HL, Girbes AR, de Kam PJ, Boomsma F, de Zeeuw D, et al. (2000) Renal function, neurohormonal activation, and survival in patients with chronic heart failure. Circulation 102: 203–210
Holstein-Rathlou NH, He J, Wagner AJ, Marsh DJ (1995) Patterns of blood pressure variability in normotensive and hypertensive rats. Am J Physiol 269: R1230–1239
Holstein-Rathlou NH, Marsh DJ (1994) Renal blood flow regulation and arterial pressure fluctuations: a case study in nonlinear dynamics. Physiol Rev 74: 637–681
Kirklin JK, Naftel DC, Kirklin JW, Blackstone EH, White-Williams C, Bourge RC (1988) Pulmonary vascular resistance and the risk of heart transplantation. J Heart Transplant 7: 331–336
Klotz S, Deng MC, Hanafy D, Schmid C, Stypmann J, et al. (2003) Reversible pulmonary hypertension in heart transplant candidates–pretransplant evaluation and outcome after orthotopic heart transplantation. Eur Jo Heart Fail 5: 645–653
Klotz S, Wenzelburger F, Stypmann J, Welp H, Drees G, et al. (2006) Reversible pulmonary hypertension in heart transplant candidates: to transplant or not to transplant. Ann Thorac Surg 82: 1770–1773
Letienne R, Barres C, Cerutti C, Julien C (1998) Short-term haemodynamic variability in the conscious areflexic rat. J Physiol 506: 263–274
Ludwig C (1843) Beiträge zur Lehre vom Mechanismus der Harnsecretion, Marburg

Majid DS, Navar LG (1996) Medullary blood flow responses to changes in arterial pressure in canine kidney. Am J Physiol 270: F833–8
Majid DS, Williams A, Navar LG (1993) Inhibition of nitric oxide synthesis attenuates pressure-induced natriuretic responses in anesthetized dogs. Am J Physiol 264: F79–87
Mancia G, Di Rienzo M, Parati G, Grassi G (1997a) Sympathetic activity, blood pressure variability and end organ damage in hypertension. J Hum Hypertens 11 (Suppl 1): S3–8
Mancia G, Ulian L, Santucciu C, Parati G (1997b) Ambulatory blood pressure in hypertension with particular reference to the kidney. J Nephrol 10: 198–202
Martin J, Siegenthaler MP, Friesewinkel O, Fader T, van de Loo A, et al. (2004) Implantable left ventricular assist device for treatment of pulmonary hypertension in candidates for orthotopic heart transplantation-a preliminary study. Eur J Cardiothorac Surg 25: 971–977
Mattson DL, Lu S, Roman RJ, Cowley AW Jr (1993) Relationship between renal perfusion pressure and blood flow in different regions of the kidney. Am J Physiol 264: R578–83
Mattson DL, Maeda CY, Bachman TD, Cowley AW Jr (1998) Inducible nitric oxide synthase and blood pressure. Hypertension 31: 15–20
Moore LC, Casellas D (1990) Tubuloglomerular feedback dependence of autoregulation in rat juxtamedullary afferent arterioles. Kidney International 37: 1402–1408
Murali S, Kormos RL, Uretsky BF, Schechter D, Reddy PS, et al. (1993) Preoperative pulmonary hemodynamics and early mortality after orthotopic cardiac transplantation: the Pittsburgh experience. Am Heart J 126: 896–904
Nafz B, Ehmke H, Wagner CD, Kirchheim HR, Persson PB (1998) Blood pressure variability and urine flow in the conscious dog. Am J Physiol 274: F680–6
Nafz B, Stegemann J, Bestle MH, Richter N, Seeliger E, et al. (2000) Antihypertensive effect of 0.1-Hz blood pressure oscillations to the kidney. Circulation 101: 553–557
Nguyen DQ, Ormaza S, Miller LW, Bittner HB, Rose AG, et al. (2001) Left ventricular assist device support for medically unresponsive pulmonary hypertension from left ventricular failure. J Heart Lung Transplant 20: 190
Noirhomme P, Jacquet L, Underwood M, El Khoury G, Goenen M, Dion R (1999) The effect of chronic mechanical circulatory support on neuroendocrine activation in patients with end-stage heart failure. Eur J Cardiothorac Surg16: 63–67
Parati G, Ulian L, Santucciu C, Tortorici E, Villani A, et al. (1997) Clinical value of blood pressure variability. Blood pressure (Suppl 2): 91–96
Petrofski JA, Hoopes CW, Bashore TM, Russell SD, Milano CA (2003) Mechanical ventricular support lowers pulmonary vascular resistance in a patient with congenzial heart disease. Ann Thorac Surg 75: 1005–1007
Reichenspurner H, Hildebrandt A, Boehm D, Kaulbach HG, Willems S, et al. (1989) Heterotopic heart transplantation in 1988–recent selective indications and outcome. J Heart Transplant 8: 381–386
Reinhardt HW, Corea M, Boemke W, Pettker R, Rothermund L, et al. (1994) Resetting of 24-h sodium and water balance during 4 days of servo-controlled reduction of renal perfusion pressure. Am J Physiol 266: H650–657
Schricker K, Potzl B, Hamann M, Kurtz A (1996) Coordinate changes of renin and brain-type nitric-oxide-synthase (b-NOS) mRNA levels in rat kidneys. Pflug Arch Eur J Phy 432: 394–400
Smedira NG, Massad MG, Navia J, Vargo RL, Patel AN, et al. (1996) Pulmonary hypertension is not a risk factor for RVAD use and death after left ventricular assist system support. ASAIO J 42: M733–735
Sytkowski PA, Kannel WB, D'Agostino RB (1990) Changes in risk factors and the decline in mortality from cardiovascular disease. The Framingham Heart Study. NEJM 322: 1635–1641
Taylor DO, Edwards LB, Boucek MM, Trulock EP, Aurora P, et al. (2007) Registry of the International Society for Heart and Lung Transplantation: twenty-fourth official adult heart transplant report–2007 J Heart Lung Transplant 26: 769–781
Tenderich G, Koerner MM, Stuettgen B, Hornik L, Mirow N, et al. (1998) Does preexisting elevated pulmonary vascular resistance (transpulmonary gradient >15 mmHg or >5 wood) predict early and long-term results after orthotopic heart transplantation? Transplant Proc 30: 1130–1131
Wasler A, Iberer F, Tscheliessnigg KH, Auer T, Petutschnigg B (1993) Prostaglandin E1 in the pretransplantation period in patients with pulmonary hypertension. J Heart Lung Transplant 12: 884
Welp H, Rukosujew A, Tjan TD, Hoffmeier A, Kosek V, et al. (2010a) Effect of pulsatile and non-pulsatile left ventricular assist devices on the renin-angiotensin system in patients with end-stage heart failure. Thorac Cardiovasc Surg 58 (Suppl 2): 185–188
Welp HA, Nafz B, Persson PB, Jurgen SR, Scheld HH, Hoffmeier A (2010b) 57: Influence of Pulsatile and Non-Pulsatile Perfusion on Kidney Function. J Heart Lung Transplant 29 (Suppl 1): S25
Wilcox CS, Welch WJ, Murad F, Gross SS, Taylor G, et al. (1992) Nitric oxide synthase in macula densa regulates glomerular capillary pressure.Proc Nat Acad Sci USA 89: 11993–11997
Wittmann U, Nafz B, Ehmke H, Kirchheim HR, Persson PB (1995) Frequency domain of renal autoregulation in the conscious dog. Am J Physiol 269: F317–322
Zakliczynski M, Zebik T, Maruszewski M, Swierad M, Zembala M (2005) Usefulness of pulmonary hypertension reversibility test with sodium nitroprusside in stratification of early death risk after orthotopic heart transplantation Transplant Proc 37: 1346–1348

# Kurzzeitunterstützung (Akuttherapie)

*R. Tandler, M. Siepe, F. Beyersdorf, C. Benk, B. Flörchinger, M. Hilker, C. Schmid, F. Born, U. Boeken*




U. Boeken, A. Assmann, F. Born, S. Klotz, C. Schmid (Hrsg.), *Mechanische Herz-Kreislauf-Unterstützung*,
DOI 10.1007/978-3-662-53490-8_3

Die Indikationsstellung zur indirekten Herzunterstützungstherapie durch eine intraaortale Ballonpumpe ist aktuell Gegenstand kontroverser Diskussionen. Auch der Einsatzbereich direkter Herzunterstützung durch intravasale Pumpen wie das Impella®-System befindet sich im Wandel. Insbesondere an der Schwelle zur Herzersatztherapie durch ECLS-Systeme sowie in Kombination mit diesen zum Zwecke der Verbeugung einer Linksherzdilatation bei Aortenklappeninsuffizienz oder inkompletter venöser Drainage ergeben sich vielfältige Indikationsoptionen. Eine weitere stark expandierende Entwicklung ist im Bereich der miniaturisierten ECLS-Notfall- und -Transportsysteme zu verzeichnen.

## 3.1 Intraaortale Ballongegenpulsation

*R. Tandler*

Bei der Technik der intraaortalen Gegenpulsation (IABP) handelt es sich um die einfachste invasive Form der mechanischen Kreislaufunterstützung (MKU). Eine IABP ist in nahezu allen kardiologischen und kardiochirurgischen Kliniken verfügbar, sie ist schnell bettseitig einsetzbar, effektiv, verhältnismäßig kostengünstig und ein komplikationsarmes Verfahren.

### 3.1.1 Historie

Das Prinzip der IABP, Blut in der Diastole, also außerhalb des physiologischen Flusses in der Systole, zu pumpen, wurde erstmals von Kantrowitz (1953) beschrieben. 1962 entwickelte Moulopoulos den Vorläufer der heutigen Geräte (Moulopoulos et al. 1962). Der erste klinische Einsatz einer IABP für einen Patienten im kardiogenen Schock erfolgte 1967 durch Kantrowitz et al. (1968). Den Begriff „Gegenpulsation" für dieses Verfahren prägte Harken (1976). Der routinemäßige, weitverbreitete Einsatz des kommerziell erhältlichen Systems begann in den 80er-Jahren des letzten Jahrhunderts.

### 3.1.2 Systembeschreibung und Wirkprinzip

Ein IABP-System besteht im Wesentlichen aus 2 Komponenten, dem Katheter und der Steuerungseinheit. Der Katheter ist in verschiedenen Größen und Längen erhältlich und wird der Körpergröße des Patienten entsprechend angepasst. Es handelt sich um einen Katheter mit 2 Lumina, einem Schenkel zur Gasfüllung des Ballons und einem Lumen zur invasiven Blutdruckmessung mit Verbindung zum arteriellen Gefäßsystem des Patienten. Die Steuereinheit des Systems wird mit dem Katheter nach der Implantation verbunden. An diese Steuereinheit wird das EKG des Patienten angeschlossen, der Blutdruck des Patienten wird durch die Druckmesseinheit des IABP-Katheters gemessen und neben dem EKG angezeigt. Die Steuereinheit beinhaltet weiterhin einen Gasbehälter mit dem Edelgas Helium zur Füllung des Ballons. Helium kommt aufgrund seiner guten Löslichkeit im Blut und des damit niedrigen Risikos einer Gasembolie bei einem Membrandefekt des Ballonkatheters mit Leckage zum Einsatz. Mit Hilfe der Steuereinheit werden Zeitpunkt, Häufigkeit und Stärke der Inflation und Deflation des Ballons geregelt. Moderne Systeme haben einen Automatikmodus, bei dem das EKG des Patienten analysiert wird und das System selbst Aufblasen und Ablassen des Ballons zur optimalen Wirksamkeit der Gegenpulsation steuert. Auch sind verschiedene Alarme integriert, die vom Anwender an die Erfordernisse des jeweiligen Patienten angepasst werden können und dadurch eine optimale Überwachung der Funktion der intraaortalen Gegenpulsation erlauben (■ Abb. 3.1).

Das Wirkprinzip der IABP besteht darin, dass der Ballon in die deszendierende Aorta nach Abgang der linken Arteria subclavia eingebracht, dort EKG-gesteuert in der frühen Diastole gefüllt, also aufgeblasen, und unmittelbar vor der Systole wieder entleert wird. Die Steuerung/Triggerung erfolgt typischerweise durch die R-Zacke im EKG, kann aber bei Einsatz eines Herzschrittmachers auch durch den Schrittmacherspike oder sogar durch die abgeleitete Blutdruckkurve erfolgen.

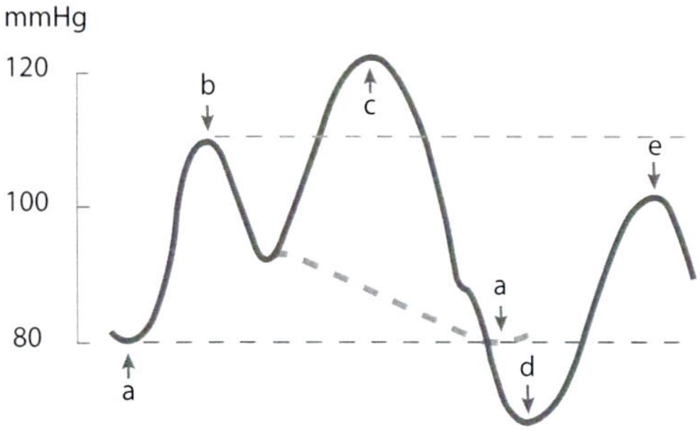


**Abb. 3.1** Optimale Zeiteinstellung der IABP, Veränderungen der arteriellen Druckkurve: *a* nicht assistierter enddiastolische Aortendruck, *b* nicht assistierte Systole, *c* assistierte Diastole (Augmentation), *d* assistierter enddiastolischer Aortendruck, *e* assistierte Systole. (Mit freundlicher Genehmigung der Firma Maquet)

Die hämodynamischen Effekte einer diastolischen Augmentation sind (Abb. 3.2):

- Erhöhung des mittleren arteriellen Blutdrucks,
- Nachlastsenkung,
- Verbesserung der Koronarperfusion,
- Senkung des myokardialen Sauerstoffverbrauchs.

Die Koronarperfusion findet physiologisch bedingt während der Diastole statt, durch das Aufblasen des Ballons in der Diastole steigt der Druck in der Aorta ascendens an, damit verbessert sich die Durchblutung der Herzkranzgefäße. Durch das Entleeren des Ballons unmittelbar vor der Systole sinkt der systolische arterielle Druck ab (Nachlastreduktion). Da der Anstieg des diastolischen Blutdrucks üblicherweise größer ist als die Abnahme des systolischen Drucks, steigt der arterielle Mitteldruck an Abb. 3.3).

Der linksventrikuläre enddiastolische Druck nimmt während der Gegenpulsation ab, während das Schlagvolumen erhalten bleibt. Insgesamt wird die Herzarbeit durch die Abnahme der Nachlast erleichtert und damit sinkt der myokardiale Sauerstoffverbrauch.

Weitere Effekte der IABP-Therapie sind eine verbesserte Organperfusion (z. B. im Splanchnikusgebiet, Nieren, Leber) durch den erhöhten arteriellen Mitteldruck, eine Senkung des pulmonalkapillären Verschlussdrucks und, insbesondere beim ischämischen Myokard, auch eine Senkung der Herzfrequenz durch die verbesserte Koronardurchblutung und die Abnahme der Herzarbeit.

### 3.1.3 Implantationstechnik

Die Implantation kann im Herzkatheterlabor, im Operationssaal und bettseitig auf der Intensiv-/Observationsstation erfolgen. Für den kurzen Eingriff wird keine Narkose benötigt, es genügt eine Lokalanästhesie im Bereich der Punktionsstelle,

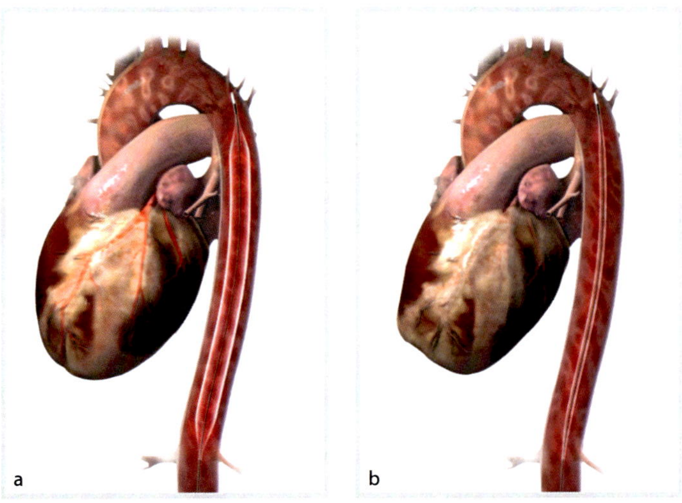


**Abb. 3.2a, b** Wirkprinzip der IABP: Ballondeflation. **a** Augmentation des diastolischen Druckes und Verbesserung der Koronarperfusion, **b** Nachlastsenkung mit Verringerung der Herzarbeit und des myokardialen Sauerstoffbedarfs, Erhöhung des HZV. (Mit freundlicher Genehmigung der Firma Maquet)

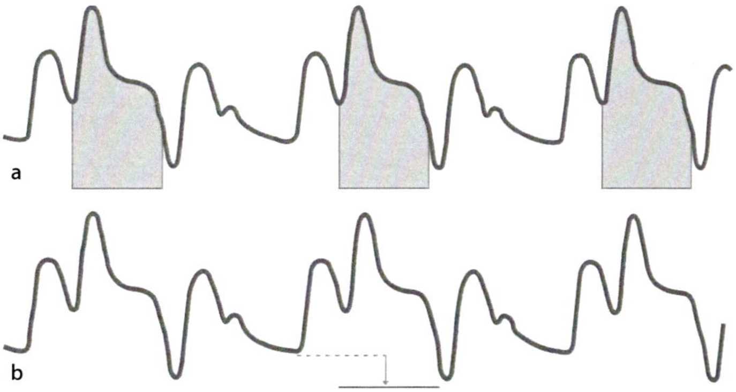


**Abb. 3.3a, b** Wirkungsweise der intraaortalen Ballongegenpulsation. **a** Inflation: diastolische Augmentation, **b** Deflation: Senkung des enddiastolischen Aortendrucks. (Mit freundlicher Genehmigung der Firma Maquet)

in der Regel der Leiste, zur Punktion der Arteria femoralis.

Vorbereitend sollte ein kompletter Pulsstatus des Patienten erhoben werden, um eine periphere arterielle Verschlusskrankheit als mögliche Gegenanzeige für eine Implantation zu erkennen. Unter sterilem Kautelen erfolgt nach der Applikation der Lokalanästhesie die Punktion der Arteria femoralis, über die Punktionsnadel wird dann der Führungsdraht vorgeschoben und anschließend in typischer Seldinger-Technik nach Dilatation der IABP-Katheter eingeführt. Die Implantation kann sowohl mit einer dem Set beigefügten Schleuse als auch schleusenlos erfolgen. Unserer Erfahrung nach wird eine Schleuse nicht benötigt, aufgrund des größeren Durchmessers der Schleuse steigt die Gefahr von Gefäßkomplikationen. Wenn möglich, sollte also der schleusenlose Zugang bevorzugt werden.

Bei der Implantation im Herzkatheterlabor erfolgt die Platzierung der Spitze des Ballonkatheters unmittelbar unterhalb des Abgangs der linken Arteria subclavia in der deszendierenden Aorta unter direkter Röntgendurchleuchtung; im OP erfolgt die Lagekontrolle via transösophageale Echokardiographie; bettseitig kann die Länge zunächst abgeschätzt werden, um dann nach beendeter Implantation eine Thoraxröntgenaufnahme zur Lagekontrolle anzufertigen.

Nach dem Spülen (Flushen) des blutführenden Schenkels mittels heparinisierter Kochsalzlösung erfolgt der Anschluss an das Druckmesssystem der IABP-Steuereinheit, und der gasführende Schenkel wird mit dem Heliumport der Steuereinheit verbunden. Bei Vorliegen eines guten EKG-Signals und einer validen invasiven Blutdruckmessung über den Katheter wird dieser mit Helium gefüllt und mit der diastolischen Augmentation begonnen. Die Fixierung des Katheters an der Haut erfolgt durch chirurgische Naht, anschließend wird ein steriler Verband aufgebracht.

Die Einstellung von Aufblasen/Ablassen des Ballons erfolgt entweder manuell zur optimalen diastolischen Augmentation oder über den Automatikmodus der Steuereinheit, der implantierende Arzt muss sich jedoch selbst von der richtigen Einstellung und Effektivität der Augmentation überzeugen.

**Neben der Lagekontrolle ist nach der Implantation eine ständige Überwachung des Patienten hinsichtlich Durchblutung, Beweglichkeit und Sensibilität der betroffenen Extremität notwendig.**

### 3.1.4 Alternative Implantationstechniken

Bei fehlender Möglichkeit zur Punktion, z. B. bei Adipostas permagna, kann auch eine offene chirurgische Implantation nach Hautschnitt in der betreffenden Leiste mit direkter Darstellung der Femoralgefäße indiziert sein. Die weitere Implantationstechnik unterscheidet sich in diesem Fall nicht von der oben dargestellten.

Kleinere Studien und Fallberichte beschreiben die erfolgreiche Implantation des Ballonkatheters über die Arteria brachialis (Onorati et al. 2007) oder die Arteria subclavia (Marcu et al. 2006) im

Fall einer schwersten pAVK (peripheren arteriellen Verschlusskrankheit) der unteren Extremitäten, diese Techniken sind aber eher als Ultima Ratio anzusehen. Kürzlich publizierten Tanaka et al. ihre Erfahrungen mit dem Zugang über die A. subclavia (Tanaka et al. 2015). Sie berichteten über exzellente Bridging-Ergebnisse mit einer Unterstützungszeit von 4–135 Tagen, im Median allerdings nur 21 Tage.

Eine weitere Möglichkeit der Implantation einer IABP, wenn aufgrund der peripheren Gefäßsituation die herkömmliche Technik nicht zum Einsatz kommen kann, besteht darin, im OP die IABP transthorakal zu implantieren. In der Regel erfolgt diese Technik bei Patienten, die ein Postkardiotomieversagen aufweisen und nach herzchirurgischem Eingriff nicht von der extrakorporalen Zirkulation entwöhnt werden können. In solchen Fällen wird der Ballon im OP antegrad aus der Aorta ascendens in die Aorta descendens vorgeschoben und der Katheter dann durch die Haut getunnelt (Santini u. Mazzucco 1997).

## 3.1.5 Indikationen

Im Bereich der invasiven Kardiologie besteht eine führende Indikation für eine diastolische Augmentation bei der Hochrisikointervention der Koronarien (Herzkranzgefäße). Patienten mit Hauptstammstenose, hochgradig eingeschränkter Ejektionsfraktion und hämodynamischer Instabilität profitieren von einer periprozeduralen IABP (Briguori et al. 2003). Weitere Indikationen in diesem Bereich liegen bei Patienten mit therapierefraktärer, instabiler Angina pectoris und bei Vorliegen eines akuten Myokardinfarkts. Bei instabiler Angina pectoris verbessert sich der messbare Fluss in den stenosierten Gefäßen (Fuchs et al. 1983), beim akuten Myokardinfarkt mit kardiologischer Intervention (Thrombolyse, PTCA [Herzkranzgefäßerweiterung]) wurde in mehreren Studien insbesondere eine geringere Reverschlussrate bei Patienten mit IABP beobachtet (Ohman et al. 1991, Stone et al. 1995a, 1995b). Auch für die mechanischen Komplikationen des akuten Myokardinfarktes, also die Ausbildung eines Ventrikelseptumdefektes und die akute Mitralklappeninsuffizienz aufgrund eines Papillarmuskelabrisses, besteht eine Klasse-I-Indikation gemäß den Richtlinien der American Heart Association (AHA-Richtlinien). Empfohlen wird die IABP auch für Patienten mit kritischer Aortenstenose, dekompensierter Mitralinsuffizienz und fortschreitendem Pumpversagen.

Aufgrund der hämodynamischen Effekte der diastolischen Gegenpulsation bestand eine wichtige Indikation für diese Therapieform im kardiogenen Schock, im internationalen Schock-Register fand sich eine geringere Mortalität bei Patienten mit IABP im Vergleich zur konservativen Therapie (Hochman et al. 1995). Nach Publikation der IABP-SHOCK-II-Studie (Thiele et al. 2016) wird aufgrund dieser Daten und weiterer Untersuchungen (Ahmad et al. 2015, Iqbal et al 2016, Su et al. 2015, Unverzagt et al. 2015) die IABP im kardiogenen Schock nach akutem Myokardinfarkt nicht mehr empfohlen. Die oben genannten Untersuchungen konnten keinen Überlebensvorteil durch eine intraaortale Ballongegenpulsation zeigen. Dies hat sich auch in den aktuellen kardiologischen Leitlinien niedergeschlagen, wo keine Therapieempfehlung zur IABP bei diesem Krankengut mehr gesehen wird. Eine kritische Wertung der Studien, die keine positive Wirkung der IABP im kardiogenen Schock nach Myokardinfarkt zeigen konnten, publizierten van Nunen und Mitarbeiter kürzlich (van Nunen et al. 2016). Sie postulieren einen positiven Effekt auch in diesem Patientengut bei besserer Patientenauswahl. Nach ihrer Meinung müssen Patienten bei dieser Indikation 3 Kriterien erfüllen: 1. erschöpfte Autoregulation, 2. anhaltende Ischämie, 3. noch immer vitales Myokard. Weitere Untersuchungen werden zeigen müssen, ob es dann mit verbesserter Patientenauswahl auch zu einer Verbesserung der Ergebnisse im kardiogenen Schock nach Myokardinfarkt kommt.

Im Rahmen der Herzchirurgie findet die IABP vor allem bei Patienten mit koronarer Herzerkrankung mit Indikation zur operativen Myokardrevaskularisation Verwendung.

> **Ähnlich wie in der interventionellen Kardiologie kommt die IABP bei Hochrisikopatienten mit eingeschränkter Pumpfunktion, akuter Ischämie, instabiler Angina pectoris und hochgradiger Hauptstammstenose präoperativ zur Vorbereitung der OP zum Einsatz.**

Wir setzen die IABP liberal bei solchen Patienten am Tag vor dem Eingriff ein. In der Literatur konnten ein höheres postoperatives HZV, kürzere Beatmungszeiten und kürzere Krankenhausverweildauer beobachtet werden bei solchen Patienten mit präoperativer IABP (Christenson et al. 1999). Auch im Rahmen der OPCAB-Chirurgie (ohne Verwendung der Herz-Lungen-Maschine) findet die IABP Verwendung, Hochrisikopatienten mit IABP-Therapie zeigten in einer Studie gleiche Ergebnisse wie Patienten mit niedrigerem Risiko ohne IABP (Craver u. Murrah 2001). Ding et al. zeigten eine Verringerung der chirurgischen Mortalität bei Hochrisikopatienten, welche sich einer OPCAP-Prozedur unterzogen und präoperativ mit einer IABP versorgt wurden (Ding et al. 2015). Auch Wan und Mitarbeiter fanden in ihrer Studie, dass Hochrisikopatienten bei einer Bypassoperation von einer IABP profitierten, diese positiven Ergebnisse ließen sich jedoch nicht auf ein Hochrisikokollektiv mit einer perkutanen Koronarintervention übertragen (Wan et al. 2016). In einem Übersichtsartikel arbeiteten Poirier und Kollegen heraus, dass Hochrisikopatienten zur Bypassoperation von einer präoperativ angelegten IABP durch reduzierte Krankenhaus- und 30-Tage-Sterblichkeit sowie auch durch einen kürzeren Aufenthalt auf der Intensivstation und einen verkürzten Krankenhausaufenthalt profitieren (Poirier et al. 2016). Einschränkend muss erwähnt werden, dass dieses Ergebnis nur für untersuchte randomisierte kontrollierte Studien (RCT), nicht hingegen für Beobachtungsstudien zutrifft.

Beim Postkardiotomieversagen liegt in aller Regel ein kardiogener Schock vor, der die Implantation einer IABP zur Unterstützung beim Entwöhnen von der Herz-Lungen-Maschine rechtfertigt.

Die IABP kann auch als einfachstes Herzunterstützungssystem zur Überbrückung bis zur Herztransplantation bei chronischer Herzinsuffizienz verwendet werden, allerdings limitiert die – zumindest in Deutschland – aktuell sehr lange Wartezeit auf ein Spenderorgan den Einsatz einer IABP bei dieser Indikation. Auch hämodynamisch relevante Abstoßungsreaktionen nach einer Herztransplantation können mit einer IABP bis zur Stabilisierung nach der Therapie der Rejektion behandelt werden. Eine weitere, seltene Indikation besteht für Patienten mit ansonsten therapierefraktären malignen Rhythmusstörungen.

Patienten mit einer Indikation für eine längere MKU, also LVAD-Kandidaten, können bei grenzwertiger Rechtsherzfunktion (hoher ZVD, ZVD > PCP, niedriger RVSWI [rechtsventrikulärer Schlagarbeitsindex], Bilirubin- und Kreatininerhöhung) durch Therapie mit einer IABP in Kombination mit einem differenzierten Katecholaminregime häufig soweit verbessert werden, dass eine sichere LVAD-Implantation möglich ist (Verbesserung der Rechtsherzfunktion, Absenken des ZVD, Verbesserung von Nieren- und Leberfunktion).

Über den Einsatz der IABP bei Patienten mit akuter kardialer Dekompensation bei bekannter chronischer Herzinsuffizienz berichten Sintek und Kollegen. Ein großer Teil dieser Patienten konnte erfolgreich bis zur Implantation eines LVAD-Systems überbrückt werden (Sintek et al. 2015). Auch Imamura und Kollegen nutzen die IABP vor Implantion eines LVAD-Systems, um die Hämodynamik der Patienten zu verbessern, sie wiesen eine Verbesserung der Ergebnisse nach LVAD-Implantation und eine Verringerung der perioperativen Kosten nach (Imamura et al. 2015). Ein längerer Einsatz der IABP vor Implantation eines LVAD-Systems kann nach Untersuchungen von Ntalianis und Mitarbeitern bei Patienten mit biventrikulärem Herzversagen die rechtsventrikuläre Funktion verbessern und somit das Risiko der Notwendigkeit eines zusätzlichen RVAD-Systems verringern (Ntalianis et al. 2015).

Abschließend soll noch auf die Leitlinien der Deutschen Gesellschaft für Thorax-, Herz- und Gefäßchirurgie verwiesen werden, die 2015 den Einsatz der IABP in der Herzchirurgie neu evaluierten. Hiernach bestehen folgende Empfehlungen:

1. Bei Patienten mit kardialer Dekompensation sollte vor kardiochirurgischem Eingriff die Implantation einer IABP erwogen werden.
2. Bei hämodynamisch stabilen Hochrisikopatienten sollte eine präoperative IABP-Implantation erfolgen.
3. Bei der akuten Rechtsherzinsuffizienz kann der Einsatz der IABP frühzeitig ergänzend zur pharmakologischen Therapie erfolgen.
4. Die Implantation einer IABP sollte frühzeitig erfolgen, wenn das Weaning von der Herz-Lungen-Maschine erheblich erschwert bzw. unmöglich ist.

5. Bei bestehendem Low-Cardiac-Output-Syndrom, einer Ischämie oder einer unvollständigen Koronarrevaskularisation und fehlender Korrekturmöglichkeit kann der frühzeitige Einsatz einer IABP erfolgen.

### 3.1.6 Kontraindikationen

Aufgrund des Zugangsweges über die Arteria femoralis besteht eine relative Kontraindikation bei schwerer peripherer arterieller Verschlusskrankheit (pAVK) der betroffenen Extremität. Bei Patienten mit bekannter pAVK oder unsicherem Pulsstatus sind Vor- und Nachteile der IABP-Therapie streng gegeneinander abzuwägen. Bei vitaler Indikation kann eine Punktion versucht werden, nach erfolgreicher Implantation ist dann eine engmaschige Kontrolle der Durchblutung der betroffenen Extremität entscheidend. Bei harter/vitaler Indikation kann auch ein Bypass (z. B. Y-Prothese) punktiert und eine IABP erfolgreich implantiert werden.

Das Vorliegen eines Bauchaortenaneurysmas stellt ebenfalls eine relative Kontraindikation dar. Durch randständige Thromben in diesem Bereich besteht im Rahmen der Implantation die Gefahr von peripheren Embolien und von Ballonfehllage durch Kinking.

Absolute Kontraindikationen sind zum einen die Aortendissektion mit der Gefahr der Ballonplatzierung im falschen Lumen oder einer Perforation und zum anderen die Aortenklappeninsuffizienz. Bei der Aorteninsuffizienz kommt es durch die diastolische Augmentation zur Verstärkung der Klappeninsuffizienz und damit zu einer Verschlechterung der Hämodynamik bis hin zur akuten Dekompensation.

### 3.1.7 Komplikationsmöglichkeiten

In den letzten Jahren ist es aufgrund verbesserter Implantationstechniken und vor allem durch die Verkleinerung der Kathetergrößen zu einer deutlichen Abnahme der IABP-assoziierten Komplikationen gekommen. In der IABP-Datenbank des führenden Herstellers sind schwere IABP-assoziierte Komplikationen mit 2,6 % beschrieben. Dazu wurden schwere Beinischämie, schwere Blutungen, Ballonleck und Tod (verursacht durch IABP) gezählt (Ferguson et al. 2001). Die häufigste Komplikation ist die Beinischämie, vor allem bei Patienten mit bekannter pAVK. Auch das Vorliegen eines Diabetes mellitus ist ein Risikofaktor für die Entstehung einer Beinischämie nach IABP-Anlage. Für einen Patienten mit bekannter pAVK und Diabetes mellitus, bei dem eine IABP mit einer Schleuse implantiert wird, ist das Risiko einer Beinischämie um den Faktor 35 erhöht (Erdogan et al. 2006). Wir empfehlen daher, möglichst auf eine Schleuse bei der Anlage der IABP zu verzichten.

Ein Ballonleck mit relevanter Gasembolie wurde bei uns nie beobachtet, es wird jedoch empfohlen, bei Vorliegen eines Lecks mit Blut im heliumführenden Schlauch neben der Entfernung oder dem Wechsel des Katheters auch eine antibiotische Therapie zu initiieren, da die gasführenden Katheterteile nicht steril sind und im Leckagefall im direkten Blutkontakt mit dem Patienten stehen (Lindsay et al. 2009). Neben den weiteren Gefäßkomplikationsmöglichkeiten (Perforation, Dissektion, arterielle Thrombose, periphere Embolie) besteht die Gefahr von Blutungen/Hämatomen an der Punktionsstelle oder retroperitoneal, es kann zu Infektionen kommen, lokal oder systemisch mit Sepsis, und bei Ballonfehllage in der abdominellen Aorta besteht das Risiko einer Darmischämie mit hoher Letalität.

### 3.1.8 Management, Weaning und Explantation

> Eine systemische, effektive Antikoagulation ist nur aufgrund des Ballonkatheters alleine nicht indiziert, eine Low-dose-Heparingabe zur Thomboseprophylaxe ist in der Regel ausreichend, natürlich ist hierbei die Grunderkrankung des Patienten zu berücksichtigen!

Die Patienten sind durch die IABP weitgehend immobilisiert, eine intensive krankengymnastische Übungsbehandlung mit Atemtherapie ist umso wichtiger, um einem Muskelabbau und der Entwicklung einer Pneumonie entgegenzuwirken. Dieses gilt vor allem bei Patienten mit längerer

Unterstützungsdauer (z. B. Überbrückung bis zur Herztransplantation).

Bei Patienten, die die IABP perioperativ bei Vorliegen eines Low-output-Syndroms erhalten haben, entwöhnen wir in der Regel zunächst die Katecholamintherapie und anschließend die IABP mit Umstellung von 1:1 (jede Diastole wird augmentiert) auf 1:2 (jede zweite Diastole wird augmentiert) und zuletzt auf 1:3. Bei guter Verträglichkeit kann dann die IABP entfernt werden. Die Blutstillung erfolgt nach Extraktion des Katheters zunächst durch manuelle Kompression und danach durch Anlage eines Druckverbandes, wobei verschiedene Devices aus der Industrie die lokale Kompression unterstützen.

Die Überwachung während der IABP-Therapie erfolgt durch invasive Blutdruckmessung, EKG und IABP-Kurvenform. Die Urinausscheidung sollte kontrolliert werden, um eine Ballonfehllage (zu tief mit Beeinträchtigung der Nierenperfusion) rechtzeitig zu erkennen. Die regelmäßige Bestimmung von Serumlaktat dient der Erkennung einer Ischämie, vor allem im Bereich des Darms, aber auch der unteren Extremität, die Bestimmung von Blutbild und Gerinnung hilft Blutungen vorzubeugen. Die Implantationsstelle muss regelmäßig beobachtet werden, um Blutungen/Hämatome oder Infektionen in diesem Bereich zu erkennen. Besonders wichtig ist die Kontrolle der Beinperfusion mit Puls- und/oder Dopplermessungen.

### 3.1.9 Sonderfall Kinder

**Auch für Kinder (Collison u. Dagar 2007) stehen IABP-Katheter zur Verfügung, die Größe beträgt hier ein Volumen von 2,5–7 ml im Ballon. Der Einsatz der diastolischen Augmentation ist bei Kindern mit einer Reihe von Schwierigkeiten behaftet.**

Zum einen ist der Durchmesser der Arteria femoralis je nach Alter des Kindes so klein, dass meistens eine chirurgische Darstellung des Gefäßes zur Implantation notwendig ist. Bei sehr kleinen Kindern ist perioperativ häufig nur der transaortale Zugang möglich. Aus diesen Größenproblemen ergibt sich, dass die Komplikationsrate hinsichtlich der peripheren Perfusion höher ist als bei Erwachsenen.

Weiterhin ist die Herzfrequenz bei Kindern deutlich höher als bei erwachsenen Patienten, was die Effektivität der IABP behindert (mangelnde Zeit für Füllung und Entleerung des Ballons), deshalb kann manchmal nur jeder zweite oder sogar nur jeder dritte Herzschlag augmentiert werden.

Die Steuerung von Füllung und Entleerung bzw. die Koordinierung mit dem EKG des Patienten ist ebenfalls erschwert, sehr kleine Ballonkatheter haben keine integrierte invasive Druckmessung. Das führt dazu, dass die Einstellung nur echokardiographisch kontrolliert werden kann.

Zuletzt ist die kindliche Aorta deutlich elastischer als beim Erwachsenen, deshalb wird diskutiert, dass ein Großteil des Effektes der IABP-Therapie durch die Elastizität der Aorta aufgehoben wird. Insgesamt ist die IABP-Therapie aufgrund der geschilderten Limitationen vor allem bei sehr kleinen Kindern noch nicht als Routineverfahren anzusehen.

### 3.1.10 Zusammenfassung

Die jahrelange klinische Expertise mit dem Einsatz der IABP zeigt, dass dieses Verfahren ein wertvolles Instrument zur Behandlung verschiedener kardiologischer und insbesondere kardiochirurgischer Krankheitsbilder darstellt. Der schnelle Einsatz und die universelle Verfügbarkeit lassen diese Therapieform zu einer echten Basistherapie zur Behandlung des kardiogenen Schocks werden. Insbesondere ist die IABP auch als Initialtherapie beim schweren Herzversagen geeignet, bei nicht ausreichender Stabilisierung kann dann im Sinne eines Bridge to Bridge ein komplexeres mechanisches Unterstützungssystem zum Einsatz kommen. Die Komplikationsrate ist insgesamt als relativ niedrig anzusehen.

## 3.2 Perkutane Systeme

*M. Siepe, F. Beyersdorf, C. Benk*

### 3.2.1 Grundlegendes

Beim akuten Herzinfarkt kommt es nicht selten zu einem kardiogenen Schock, welcher dann mit einer sehr hohen Letalität vergesellschaftet ist. In vielen

Fällen lässt sich ein kardiogener Schock medikamentös therapieren. Hingegen ist eindeutig bewiesen, dass bei ausgeprägtem kardiogenen Schock und der Notwendigkeit einer höheren Dosierung oder Zahl an inotropen Medikamenten die Sterblichkeit deutlich zunimmt (Samuels et al. 1999).

In solchen Situationen kann mit Hilfe einer intraaortalen Ballonpumpe (IABP) eine geringe Herzunterstützung erfolgen. Hingegen kann mittels Linksherzunterstützungssystem prinzipiell die komplette Funktion des linken Ventrikels ersetzt werden. Allerdings ist die Implantation eines Linksherzunterstützungssystems mit einer hohen Sterblichkeit und Morbidität verbunden und kann nicht rasch eingesetzt werden. Die Lücke zwischen den angesprochenen Therapieoptionen kann durch Verwendung eines perkutanen Herzunterstützungssystems geschlossen werden. Prinzipielle Vorteile wären eine schnelle und weniger invasive Implantationsmöglichkeit bei selektiver Unterstützung des linken Herzens. Wird man in einer solchen kardiogenen Schocksituation gleichzeitig mit einem Lungenversagen konfrontiert, ist sicherlich die Implantation eines Herz- und Lungenunterstützungssystems zu bevorzugen. Diese sogenannten Extracorporeal-Life-Support-Systeme (ECLS) bestehen in der Regel aus einer Zentrifugalpumpe und einem Oxygenator, welche perkutan über die Leistengefäße angeschlossen werden.

Derzeit gibt es verschiedene perkutane Linksherzunterstützungssysteme: das Impella®-System in verschiedenen Ausführungen, das TandemHeart® und das PHP-System der Firma St. Jude Medical (SJM). Im folgenden Abschnitt soll ein Überblick über die Anwendung der Systeme gegeben und eine Abgrenzung zur Verwendung anderer Unterstützungssysteme geschaffen werden.

## 3.2.2 Indikation

In der aktuellen Literatur gibt es für die Verwendung von perkutanen Linksherzunterstützungssystemen insbesondere zwei Indikationsgruppen: Einerseits wird die Indikation bei einem kardiogenen Schock aus verschiedenen Ursachen gestellt, andererseits ist die Implantation als prophylaktische Maßnahme indiziert bei Katheterinterventionen, die mit einer hohen Wahrscheinlichkeit für einen kardiogenen Schock während der Intervention einhergehen.

### Kardiogener Schock

Mögliche Ursachen für den kardiogenen Schock sind insbesondere der akute Herzinfarkt oder auch Komplikationen wie ein Infarkt-VSD oder auch eine akute Dekompensation im Rahmen einer Kardiomyopathie, Myokarditis, nach ausgedehnten herzchirurgischen Eingriffen als Postkardiotomie-Versagen, aber auch beim Transplantatversagen nach orthotoper Herztransplantation. Die Nutzung eines perkutanen Herzunterstützungssystems wurde initial bei kardiogenen Schockpatienten mit TandemHeart beschrieben (Thiele et al. 2001). Auch die Impella-Pumpe und das PHP-System werden mittlerweile als Linksherzunterstützung bei akutem kardiogenem Schock benutzt. Auf die Unterschiede der Systeme wird später genauer eingegangen, wobei sich herausstellen wird, dass kein System ideal ist. Ein ideales System wäre prinzipiell leicht und schnell über einen perkutanen Zugang zu implantieren; es sollte schnell einen adäquaten Blutfluss generieren, um den linken Ventrikel zu entlasten und mit wenig Komplikationen (Beinischämie, Schlaganfall, Hämolyse) einhergehen.

Es wurde gezeigt, dass die Benutzung perkutaner Systeme (vor allem Impella und TandemHeart) im kardiogenen Schock durchaus Vorteile gegenüber der herkömmlichen Therapie mit Medikamenten und IABP haben kann (Burkhoff et al. 2006, Seyfarth et al. 2008, Tempelhof et al. 2011).

Aktuell wird sicherlich aufgrund der besseren Verfügbarkeit und auch im Hinblick auf wirtschaftliche Aspekte sowie des häufig gleichzeitigen Lungenversagens die Implantation eines ECLS-Systems über die Leiste beim kardiogenen Schock bevorzugt. Dies stellt eine gängige Praxis an den meisten Kliniken dar.

Die Implantation eines perkutanen Linksherzunterstützungssystems bei der Indikation Kardiomyopathie sollte insbesondere dann gestellt werden, wenn nur der linke Ventrikel zu unterstützen und eine Unterstützung von Tagen bis Wochen Ziel der Therapie ist. Es sollte insgesamt abgewogen werden, ob für einen längerfristigen Support nicht direkt ein implantierbares Linksherzunterstützungssystem zum Einsatz kommen muss oder das perkutane System tatsächlich als Bridge to Decision benötigt wird. Prinzipiell kann man sicherlich als Vorteil sehen, dass bei der Indikation einer dekompensierten Kardiomyopathie der Patient mit Hilfe eines perkutanen Systems zunächst einmal so stabilisiert werden kann, dass ein weiteres Vorgehen mit dem Patienten oder den Angehörigen besprochen werden kann. Zudem kann das Verfahren ausgewählt werden, das an die Bedürfnisse des Patienten angepasst ist. Dies ist sicherlich bei der Verwendung eines ECLS-Systems – mit fast regelhaft einhergehender Intubation – oder gar eines dauerhaften Linksherzunterstützungssystems schwierig, da in diesem Fall bereits der Weg vorher gebahnt sein muss. Es ist auch zu empfehlen, eine solche Überbrückung bei einer neurologisch unklaren Situation anzustreben. Die Verwendung von perkutanen Linksherzunterstützungssystemen bei Kardiomyopathiepatienten ist in der Literatur in Gesamtkollektiven aus verschiedenen Kliniken zusammen mit den kardiogenen Schockpatienten publiziert worden. Jedoch sind auch bei Verwendung von Impella und TandemHeart in diesen Serien gute Erfolge bei den Kardiomyopathiepatienten beschrieben (Froesch et al. 2011, Higgins et al. 2011, Tempelhof et al. 2011).

Eine besondere Indikation für ein perkutanes Linksherzunterstützungssystem ergibt sich aus der Notwendigkeit der vollständigen Entlastung eines versagenden linken Ventrikels bei gleichzeitiger ECLS-Therapie. In diesem Fall kommt es trotz ECLS-Therapie teilweise zu einem stark dilatierten linken Ventrikel mit Rückstau in die Lungenvenen und Lungenödem, und nur eine effiziente Entlastung des linken Ventrikels mit einem Vent oder eben einem transaortalen Linksherzunterstützungssystem vermag die Kreislaufsituation zu verbessern oder ein protrahiertes Weaning von der ECLS zu realisieren (Schibilsky et al. 2015).

### Prophylaktische Indikation

Die perkutan implantierbaren Assist-Systeme vom Typ TandemHeart, aber auch insbesondere das Impella-System wurden prophylaktisch im Rahmen von Hochrisiko-Katheterinterventionen eingesetzt. Mit dieser Art der Unterstützung wurden hervorragende Ergebnisse publiziert (Alasnag et al. 2011, Dixon et al. 2009, Maini et al. 2012, Schwartz et al. 2011). Es sei auch angemerkt, dass heutzutage viele solcher Interventionen unter dem Schutz einer ECLS durchgeführt werden, obschon die Einlage eines perkutanen Linksherzunterstützungssystems vom Typ Impella beispielsweise die weniger invasive Methode erscheint.

## 3.2.3 Technische Beschreibung der unterschiedlichen zur Verfügung stehenden Systeme

In der ◘ Tab. 3.1 sind alle derzeit verfügbaren perkutanen Systeme gelistet und ihre technischen Details aufgeführt.

### Impella®

Beim Impella-System ist mittlerweile die Wahl aus einer ganzen Familie von temporären Links- (◘ Abb. 3.4) und einer Rechtsherzunterstützung (◘ Abb. 3.5) möglich. Bei der Impella-Pumpenfamilie zur Linksherzunterstützung handelt es sich um intrakardiale Mikroaxialpumpensysteme, die Blut aus dem linken Ventrikel in die Aorta pumpen. Folgende linksventrikuläre Unterstützungssysteme sind verfügbar: 2.5, 5.0, CP und LD. Die Größe der Pumpen variiert je nach Implantationstechnik zwischen 12 Fr für die femoral und 21 Fr für die direkt thorakal implantierbaren Pumpen. Die Pumpleistung hängt ebenfalls von der Größe der Mikroaxialpumpe ab und liegt zwischen 2,5 und 5 l/min. Die Pumpen zur femoralen Implantation werden in Kathetertechnik über einen Draht von der Leiste in den linken Ventrikel implantiert. Der Bluteinlass befindet sich dann im linken Ventrikel, wobei der Blutauslass distal der Aortenklappe im Bereich der Aorta ascendens gelegen ist. Bei der thorakal implantierbaren Pumpentechnologie (Impella LD) erfolgt die Implantation über eine aufgenähte Gefäßprothese im Bereich der Aorta ascendens. Die Pumpen werden über ein Kabel mit der Steuerkonsole verbunden und die richtige Position

**Tab. 3.1** Übersicht und technische Details verfügbarer perkutaner Systeme. (Nach Blumenstein et al. 2016)

| | Impella 2.5® | Impella CP® | Impella 5.0® | Impella LD® | HeartMate PHP™ | Tandem-Heart® | Impella RP® |
|---|---|---|---|---|---|---|---|
| Kathetergröße (Fr) | 9 | 9 | 9 | 9 | 14 | – | 11 |
| Kanülengröße (Fr) | 12 | 14 | 21 | 21 | 13–24 | 21 | 22 |
| Flussmenge (l/min) | 2,5 | 3,3 | 5,0 | 5,0 | >4 | 5,0 | >4 |
| Max. Pumpendrehzahl (U/min) | 51.000 | 46.000 | 33.000 | 33.000 | 20.500 | 7.500 | 33.000 |
| Implantationszugang/-ort | Arteria femoralis/ linker Ventrikel | Arteria femoralis/ linker Ventrikel | Arteria femoralis/ linker Ventrikel | Offen thorakal/ linker Ventrikel | Arteria femoralis/ linker Ventrikel | Vena femoralis/ linkes Atrium | Vena femoralis/ Arteria pulmonalis |
| Zugelassene Höchstdauer | 4 Tage | 4 Tage | 6 Tage | 6 Tage | 6 h | 14 Tage | 14 Tage |
| CE-Zertifikat | + | + | + | + | + | + | + |
| FDA | + | + | + | + | – | + | + |

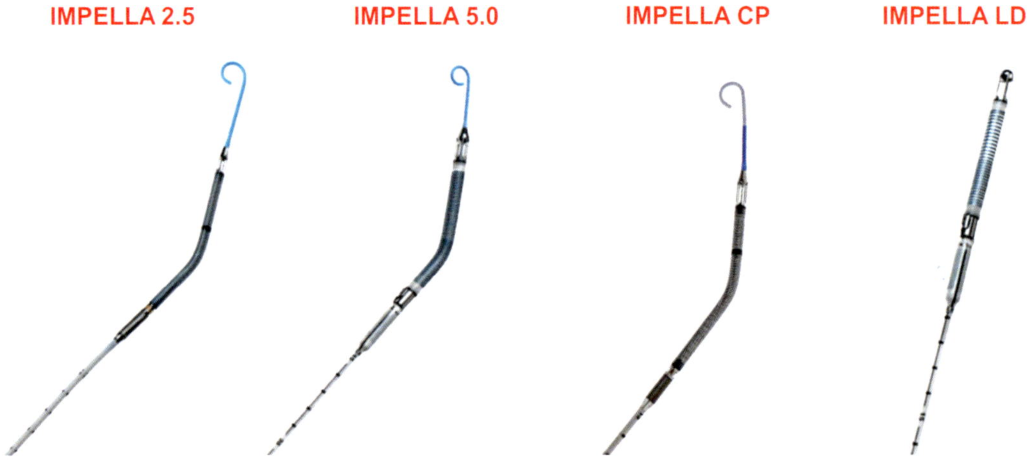


**Abb. 3.4** Impella®-Pumpenfamilie zur temporären Linksherzunterstützung. (Mit freundlicher Genehmigung der Firma Abiomed)

als transvalvuläre Lage angezeigt, wozu Drucksensoren zur Identifizierung der Druckdifferenz vor und hinter der Klappe integriert sind. Der an der Konsole angezeigte Fluss wird dabei aus der Pumpendrehzahl und der gemessenen Druckdifferenz kalkuliert.

Zur perkutanen Rechtsherzunterstützung gibt es die Impella-RP-Pumpe. Hierbei handelt es sich ebenfalls um eine Mikroaxialpumpe, die perkutan transvenös implantiert wird und Blut aus dem rechten Vorhof in die Pulmonalarterie fördert. Die maximale Pumpleistung beträgt über 4 l/min.

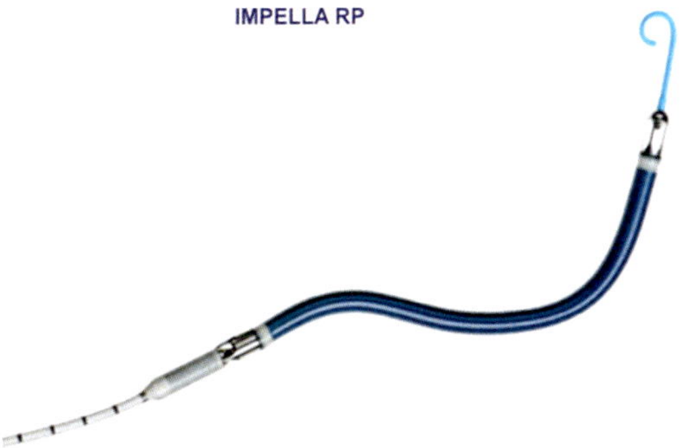


**Abb. 3.5** Impella®-RP Pumpe zur temporären Rechtsherzunterstützung. (Mit freundlicher Genehmigung der Firma Abiomed)

## TandemHeart®

Das TandemHeart (Abb. 3.6) ist eine miniaturisierte Zentrifugalpumpe, die mit einer maximalen Drehzahl von bis zu 7.500 rpm und einem geringen Primingvolumen von 10 ml einen Pumpenfluss von bis zu 4,5 l/min generieren kann. Es wird Blut aus dem linken Vorhof abgesaugt und in die Femoralarterie eingeleitet. Dazu ist es notwendig, über eine femorale Schleuse in der Vena femoralis und eine transseptale Punktion mit einer 21-Fr-Kanüle die Spitze der Inflow-Kanüle ins linke Atrium einzulegen und über die Punktion der Arteria femoralis und einer bis zu 17 Fr großen Kanüle die arterielle Reinfusion zu gewährleisten. Der Pumpenkopf wird auf dem Oberschenkel des Patienten fixiert und ein Controller-Kabel zu einer transportablen Konsole geleitet, um von hier aus die Pumpe zu steuern.

## HeartMate PHP™

Das HeartMate PHP ist eine miniaturisierte Axialpumpe der Firma St. Jude Medical. Die Abkürzung PHP steht für „percutaneous heart pump". Das Besondere an diesem Pumpensystem ist der kollabierbare Rotor, der in einer nur 13 Fr großen Nitinol-Kanüle zur Implantation eingeklappt ist (Abb. 3.7). Die beschichtete Nitinol-Kanüle und der integrierte Impeller weiten sich nach Positionierung im linken Ventrikel von ihrem geringen 13-Fr-Einführprofil auf 24 Fr aus. Dadurch sind Flüsse über 4 l/min zu erzielen. Bei der Explantation wird das HeartMate PHP auf seine ursprüngliche Größe von 13 Fr zusammengezogen.

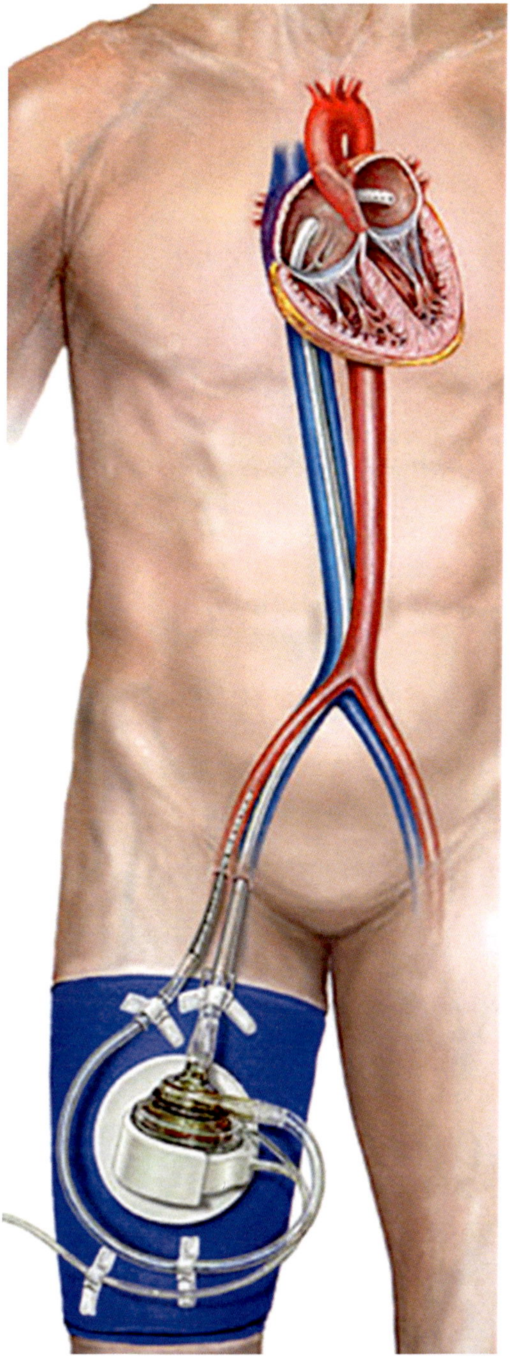

**Abb. 3.6** Schematische Implantation des TandemHeart® (links) mit transvenöser und transseptaler Einlage der Inflow-Kanüle in den linken Vorhof, Fixierung des Pumpenkopfes auf dem Oberschenkel und Zurückführen des Blutes in die A. femoralis desselben Beines. (Mit freundlicher Genehmigung der Firma CardiacAssist, Inc.)

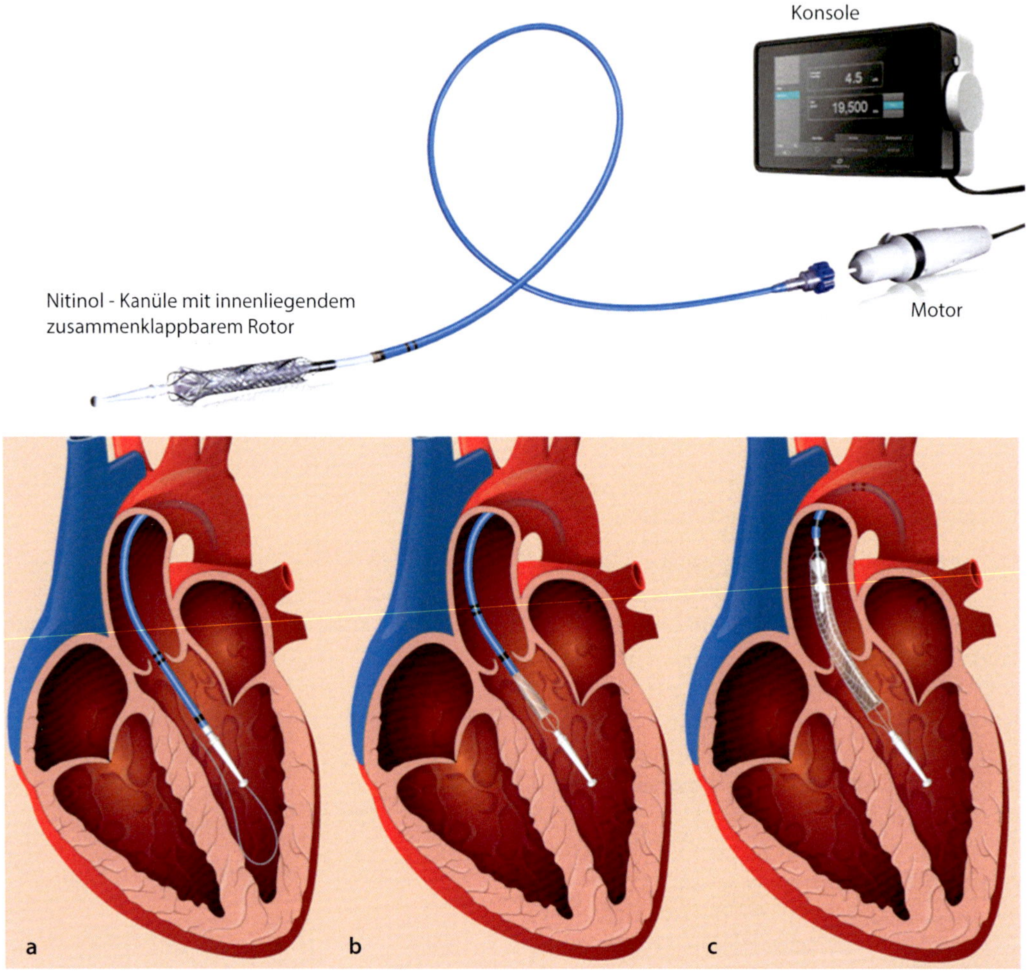


**Abb. 3.7a–c** HeartMate-PHP™-System mit Antriebskonsole, Motor und entfalteter Nitinol-Kanüle. **a–c** zeigt den Ablauf der Positionierung und Entfaltung der Nitinol-Kanüle im linken Ventrikel. (Mit freundlicher Genehmigung der Firma St. Jude Medical)

### 3.2.4 Klinische und experimentelle Ergebnisse

Das Impella-System wird häufig als prophylaktische Linksherzunterstützung im Rahmen von Hochrisiko-Koronarinterventionen eingesetzt. Hierbei wurde von einigen Autoren über unterschiedliche Erfolgsraten berichtet. Gemeinsam ist den beschriebenen Serien, dass in diesem prophylaktischen Setting die Implantation über die Leiste unproblematisch und ohne große Komplikationen durchführbar ist. Abhängig vom behandelten Patientengut sind die Ergebnisse der Therapieform recht unterschiedlich. Die Gruppen von Maini und Alasnag konnten relativ geringe 30-Tages-Sterblichkeitsdaten bei Patientenkollektiven von 175 bzw. 60 Patienten nachweisen (Alasnag et al. 2011, Maini et al. 2012). In beiden Kollektiven waren Patienten mit einem extrem hohen Syntax-Score von über 30 und schlechten klinischen Ausgangsbedingungen (schlechte LVEF etc.) vorhanden. Hingegen wurde in einer anderen Studie von Dixon, wo Patienten prospektiv mit einer schlechten LVEF für eine solche Hochrisiko-Koronarintervention eingeschlossen wurden, eine Sterblichkeitsrate von 20 % beschrieben (Dixon et al. 2009). Zwei der 20 eingeschlossenen Patienten erlitten periprozedural einen Herzinfarkt, und 2 Patienten verstarben im 30-Tages-Verlauf nach der Intervention. Teilweise wird die Impella 5.0 auch semiperkutan über eine Prothese auf der Arteria subclavia angewendet, um so eine vollere Entlastung zu generieren. Auch damit sind lange Unterstützungszeiten und gute klinische Erfolge erzielbar (Schibilsky et al. 2015).

Auch das TandemHeart wurde als erfolgreiches Device für den prophylaktischen Einsatz bei Hochrisiko-Koronarinterventionen evaluiert. In einer Studie von Alli et al. (2012) an der Mayo Klinik wurden 54 Patienten mit diesem System behandelt. Auch bei diesen Patienten lag eine komplexe Koronarmorphologie mit einem Syntax-Score von über 30 vor. Es waren insbesondere Patienten mit schlechter LVEF (mittlere LVEF 20 %) eingeschlossen. Die Autoren berichten von einer erfolgreichen Initiierung des Pumpensystems in allen Fällen, jedoch treten bei 13 % der Fälle Gefäßkomplikationen auf. In diesem Hochrisikokollektiv wurde eine 30-Tages-Sterblichkeit von 10 % und ein prozeduraler Erfolg von 97 % beschrieben. In zwei kleineren Studien wurde ein Vergleich zwischen der Nutzung von TandemHeart und Impella in der prophylaktischen Therapie angestrebt. Schwartz et al. und Kovacic et al. beschreiben ähnliche klinische Charakteristika wie die zuvor geschilderten Studien. Zwischen beiden Therapieoptionen wurde jeweils kein Unterschied festgestellt (Kovacic et al. 2013, Schwartz et al. 2011).

Bei Patienten, die im kardiogenen Schock mit einem perkutanen System behandelt wurden, war bei der Benutzung des TandemHeart initial von Thiele et al. beschrieben, dass in einer kleinen Patientenkohorte der kardiogene Schock und dessen hämodynamische Auswirkungen effektiv behandelt werden kann (Thiele et al. 2012). In einer prospektiv randomisierten Vergleichsstudie zeigten Burkhoff et al., dass die Hämodynamik gegenüber der Einlage einer IABP bei Patienten im kardiogenen Schock deutlich überlegen ist (Burkhoff et al. 2006). Bei der Aufarbeitung der Ergebnisse von Tempelhof et al. wurde jedoch deutlich, dass periprozedural bei dieser Notfallindikation durchaus häufiger Probleme auftreten (bei 56 % der Patienten), welche in den allermeisten Fällen durch Probleme im Gefäßzugang zu suchen sind (Tempelhof et al. 2011). Auch diese Autoren beschreiben eine verbessere Hämodynamik und konnten bei zwei Drittel der Patienten ein Überleben trotz des ausgeprägten kardiogenen Schocks erreichen (44 % wurden auf ein anderes längerfristiges Kunstherzsystem überführt, 20 % Erholung). Allen Studien gemeinsam ist eine hohe Letalität, die wahrscheinlich weniger auf das System als auf die tödliche Grunderkrankung zurückzuführen ist. Das Impella Device als perkutanes System wurde ebenso mit hämodynamischen Erfolgen bei kardiogenen Schockpatienten eingesetzt. Obwohl Seyfarth wie auch Higgins in kleinen Patientenserien Erfolge feststellten, fiel jedoch auch bei diesem System eine sehr hohe Letalität auf, was sicherlich mit der Grunderkrankung in Zusammenhang stand (Higgins et al. 2011, Seyfarth et al. 2008). In einer Vergleichsstudie zur Nutzung der IABP konnte eine deutlich verbesserte Hämodynamik von Seyfarth et al. nachgewiesen werden (Seyfarth et al. 2008). Aus Erfahrungen einer in unserer Klinik durchgeführten Studie mit dem Impella-5.0-System bei Postkardiotomieversagen wissen wir, dass am wahrscheinlichsten die partielle Support-Strategie mit der Impella-Pumpe erfolgversprechend ist, sofern noch eine myokardiale Restfunktion vorhanden ist (Siegenthaler et al. 2004). Ohne eine ausreichende Herzrestfunktion ist dies sicherlich kein gutes System, um den Patienten ausreichend Blut und eine volle ventrikuläre Entlastung zuzuführen.

In einer zusammenfassenden Evaluation aller Patienten, die sowohl im Schock als auch prophylaktisch mit beiden Systemen behandelt wurden, kommen Froesch et al. (2011) zur selben Einschätzung und implantieren in der Gruppe der schwerstbetroffenen kardiogenen Schockpatienten eher ein TandemHeart als perkutanes System.

Da das Thoratec PHP erst Mitte 2015 ein CE-Kennzeichnung erhalten hat, sind hierfür noch keine publizierten Patientenserien verfügbar.

### 3.2.5 Diskussion und Limitierung der Systeme

Die genannten Studien konnten durchaus Erfolge bei Verwendung der perkutanen Linksherzunterstützungssysteme zeigen. Als Hauptlimitierung muss gelten, dass kein Überlebensvorteil in einer der Studien im Vergleich zu einer anderen etablierten Behandlungsmethode gesehen werden konnte. Insbesondere gibt es keine prospektiv randomisierte Studie eines perkutanen Systems gegenüber einer medikamentösen oder IABP-Therapie, die ein Überlebensvorteil von Patienten nachweist. Zwar wird häufig sowohl bei prophylaktischer als auch bei akuter Notfallindikation im kardiogenen Schock von den hämodynamischen Vorteilen berichtet, jedoch fehlt der letzte Nachweis einer klinisch überlegenen Wirksamkeit. Trotzdem steht uns mit dem Instrumentarium zur Behandlung von Schockpatienten wie auch als Prophylaxe bei Hochrisiko-Koronarinterventionen mehr zur Verfügung als die häufig eingesetzten ECLS-Systeme. Es bleibt auch zu erwähnen, dass die Nutzung solcher perkutanen Systeme nach Ansicht der Autoren nur in einem klinischen Umfeld eingesetzt werden soll, wo Experten der Kardiotechnik mit Know-how in Pumpensystem und Experten der Herzchirurgie mit der Möglichkeit der Differenzialindikation verschiedener Herzunterstützungssystemen und der Versorgung von deren Komplikationen vorhanden sind. Es bleibt zu hoffen, dass durch die Entwicklungen neuerer Systeme und die Verbesserung der alten Systeme weitere Erfolge erzielt werden können.

Erste Erfolge wurden mit dem System PulsCath beschrieben, das über eine Punktion der Arteria subclavia einen vorschiebbaren Katheter, der transvalvulär wie bei der Impella-Pumpe eingelegt wird, beinhaltet und dann mit einer Pumpkammer verbunden werden kann. Dieses System wurde schon erfolgreich eingesetzt (Amico et al. 2008, Anastasiadis et al. 2011). Es verspricht auch eine mögliche perkutane Alternative zu werden.

Letztlich muss man vor dem Hintergrund des zunehmenden Spenderorganmangels feststellen, dass die perkutanen wie auch die permanenten Herzunterstützungssystems für eine steigende Zahl von Patienten die einzige Option sind und damit in Zukunft wahrscheinlich häufiger verwendet werden. Eine bislang nicht sehr gut durch perkutane Systeme abgebildete Patientenkohorte sind Patienten mit Rechtsherzversagen im Rahmen der Herzinsuffizienzbehandlung. An einigen interessanten neuen Systemen wird geforscht, diese sind aber noch nicht im klinischen Alltag in nennenswerter Zahl angekommen.

### 3.2.6 Zusammenfassung

Perkutane Herzunterstützungssysteme können erfolgreich in der Akuttherapie des kardiogenen Schocks und prophylaktisch bei Hochrisiko-Koronarinterventionen eingesetzt werden. Diese Systeme können in der Akutbehandlung die Lücke schließen zwischen medikamentös nicht suffizient therapierbaren Patienten und Patienten, die eine komplette Herz-Lungen-Entlastung durch ein akutes ECLS-System benötigen. Zudem ist manchmal die Nutzung der perkutanen Systeme als Zusatz zu einer ECLS bei nicht voll entlastetem linken Ventrikel sinnvoll.

Durch die Verwendung von Impella, TandemHeart oder Heartmate-PHP im perkutanen Einsatz ist eine Verbesserung der Hämodynamik sicher nachgewiesen (Spratt et al. 2016). Ebenso kann mit Hilfe dieser Systeme eine Hochrisiko-Koronarintervention sicherer erfolgen. Ob die perkutanen Linksherzunterstützungssysteme auch zu einer Verringerung der Sterblichkeit bei kardiogenem Schock beitragen, muss in weiteren Studien geklärt werden.

## 3.3 Zentrifugalpumpen als rein kardiale Kurzzeitunterstützung

*B. Flörchinger, M. Hilker, C. Schmid*

### 3.3.1 Grundlegendes

Die Behandlung des akuten, schweren kardiogenen Schocks (INTERMACS 1–2) stellt eine therapeutische Herausforderung dar (Stevenson et al. 2009). Die ungünstige Auswirkung einer bereits vorliegenden oder beginnenden Schädigung weiterer Organe wie Leber oder Niere angesichts manifester systemischer Minderperfusion auf die Ergebnisse der Therapie betroffener Patienten ist ausführlich belegt. Im Bereich der Herztransplantation sind für Organempfänger im INTERMACS-Status 1 und 2 Krankenhaussterblichkeitsraten von 43 % und 27 % berichtet worden – die Krankenhaussterblichkeit bei

Empfängern mit stabilerer Hämodynamik (INTERMACS 3 und 4) liegt hingegen bei 18 %. Ebenso liegt die Inzidenz des primären Transplantatversagens sowie postoperativer Dialysepflichtigkeit bei INTERMACS-1- und -2-Patienten deutlich höher als bei weniger kritischen Patienten (Barge-Caballero et al. 2013). Ähnlich ist die Datenlage bei Implantation permanenter Kreislaufassistenzsysteme. Patienten im manifesten kardiogenen Schock (INTERMACS 1) weisen nach VAD-Implantation eine höhere 30-Tages-Mortalität sowie häufiger Leberschädigungen auf als INTERMACS-3- und -4-Patienten (Alba et al. 2009). Ebenso ist das Langzeitüberleben deutlich vermindert (Boyle et al. 2011).

Die Frage, welche Therapieform für Patienten im schweren kardiogenen Schock nun die bessere ist, stellt sich aber nicht, da diese Patienten angesichts des chronischen Spenderorganmangels nicht rechtzeitig einer Herztransplantation unterzogen werden können. Die primäre Versorgung dieser Patientengruppe mit implantierbaren (linksseitigen) permanenten Kreislaufunterstützungsverfahren (LVAD) ist jedoch insbesondere bei vorliegendem Multiorganversagen und der damit assoziierten deutlich erhöhten Mortalität aus ökonomischen Gesichtspunkten ebenfalls nicht sinnvoll.

Eine mögliche Strategie bei Patienten im kardiogenen Schock mit fortgeschrittenem Multiorganversagen ist der Einsatz wesentlich kostengünstigerer parakorporaler Unterstützungssysteme mit dem Ziel, den klinischen Zustand der Patienten vor einer nachfolgenden LVAD-Therapie zu bessern, z. B. durch eine erfolgreiche Behandlung des Multiorganversagens. Initial kommt für diese Patienten in der Regel zunächst eine venoarterielle extrakorporale Membranoxgenierung (ECMO, ECLS) zur Anwendung. Ihr Einsatz ist jedoch zeitlich sehr begrenzt, da eine Extubation der Patienten schwierig und eine suffiziente Mobilisation nahezu unmöglich ist. Parakorporale Zentrifugalpumpen, eingesetzt als rein kardiale Kurzzeitunterstützungssysteme, können in dieser Patientengruppe die Lücke zwischen venoarterieller ECMO und für die Langzeitunterstützung vorgesehenen Kreislaufassistenzsystemen schließen.

Nachfolgend werden die Indikation und die Anwendung von Zentrifugalpumpen im Einsatz als rein kardiale Unterstützung sowie deren Ergebnisse dargestellt.

### 3.3.2 Indikation und technische Daten

Der therapierefraktäre kardiogene Schock stellt eine Indikation für eine kardiale Unterstützung dar. Ob ein primär oder sekundär kardiales Versagen oder ein Zustand nach Kardiotomie (kardiogener Schock nach herzchirugischem Eingriff, Herztransplantatversagen/-abstoßung, Rechtsherzversagen nach LVAD-Implantation) vorliegt, ist unerheblich.

Die Verwendung parakorporaler Zentifugalpumpen bietet eine schnell verfügbare und kostengünstige Kreislaufunterstützung, die über mehrere Wochen aufrechterhalten werden kann. Die Art der Unterstützung – LVAD, RVAD, BiVAD, je nach betroffener Herzkammer – ist dabei nicht nur ein wesentlicher Aspekt für die Implantationstechnik, sondern auch für die mögliche Dauer und die Prognose der Unterstützung bedeutsam. Ziel der Kreislaufunterstützung kann eine Stabilisierung und Überbrückung bis zur Erholung der kardialen Funktion (Bridge to Recovery) sein oder der Gewinn an Zeit bis zur Festlegung der definitiven Therapie-Strategie (Bridge to Decision, Bridge to Transplant, Destination Therapy/permanentes VAD) (Borisenko et al. 2014).

Ein großer Vorteil gegenüber allen parakorporalen und implantierbaren Systemen ist die Möglichkeit einer temporären Integration eines Oxigenators sowohl in den rechtsventrikulären wie auch den linksventrikulären Kreislauf, wodurch auch passagere respiratorische Komplikationen (schwere Pneumonie, ARDS) gut behandelt werden können. Somit bietet diese Anwendung der passageren Unterstützung einen in hohem Maße flexiblen Ansatz zur kardialen und gegebenenfalls respiratorischen Stabilisierung von Patienten.

Die Zentrifugalpumpensysteme und deren technische Daten sind in ◘ Tab. 3.2 und ◘ Abb. 3.8 dargestellt.

### 3.3.3 Anwendung

Prinzipiell können Zentrifugalpumpen als rechts-, links- und biventrikuläres System zur kardialen Unterstützung verwendet werden. In der verfügbaren Literatur erscheint die rechts- und biventrikuläre Unterstützung am häufigsten, die linksventrikuläre

**Tab. 3.2** Verschiedene Zentrifugalpumpensysteme und deren technische Daten

| Artikelbezeichnung | Hersteller | Drehzahlbereich | Max. Pumpenfluss | Zulassung/ Laufzeit |
|---|---|---|---|---|
| Rotaflow® | Maquet, Rastatt, Deutschland | 0–5.000/min | 10 l/min | 14 Tage |
| CentriMag® | Thoratec, Pleasanton, CA, USA | 0–5.500/min | 10 l/min | 30 Tage |
| Deltastream® | Medos, Stolberg, Deutschland | 0–10.000/min | 8 l/min | 7 Tage |

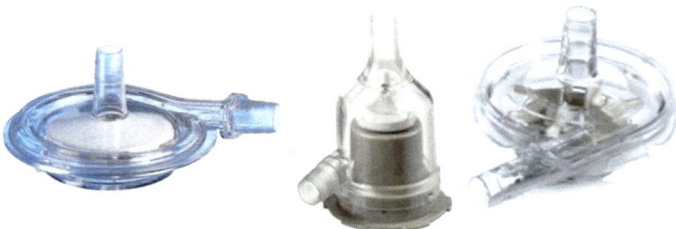

**Abb. 3.8** Verschiedene Zentrifugalpumpenmodelle, von links: Rotaflow® (Fa. Maquet), Deltastream® (Fa. Medos), Centrimag® (Fa. Thoratec). (Mit freundlicher Genehmigung der Firmen Maquet, Medos und Thoratec)

Unterstützung ist deutlich seltener. Dies liegt in erster Linie daran, dass permanente Linksherzunterstützungssysteme, aber keine entsprechenden implantierbaren Rechtsherzunterstützungssysteme zur Verfügung stehen (Borisenko et al. 2014). Darüber hinaus ist das Prinzip der Verwendung von parakorporalen Zentrifugalpumpen zur Kreislaufunterstützung nicht so bekannt bzw. wird aufgrund der durch die Multimorbidität begründeten weniger guten Ergebnisse bei bedeutsamem finanziellen Aufwand abgelehnt.

Eine Rechtsherzunterstützung kann perkutan oder über eine offen chirurgische Implantation eines Bypass-Systems erfolgen. Die Firma TandemHeart bietet eine Doppellumenkanüle an, die wie ein Swan-Ganz-Katheter über die Vena jugularis interna via rechten Ventrikel in die Pulmonalarterie eingebracht wird. Angesichts des hohen Preises fand das System bislang aber wenig Verwendung. Als wesentlich kostengünstigere Alternative kann eine Standardkanüle zur Drainage in eine Femoralvene vorgeschoben werden, während eine flexible Einlumenkanüle unter Durchleuchtung in der Pulmonalarterie kurz vor der Bifurkation platziert wird (Abb. 3.9) (Kapur et al. 2013).

Zur offen chirurgischen Anlage eines Rechtsherzbypass-Systems ist eine mediane, gegebenenfalls auch partielle Sternotomie, notwendig. Die Drainage erfolgt zumeist über eine Femoralkanüle. Für die Ausflusskanüle wird eine Gefäßprothese (6–8 mm) mit dem Pulmonalarterienhauptstamm anastomosiert, die perkutan unterhalb des Rippenbogens oder seitlich interkostal nach außen geführt wird. Die Ausflusskanüle kann dadurch nicht nur sehr einfach außerhalb des Körper angeschlossen

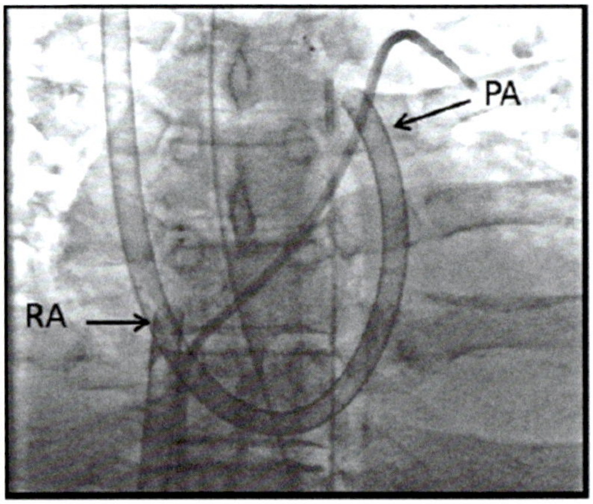


**Abb. 3.9** Perkutan eingebrachtes passageres Rechtsherzunterstützungssystem: Drainagekanüle über die Vena femoralis, Ausflusskanüle von rechts jugulär über rechtes Atrium und rechten Ventrikel in den Arteria-pulmonalis-Hauptstamm. (Aus Kapur et al. 2013, mit freundlicher Genehmigung)

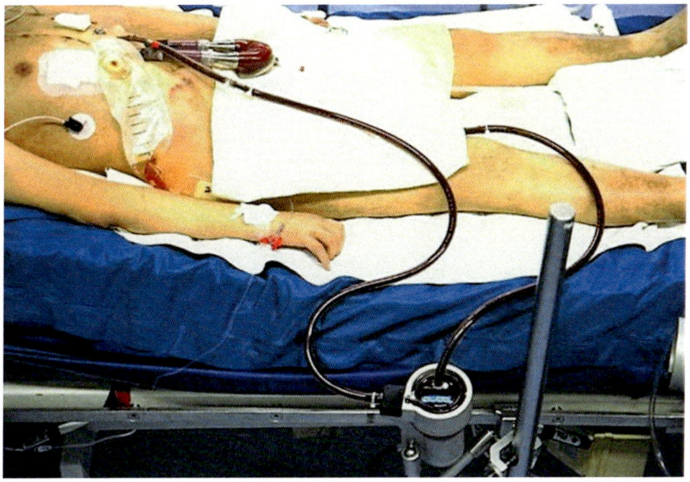

■ **Abb. 3.10** Einsatz einer Zentrifugalpumpe als passageres Rechtsherzunterstützungssystem: Die Drainagekanüle wurde perkutan in die Vena femoralis dextra eingebracht. Ausflusskanüle über die Gefäßprothese auf die Arteria pulmonalis

werden, sondern es ist auch eine problemlose Entfernung derselben in Lokalanästhesie ohne ein Wiedereröffnen des Thorax möglich. Nach Entfernung der Kanüle wird die Rohrprothese einfach ligiert und im Subkutangewebe versenkt (■ Abb. 3.10). Die verbleibende Dacron-Prothese an der Pulmonalarterie thrombosiert und führt zu keinen Komplikationen.

Im Falle einer Linksherzunterstützung wird zumeist eine Sternotomie bevorzugt. Analog zum Rechtsherzbypass, erfolgt die Unterstützung des linken Ventrikels am häufigsten durch Drainage des linken Atriums, wobei die Kanüle über die rechte obere Lungenvene oder zwischen beiden Lungenvenen eingebracht wird, während die Ausflusskanüle an der Aorta ascendens fixiert wird. Alternativ kann auch eine Drainage über die Ventrikelspitze erfolgen, diese ist auch über eine kleine linksseitige Thorakotomie erreichbar. Hierbei ist jedoch das Blutungsrisiko erhöht und die Aorta nicht erreichbar. Der Thorax wird nach perkutaner Ausleitung der Kanülen aus Infektions- und Mobilisationsgründen wieder verschlossen, d. h. für die Entfernung des Systems ist in diesem Fall stets eine Resternotomie notwendig (■ Abb. 3.10, Saffarzadeh u. Bonde 2015). Soll eine (Re-)Sternotomie vermieden werden, muss eine Drainagekanüle über eine laterale Thorakotomie eingebracht werden, die arterielle Ausflusskanüle kann über eine Gefäßprothese auch an der rechten Arteria subclavia angeschlossen werden.

Bei biventrikulärem Versagen ist die Kombination beider o. g. Unterstützungsverfahren notwendig. Je nach Reversibilität und Prognose der kardialen Funktionseinschränkung kann die Operationstechnik weiter modifiziert werden. Wird eine relativ schnelle Erholung der ventrikulären Pumpfunktion erwartet, wie z. B. bei Myokarditis oder Herzinfarkt, wird wie beschrieben verfahren. Ist die Prognose hinsichtlich einer baldigen Erholung der Pumpfunktion zweifelhaft oder wird bei neurologisch unklarer Situation ein teures implantierbares System abgelehnt, können Drainage- und Reinfusionskanülen für ein längerfristiges parakorporales Unterstützungssystem (z. Zt. nur Berlin Heart Excor® verfügbar) implantiert werden. Die Kanülen werden analog zur Drainage im Vorhof oder Apex implantiert, die Ausflusskanülen werden mit der Arteria pulmonalis bzw. der Aorta ascendens anastomosiert (■ Abb. 3.11). Wird eine längerfristige Unterstützung notwendig, können die Zentrifugalpumpen auf der Intensivstation binnen weniger Minuten gegen pneumatische VAD-Ventrikel ausgetauscht werden.

Die Laufzeit des Systems ist, abgesehen vom Therapieziel, durch die Zulassung der verwendeten Zentrifugalpumpe limitiert. Je nach verfolgter therapeutischer Strategie (Bridge to Recovery, Bridge to Transplant) können mehrfache Wechsel des Pumpensystems notwendig werden. Berichtete Laufzeiten liegen überwiegend im Bereich von weniger als

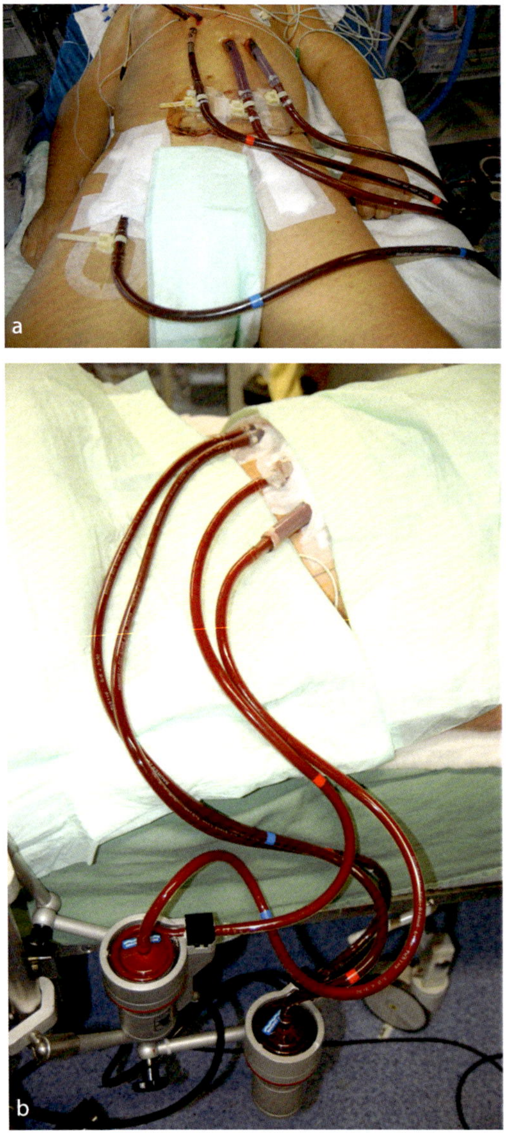

**Abb. 3.11** **a** Patient mit linksventrikulärem parakorporalem Unterstützungssystem, Drainagekanüle im LV-Apex, Auslasskanüle in die Aorta ascendens mündend, vorbereitet auf spätere Umstellung auf pneumatische Ventrikel; passageres Rechtsherzunterstützungssystem, Drainage aus Vena femoralis, Auslasskanüle in Arteria pulmonalis über Gefäßprothese. **b** Biventrikuläres Unterstützungssystem mit passagerer Zentrifugalpumpenunterstützung, Rechtsherzunterstützung über Vorhofdrainage in die Arteria pulmonalis. Linksherzunterstützung über LV-Apex-Drainage in die Aorta ascendens

30 Tagen. Patienten im kardiogenen Schock vor weiterer herzchirurgischer Versorgung weisen die längsten Laufzeiten auf (bis über 100 Tage) (De Robertis et al. 2008, Haj-Yahia et al. 2009, Kaliel et al. 2014). Die Dauer des Einsatzes bei postoperativem Low-output-Syndrom und Transplantatversagen ist kürzer (ca. 10–20 Tage) (Akay et al. 2011, Loforte et al. 2011, Thomas et al. 2011). Zur Entwöhnung des rechten Ventrikels kalkulieren zahlreiche Arbeitsgruppen einen längeren Zeitraum der Unterstützung (John et al. 2007, Zych et al. 2011). Letztendlich bleibt bei fehlender Entwöhnbarkeit vom Unterstützungssystem am Ende aber nur die Implantation eines Langzeitunterstützungssystems oder ein Beenden der Therapie.

Für die Entwöhnung von einer passageren rein kardialen Unterstützung sind spezifische Richtlinien nicht verfügbar. Die von der Extracorporeal Life Support Organization im Dezember 2013 herausgegebenen Leitlinien für das Management einer Kreislaufunterstützung schlagen jedoch ein anwendbares Konzept vor. Zur Beurteilung der myokardialen Funktion ist während der Entwöhnung eine engmaschige echokardiographische Beurteilung, insbesondere in Abstimmung mit der Förderleistung des Unterstützungssystems, unabdingbar. Je nach unterstütztem Ventrikel ist die kontinuierliche Überwachung weiterer Parameter notwendig. Bei Rechtsherzunterstützung geben zentraler Venendruck, Parameter der Leberfunktion sowie Nierenretentionsparameter weitere Hinweise auf die Funktion des rechten Herzens und auf den Volumenstatus des Patienten; der Einsatz eines Pulmonalarterienkatheters erbringt keine valide Information. Im Falle passagerer Linksherzunterstützung geben der systemische hämodynamische Status (arterieller Blutdruck, Vasopressoren- und Inotropika-Medikation), Serumlaktat, Lungenfunktion sowie die periphere Sauerstoffausschöpfung bzw. die gemischtvenöse Sauerstoffsättigung Auskunft über die Funktion des linksventrikulären Myokards und die suffiziente Perfusion der Peripherie. Bei isolierter Linksherzunterstützung erscheint der Einsatz eines Pulmonalarterienkatheters zur hämodynamischen Überwachung sinnvoll, da hiermit sowohl Links- als auch Rechtsherzfunktion, zumindest indirekt, mitbeurteilt werden können.

Die Antikoagulationstherapie wird bei Zentrifugalpumpenunterstützung mit intravenös infundiertem hochmolekularen Heparin durchgeführt, die Dosierung wird mit Hilfe der partiellen Thromboplastinzeit gesteuert. Begonnen wird die Heparin-Dauertherapie nach Ausschluss unmittelbar postoperativer Blutungen in der Regel innerhalb von 24 h. Die angestrebte partielle Thromboplastinzeit soll bei Fehlen weiterer relevanter Gesichtspunkte (z. B. bei einer Koagulopathie, erhöhter Blutungsneigung unter Thrombozyteninhibition, Heparin-induzierter Thrombozytopenie, Perikardtamponadegefahr) im Bereich 50–60 s liegen. Bei Nachweis einer Heparin-induzierten Thrombozytopenie vom Typ 2 steht mit Agatroban ein Alternativantikoagulans zur Verfügung. Die Dosierung erfolgt ebenfalls über die partielle Thromboplastinzeit. Bei Vorliegen relevanter Kontraindikationen, z. B. klinisch erhöhter Blutungsneigung, ist der passagere Verzicht auf eine Antikoagulation angesichts des einfachen Wechsels der Zentrifugalpumpen mit geringem Risiko einer Thromboembolie möglich. Eine Umstellung auf eine orale Antikoagulationstherapie mit Vitamin-K-Antagonisten wird angesichts des zeitlich begrenzten Einsatzes der Zentrifugalpumpenunterstützung in der Regel nicht durchgeführt. Eine Thrombozyteninhibition wird nicht standardmäßig durchgeführt, ist jedoch bei Bedarf (z. B. nach Koronarintervention) problemlos kombinierbar. In jedem Fall sind täglich mehrfache Kontrollen der partiellen Thromboplastinzeit sinnvoll. Mindestens einmal täglich sollten das Blutbild (Thrombozyten!), Hämolyse- (LDH, freies Hämoglobin) und die weiteren Gerinnungsparameter (Fibrinogen, D-Dimere) kontrolliert werden.

### 3.3.4 Ergebnisse

Der am häufigsten berichtete Einsatzbereich von Zentrifugalpumpen ist die passagere Rechtsherzunterstützung mit ca. 40 %. Eine vergleichbare Häufigkeit hat die biventrikuläre Unterstützung mit bis zu 67 % (Takayama et al. 2014). Reine Linksherzunterstützung wird deutlich seltener angewendet (circa 10–20 %), sicherlich angesichts liberalerer Implantation permanenter Unterstützungssysteme (Borisenko et al. 2014). Die zur Unterstützung führende Indikation korrespondiert mit der Unterstützungsdauer. Bei kardiogenem Schock ohne vorherigen herzchirurgischen Eingriff werden bei Patienten auf der Herztransplantations-Warteliste Unterstützungszeiten von bis zu 87 Tagen berichtet, bei beabsichtigter Erholung der Pumpfunktion (Bridge to Recovery) liegen die Unterstützungszeiten meist unter 10 Tagen (Bhama et al. 2009, Loforte et al. 2011). Bei einem Rechtsherzversagen im Zuge einer Implantation eines permanenten Linksherzunterstützungssystems wird der temporäre Betrieb einer Zentrifugalpumpe als Rechtsherzbypass meist unter 20 Tagen angegeben (John et al. 2011, Loforte et al. 2011). Dies korrespondiert auch mit den Erfahrungen der eigenen Institution (mittlere Unterstützungsdauer 14 Tage). Kürzere Unterstützungszeiten von wenigen Tagen wurden in der Gruppe Herz-transplantierter Patienten im Rahmen von Transplantatversagen und akuter Abstoßung berichtet. In dieser Gruppe ist das primäre Ziel stets die Erholung der kardialen Pumpfunktion mit nachfolgender Entwöhnung von der externen Kreislaufunterstützung. Die kurze Unterstützungsdauer reicht aus, da sich eine Verbesserung der Transplantatfunktion bei erfolgreicher Therapie innerhalb weniger Tage zeigt (Netuka et al. 2011, Thomas et al. 2011).

Die höchste Erfolgsrate bei Entwöhnungsversuchen weist die Gruppe rechtsherzunterstützter Patienten auf. Trotz der unterschiedlichen zugrundeliegenden Ursachen lassen sich die meisten Patienten mit Hilfe der modernen intensivmedizinischen Therapiemöglichkeiten von der extrakorporalen Kreislaufunterstützung erfolgreich trennen (Bhama et al. 2009, Thomas et al. 2011, Zych et al. 2011). Im Gegensatz dazu sind die Ergebnisse bei Patienten im primären kardiogenen Schock mit führendem Linksherzversagen wesentlich schlechter, die Erfolgsrate liegt bei nur 20–30 %. Eine Vielzahl dieser Patienten werden zu einer Transplantation gemeldet und/oder erhalten ein permanentes Unterstützungssystem (De Robertis et al. 2008, John et al. 2011). Die Rate erfolgreicher Entwöhnung vom passageren, rein kardialen Unterstützungssystem bei Postkardiotomieschock und globalem Transplantatversagen variiert erheblich. Je nach untersuchtem Kollektiv finden sich Erfolgsraten zwischen 13 und 80 % bzw. zwischen 35 und 100 % (Akay et al. 2011, De Robertis et al. 2008, Netuka et al. 2011, Thomas et al. 2011).

Die Überlebensraten korrespondieren mit den Entwöhnungserfolgen. Entsprechend zeigen die rechtsherzunterstützten Patienten und die Patienten ohne vorherigen herzchirurgischen Eingriff die höchsten Überlebensraten (82 % bzw. 83 %), während Patienten mit Postkardiotomieschock oder Transplantatversagen deutlich schlechter abschneiden (63 % bzw. 62 %) (Borisenko et al. 2014). Ursache der schlechteren Ergebnisse sind hierbei in erster Linie Blutungskomplikationen unter Antikoagulationstherapie mit einer Inzidenz von 23–33 %. Zerebrovaskuläre Ereignisse werden in der Literatur in 14–18 % der Fälle berichtet (Borisenko et al. 2014, Takayama et al. 2014). Technische Probleme mit dem Unterstützungssystem sind selten.

### 3.3.5 Zusammenfassung

Der Einsatz von Zentrifugalpumpen als rein kardiale Unterstützungssysteme ist eine wertvolle Option zur kurz- bis mittelfristigen Überbrückung von Patienten im kardiogenen Schock. Die verwendeten Systeme kombinieren die Technik der ECMO-Therapie mit der längeren Laufzeit permanenter Unterstützungssysteme. Die Verwendung als uni- und als biventrikuläres Unterstützungssystem, der einfache Austausch der Zentrifugalpumpen, die Umstellung auf permanente Unterstützungssysteme sowie die vergleichsweise einfache Entwöhnung unterstreichen die Flexibilität des Systems. Die Mortalität und die Komplikationsraten sind mit den Daten permanenter Unterstützungssysteme vergleichbar. Somit ermöglicht die rein kardiale Unterstützung mit Zentrifugalpumpen die Überbrückung kritisch kranker Patienten bis zur Stabilisierung und Festlegung einer endgültigen Therapiestrategie.

## 3.4 Venoarterielle extrakorporale Membranoxygenierung

*M. Hilker, C. Schmid*

### 3.4.1 Grundlegendes

Die extrakorporale Membranoxygenierung (ECMO) beschreibt die Anwendung einer artifiziellen Blutzirkulation, um das Blut mit Sauerstoff anzureichern und Kohlendioxid zu eliminieren. Dieser Vorgang erfolgt über eine artifizielle Membranlunge. Ziel ist die Gewährleistung eines möglichst normalen aeroben Gewebemetabolismus beim schweren kardiozirkulatorischen und/oder respiratorischen Versagen, um sekundäre Organschäden zu vermeiden bzw. eine mögliche Rückbildung von Organschäden zu ermöglichen. Die venoarterielle ECMO (va-ECMO) ist eine Variation des klassischen kardiopulmonalen Bypass und wird synonym auch als „extracorporeal life support" (ECLS) oder „life support system" (LSS) bezeichnet. Mittels va-ECMO ist es möglich, sehr schnell durch perkutane Leistenkanülierung eine suffiziente Herz- und Lungenunterstützung zu etablieren. Durch die Miniaturisierung der ECMO-Systeme und deren mobile Handhabung haben sich die Einsatzgebiete außerhalb des originären herzchirurgischen Arbeitsplatzes erweitert. So können diese Systeme im Herzkatheterlabor, in der Notaufnahme und bei Reanimationen nicht nur im eigenen Haus, sondern auch in externen Krankenhäusern eingesetzt werden.

### 3.4.2 ECMO-Systeme

Grundsätzlich bestehen die Systeme zur venoarteriellen extrakorporalen Membranoxygenierung heutzutage aus folgenden fünf Komponenten:

- Steuereinheit und Monitorsystem,
- Membranoxygenator,
- Zentrifugalpumpe,
- Kanülen und Schlauchsystem (beschichtet),
- Wärmeaustauscher.

Hergestellt werden die heute verwendeten Membranoxygenatoren entweder aus mikroporösen Hohlfasen – bestehend aus Polypropylen-Kapillaren (PP) – oder aus einer Diffusionsmembran, deren Phasentrennschicht aus Polymethylpenten (PMP) besteht. Weiterhin werden Silikonmembran-Oxygenatoren industriell angeboten, welche wie die Diffusionsmembranen aus Polymethylpenten zwar die Eigenschaft haben, plasmadicht zu sein, aber aufgrund der schlechteren Diffusionseigenschaften eine größere Membranaustauschfläche benötigen. Wir bevorzugen den Einsatz von Polymethylpenten-Oxygenatoren, die plasmadicht sind und somit auch einen verlängerten ECMO-Einsatz erlauben. Moderne Oxygenatoren sind alle mit einem integrierten Wärmeaustauscher ausgestattet. HLS Module Advanced 7.0 zum Beispiel (Maquet Cardiopulmonary AG, Hirrlingen, Deutschland) besitzt eine Oberfläche von 1,8 $m^2$ und erlaubt aufgrund des geringen Strömungswiderstandes ($\Delta$pMO) einen Blutfluss von bis zu 7 l/min. Die Besonderheit an diesem Oxygenator besteht darin, dass die Zentrifugalpumpe in diesen integriert ist und das System eine Zulassung für 30 Tage besitzt. Auch der ECC.$O^5$-Oxygenator (Sorin Group, Mirandola Modena, Italy) enthält eine integrierte Zentrifugalpumpe und eine venöse Blasenfalle. In ◘ Tab. 3.3 sind die wichtigsten Systeme und ihre technischen Merkmale aufgelistet.

Die mit Blut im Kontakt stehenden Oberflächen sollten im ECMO-Kreislauf vollständig beschichtet sein: das Schlauchsystem, die Kanülen und der Oxygenator. Hierdurch soll die Biokompatibilität der Materialien deutlich verbessert werden, was sich in einer reduzierten inflammatorischen Reaktion, einer verminderten Thrombozytenadhäsion und einer reduzierten Komplementaktivierung zeigt. Das Schlauchsystem sollte so kurz wie möglich gehalten werden, was durch ein patientennahes Anbringen der Zentrifugalpumpe und des Oxygenators möglich ist. Auf Y-Konnektoren und Luer-Konnektoren sollte ebenso verzichtet werden.

Zur Erfassung des ECMO-Blutfusses werden elektromechanische bzw. Ultraschallsensoren eingesetzt, wobei ein weiterer elementarer Messwert die Bestimmung der Umdrehungszahl der Zentrifugalpumpen ist. Da die Pumpleistung von Oxygenatoren extrem Vorlast- und Nachlast-abhängig ist, ist es schwierig, den Pumpenfluss über die Leistung (Stromverbrauch) zu berechnen. Somit sind Umdrehungszahl und Erfassung des Blutflusses unerlässliche Parameter zur Steuerung einer ECMO-Zirkulation auch unter Notfallbedingungen. Die Kenntnis der Parameter Umdrehungszahl, Pumpenfluss, Kanülendiameter und die Patienten-Kreislauf-Situation (Vorlast/Nachlast) ist notwendig, um eine Wertung der ECMO-Zirkulation vorzunehmen. Hier gilt es zu berücksichtigen, dass durch unterschiedliche Bauweisen der Zentrifugalpumpen extreme Abweichungen in der Umdrehungszahl bei gleicher Pumpleistung bei verschiedenen Herstellern vorliegen können. Während mit der Rotaflow®-Pumpe bei Drehzahlen von 3.000 U/min in der Regel ein Pumpenfluss von etwa 3 l/min erzeugt werden kann, benötigt die Deltastream®-Zentrifugalpumpe (◘ Abb. 3.12) unter gleichen Bedingungen eine Drehzahl von etwa 5.000 U/min, um den gleichen Pumpenfluss zu erzeugen. Bedingt durch einen extremen peripheren Widerstandsverlust, wie z. B. bei einer fulminanten Sepsis, kann bei ausreichender Vorlast durchaus ein Pumpenfluss von 5 l/min mit einer Umdrehungszahl von unter 3.000 U/min mit einer Rotaflow-Zentrifugalpumpe erzeugt werden. Messsensoren für Temperatur, Hämoglobin, Hämatokrit, venösen und Oxygenator-arterielle Sättigung sowie Druck und auch Sensoren zur Detektion von Luftblasen sind herstellerabhängig in die ECMO-Systeme integriert.

Arterielle und venöse Kanülen sind in vielfacher Ausführung für eine thorakale Kanülierung über die Aorta ascendens und den rechten Vorhof sowie für die venöse und arterielle periphere Gefäßkanülierung verfügbar. Insbesondere für die perkutane Kanüleneinlage mittels Seldinger- Technik werden komplette Implantationssets – bestehend aus Punktionsnadel, Dilatatoren und entsprechenden Führungsdrähten – kommerziell angeboten, was die notfallmäßige Anwendung in der Praxis wesentlich erleichtert. Die arteriellen Kanülen haben üblicherweise einen Außendurchmesser von 15–23 Fr und eine Länge zwischen 15 und 23 cm, die venösen Kanülen weisen einen Außendurchmesser von 19–29 Fr und eine Länge zwischen 38 und 55 cm auf. Die Kanülen bestehen überwiegend aus Polyurethan, sind teilweise beschichtet und sollten ringverstärkt sein, um einer Knickbildung vorzubeugen. Der Introducer muss während des Einführens der Kanüle in das Gefäßsystem fixiert werden und sollte einen möglichst glatten Übergang zur Kanülenspitze aufweisen. Anzumerken ist, dass auch die Kanülen HLS der Fa. Maquet für bis zu 30 Tage zugelassen sind.

### 3.4.3 Kanülierungstechniken

Grundsätzlich wird zur Etablierung einer va-ECMO-Zirkulation zwischen der Kanülierung von peripheren Gefäßen und der thorakalen Kanülierung über die A. ascendens und den rechten Vorhof

■ **Tab. 3.3** Technische Merkmale der wichtigsten ECMO-Systeme

| Produktname | Hersteller | Oxygenator | Max. Fluss | Priming-Volumen | Beschichtung | Zulassung | Besonderheiten |
|---|---|---|---|---|---|---|---|
| ECC.O5 | Sorin Group<br>Mirandola Modena<br>Italy | Diffusionsmembran, PMP | 5 l/min | 390 ml | Ph.i.s.i.o.<br>(Phosphorylcholin) | 5 Tage | Intergrierte Zentrifugalpumpe<br>Venöse Blasenfalle<br>Externe Steuereinheit |
| Cardiohelp | Maquet Cardiopulmonary AG<br>Hirrlingen<br>Deutschland | Diffusionsmembran, PMP<br>HLS-Set 5.0 (1,3 $m^2$)<br>HLS-Set 7.0 (1,8 $m^2$) | <br>5 l/min<br>7 l/min | <br>240 ml<br>273 ml | Bioline<br>(Heparin) | 30 Tage | Intergrierte Zentrifugalpumpe<br>Sensoren für: T, Hb, Hkt, $vSO_2$, Luftblasen<br>Integrierte Steuereinheit<br>Batteriebetrieb 90 min |
| PLS | Maquet Cardiopulmonary AG<br>Hirrlingen<br>Deutschland | Diffusions-membran, PMP<br>Quadrox PLS (1,8 $m^2$) | 7 l/min | 250 ml | Bioline<br>(Heparin) | 14 Tage | Externe Steuereinheit |
| Levitronix CentriMag | Levitronix LLC/Thoratec<br>Waltham<br>Massachusetts<br>USA | | 10 l/min | 31 ml<br>(nur Zentrifugalpumpe) | | 30 Tage | Externe Steuereinheit |
| Deltastream | Medos Medizintechnik AG<br>Stolberg<br>Deutschland | Mikoporöse Hohlfaser, PP<br>hilite 7000 (1,9 $m^2$) | 7 l/min | 275 ml | Rheoparin | 7 Tage für Zentrifugalpumpe | Integrierte Steuereinheit (Umdrehung einstellbar)<br>Externe Steuereinheit<br>Batteriebetrieb mit Akkupacks |
| Lifebridge | Lifebridge Medizintechnik AG<br>Ampfing<br>Deutschland | Mikroporöse Hohlfaser, PP<br>(1,3 $m^2$) | 10 l/min | 190 ml<br>(nur Oxygenator) | Keine | 7 h | Integrierte Steuereinheit<br>Batteriebetrieb 90 min<br>Offenes Reservoir |

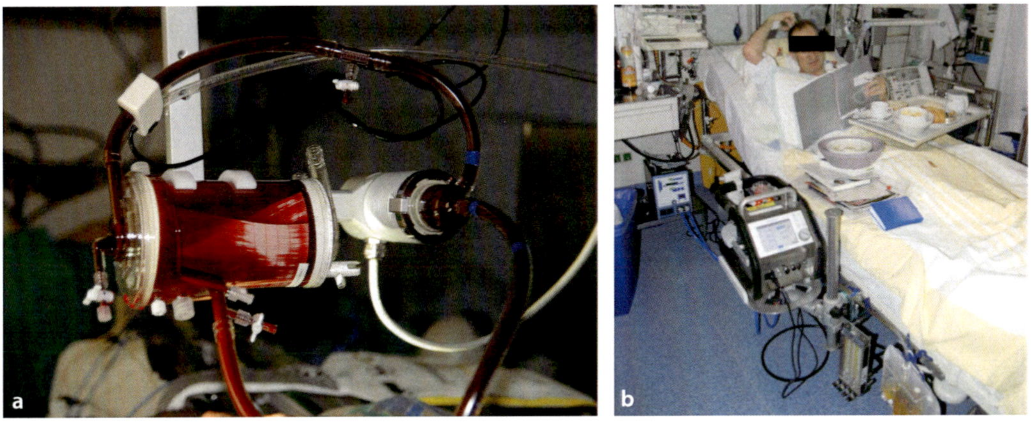


**Abb. 3.12** **a** Deltastream-Pumpe, **b** wacher Patient an einem Cardiohelp-System

unterschieden. Die zuletzt genannte Kanülierungstechnik wird beim postoperativen Pumpversagen nach herzchirurgischen Eingriffen durchgeführt, wobei aber der Thorax dann aber in der Regel offen gelassen werden muss. Vorteil dieses Verfahren ist, dass großlumige Kanülen verwendet werden können, die einen hohen Blutfluss über die ECMO ermöglichen. Außerdem kann leicht eine weitere Entlastung des Herzen über Kanülierung der oberen rechten Lungenvene oder der Pulmonalarterie erreicht werden. Eine Variation dieses Verfahrens ist es, die aortale Kanüle transkutan über das Jugulum einzubringen und die venöse Kanüle transkutan über die femorale Vene einzuführen. Diese Vorgehensweise erlaubt dann einen primären Thoraxverschluss und kann den postoperativen Blutverlust und die Infektionsrate senken. Bei diesem Vorgehen muss zur Explantation der arteriellen Kanüle eine Rethorakotomie durchgeführt werden. Die zentrale Kanülierung hat den Vorteil eines antegraden Blutflusses und ermöglicht eine Versorgung der Koronararterien und der kranialen Gefäße mit oxygeniertem Blut, auch wenn gleichzeitig zum kardiozirkulatorischen ein pulmonales Versagen besteht. Im Fall eines kombinierten kardiozirkulatorischen und pulmonalen Versagens kann es bei erhaltener Restpumpfunktion des Herzens und retrograder Perfusion über die Leistengefäße zu einer relevanten zerebralen und koronaren Hypoxie kommen. Wo diese sogenannte Wasserscheide genau liegt, hängt von vielen Faktoren ab und kann nicht sicher detektiert werden. Eine invasive Blutdruckmessung und Blutgasanalyse in der rechten Radialarterie ist zur Analyse unerlässlich; weitere Hinweise auf eine ausreichende zerebrale Sauerstoffsättigung kann eine transkutane Messung der $O_2$-Sättigung – z. B. mit Hilfe des Invos™-NIRS-Systems – liefern. Auch bei einer zentralen arteriellen Kanülierung kann es, bedingt durch ein Lungenversagen und eine Restpumpfunktion des Herzens, zu einer unzureichenden Oxygenierung des arteriellen Blutes durch die va-ECMO kommen, was teilweise nur durch eine unerwünschte maximale Beatmung therapiert werden kann. In diesen speziellen Fällen kann es notwendig sein, über eine Y-Konnektion der arteriellen Linie der ECMO-Zirkulation und eine venöse Kanülierung (z. B. V. jugularis interna) zuzüglich oxygeniertes Blut in den venösen Kreislauf zu pumpen. Eine solche ECMO-Zirkulation ist in Abb. 3.13 dargestellt.

Besonders in Notfallsituationen ist die transkutane Einlage der arteriellen und venösen Kanülen in die Leistengefäße mittels Seldinger-Technik die Methode der Wahl. Hierbei ist die Punktion der A. femoralis communis genau zu beachten und ggf. mit Ultraschallunterstützung durchzuführen (Tab. 3.4). Punktionen oberhalb des Leistenbandes sind bei Entfernung der Kanüle nicht abdrückbar und können zur massiven retroperitonealen Einblutung führen. Sollte die Punktion in der Verzweigung A. femoralis superficialis und A. profunda erfolgen, erhöht sich das Ischämierisiko des betroffenen Beines erheblich. Hervorzuheben sind auch die nicht unerheblichen

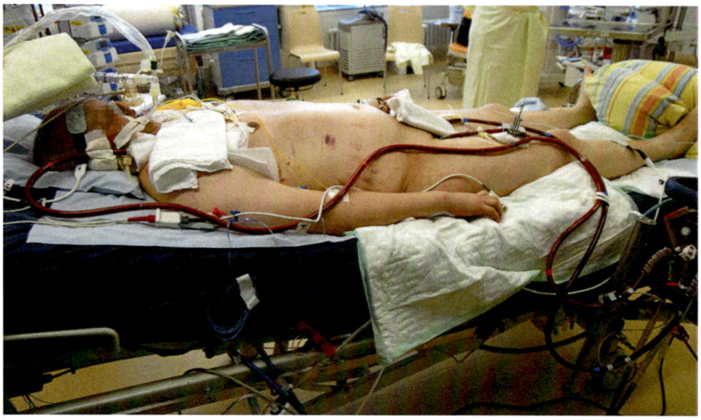

**Abb. 3.13** va-ECMO über Arteria/Vena femoralis und über einen Y-Konnektor additiver arterieller Zustrom in die V. jugularis

**Tab. 3.4** Kanülierungsstrategien zur Etablierung einer va-ECMO

| | | |
|---|---|---|
| **Notfall** | Arteria femoralis, Vena femoralis | Perkutane Seldinger-Technik |
| | Bei Komplikationen sofortige Umkanülierung | |
| **Dringlich** | Arteria femoralis, Vena femoralis, Arteria subclavia, Vena subclavia | Offene Seldinger-Technik (Vene), „chimney graft" (Arterie) |
| **Postkardiotomie** | Aorta ascendens, rechter Vorhof, Vena femoralis | Direkte Kanüleneinlage, „chimney graft", Seldinger-Technik |

Risiken einer perkutanen Beckengefäßpunktion mit folgender Kanüleneinlage.

Einige Autoren favorisieren einen nach distal eingelegten Kathether, der an einen Luer-Schenkel der arteriellen ECMO-Linie zur Gewährleistung der Beinperfusion konnektiert ist. Nach eigenen Erfahrungen kann dabei jedoch durchaus eine relevante Ischämie des betroffenen Beines auftreten. Nicht selten kann eine wechselnde Symptomatik eines ischämischen Beines beobachtet werden, und auch hier wird dringend darauf hingewiesen, unverzüglich eine alternative arterielle Kanülierung durchzuführen. Eine Möglichkeit besteht darin, mittels eines „chimney graft", das heißt über eine Seit-zu-Seit-implantierte Dacronprothese mit einem Durchmesser von 6 bzw. 8 mm, die arterielle Kanülierung durchzuführen. Um mit den kommerziell verfügbaren Kanülen einen optimalen arteriellen Einstrom zu gewährleisten, müssen diese unmittelbar an die Anastomose herangeführt werden. Die Prothese kann distal perkutan ausgeführt und auf Hautniveau fixiert werden, was einen kompletten Wundverschluss möglich macht. Bei Explantation der arteriellen Kanüle wird die Prothese dann ligiert und dient gleichzeitig einer funktionellen Patch-Plastik (Abb. 3.14).

### Mögliche Komplikationen durch die Kanülierung

- Beinischämie/Kompartment-Syndrom
- Retrograde Dissektion
- Embolisation von endoluminalem Plaquematerial
- Blutung
- Kanülenfehllage, Knickbildung
- Perforation

Ist eine zentrale Kanülierung über die A. subclavia notwendig, muss aufgrund der anatomischen Gegebenheiten ein chirurgischer („cut down") Zugang erfolgen. Wegen der Gefahr einer Armischämie wird keine direkte Kanülierung durchgeführt, sondern die

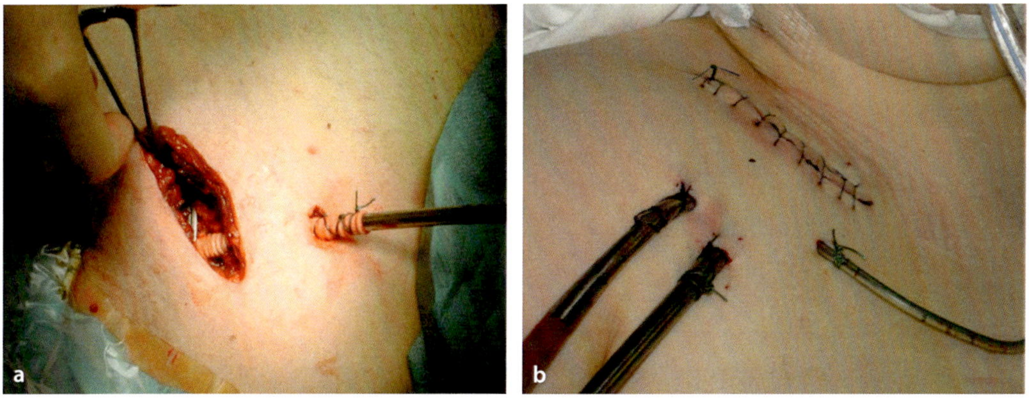

Abb. 3.14 a Dacronprothese als „chimney graft" auf die A. subclavia anastomisiert. b Perkutanes Ausleiten der Kanülen

arterielle Kanülierung der A. subclavia erfolgt immer über eine End-zu-Seit implantierte Dacronprothese. Der Vollständigkeit halber sei angemerkt, dass die Seldinger-Technik sowohl offen („cut-down") wie auch perkutan durchgeführt werden kann. Bei der offenen Technik sollte die Einführung der Kanülen immer über einen Draht erfolgen, um ein sicheres Einführen in das Gefäß zu gewährleisten.

Die venöse Kanülierung wird technisch wie die arterielle Kanülierung durchgeführt. Dabei sollte der Führungsdraht, wenn immer möglich, durch Ultraschall in seiner Lage im rechten Vorhof kontrolliert werden, um einer Perforation des venösen Gefäßsystems vorzubeugen. Es spielt hier keine Rolle, ob die Kanüle über die V. jugularis, die V. subclavia oder die V. femoralis communis eingeführt wird.

Grundsätzlich können auch bereits liegende Gefäßzugänge zur Umkanülierung für eine ECMO-Zirkulation genutzt werden (Abb. 3.15).

Eine Erneuerung in der arteriellen Kanülentechnik besteht darin, über eine Y-Konnektion (3/8" ×3/8" ×1/4" Luer, Maquet Cardiopulmonary AG, Germany) und eine Schleuse zu ermöglichen, dass ein arterieller Katheter zur Bulbographie bei TAVI-Prozeduren oder zur Koronarangiographie bzw. -intervention über die arterielle Kanüle eingebracht wird. Insbesondere können auch perkutane Verschlusssysteme wie z. B. das Prostar-System (Prostar XL, Aboot Vascular, USA) bei elektiven Einsätzen der ECMO während Hochrisiko-PCI oder TAVI-Prozeduren eingesetzt werden (Abb. 3.16).

### 3.4.4 Indikationen

Die Implantation einer va-ECMO wird heutzutage bei einem Herzindex von <2,0 l/min/m$^2$ unter hochdosierter Katecholamingabe und Einlage einer intraortalen

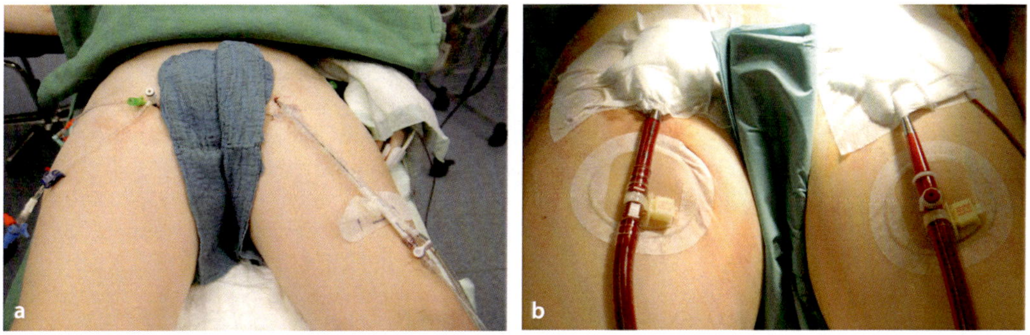

Abb. 3.15 a Liegende Katheter rechts femoral und IABP links femoral, b arterielle und venöse Kanüle nach Seldinger-Technik unter Verwendung der bereits liegenden Katheter

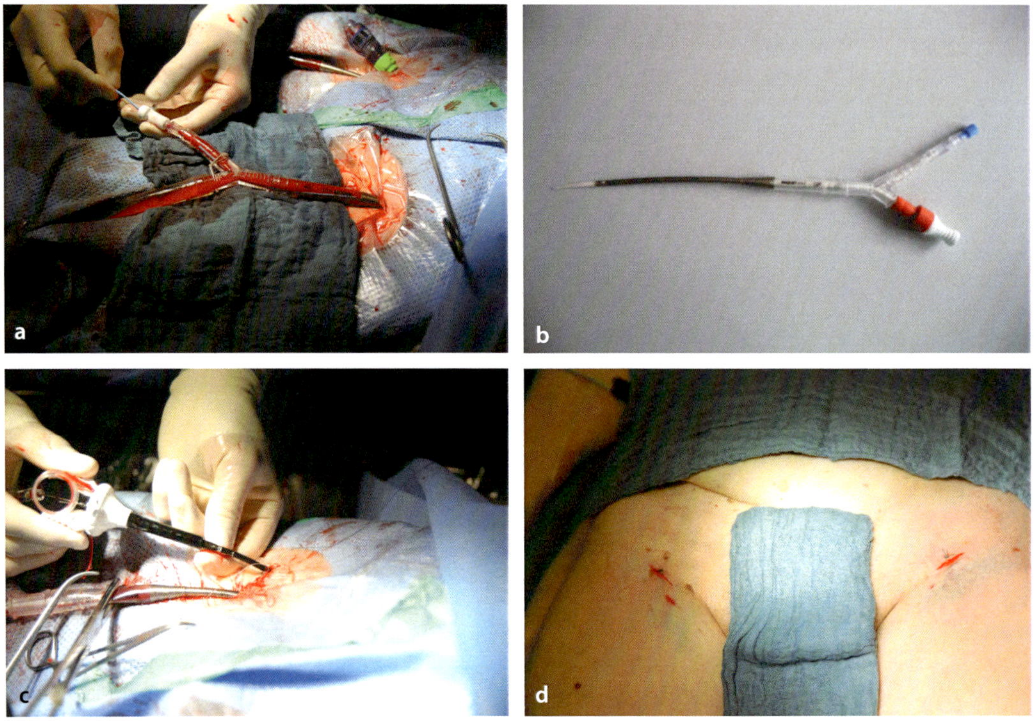

**Abb. 3.16** **a** Y-Kanüle, **b** mit der Möglichkeit eines zuzüglichen arteriellen Zugangs, **c** Einsatz des Prostar-XL-Systems, **d** postoperativer Situs

Ballonpumpe (IABP) angestrebt. Die Implantation einer IABP bei STEMI-Patienten, wenn sich der kardiogene Schock nicht schnell medikamentös beseitigen lässt, ist mittlerweile eine Empfehlung der Klasse I.

**Indikationen zur Implantation einer va-ECMO im kardiogenen Schock**

- Erfolgloses Weaning nach extrakorporaler Zirkulation
- Fortschreitendes Post-Perfusions-Low-cardiac-Output-Syndrom
- Akute Transplantatabstoßung/Transplantatversagen nach HTX/LuTX
- Akuter Myokardinfakt und Infarktfolgen
- Extrakorporale kardiopulmonale Reanimation (ECRP)
- Rhythmusstörungen
- Kardiomypathien, Myokarditis
- Sepsis
- Hochrisiko-PTCA/TAVI

Trotz verbesserter Behandlungsmöglichkeiten ist der kardiogene Schock insbesondere als Folge eines akuten Myokardinfaktes mit einer Sterblichkeit von bis zu 75 % behaftet. Zugrunde liegt eine Herzinsuffizienz, die zur Hypotonie und zur Verminderung des koronaren Perfusionsdrucks führt und somit die Myokardischämie noch aggravieren kann. Weiterhin kann durch die Herzinsuffizienz ein Lungenödem mit konsekutiver Hypoxämie entstehen, was zu einer progredienten Myokardinsuffizienz führen kann.

Wichtiges Ziel der Implantation einer va-ECMO im kardiogenen Schock ist die Vermeidung von Endorganschäden, die durch Minderperfusion und Hypoxämie ausgelöst wurden.

Bei myokardialem Pumpversagen sollte die va-ECMO im Sinne eines Stufenkonzeptes genutzt werden, z. B. als eine Bridge-to-Bridge-Strategie, der gegebenenfalls die Implantation eines mechanischen Unterstützungssystems folgen kann (LVAD, RVAD oder BiVAD). Eventuell ist auch eine myokardiale Erholung möglich, was insbesondere bei der Myokarditis erfolgversprechend ist. Hier kann die va-ECMO als Bridge to Recovery fungieren. Sollte eine Herztransplantation als finale Behandlung resultieren, wird von der Bridge-to-Transplant-Strategie gesprochen. Ist die notfallmäßige Einlage einer va-ECMO unter kardiopulmonaler Reanimation erfolgt, kann die sogenannte Bridge-to-Decision-Strategie verfolgt werden, um im Fall einer massiven Hirnschädigung die ECMO-Therapie ggf. einzustellen.

## 3.4.5 Management an va-ECMO

### Monitoring

Die va-ECMO benötigt neben der Erfassung von Vitalparametern des Patienten, Blutgasen und Beatmungsparametern ein erweitertes Monitoring. Der Blutfluss und die Umdrehungszahl der Zentrifugalpumpe werden erfasst, und insbesondere muss der Druck in der arteriellen Linie des ECMO-Kreislaufes gemessen werden. Ein möglicher Anstieg des Druckgradienten kann z. B. auf eine Thrombosierung des Oxygenators hinweisen.

Weiterhin werden regelmäßige Blutgasanalysen in der arteriellen und venösen Linie durchgeführt. Ein ganz besonders wichtiger Messwert ist die gemischtvenöse Sättigung, um eine ideale Balance zwischen der kardialen Auswurfleistung, dem Sauerstoffverbrauch und der ECMO-Einstellung zu finden. Bei Durchführung einer va-ECMO am wachen, extubierten Patienten muss auf den $CO_2$-Gehalt besonders geachtet werden, um den Atemantrieb zu erhalten.

Eine Restfunktion und Auswurfleistung des Herzens ist mit Katecholaminen entsprechend zu unterstützen, da bei Blutstase die Thrombosebildung im Herz insbesondere bei endokardialer Schädigung nach Myokardinfarkt häufig beobachtet wird. Um die myokardiale Restfunktion zu bestimmen und auch eine mögliche Erholung des Myokards zu erfassen, sollten regelmäßige echokardiographische Untersuchungen erfolgen. Zusammenfassend wird ein Monitoring wie bei vv- ECMO-Patienten empfohlen (▸ Abschn. 7.1).

### Antikoagulation

Die Antikoagulation wird in erster Linie mit Heparin durchgeführt, wobei eine PTT von 60–80 s angestrebt wird. Zur schnellen Ermittlung der Antikoagulation kann die ACT bestimmt werden, hier sollte die ACT bei 150–200 s liegen. Bei notfallmäßiger ECMO-Unterstützung wird in unserer Klinik zunächst ein Bolus von 5.000 IE Heparin appliziert und erst bei Fehlen von Kontraindikationen mit der kontinuierlichen Gabe von Heparin begonnen. Bei Blutungskomplikationen kann in den ersten 24 h auch auf Heparin verzichtet werden.

Sollte eine Heparin-induzierte Thrombozytopenie vom Typ II (HIT II) nachgewiesen werden, kann die Antikoagulation mit einem direkten Thrombininhibitor durchgeführt werden. Zugelassen für erwachsene Patienten ist Argatroban, die Überwachung kann durch die aktivierte partielle Thromboplastinzeit (aPTT) erfolgen. Neuere direkte Thrombininhibitoren, die freies und Gerinnsel-gebundenes Thrombin hemmen – etwa Bivalirudin – haben noch keine Zulassung für die Verwendung bei ECMO-Patienten und sind als Reserve-Antikoagulanzien zu bezeichnen. Zudem liegen nur einzelne Erfahrungsberichte bei Patienten mit ECMO vor (Ranucci et al. 2011).

## 3.4.6 Studienlage

Die kardiopulmonale Reanimation mit ECMO-Unterstützung ist ein aktuelles Thema. Verschiedene Autoren berichten über ihre Erfahrungen bei Patienten, die „in-hospital" wiederbelebt werden und eine ECMO erhalten (Chen et al. 2008a, Lina et al. 2010, Massetti et al. 2005). Die Diagnosen, die zur Reanimation führten, sind sehr unterschiedlich und reichen von Myokardinfarkt, Rhythmusstörungen, Myokarditis, Sepsis, Trauma bis hin zu der Patientengruppe, die nach einer Herzoperation ein postoperatives myokardiales Pumpversagen haben. Eine Auswertung des ELSO-Registers hat ergeben, dass ca. 30 % der Patienten aus dem Krankenhaus entlassen werden können (Thiagarajan et al. 2009). Interessanterweise konnte in dieser Studie gezeigt werden, dass der Blutfluss an ECMO bei Anfahren und auch nach

24 h ca. 3 l betrug und es kein Unterschied zwischen Überlebenden und Nichtüberlebenden in Bezug auf den ECMO-Blutfluss gab. Diese Ergebnisse können durch Erfahrungen in unserer Klinik bestätigt werden. Die Arbeitsgruppe in Taipe, die grundlegende Untersuchungen zu diesem Thema durchführte, zeigte eine Abhängigkeit der Überlebensrate in Bezug auf die Reanimationsdauer. Sind die Patienten länger als 60 min reanimiert, bevor die ECMO angeschlossen wurde, ist die Überlebensrate sehr schlecht (Chen et al. 2008b). Ein weiterer besonders ungünstiger Faktor in Bezug auf das Überleben ist die Dialysepflichtigkeit während der ECMO-Unterstützung. Insgesamt erleiden bis zu 50 % der Patienten durch eine ECMO-Unterstützung bedingte Komplikationen während des Intensivaufenthaltes. Die bedeutendste Komplikation ist durch die perkutane Einlage der Kanülen über die Leistengefäße zu verzeichnen. Ein exaktes Monitoring der Extremitäten ist daher durchzuführen und die frühzeitige Einlage von distalen Perfusionskathetern zu diskutieren.

Combes et al. (2008) konnten zeigen, dass die ECMO-Überlebenden im Langzeitverlauf eine sehr gute Lebensqualität haben.

Einige europäische ECMO-Zentren verfügen über mobile ECMO-Teams, sie können Patienten im kardiogenen Schock auch in peripheren Krankenhäusern mit einer ECMO versorgen und auch den Transport dieser kritisch Kranken in ein Zentrum der Maximalversorgung sicher durchführen. Diese spezielle Patientengruppe kann dann einer weiterführenden Therapie zugeleitet werden, was sonst aufgrund der Transportunfähigkeit unter klassischen Bedingungen nicht möglich gewesen wäre (Arlt et al. 2009, 2011a; Beurtheret et al. 2012).

Dahingegen ist die Versorgung mit einer ECMO bei reanimierten Patienten, die in die Notaufnahme kommen, sehr kritisch einzuschätzen (Le Guen et al. 2011). Lange Reanimationszeiten bis zum Eintreffen in die Notaufnahme und die Schwierigkeiten der suffizienten Reanimation während der Bergung von Patienten limitieren hier den Erfolg. Um die sogenannte „time to pump" zu verkürzen, sollte die Möglichkeit, dass ein mobiles ECMO-Team zum Patienten kommt, in Erwägung gezogen werden (Arlt et al. 2011b).

Die logistischen Anforderungen und auch die Entscheidung, bei welchen Patienten diese Vorgehensweise sinnvoll ist, sind zukünftige Aufgaben (Peek 2011).

In der Vergangenheit wurde immer wieder kontrovers diskutiert, ob der Einsatz einer additiven IABP das Outcome von ECMO-Patienten günstig beeinflussen kann.

Die Arbeitsgruppe um Cheng konnte in einer Metaanalyse zeigen, dass es keinen entscheidenden Vorteil für eine additive Behandlung mit ECMO gibt. Dies gilt auch für Untergruppen wie akuter Myokardinfarkt oder Postkardiotomieschock (Cheng 2015).

## 3.5 Transport mit mechanischer Herz-Kreislauf-Unterstützung

*F. Born, U. Boeken*

### 3.5.1 Grundlegendes

Durch den Strukturwandel in der Krankenhauslandschaft sowie eine zunehmende Spezialisierung müssen immer mehr Patienten über weite Strecken in Kliniken der Schwerpunkt- oder Maximalversorgung verlegt werden. Sie profitieren davon, da bei ihrer Versorgung wenige Minuten entscheidend sein können. Auch periphere Regionen können den hohen Stellenwert leistungsfähiger Systeme für den Intensivtransport nutzen. Durch kleiner werdende ECMO-Systeme nehmen auch deren Flexibilität und Einsatzgebiete zu. Dies verdeutlicht unter anderem, dass der Therapie von Intensivpatienten in Rettungshubschraubern und Intensivmobilen heute kaum mehr technische Grenzen gesetzt sind. So ist selbst der Einsatz von Kreislaufunterstützungssystemen wie einer mobilen Herz-Lungen-Maschine als Extracorporeal Life Support (ECLS) im Rettungshubschrauber oder im Rettungstransportwagen (RTW) dank kompakter Systeme möglich. Chen et al. (2008) beschreiben z. B. den positiven Effekt der extrakorporalen Zirkulation (EKZ), die unter Reanimation zum Einsatz kommt.

Der Transport von Patienten mit extrakorporaler Zirkulation wird bereits seit vielen Jahren global praktiziert, wie u. a. die Arbeitsgruppe um Coppola (Coppola et al. 2008) berichtet. Hierbei wurden zwar weite Distanzen mittels eines Transportflugzeugs zurückgelegt, allerdings aufgrund fehlender Druckkabine in einer Flughöhe von maximal 1.500 m.

Werden Intensivpatienten zwischen Kliniken verlegt, ist es meist erforderlich, die eingeleitete Intensivtherapie auch während des Transportes fortzuführen. Dieser Anspruch stellt alle Beteiligten technisch und personell vor andere Herausforderungen als in der Notfallrettung.

### 3.5.2 Logistik und Extra Corporeal Life Support

Diese Transportsysteme wurden speziell für den Einsatz außerhalb der herzchirurgischen Klinik entwickelt, um Patienten in Notfallsituationen zu stabilisieren und in die nächste geeignete Klinik zu transportieren. Erschwerte örtliche Gegebenheiten stellen besondere Anforderungen an solche Transportsysteme. Sie müssen klein, leicht, einfach zu bedienen sein und über ausreichend Akkukapazität verfügen. Finden diese Transporte in der Nacht oder bei sehr schlechten Witterungsbedingungen (Nebel) statt, können die meisten Luftrettungsorganisationen nicht fliegen, so dass bodengebunden transportiert werden muss. Die Praxis zeigt, dass z. B. ein Wechsel der Perfusoren, das Umlagern von Patienten und lokal beengte Verhältnisse (Aufzüge über mehrere Ebenen) enorm viel Zeit und somit auch Batterieleistung benötigen. Gerade in ländlichen Regionen (Nichol et al. 2008) sind RTWs selten mit 220 V an Bord ausgestattet. Die tatsächliche Transportzeit kann in manchen Fällen die Akkukapazität eines Transportsystems deutlich überschreiten.

Für den Patiententransport müssen gesetzliche Vorschriften der European Aviation Safety Agency (EASA) (www.easa.europa.eu) zur Befestigung solcher ECLS-Systeme beachtet und eingehalten werden. Die Vorgaben für den Lufttransport sind hier natürlich deutlich höher. Ein Haltersystem muss bei Fixation, z. B. in einem Helikopter, die in ◘ Tab. 3.5 genannten Schwerkraftanforderungen erfüllen.

◘ **Tab. 3.5** Schwerkraftanforderungen in einem Helikopter

| | |
|---|---|
| Nach Oben | 4 G |
| Vorwärts | 16 G |
| Zur Seite | 8 G |
| Nach Unten | 20 G |
| Rückwärts | 1,5 G |

Notfallpatienten mit fortgeschrittener Herz-Kreislauf-Insuffizienz oder protrahierten Schockzuständen benötigen die Behandlung in einer Spezialklinik, sind aber häufig mit instabilen Herz-Kreislauf-Verhältnissen nicht mehr transportfähig.

In spezialisierten Kliniken steht für solche Einsätze ein Expertenteam bereit, das zur anfordernden Klinik kommen kann, um den Patienten für den Transport zu stabilisieren. Mit einer Transporteinheit, die einen sicheren Transfer gewährleisten kann, ist es prinzipiell möglich, Patienten mit einem therapierefraktären Lungenversagen und/oder im kardiogenen Schock zu behandeln.

Die Anwendung extrakorporaler Unterstützungsverfahren ist aber nur in spezialisierten Zentren möglich. Krankenhäuser einer niedrigeren Versorgungsstufe verfügen nicht über die technischen und personellen Ressourcen, um solche Verfahren durchzuführen. Patienten mit einem schweren akuten Lungenversagen z. B. sollten in ein Zentrum verlegt werden, in dem extrakorporale Lungenunterstützungssysteme regelmäßig eingesetzt werden (Bartlett u. Gattinoni 2010, Schmid et al. 2009). Patienten mit kardiogenem Schock sollten in eine Klinik transportiert werden, in der alle weiterführenden Optionen zur kardialen Therapie einschließlich eines Ventriculare-Assist-Device (VAD)-Programms und Herztransplantation möglich sind. Der Anschluss der ECMO als ECLS außerhalb einer herzchirurgischen Abteilung mit anschließendem Interhospital-Transport in ein spezialisiertes Zentrum ist etabliert. Diese Transporte sind mit potenziell hohem Risiko verbunden und benötigen eine enge logistische interdisziplinäre Zusammenarbeit zwischen Klinik und Rettungswesen.

### 3.5.3 Definition: mechanisches Kreislaufunterstützungssystem ECMO

Eine mechanisches Kreislaufunterstützungssystem übernimmt bzw. unterstützt die Aufrechterhaltung des Kreislaufs, was je nach Krankheitsbild für eine kürzere oder längere Zeit erfolgen kann. Entweder wird der systemische oder der pulmonale Kreislauf unterstützt. Bei der pulmonalen Unterstützung fließt das Blut, je nach Art der Kanülierung, entweder von der Vena femoralis links oder rechts über eine Kanüle in die Pumpe und von dort, je nach Lage der zuführenden Kanüle, zurück in das venöse Gefäßsystem. Bei der kardialen Unterstützung fließt das Blut, je nach Position der venösen Kanüle, in das Unterstützungssystem und von dort in die Arteria femoralis oder in die Arteria subclavia.

### 3.5.4 Indikationen zur mechanischen Kreislaufunterstützung

Für die Indikation zur ECMO-Therapie gibt es zwar international gültige Standards der Extracorporeal Life Support Organisation (ELSO) (www.elso.med.umich.edu/), die meisten Entscheidungen müssen aber trotzdem individuell und patientenadaptiert (z. B. Patientenalter, Komorbidität, Dauer der Reanimation etc.) getroffen werden. Die Implantation einer ECMO im Rahmen des ECLS erlaubt es vor allem, Zeit zu gewinnen, um weiterführende Entscheidungen bezüglich der Indikation und der weiteren Auswahl des Unterstützungssystems zu treffen. Indikationen zur temporären Unterstützung der Herz- und Lungenfunktion sind Myokardinfarkt, Myokarditis, Kardiomyopathie, Lungenversagen mit Acute-Respiratory-Distress-Syndrom (ARDS), Lungenembolie, Organversagen nach Herz- bzw. Lungentransplantation, angeborene Herzfehler.

#### Kontraindikationen für mechanische Kreislaufunterstützung

Die Kontraindikation zur Implantation eines ECLS sind schwere Begleiterkrankungen, intrakranielle Blutungen, nichtbehandelbare Gerinnungsstörungen, Sepsis oder ein ausgeprägtes irreversibles Multiorganversagen.

### 3.5.5 Mögliche Komplikationen der mechanischen Kreislaufunterstützung

Komplikationen der mechanischen Kreislaufunterstützung können sein:

- Blutungen,
- Gefäßruptur,
- Beinischämien und Kompartmentsyndrom,
- Thromboembolien,
- Luftembolien,
- Kanülenfehllage/Dislokation.

### 3.5.6 Technische Probleme des ECLS-Systems – Kanülierung

Die ECMO-Therapie kann in Abhängigkeit von der Indikation als venovenöse (vv) oder als venoarterielle (va) Unterstützung betrieben werden. Bei der va-ECMO kann die arterielle Kanülierung zum einen herznah, d. h. zentral, oder aber peripher vorgenommen werden. Herznah erfolgt die zentrale Kanülierung offen chirurgisch direkt in die Aorta ascendens nach Sternotomie oder in die rechtsseitige A. subclavia durch direkte Kanülierung bzw. das Aufnähen einer Gefäßprothese. Die periphere arterielle Kanülierung kann entweder direkt perkutan in Seldinger-Technik oder offen chirurgisch durch Aufnähen einer Gefäßprothese an die A. femoralis vorgenommen werden. Die zuletzt genannte Technik wird insbesondere bei kleinen Gefäßdurchmessern oder bei Patienten mit einer peripher-arteriellen Verschlusskrankheit eingesetzt. Bei kardiopulmonaler Reanimation wird primär der Anschluss perkutan über Seldinger-Draht-Technik an das ECLS-System angestrebt, was unter diesen Bedingungen erschwert sein kann. Hat der Patient bereits intravasal Kanülen oder Katheter liegen, können diese zum Wechsel in Seldinger-Technik verwendet werden. Das Kanülieren kann schneller erfolgen und vereinfacht werden, wenn die anfordernde Klinik den Patienten bereits mit Seldinger-Drähten versorgt. Durch Ultraschallvisualisierung der Gefäße hat sich die perkutane Kanülierung bei ECMO-Implantationen weiter durchgesetzt. Bisdas et al. (2011) berichten über Gefäßkomplikationen nach peripherer Punktion der Leistengefäße und Implantation der ECMO-Kanülen (Gefäßdissektionen, falsche

Aneurysmen, Hämatome, Beinischämien). Die Gefäßkomplikationen waren jedoch nicht mit einem schlechteren Outcome assoziiert. Wie die Praxis oft zeigt, sind die Inflow-Kanülen der limitierende Faktor bei der Generierung von Blutflussraten von mehr als 5 l/min. Berdajs et al. (2010) konnten im Tierexperiment die Vorteile der Smart-Kanüle zeigen, der Inflow-Pressure ist hier deutlich reduziert.

### 3.5.7 Gerinnungsmanagement

Beim Einsatz des ECLS-Systems sind durch Gerinnungshemmer ausgelöste Blutungen die häufigsten Probleme. Thrombenbildung und Embolien kommen bei sachgemäßer Anwendung eher selten vor. Um Komplikationen zu vermeiden, sollten Zielbereiche für die Gerinnung definiert werden. Durch Einhaltung von Protokollen (◘ Tab. 3.6) können Schwankungen in den Gerinnungsparametern vermieden werden. Vor Einbringen der ECMO-Kanülen wurden die Patienten initial mit 150 IE/kgKG heparinisiert, bei allen bisherigen Einsätzen gab es keinerlei thrombotische Probleme. Es empfiehlt sich, für den ECLS-Transport 4 Erythrozyten- (Blutgruppe 0) und 2 Thrombozytenkonzentrate unter Aufrechterhaltung der Kühlkette bereitzustellen.

◘ **Tab. 3.6** Protokoll Gerinnungsparameter

| | |
|---|---|
| ACT | 160–180 s |
| PTT | 60–80 |
| Quick Wert | >50 % |
| Thrombozytenzahl | >100.000 |
| AT-III-Wert | >90 % |
| Hämoglobin | >12 g/dl |

### 3.5.8 Ziel der Unterstützungstherapie

Bei Patienten mit mechanischer Kreislaufunterstützung sollte das Ziel der Behandlung bestimmt werden. Folgende Ziele kommen in Betracht:

- Bridge to Transplantation (BTT)
- Bridge to Recovery (BTR)
- Bridge to Bridge (BTB)
- Destination Therapy (DT)

#### Device-Selektion: zum Transport geeignete Systeme (◘ Tab. 3.7)

- **Cardiohelp (Firma Maquet; ◘ Abb. 3.17)**
  - Fluss: max. 7 l/min
  - Drehzahl: bis 5.000 U/min
  - Akkubetrieb: bis 90 min (belastungsabhängig)
  - Einsatzdauer: 30 Tage
  - Gewicht: ca. 20 kg (inklusive Halter)

- **LifeBox (Firma LivaNova; ◘ Abb. 3.18)**
  - Fluss: max. 8 l/min
  - Drehzahl: bis 3.500 U/min
  - Akkubetrieb: bis 180 min (belastungsabhängig)
  - Einsatzdauer: 5 Tage
  - Gewicht: ca. 20 kg (inklusive Halter)

◘ **Tab. 3.7** Vergleich der zum Transport geeigneten Systeme

| System | Anschluss | Unterstützung | Therapieziel | Antriebsart | Priming ml | Anbindung an HLM | Transporthalter |
|---|---|---|---|---|---|---|---|
| Cardiohelp | 3/8″ | vv, va | BTB, BTR | Zentrifugal | 600 | Nein | Ja |
| LifeBox | 3/8″ | vv, va | BTB, BTR | Zentrifugal | 550 | Ja | Ja |
| DP 3 | 3/8″ | vv, va | BTB, BTR | Diagonal | 500 | Nein | Nein |
| LIFEBRIDGE | 3/8″ | vv, va | BTB, BTR | Zentrifugal | 1.400 | Nein | Ja |

*BTB* Bridge to Bridge, *BTT* Bridge to Transplantation, *HLM* Herz-Lungen-Maschine, *va* venoarteriell, *vv* venovenös.

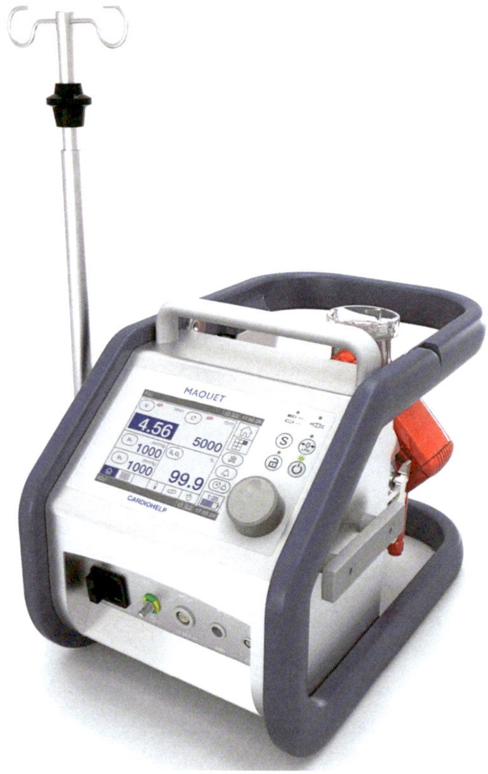


**Abb. 3.17** Cardiohelp. (Mit freundlicher Genehmigung der Firma Maquet)

- **DP 3 (Firma Xenios; Abb. 3.19)**
  - Fluss: max. 8 l/min
  - Drehzahl: bis 10.000 U/min
  - Akkubetrieb: bis 90 min (belastungsabhängig)
  - Einsatzdauer: 7 Tage
  - Gewicht: ca. 15 kg (inklusive Halter)

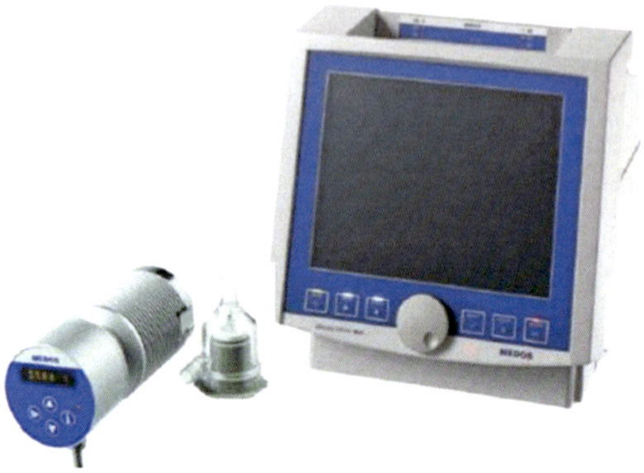

**Abb. 3.19** DP 3. (Mit freundlicher Genehmigung der Firma Xenios)

- **LIFEBRIDGE $B_2T$ (Firma Zoll; Abb. 3.20)**
  - Fluss: max. 8 l/min
  - Drehzahl: bis 4.000 U/min
  - Akkubetrieb: bis 90 min (belastungsabhängig)
  - Einsatzdauer: 6 h
  - Gewicht: >25 kg (inklusive Halter)

## Weiterführung der Therapie in der Zielklinik

In der Klinik angekommen, wird der Patient, je nach weiterem Therapieplan, entweder an die Herz-Lungen-Maschine zur Notoperation oder an die ECMO-Einheit auf der Intensivstation angeschlossen. Das bedeutet für den Patienten – abhängig vom Unterstützungssytem – eine kurzzeitige Herz-Kreislauf-Unterbrechung.

**Abb. 3.18a, b** LifeBox. (Mit freundlicher Genehmigung der Firma LivaNova)

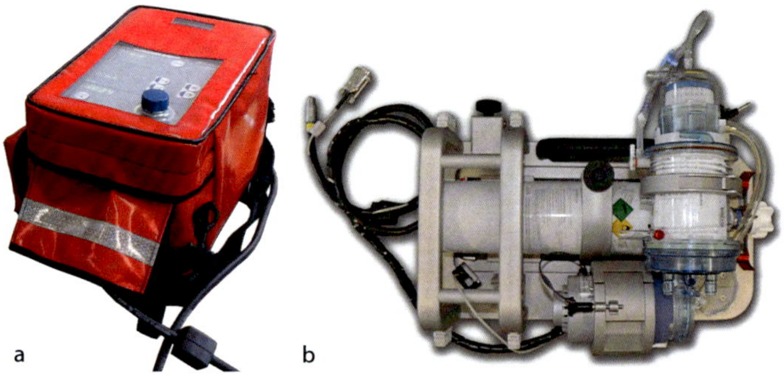

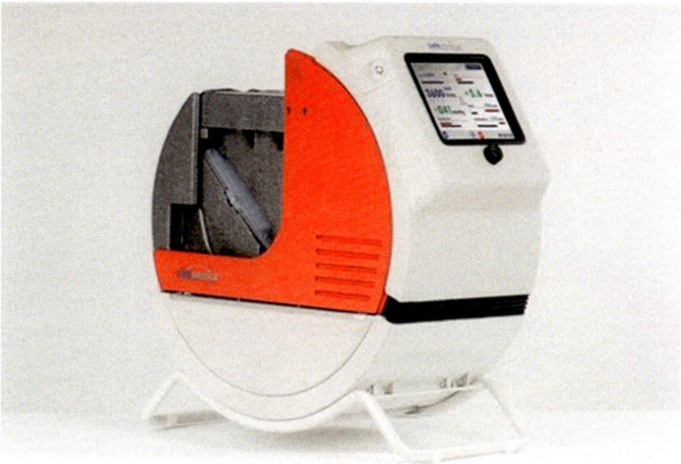

Abb. 3.20 LIFEBRIDGE $B_2T$. (Mit freundlicher Genehmigung der Firma Zoll)

### Eigene Erfahrungen

Die mehr als 150 entsprechenden Einsätze wurden im Krankenwagen, dem Rettungshubschrauber oder im Ambulanzjet durchgeführt (Güngerich 2010). Dabei wurden die Distanzen, die zwischen Krankenhäusern und Spezialzentrum zu überbrücken sind, immer größer. Ein Einsatzradius von 8.000 km wurde schon mehrmals deutlich überschritten (Born et al. 2010). Mittlerweile ist es möglich, den ECLS sowohl national als auch international anzubieten. Bei Anfragen findet primär immer ein Arzt-Arzt-Gespräch zwischen der anfordernden Klinik und dem Arzt des ECLS-Teams statt.

## 3.5.9 Zusammenfassung

Miniaturisierungen von ECLS-Systemen, verbesserte schnellere Kanülierungstechniken und neue Oberflächenbeschichtungen sind richtungsweisend für den Einsatz solcher Systeme u. a. bei Extracorporeal Cardio Pulmonary Resuscitation (ECPR). Neue Therapiekonzepte müssen weiter evaluiert werden. Der Einsatz einer vv-ECMO ist beim schweren respiratorischen Globalversagen etabliert, die va-ECMO wird im Rahmen des kardiopulmonalen Globalversagens eingesetzt. Diese Systeme müssen einfach, schnell und zuverlässig zu bedienen sein und sollten technisch an eine Herz-Lungen-Maschine adaptiert werden können. Mit entsprechender fachlicher Expertise und Begleitung können diese Patienten dann auch über weite Strecken zu einem geeigneten Zentrum mit herzchirurgischer Versorgung transportiert werden.

Diese mobilen ECLS-Systeme ermöglichen stabilere Kreislaufverhältnisse, die weder durch medikamentöse Therapien noch durch Implantation einer intraaortalen Ballonpumpe (IABP) oder gar durch kardiopulmonale Reanimation erreichbar wären.

## Literatur

### Literatur zu 3.1

Ahmad Y, Sen S, Shun-Shin MJ, Ouyang J, Finegold JA, et al. (2015) Intra-aortic balloon pump therapy for acute myocardial infarction. A meta-analysis. JAMA Intern Med 175: 931–939

Briguori C, Sarais C, Pagnotta P, Airoldi F, Liistro F, et al. (2003) Elective versus provisional intra-aortic balloon pumping in high-risk percutanous transluminal coronary angioplasty. Am Heart J 145: 700–707

Christenson JT, Simonet F, Badel P, Schmuziger M (1999) Optimal timing of preoperative intraaortic balloon pump support in high-risk coronary patients. Ann Thorac Surg 68: 934–939

Collison SP, Dagar KS (2007) The role of intra-aortic balloon pump in supporting children with acute cardiac failure. Postgrad Med J 83: 308–311

Craver JM, Murrah CP (2001) Elective intraaortic balloon counterpulsation for high-risk off-pump coronary artery bypass operations. Ann Thorac Surg 71: 1220–1223

Ding WJ, Ji Q, Wei Q, Shi YQ, Ma RH, et al. (2015) Prophylactic application of an intra-aortic balloon pump in high-risk patients undergoing off-pump coronary artery bypass grafting. Cardiology 131: 109–115
Erdogan HB, Goksedef D, Erentug V, et al. (2006) In which patients should sheathless IABP be used? An analysis of vascular complications in 1211 cases. J Cardiovasc Surg 21: 342–346
Ferguson JJ 3rd, Cohen M, Freedman RJ Jr, et al. (2001) The current practice of intra-aortic balloon counterpulsation: Results from the Benchmark Registry. J Am Coll Cardiol 38: 1456–1462
Fuchs RM, Brin KP, Brinker JA, Guzman PA, Heuser RR, Yin FC (1983) Augmentation of coronary blood flow by intraaortic balloon counterpulsation in patients with unstable angina. Circulation 68: 117–123
Harken DE (1976) Counterpulsation. Med Instrum 10: 215
Hochman JS, Boland J, Sleeper LA, Porway M, Brinker J, et al. for SHOCK Registry Investigators (1995) Current spectrum of cardiogenic shock and effect of early revascularization on mortality. Results of an international registry. Circulation 91: 873–881
Imamura T, Kinugawa K, Nitta D, Hatano M, Kinoshita O, et al. (2015) Prophylactic intra-aortic balloon pump before ventricular assist device implantation reduces perioperative medical expenses and improves postoperative clinical course in INTERMACS profile 2 patients. Circ J 79: 1963–1969
Kantrowitz A (1953) Experimental augmentation of coronary flow by retardation of the arterial pressure pulse. Surgery 34: 678–687
Kantrowitz A, Tjonneland S, Freed PS, et al. (1968) Initial clinical experience with intraaortic balloon pumping in cardiogenic shock. JAMA 203: 113–118
Lindsay AC, Khaghani A, Dalby MCD (2009) Intra-aortic balloon and other counterpulsation techniques In: ISHLT Monograph Series 3, Advanced Heart Failure, Elsevier, Philadelphia London, Toronto Montreal Sydney Tokyo, pp 557–568
Marcu CB, Donohue TJ, Ferneini A, Ghantous AE (2006) Intraaortic balloon pump insertion through the subclavian artery. Subclavian artery insertion of IABP. Heart Lung Circ 15: 148–150
Moulopoulos SD, Topaz S, Kolff WJ (1962) Diastolic balloon pumping (with carbon dioxide) in the aorta- a mechanical assistance to the failing circulation. Am Heart J 63: 669–675
Ntalianis A, Kapelios CJ, Kanakakis J, Repasos E, Pantsios C, et al. (2015) Prolonged intra-aortic balloon pump support in biventricular heart failure induces right ventricular reverse remodelling. Int J Cardiol 192: 3–8
Ohman EM, Califf RM, George BS, Quigley PJ, Kereiakes DJ, et al. for the Thrombolysis and Angioplasty in Myocardial Infarction (TAMI) Study Group (1991) The use of intraaortic balloon pumping as an adjunct to reperfusion therapy in acute myocardial infarction. Am Heart J 121(3Pt1): 895–901
Onorati F, Impiombato B, Ferraro A, Comi MC, Spaccarotella C, et al. (2007) Transbrachial intraaortic balloon pumping in severe peripheral atherosclerosis. Ann Thorac Surg 84: 264–266
Pilarczyk K, Bauer A, Boening A, von der Brelie M, Eichler I, et al. (2015) S3-Leitlinie "Einsatz der intraaortalen Ballongegenpulsationin der Herzchirurgie" unter Federführung der Deutschen Gesellschaft für Thorax-, Herz- und Gefäßchirurgie. Thorac Cardiovasc Surg 63: 131–196
Poirier Y, Voisine P, Plourde G, Rimac G, Perez AB, et al. (2016) Efficacy and safety of preoperative intra-aortic balloon pump use in patients undergoing cardiac surgery: a systematic review and meta-analysis. Int J Cardiol 207: 67–79
Santini F, Mazzucco A (1997) Transthoracic intraaortic counterpulsation: A simple method for ballon catheter positioning. Ann Thorac Surg 64: 859–860
Sintek MA, Gdowski M, Lindman BR, Nassif M, Lavine KJ, et al. (2015) Intra-aortic balloon counterpulsation in patients with chronic heart failure and cardiogenic shock: Clinical response and predictors of stabilization. J Cardiac Fail 21: 868–876
Stone G, Marsalese D, Brodie B, Griffin J, Donohue B, et al. (1995a) The routine of intra aortic balloon after primary PTCA improves clinical outcomes in very high-risk patients with acute myocardial infarction: Results of the PAMI-2 Trial (abstract). Circulation 92: 139
Stone G, Marsalese D, Brodie B, Griffin J, Donohue B, et al. (1995b) Is prophylactic IABP use beneficial or harmful in a high risk elderly population with acute myocardial infarction? Results of the PAMI-2 trial (abstract). Circulation 92(I): 139
Su D, Yan B, Guo L, Peng L, Wang X, et al. (2015) Intra-aortic balloon pump may grant no benefit to improve the mortality of patients with acute myocardial infarction in short and long term. Medicine (Baltimore) 94: e876
Tanaka A, Tuladhar SM, Onsager D, Asfaw Z, Ota T, et al. (2015) The subclavian intraaortic balloon pump: A compelling bridge device for advanced heart failure. Ann Thorac Surg 100: 2151–2158
Thiele H, Zeymer U, Neumann FJ, Ferenc M, Olbrich HG, et al. (2012) Intra-aortic balloon counterpulsation in acute myocardial infarction complicated by cardiogenic shock (IABP-SHOCK II): final 12 month results of a randomised, open-label trial. Lancet 382: 1638–1645
Unverzagt S, Buerke M, de Waha A, Haerting J, Pietzner D, et al. (2015) Intra-aortic balloon pump counterpulsation (IABP) for myocardial infarction complicated by cardiogenic shock (Review). Cochrane Database of Systematic Reviews, Issue 3. Art.No.: CD007398. doi: 10.1002/14651858. CD007398.pub3
Van Nunen LX, Noc M, Kapur NK, Patel MR, Perera D, et al. (2016) Usefulness of intra-aortic balloon pump counterpulsation. Am J Cardiol 117: 469–476
Wan YD, Sun TW, Kan QC, Guan FX, Liu ZQ, et al. (2016) The effects of intra-aortic balloon pumps on mortality in patients undergoing high-risk coronary revascularization: A

meta-analysis of randomized controlled trials of coronary artery bypass grafting and stenting era. PLoS ONE 11(1): e0147291. doi:10.1371/journal.pone.0147291

## Zu 3.2

Alasnag MA, Gardi DO, Elder M, Kannam H, Ali F, Petrina M, Kheterpal V, Hout MS, Schreiber TL (2011) Use of the Impella 2.5 for prophylactic circulatory support during elective high-risk percutaneous coronary intervention. Cardiovasc Revasc Med 12: 299–303

Alli OO, Singh IM, Holmes DR, Jr., Pulido JN, Park SJ, Rihal CS (2012) Percutaneous left ventricular assist device with TandemHeart for high-risk percutaneous coronary intervention: The mayo clinic experience. Catheter Cardiovasc Interv 80: 728–734

Amico A, Brigiani MS, Vallabini A, Ferrante B, Marzovillo A, Loizzi D, Carbone C (2008) PulseCath, a new short-term ventricular assist device: our experience in off-pump coronary artery bypass graft surgery. J Cardiovasc Med (Hagerstown) 9: 423–426

Anastasiadis K, Chalvatzoulis O, Antonitsis P, Tossios P, Papakonstantinou C (2011) Left ventricular decompression during peripheral extracorporeal membrane oxygenation support with the use of the novel iVAC pulsatile paracorporeal assist device. Ann Thorac Surg 92: 2257–2259

Basra SS, Loyalka P, Kar B (2011) Current status of percutaneous ventricular assist devices for cardiogenic shock. Curr Opin Cardiol 26: 548–554

Blumenstein J, de Waha S, Thiele H (2016) Percutaneous ventricular assist devices and extracorporeal life support: current applications. EuroIntervention 12 (Suppl X): X61-X67. doi: 10.4244/EIJV12SXA12

Burkhoff D, Cohen H, Brunckhorst C, O'Neill WW (2006) A randomized multicenter clinical study to evaluate the safety and efficacy of the TandemHeart percutaneous ventricular assist device versus conventional therapy with intraaortic balloon pumping for treatment of cardiogenic shock. Am Heart J 152: 469.e1–8

Dixon SR, Henriques JP, Mauri L, Sjauw K, Civitello A, Kar B, Loyalka P, Resnic FS, Teirstein P, Makkar R, Palacios IF, Collins M, Moses J, Benali K, O'Neill WW (2009) A prospective feasibility trial investigating the use of the Impella 2.5 system in patients undergoing high-risk percutaneous coronary intervention (The PROTECT I Trial): initial U.S. experience. JACC Cardiovasc Interv 2: 91–96

Froesch P, Martinelli M, Meier P, Cook S, Hullin R, Windecker S, Mohacsi P, Meier B (2011) Clinical use of temporary percutaneous left ventricular assist devices. Catheter Cardiovasc Interv 78: 304–313

Higgins J, Lamarche Y, Kaan A, Stevens LM, Cheung A (2011) Microaxial devices for ventricular failure: a multicentre, population-based experience. Can J Cardiol 27: 725–730

Kovacic JC, Nguyen HT, Karajgikar R, Sharma SK, Kini AS (2013) The impella recover 2.5 and TandemHeart ventricular assist devices are safe and associated with equivalent clinical outcomes in patients undergoing high-risk percutaneous coronary intervention. Catheter Cardiovasc Interv 82: E28–37

Maini B, Naidu SS, Mulukutla S, Kleiman N, Schreiber T, Wohns D, Dixon S, Rihal C, Dave R, O'Neill W (2012) Real-world use of the impella 2.5 circulatory support system in complex high-risk percutaneous coronary intervention: The USpella registry. Catheter Cardiovasc Interv 80: 717–725

Samuels LE, Kaufman MS, Thomas MP, Holmes EC, Brockman SK, Wechsler AS (1999) Pharmacological criteria for ventricular assist device insertion following postcardiotomy shock: experience with the Abiomed BVS system. J Card Surg 14: 288–293

Schibilsky D, Lausberg H, Haller C, Lenglinger M, Woernle B, Haeberle H, Rosenberger P, Walker T, Schlensak C (2015) Impella 5.0 Support in INTERMACS II Cardiogenic Shock Patients Using Right and Left Axillary Artery Access. Artif Organs 39): 660–663. doi: 10.1111/aor.12529

Schwartz BG, Ludeman DJ, Mayeda GS, Kloner RA, Economides C, Burstein S (2011) High-risk percutaneous coronary intervention with the TandemHeart and Impella devices: a single-center experience. J Invasive Cardiol 23: 417–424

Seyfarth M, Sibbing D, Bauer I, Frohlich G, Bott-Flugel L, Byrne R, Dirschinger J, Kastrati A, Schomig A (2008) A randomized clinical trial to evaluate the safety and efficacy of a percutaneous left ventricular assist device versus intraaortic balloon pumping for treatment of cardiogenic shock caused by myocardial infarction. J Am Coll Cardiol 52: 1584–1588

Siegenthaler MP, Brehm K, Strecker T, Hanke T, Notzold A, Olschewski M, Weyand M, Sievers H, Beyersdorf F (2004) The Impella Recover microaxial left ventricular assist device reduces mortality for postcardiotomy failure: a three-center experience. J Thorac Cardiovasc Surg 127: 812–822

Spratt JR, Raveendran G, Liao K, John R (2016) Novel percutaneous mechanical circulatory support devices and their expanding applications. Expert Rev Cardiovasc Ther 2016 Jul 22 (Epub ahead of print)

Tempelhof MW, Klein L, Cotts WG, Benzuly KH, Davidson CJ, Meyers SN, McCarthy PM, Malaisrie CS, McGee EC, Beohar N (2011) Clinical experience and patient outcomes associated with the TandemHeart percutaneous transseptal assist device among a heterogeneous patient population. ASAIO J 57: 254–261

Thiele H, Lauer B, Hambrecht R, Boudriot E, Cohen HA, Schuler G (2001) Reversal of cardiogenic shock by percutaneous left atrial-to-femoral arterial bypass assistance. Circulation 104: 2917–2922

## Zu 3.3

Akay MH, Gregoric ID, Radovancevic R, et al. (2011) Timely use of Centrimag heart assist device improves survival in postcardiotomy cardiogenic shock. J Card Surg 26: 548–552

Alba AC, Rao V, Ivanov J, et al. (2009) Usefulness of the INTERMACS Scale to Predict Outcomes After Mechanical Assist Device Implantation. J Heart Lung Transplant 28: 827–833

Barge-Caballero EB, Segovia-Cubero J, Almenar-Bonwr L, et al. (2013) Preoperative INTERMACS Profiles Determine Postoperative Outcomes in Critically Ill Patients Undergoing Emergency Heart Transplantation - Analysis of the Spanish National Heart Transplant Registry. Circ Heart Fail 6: 763–772

Bhama JK, Kormos RL, Toyoda Y, Teuteberg JJ, McCurry KR, Siegenthaler MP (2009) Clinical experience using the Levitronix CentriMag system for temporary right ventricular mechanical circulatory support. J Heart Lung Transplant 28: 971–976

Borisenko O, Wylie G, Payne J, et al. (2014) Thoratec CentriMag for Temporary Treatment of Refractory Cardiogenic Shock or Severe Cardiopulmonary Insufficiency: A Systematic Literature Review and Meta-Analysis of Observational Studies. ASAIO J 60: 487–497

Boyle AJ, Ascheim DD, Russo MJ, et al. (2011) Clinical outcomes for continuous-flow left ventricular assist device patients stratified by pre-operative INTERMACS classification. J Heart Lung Transplant 30: 402–407

De Robertis F, Rogers P, Amrani M, et al. (2008) Bridge to decision using the Levitronix Centrimag short-term ventricular assist device. J Heart Lung Transplant 27: 474–478

Extracorporeal Llife Support Organization (ed) (2013) ELSO Guidelines for Adult Cardiac Failure. www.elso.org/Portals/0/IGD/Archive/FileManager/e76ef78eabcusersshyerdocumentselsoguidelinesforadultcardiacfailure1.3.pdf

Haj-Yahia S, Birks EJ, Amrani M, et al. (2009) Bridging patients after salvage from from bridge to decision directly to transplant by means of prolonged support with the Centrimag short-term centrifugal pump. J Thorac Cardiovasc Surg 138: 227–230

John R, Liao K, Lietz K, et al. (2007) Experience with the Levitronix CentriMag circulatory support system as a bridge to decision in patients with refractory acute cardiogenic shock and multisystem organ failure. J Thorac Cardiovasc Surg 134: 351–358

John R, Long JW, Massey HT, et al. (2011) Outcomes of a multicenter trial of the Levitronix CentriMag ventricular assist system for short-term circulatory support. J Thorac Cardiovasc Surg 141: 932–939

Kaliel F, Al Habeeb W, Saad E, et al. (2014) Use of Rotaflow pump for left ventricular assist device bridging for 15 weeks. Asian Cardiovasc Thorac Ann 22: 205–207

Kapur KK, Paruchuri V, Jagannathan A, et al. (2013) Mechanical Circulatory Support for Right Ventricular Failure. J Am Coll Cardiol HF 1: 127–134

Loforte A, Montalto A, Ranocchi F, et al. (2011) Levitronix Centrimag third-generation magnetically levitated continuous flow pump as bridge to solution. ASAIO J 57: 247–253

Netuka I, Malý J, Szarszoi O, et al. (2011) Technique of implantation and experience with temporary mechanical cardiac support in right ventricular failure. Rozhl Chir 90: 88–94

Saffarzadeh A, Bonde P (2015) Options for temporary mechanical circulatory support. J Thorac Dis 7: 2102–2111

Stevenson LW, Pagani FD, Young JB, et al. (2009) INTERMACS Profiles of Advanced Heart Failure: The Current Picture J Heart Lung Transplant 28: 535–541

Takayama H, Soni L, Kalesan B, et al. (2014) Bridge-to-decision therapy with a conituous-flow external ventricular assist device in refractory cardiogenic shockof various causes. Circ Heart Fail 7: 799–806

Thomas HL, Dronavalli VB, Parameshwar J, et al. (2011) Incidence and outcome of Levitronix CentriMag support as rescue therapy for early cardiac allograft failure: A United Kingdom national study. Eur J Cardiothorac Surg 40: 1348–1354

Zych B, Popov AF, Barsan A, et al. (2011) Treatment of refractory right heart failure after implantation of a left ventricular assist device. Is the levitronix centrimag right heart support a solution? Heart 97: A49

### Zu 3.4

Arlt M, Philipp A, Zimmermann M, Voelkel S, Amann M, et al. (2009) Emergency Use of Extracorporeal Membrane Oxygenation in Cardiopulmonary Failure. Artifi Org 33: 696–703

Arlt M, Philipp A, Voelkel S, Camboni D, Rupprecht L, et al. (2011a) Hand-held minimised extracorporeal membrane oxygenation: a new bridge to recovery in patients with out-of-centre cardiogenic shock. Eur J Cardiothorac Surg 40: 689–694

Arlt M, Philipp A, Voelkel S, Graf BM, Schmid C, Hilker M (2011b) Out-of-hospital extracorporeal life support for cardiac arrest-A case report. Resuscitation 82: 1243–1245

Beurtheret S, Mordant P, Paoletti X, Marijon E, Celermajer DS, et al. (2012) Emergency circulatory support in refractory cardiogenic shock patients in remote institutions: a pilot study (the cardiac-RESCUE program), Eur Heart J 34: 112–120

Chen YS, Lin JW, Yu HY, Ko WJ, Jerng JS, et al. (2008a) Cardiopulmonary resuscitation with assisted extracorporeal life-support versus conventional cardiopulmonary resuscitation in adults with in-hospital cardiac arrest: an observational study and propensity analysis. Lancet 372: 554–561

Chen YS, Yu HY, Huang SC, Lin JW, et al. (2008b) Extracorporeal membrane oxygenation support can extend the duration of cardiopulmonary resuscitation. Crit Care Med 36: 2529–2535

Cheng R (2015) Lack of Survival Benefit Found With Use of Intraaortic Balloon Pump in Extracorporeal Membrane Oxygenation: A Pooled Experience of 1517 Patients. J Invasive Cardiol 27: 453–458

Combes A, Leprince P, Luyt CE, Bonnet N, Trouillet JL, et al. (2008) Outcomes and long-term quality-of-life of patients supported by extracorporeal membrane oxygenation

for refractory cardiogenic shock: Crit Care Med 36: 1404–1411
Le Guen M, Nicolas-Robin A, Carreira S, Raux M, Leprince P, et al. (2011) Extracorporeal life support following out-of-hospital refractory cardiac arrest, Critical Care 15: R29
Lina JW, Wang MJ, Yu HY, Wang CH, Chang WT, et al. (2010) Comparing the survival between extracorporeal rescue and conventional resuscitation in adult in-hospital cardiac arrests: Propensity analysis of three-year data. Resuscitation 81: 796–803
Massetti M, Tasle M, Le Page O, Deredec R, Babatasi G, et al. (2005) Back from Irreversibility: Extracorporeal Life Support for Prolonged Cardiac Arrest. Ann Thorac Surg 79: 178–183
Peek GJ (2011) Community extracorporeal life support for cardiac arrest – When should it be used? Resuscitation 82: 1117 editorial
Ranucci M, Ballotta A, Kandil H, Isgrò G, Carlucci C, et al. for the Surgical and Clinical Outcome Research Group (2011) Bivalirudin-based versus conventional heparin anticoagulation for postcardiotomy extracorporeal membrane oxygenation. Critical Care 15: R275
Thiagarajan RR, Brogan TV, Scheurer MA, Laussen PC, Rycus PT, Bratton SL (2009) Extracorporeal Membrane Oxygenation to Support Cardiopulmonary Resuscitation in Adults. Ann Thorac Surg 87: 778–85

### Zu 3.5

Bartlett R, Gattinoni L (2010) Current status of extracorporeal life support (ECMO) for cardiopulmonary failure. Minerva Anestesiol 76: 534–540
Berdajs D, Born F, Crosset M et al (2010) Superior venous drainage in the „Life Box": a portable extracorporeal oxygenator with a self-expanding venous cannula. Perfusion 25: 211–215
Bisdas T, Beutel G, Warnecke G et al (2011) Vascular complications in patients undergoing femoral cannulation for extracorporeal membrane oxygenation support. Ann Thorac Surg 92: 626–631
Born F, Ammann U, Burren T, Albrecht R, et al. (2010) Transatlantikflug mit transportabler Herz-Lungen-Maschine „LifeBox", Kardiotechnik 3: 65–69
Chen YS, Lin JW, Yu HY, Ko WJ, Jerng JS, Chang WT, Chen WJ, Huang SC, Chi NH, Wang CH, et al. (2008) Cardiopulmonary resuscitation with assisted extracorporeal life-support versus conventional cardiopulmonary resuscitation in adults with in-hospital cardiac arrest: an observational study and propensity analysis. Lancet 372: 554–561
Coppola CP, Tyreeb M, Larryb K, Di Geronimob R (2008) A 22-year experience in global transport extracorporeal membrane oxygenation. J Ped Surg 43, 46–52
EASA (ed) www.easa.europa.eu
Extracorporeal Life Support Organization (ed) http://www.elso.med.umich.edu/(Zugriff 05.10.2016)
Güngerich A, (2010) Ein Herz will weiterschlagen. 1414 Gönnermagazin der Schweizerischen Rettungsflugwacht 74: 12–13
Nichol G, Thomas E, Callaway CW et al (2008) Regional Variation in Out-of-Hospital Cardiac Arrest Incidence and Outcome, Jama 300: 1423–1431
Schmid C, Philipp A, Müller T, Hilker M (2009) Extracorporeal Life Support Systems, Indications and Limitations. Thorac Cardiovasc Surg 57: 449–454

# Langzeitunterstützung

*T. Drews, T. Krabatsch, S. V. Rojas, M. Strüber, A. Haverich, J. D. Schmitto, N. Sadat, D. Saeed, A. Rukosujew, A. Hoffmeier, T. D. T. Tjan*




U. Boeken, A. Assmann, F. Born, S. Klotz, C. Schmid (Hrsg.), *Mechanische Herz-Kreislauf-Unterstützung*,
DOI 10.1007/978-3-662-53490-8_4

In diesem Kapitel werden die derzeit klinisch einsetzbaren intra- und parakorporalen Systeme zur mechanischen Langzeit-Kreislaufunterstützung vorgestellt. Hierbei werden neben technischen Aspekten auch die systemspezifischen Implantationsabläufe aufgeführt.

## 4.1 Intrakorporale Systeme einschließlich Implantationstechniken

### 4.1.1 Axialer Antrieb

*T. Drews, T. Krabatsch*

#### Grundlegendes

Das erste mechanische Kreislaufunterstützungssystem, das bei einem Menschen angewendet wurde, war ein nichtpulsatiles System, welches DeBakey im Jahre 1963 erstmalig einsetzte (DeBakey 1980). Es handelte sich damals um eine Rollerpumpe, die zu den okklusiven Systemen gehört. Die erste Axialflusspumpe, die beim Menschen eingesetzt wurde, war die Hemopump (United States Patent 4.625.712), die von R. Wampler im Jahre 1984 entwickelt worden war (◘ Abb. 4.1). Diese Pumpe war 7 mm dick, wurde transaortal implantiert und über eine Welle von einem externen Motor angetrieben. Bei 27.000 Umdrehungen pro Minute konnten über 4 l/min aus dem linken Ventrikel in die Aorta ascendens befördert werden. Die erste Implantation beim Menschen erfolgte in Houston, Texas, USA durch O. H. Frazier im Jahre 1988 (Frazier et al. 1990). Um die langfristige klinische Verwendbarkeit dieses System zeigen zu können, folgte eine Multicenterstudie. Die anfänglich sehr motivierenden Ergebnisse waren dennoch ernüchternd. Die 30-Tage-Mortalität betrug 68,3 %. Als Ursache für die hohe Sterblichkeit wurde das häufig schon präoperativ bestehende biventrikuläre Herzversagen angesehen, das durch eine linksventrikuläre Unterstützung nicht ausreichend behandelt werden konnte. Nichtsdestotrotz konnte mit der Anwendung dieses Systems gezeigt werden, dass über kurze Zeit nichtpulsatierende Systeme angewendet werden können: Die Höhe der Hämolyse war annehmbar und die Gefahr der Thrombenbildung

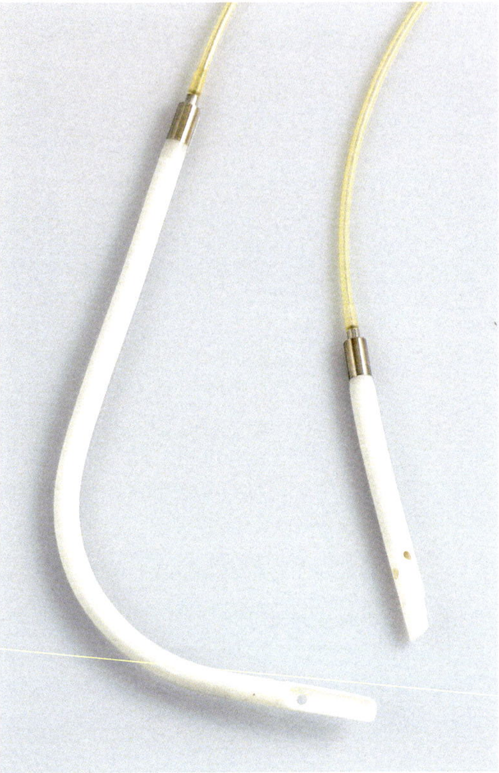

◘ **Abb. 4.1** Transfemorale *(links)* und transaortale *(rechts)* Hemopump

konnte mit entsprechender Antikoagulation niedrig gehalten werden (Wampler et al. 1991). In den folgenden Jahrzehnten wurden aufgrund der hohen Letalität bei der Anwendung dieser Systeme die Herztransplantation zur Behandlung der terminalen Herzinsuffizienz favorisiert und im Falle eines akuten Herzversagens pulsatile Kreislaufunterstützungssysteme angewendet, die der physiologischen Herzaktion ähnelten.

Erst im Jahre 1998 kam es mit der klinischen Einführung der Axialflusspumpe DeBakey LVAD zu einem Umdenken. Diese Pumpe, zur Langzeitanwendung entwickelt, erlaubte den Patienten, problemlos mobilisiert zu werden und erlaubte eine Entlassung in die häusliche Umgebung, was bisher nur bei wenigen pulsatilen Systemen möglich war (z. B. Novacor, HeartMate I).

Die Axialflusspumpen vereinfachten die Operationen und wiesen aufgrund ihrer kompakten Bauweise im Vergleich zu den pulsatilen Pumpen

(Okklusionspumpen) eine höhere Energieeffizienz und einen vernachlässigbaren Verschleiß auf. Zudem konnte die weitläufige Meinung widerlegt werden, dass nichtpulsatile Systeme aufgrund der fehlenden Pulsatilität negative Effekte auf die Organe und/oder Blutbestandteile hätten.

Die Axialflusspumpen produzieren einen kontinuierlichen Fluss, was je nach Drehzahl zu einer zunehmenden Volumenentlastung des Ventrikels führt. Bei vollständiger Entlastung wird durch den Ventrikel kein Blut mehr durch die Aortenklappe ausgeworfen, so dass die gewohnte Pulsatilität der Blutdruckkurve verschwindet und sogar zu einem Ansaugen des ventrikulären Myokards an die Einflusskanüle führen kann und das Thromboembolierisiko erheblich erhöht. Somit ist eine regelmäßige Flusskontrolle notwendig. Nichtpulsatile Pumpen sind im Unterschied zu pulsatilen Systemen nicht mit Klappen ausgestattet sind, so dass es im Falle eines Pumpenstopps je nach Design der Pumpe zu einem mehr oder minder ausgeprägten Rückfluss von der Aorta ascendens in den linken Ventrikel kommt, was funktionell dem Bild einer Aortenklappeninsuffizienz entspricht und zu einer erheblichen Volumenbelastung des Ventrikels führt. Somit sollte ein Wechsel der apikal implantierten nichtpulsatilen Pumpen unter Zuhilfenahme einer Herz-Lungen-Maschine erfolgen.

Axialflusspumpen haben eine deutlich bessere Energiebilanz als pulsatile Systeme. Entwicklungen in diesem Gebiet haben gezeigt, dass die Energieeffizienz durch Zentrifugalpumpen übertroffen werden kann. Diese sind in ihrer Bauform sehr kompakt geworden, so dass davon ausgegangen werden muss, dass sie die Axialflusspumpen zunehmend ablösen werden.

## DeBakey LVAD/HeartAssist 5®

Das DeBakey LVAD war das erste nichtpulsatile System, das mit der Zielsetzung einer Langzeitanwendung auf den Markt kam. Es wurde erstmalig im Jahre 1998 im Deutschen Herzzentrum Berlin implantiert (Drews et al. 2011).

Im Jahr 1984 erfolgte unter der Leitung von Dr. George P. Noon und Dr. Michael E. DeBakey eine Herztransplantation bei David Saucier, einem Ingenieur vom NASA Johnson Space Center. Während

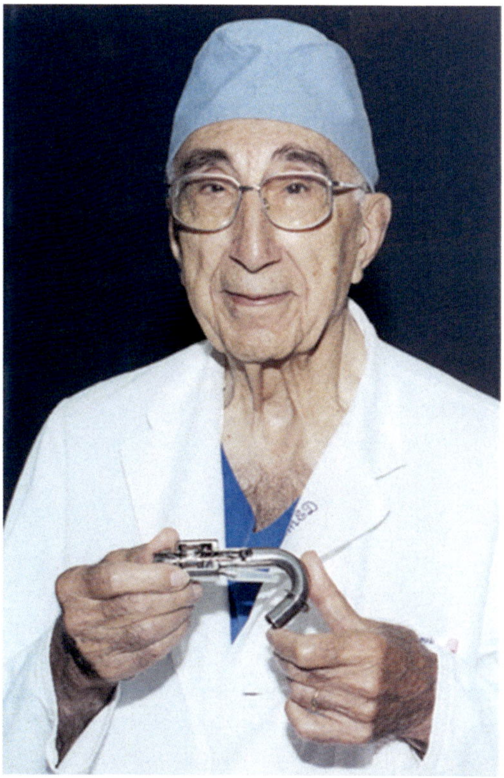

**Abb. 4.2** Professor DeBakey bei der Präsentation des DeBakey LVAD/HeartAssist 5

seiner Genesung führte er mehrere Gespräche mit Drs. George P. Noon und Michael E. DeBakey, in denen diese ihm ihren Wunsch ausgedrückten, ein langfristig anwendbares Herzunterstützungssystem zu entwickeln. So kam es zu dieser erfolgreichen Kooperation des Baylor Instituts mit dem NASA Space Center, aufgrund derer in den 90er-Jahren die erste implantierbare Axialflusspumpe entwickelt wurde (Abb. 4.2, Abb. 4.3). Die ersten Tierversuche fanden im Jahre 1998 in Salt Lake City und 1999 im College Station, Texas, USA statt. Am 13.11.1998 wurde schließlich im Deutschen Herzzentrum Berlin bei einem 55-jährigen Mann, der aufgrund einer dilatativen Kardiomyopathie eine terminale Herzinsuffizienz aufwies, das erste DeBakey LVAD implantiert. Analog zu den Erfahrungen mit der Wampler-Pumpe konnte gezeigt werden, dass der nichtpulsatile Fluss weder zu einer vermehrten Ödemneigung noch zu Organschäden führt. Die Hämolysewerte waren zudem nicht erhöht (Frazier et al. 2010).

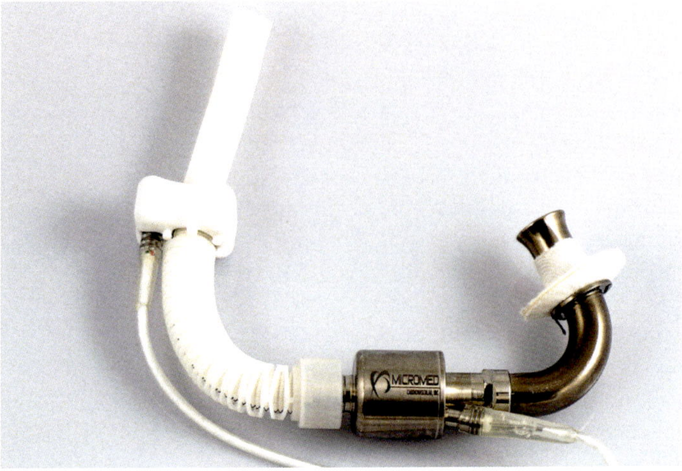


■ **Abb. 4.3** DeBakey LVAD/HeartAssist 5

Zwischenzeitlich erfolgten mehrere Modifikationen am System. Aufgrund der Vermutung, dass thromboembolische Komplikationen bevorzugt durch Ablagerungen im apikalen Bereich des linken Ventrikels entstehen, wurde im Jahre 2002 die Einflusskanüle gekürzt. Im Jahre 2004 erfolgte eine Verbesserung der Kanülenfixierung, und 2010 wurde das Lagerdesign überarbeitet. Zusätzlich kam das HeartAssist 5 Child® zur Versorgung von Kindern und Jugendlichen auf den Markt. Das DeBakey/HeartAssist 5 wurde bisher in Belgien, Deutschland, England, Frankreich, Griechenland, Italien, Österreich, Russland, Schweden, der Schweiz, Singapur, der Türkei und in den Vereinigten Staaten implantiert. Es wurde bisher bei über 500 Patienten weltweit eingesetzt. Die mittlere Unterstützungszeit betrug 117 Tage und der längste Einsatz in einem Patienten lag bislang bei 2 Jahren und 8 Monaten (986 Tage, Stand Februar 2012).

Im Jahre 2001 erhielt es die CE-Zulassung; im selben Jahr wurde von der FDA die Erlaubnis für eine Zulassungsstudie als Überbrückungssystem zur Herztransplantation erteilt und im Jahre 2003 die Erlaubnis für eine Studie als permanent anwendbare Pumpe.

**Technische Spezifikation** Das Gewicht des Implantates beträgt 92 g und ist im Betrieb geräuschlos. Die Lager des Impellers bestehen aus Siliciumcarbit und sind auf eine Haltbarkeit von 10 Jahren ausgelegt. Um möglichst genaue Messwerte vom durch die Pumpe geförderten Blutfluss zu erhalten, befindet sich im Bereich der Rückflusskanüle eine Ultraschallsonde, die mit einer Präzision von ±10 % das Pumpenminutenvolumen misst.

Die Energieversorgung erfolgt über ein dünnes, sehr flexibles transkutanes Kabel, welches mit dem Controller verbunden ist. Die Stromversorgung erfolgt über zwei Nickel-Metallhybrid-Akkus. In Kürze werden Lithium-Ionen-Akkus angeboten, die jeweils eine Unabhängigkeit von 7 h von externen Stromquellen erlauben sollen (2 Akkus = 14 h).

**Antikoagulationsempfehlung des Herstellers** INR: 2,0–2,5 zzgl. 81–100 mg Acetylsalicylsäure/Tag. Heparin und Clopidogrel nach Bedarf.

**Fluss-Druck-Kennlinie** Die für Axialflusspumpen typische, nahezu horizontale Fluss-Druck-Kurve zeigt, dass bei einer Drehzahl von 9.000–10.000 Umdrehungen pro Minute bei einer Druckdifferenz von 70–80 mmHg 4–5 l/min gepumpt werden (■ Abb. 4.4).

## Jarvik 2000® FlowMaker

Das Jarvik 2000® FlowMaker LVAD (■ Abb. 4.5) ist ein mechanisches Kreislaufunterstützungssystem, das in zwei verschiedenen Versionen angeboten wird. Während eine Version mit einem transkutanen Kabel versehen ist, das durch die Bauchdecke mit einer externen Steuereinheit verbunden wird und zur

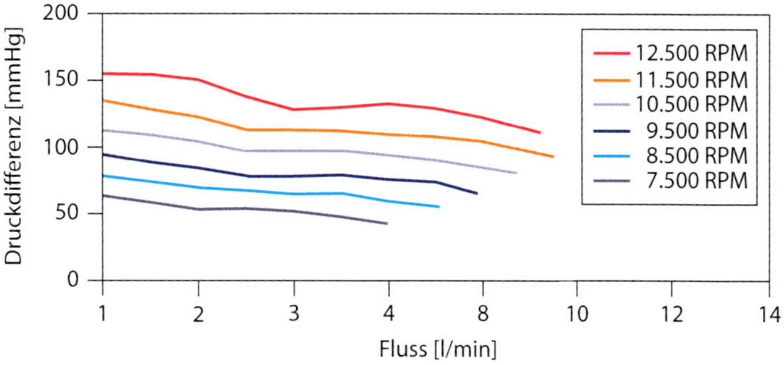


**Abb. 4.4** Druck-Fluss-Kennlinie des DeBakey LVAD/HeartAssist 5

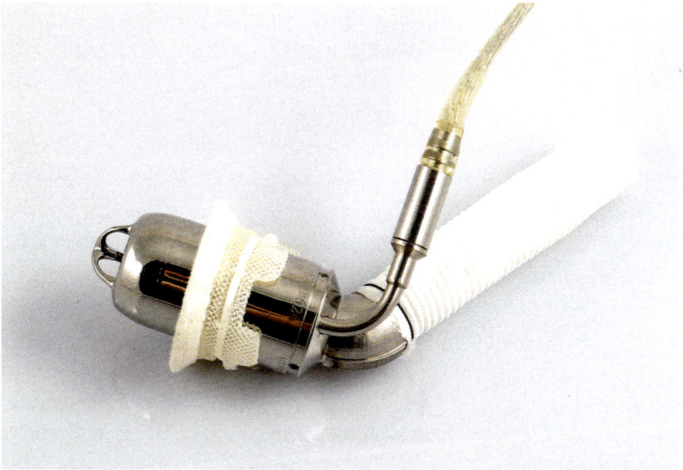

**Abb. 4.5** Jarvik 2000 FlowMaker

Überbrückung bis zur Herztransplantation genutzt werden soll, gibt es für die permanente Anwendung eine zweite Variante, bei der die Konnektion über einen retroaurikulären Stecker erfolgt, um so die Rate von Driveline-Infektionen zu minimieren. Das System wird durch die Jarvik Heart Incorporation angeboten, ein Unternehmen, das 1988 gegründet wurde und seinen Firmensitz in Manhattan hat. Die ersten Tiertests erfolgten 1993 in der Columbia Universität in New York und der erste klinische Einsatz bei einer Patientin im April 2000. Sie konnte 78 Tage später transplantiert werden. Zur permanenten Unterstützung erfolgte im Juni 2000 die Implantation bei einem männlichen Patienten, der in den folgenden Jahren mehrere Reisen (Europa, Canyon im Süden Utahs der Vereinigten Staaten) unternahm und zwei Bücher schrieb.

Die Haltbarkeit der Pumpe beträgt gemäß Angaben des Herstellers über 10 Jahre. Das System wurde bei über 900 Patienten weltweit in 50 verschiedenen Herzzentren in 10 verschiedenen Ländern implantiert. Die längste Unterstützungszeit beträgt 9 Jahre und 7 Monate. Der Patient wurde im Anschluss im Alter von 49 Jahren erfolgreich transplantiert (Stand August 2016).

Im Mai 2005 erhielt das Jarvik 2000 die CE-Zulassung als System zur permanenten Anwendung und zur Überbrückung bis zur Herztransplantation. Zusätzlich erhielt es im März 2005 von der FDA die Erlaubnis für eine Zulassungsstudie als Überbrückungssystem und im Februar 2012 für eine Zulassungsstudie als permanent anwendbare Pumpe.

**Technische Spezifikation** Das Implantat hat ein Gewicht von 85 g. Es wird im Apex des linken Ventrikels plaziert und hat eine Größe von 2,5×5,5 cm (Westaby et al. 2002). Es ist im Betrieb geräuschlos. Der Impeller aus Titanwird wird heute, nach

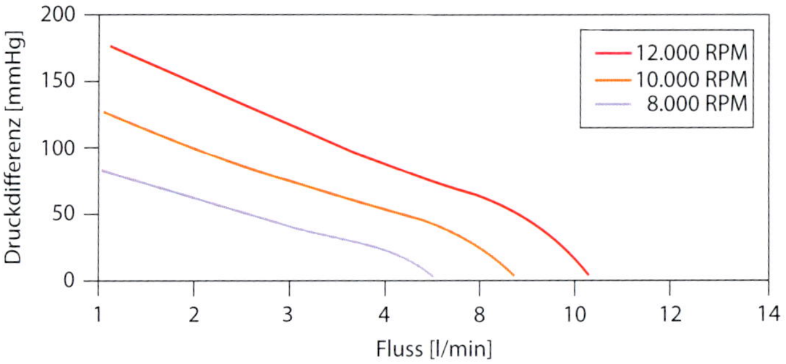


**Abb. 4.6** Druck-Fluss-Kennlinie des Jarvik 2000 FlowMaker

mehreren Designveränderungen, durch ein Konuskugellager („Conebearing") gehalten und soll gemäß Hersteller für eine niedrige Antikoagulation und Antiaggregation verantwortlich sein. Das implantierte Kabel enthält neun Leitungen und ist damit dreifach redundant.

Die Stromversorgung erfolgt über ein Lithium-Batterie-Pack, welches eine Unabhängigkeit für 8–10 h gewährleistet.

**Antikoagulationsempfehlung des Herstellers** INR: 2,0–2,5. Heparin nach Thrombelastogramm.

**Fluss-Druck-Kennlinie** In Abb. 4.6 sind die drei Kurven für drei verschiedene Geschwindigkeiten angegeben (8.000 rpm, 10.000 rpm und 12.000 rpm). Das Jarvik 2000 kann somit bei einem Aortendruck von 120 mmHg und einem LV-Druck von 70 mmHg (Druckdifferenz von 50 mmHg) bei einer Geschwindigkeit von 10.000 Umdrehungen pro Minute 6–7 l pumpen.

Am Controller kann der Patient die Pumpe selbständig auf fünf verschiedene Geschwindigkeitsstufen (entsprechend 8.000–12.000 Umdrehungen pro Minute) einstellen und somit seinen aktuellen Bedürfnissen anpassen.

Eine Besonderheit des Jarvik 2000 stellt der „Intermittent Low Speed" (ILS) dar. Einmal pro Minute wird die Drehzahl vom Rotor auf 7.000 Umdrehungen pro Minute für die Dauer von 8 s abgesenkt. Dadurch kommt es zu einer Füllung des linken Ventrikels, der durch seine ausreichende Eigenfunktion in der Lage sein sollte, das Blut über die Aortenklappe auszuwerfen. Das soll vor einer Thrombenbildung schützen und die Funktion der Aortenklappe erhalten. Aufgrund des engen Flusskanals durch die Pumpe ist im Falle eines Pumpenstopps nach Angabe der Herstellers der Rückfluss geringer als bei anderen Systemen.

## HeartMate II®

Die Entwicklung des HeartMate II (Abb. 4.7) begann im Jahre 1991 mit der Partnerschaft zwischen der Nimbus Company und dem McGowan Center for Organ Engineering der Universität von Pittsburgh. Die Nimbus Company hatte bis dahin Wampler's Hemopump vertrieben. Erste Tierversuche erfolgten im Jahre 1992, bei denen gezeigt werden konnte, dass Flüsse bis zu 10 l/min möglich waren, das System stabil für bis zu 90 Tage lief und nur eine minimale Hämolyse auftrat. Nach weiteren Designveränderungen zeigte sich im Jahr 1997 eine sehr stabile Funktion der Pumpe nach insgesamt 51 Tierversuchen. Im Jahre 1997 wurde die Nimbus Company durch die Firma ThermoCardiosystems Inc. (TCI) aufgekauft. Diese Firma ließ ihre Erfahrungen mit dem HeartMate I einfließen und entwickelte das HeartMate II weiter. Später wurde die Firma von St. Jude Medical aufgekauft, und es gibt Bestrebungen bezüglich einer Übernahme durch die Firma Abbott.

Am 27.07.2000 erfolgte in Israel die erste Implantation beim Menschen (Griffith et al. 2001). Bedauerlicherweise traten bei insgesamt 6 von 10 implantierten Pumpen Thromben auf, so dass die Pumpe im Jahr 2002 vom Markt zurückgezogen werden musste. Nach Designveränderungen am Stator (er hatte vorher eine titanbesinterte Oberfläche und ist nunmehr poliert) kam die Pumpe im Jahr 2003 wieder auf den Markt und wurde seither bei insgesamt über 23.000 Patienten implantiert. Mehr als 8

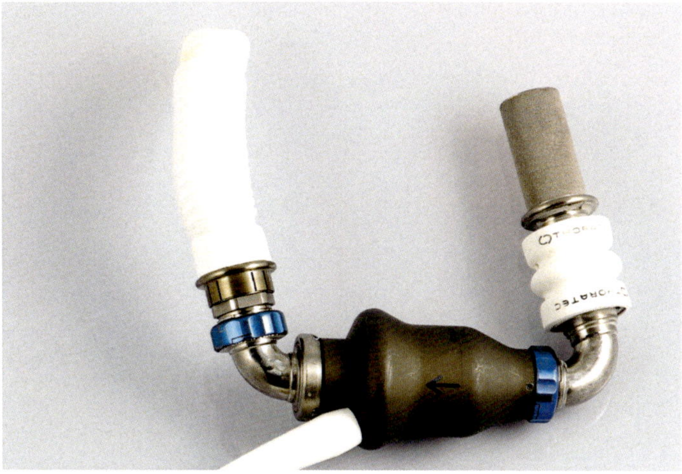

Abb. 4.7 HeartMate II

Patienten sind seit über 10 Jahren am System (Stand August 2016).

Als Besonderheit hat diese Pumpe eine Einflusskanüle, die nicht nur eine raue Oberfläche aufweist, sondern auch flexibel mit dem Pumpenkörper verbunden ist, was bei den meisten Patienten zu einer nahezu optimalen Ausrichtung der apikalen Kanüle führt und dieser obendrein erlaubt, der physiologischen Bewegung des Apex zu folgen.

Im November 2005 erhielt das HeartMate II die CE-Zulassung, im April 2008 die FDA-Zulassung als Überbrückungssystem und im Januar 2010 die Zulassung als permanent anwendbare Pumpe.

**Technische Spezifikation** Das Gewicht der Pumpe beträgt 400 g. Sie ist im Betrieb geräuschlos. Die Lager des Rotors bestehen aus synthetischen Siliziumcarbid-Keramik-Pfannen und aus Rubinen. Sie sind auf eine Haltbarkeit von 10 Jahren ausgelegt, wobei deutlich längere Haltbarkeiten diskutiert werden (Reichenbach et al. 2010). Der aktuelle Pumpenfluss wird über die Drehzahl und die aufgenommene Leistung errechnet.

Die Energieversorgung erfolgt über ein transkutanes Kabel, welches mit dem Controller verbunden ist. Die beiden angeschlossenen Lithium-Ionen-Akkus erlauben zusammen eine Unabhängigkeit von über 10 h von externen Stromquellen.

**Antikoagulationsempfehlung des Herstellers** INR: 1,5–2,5 zzgl. 81–325 mg Acetylsalicylsäure/Tag. Frühpostoperartive Antikoagulation nur bei bekannten intraatrialen Thromben und/oder chronischem Vorhofflimmern.

**Fluss-Druck-Kennlinie** Die Pumpe hat eine maximale Leistungsaufnahme von 14 Watt. Die Drehzahl kann zwischen 6.000 und 15.000 Umdrehungen pro Minute eingestellt werden. Bei 10.000 Umdrehungen pro Minute kann sie 5 l gegen einen Druck von 80 mmHg pumpen (Abb. 4.8). Im Falle eines Ansaugens im linken Ventrikel kommt es automatisch zur Reduktion der Pumpendrehzahl.

## Berlin Heart INCOR®

Die Entwicklung des Berlin Heart INCOR (Abb. 4.9) begann im Jahre 1994 in Berlin, und die erste Implantation im Tier erfolgte im Juli 2001. Der erste klinische Einsatz erfolgte am 16. Juni 2002 bei einem 41-jährigen Patienten, der eine koronare Herzkrankheit hatte (Drews et al. 2008). Im Laufe der Jahre gab es multiple Modifikationen, die vorwiegend die Einflusskanüle betrafen. Dabei wurde passager versucht, durch eine Kürzung der Einflusskanüle das Risiko für Thromboembolien zu minimieren. Derzeit wird eine Kanüle mit strukturierter Oberfläche aus gesintertem Titan angeboten.

Aufgrund anfänglicher Magnetlagerprobleme (durch das transkutane Kabel wurde Flüssigkeit in den Motorraum gezogen) kam es zu Korrosionen an den Magneten. Eine Abschirmung

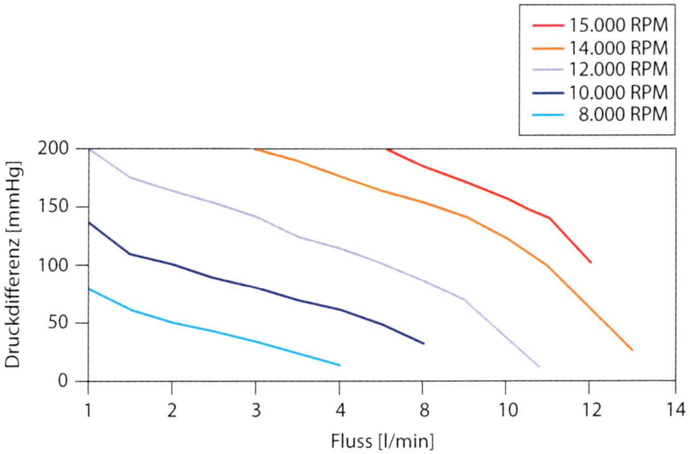


**Abb. 4.8** Druck-Fluss-Kennlinie des HeartMate II

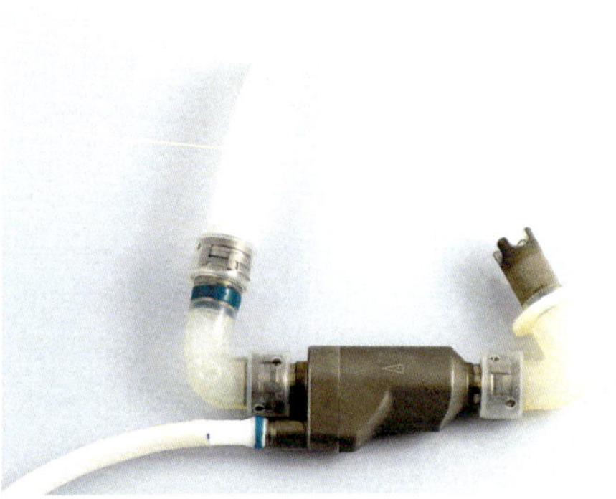

**Abb. 4.9** Berlin Heart INCOR

(Glasdurchführung) des Kabels zum Pumpengehäuse konnte Abhilfe schaffen (2003). Kabelbrüche konnten durch eine andere Kabelführung und andere Löttechniken behoben werden. In den Jahren 2006/2007 wurde noch der Stecker zum Controller derart verändert, dass die intraoperativ notwendige Hautinzision zur Kabeldurchleitung kleiner werden konnte.

Das Berlin Heart INCOR wurde bisher bei insgesamt 654 Patienten implantiert (Stand: August 2016). Die mittlere Unterstützungszeit beträgt 324 Tage und der längste Einsatz bei einem Patienten 9,5 Jahre. Der Patient erhielt 2 Jahre nach der Implantation einen Pumpentausch und verstarb später an einem Lungenkarzinom.

Das System wurde bislang an 74 Zentren in 19 Ländern implantiert. Im März 2003 erhielt es die CE-Zulassung.

**Technische Spezifikation** Die Pumpe besteht aus Titan, hat ein Gewicht von 200 g und arbeitet geräuschlos. Der Impeller ist aktiv magnetisch gelagert. Die Innenoberfläche der Pumpe ist entsprechend dem Carmeda-Prinzip mit Heparin beschichtet („CarmedaBioActiveSurface"), um einer Thrombenbildung vorzubeugen.

Die Lithium-Ionen-Akkus erlauben jeweils eine Unabhängigkeit von circa 3,5 h von externen Stromquellen (ein Akkupaar: ca. 7 h).Die Haltbarkeit der Pumpe wird vom Hersteller mit 5 Jahren angegeben, obwohl durch die Magnetlagerung eine absolute Verschleißfreiheit der Pumpe erreicht wird. Die Schwachstelle stellt wie bei vielen anderen Systemen das perkutane Kabel dar.

**Antikoagulationsempfehlung** INR: 2,5–3,0 zzgl. Acetylsalicylsäure, Dipyridamol und ggf. Clopidogrel (Dosierung nach Thrombozytenaggregationstests). Heparin mit Ziel-PTT 50–60 s (Thrombozytenzahl 50.000–100.000/µl); Heparin mit Ziel-PTT 60–80 s (Thrombozytenzahl >100.000/µl).

**Fluss-Druck-Kennlinie** Die Pumpe hat eine Motorleistung von maximal 4 Watt und verfügt über einen Drehzahlbereich von 5.000–10.000 Umdrehungen pro Minute. Bei 7.000 Umdrehungen pro Minute kann sie 6 l gegen einen Druck von 80 mmHg pumpen (Abb. 4.10).

Das Berlin Heart INCOR verfügt über eine periodische Strömungsänderung (PFC), die wahlweise einen Abfall der Drehzahl auf 3.000 Umdrehungen

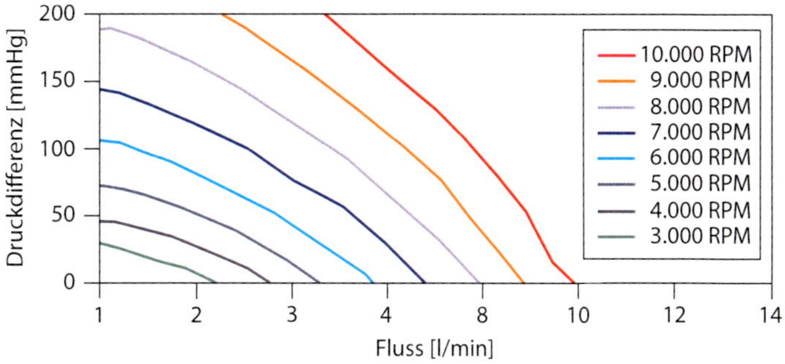

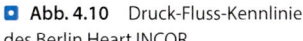

**Abb. 4.10** Druck-Fluss-Kennlinie des Berlin Heart INCOR

pro Minute für bis zu 2 s in minütlichen oder halbstündlichen Abständen bewirkt. Dies soll zu einem Öffnen der Aortenklappe und somit zu einer Verringerung der Thrombenbildung führen. Zusätzlich kann wahlweise ein Ansaugschutz (SP) aktiviert werden, der bei Überschreitung einer einstellbaren Druckdifferenzgrenze (Ansaugen) die Drehzahl absenkt.

## Weitere Systeme

Es gibt noch zahlreiche andere Axialflusspumpen.

### Impella®-System

Das Impella®-recover-Pumpsystem wird von der Firma Abiomed angeboten. Es ist die kleinste Axialflusspumpe und wird retrograd über den Aortenbogen durch die Aortenklappe mit der Spitze im linken Ventrikel platziert. Es gibt über 300 Publikationen zu diesem System. Es ist zur Kurzzeitanwendung gedacht und in drei verschiedenen Varianten verfügbar:

- Das Impella 2.5 wird über eine femorale Punktion eingeführt und pumpt bei bis zu 50.000 Drehungen in der Minute bis zu 2,5 l/min. Die FDA-Zulassung erfolgte im Jahre 2008.
- Das Impella CP kann ebenso über eine perkutane Punktion eingebracht werden und pumpt bis zu 3, l/min. Die FDA-Zulassung erhielt das System im Jahre 2010.
- Das Impella 5.0 pumpt bis zu 5,0 l/min. Die Implantation benötigt jedoch aufgrund der größeren Bauweise eine chirurgische Implantation mit Freilegung entweder der Arteria femoralis, der Arteria axillaris oder der direkten Implantation durch die Aorta ascendens. Diese Pumpe erhielt im Jahre 2009 die FDA-Zulassung (Mukku et al. 2011).

Die weiteren Axialflusspumpen sind Entwürfe und Entwicklungen, die im klinischen Alltag bisher keine Rolle gespielt haben:

### Streamliner™ VAD

Das Streamliner VAD wurde durch LauchPoint Technologies (Californien) in Zusammenarbeit mit dem McGowan Insitute in Pittsburgh (eine Kooperation der University of Pittsburgh und der University of Pittsburgh Medical Center) entwickelt. Es war das erste System, das eine magnetische Lagerung hatte. Der Prototyp entstand im Jahre 1996, die erste Implantation beim Tier erfolgte im Jahre 1998. Aus dieser Versuchsreihe gingen weitere Projekte hervor: das Toddler VAD (TVAD) und das Pediatgric VAD (PVAD) (Song et al. 2003).

### MagneVAD

Diese Axialflusspumpe wiegt 82 g und soll 1,5–10 l/min pumpen. Bisher gibt es erste Testreihen, klinische Anwendungen fanden bisher nicht statt (Goldowsky et al. 2005).

### Valvopump

Dieses System wurde im Jahre 2005 als Patent angemeldet. Es handelt es sich um eine miniaturisierte Axialflusspumpe, die neben einer sehr kleinen Klappenprothese in einen Nahtring eingesetzt wird, um sie dann als Aorten- oder Pulmonakllappenersatz zu implantieren. Der Erfinder ist Robert Koffler Jarvik, Entwickler der Jarvik 2000 FlowMaker (Song et al. 2003).

### Schlussfolgerung

Obwohl die Axialflusspumpen zunehmend durch Zentrifugalpumpen abgelöst werden (HVAD, HeartWare III), muss damit gerechnet werden, dass die Axialflusspumpen aufgrund ihrer sehr kleinen Bauweise zukünftig als „Valvopumps" ein Revival erleben können. Zahlreiche Gruppen arbeiten an diesem Projekt (Okamoto et al. 2015, Qian 2006, Wang et al. 2009). Im Rahmen der Weiterentwicklungen wurde auch das MVAD gebaut (eine Nachfolge vom HeartMate II), das ebenfalls eine Axialflusspumpe ist.

## 4.1.2 Zentrifugaler Antrieb

*S. V. Rojas, M. Strüber, A. Haverich, J. D. Schmitto*

Zentrifugalpumpen gehören zu der sog. 3. Generation an Linksherzunterstützungssystemen. Derzeit sind auf dem Markt zwei verschiedene Linksherzunterstützungssysteme mit zentrifugaler Pumptechnik kommerziell erhältlich.

- HVAD® der Firma HeartWare International Inc.,
- HeartMate 3™ der Firma St. Jude Medical (ehem. Thoratec Corp.),
- DuraHeart® (Terumo Heart Inc.).

### HeartWare® HVAD

Das HeartWare HVAD ist ein Herzunterstützungssystem, dass bis zu 10 l Blut pro Minute fördern kann. Das HeartWare-System besteht aus einer Blutpumpe mit integrierter Einflusskanüle, einer Gel-imprägnierten 10-mm-Ausflusskanüle aus Polyester mit Zugentlastung und einem perkutanen Verbindungskabel. Die an der Ausflusskanüle verwendete Zugentlastung verhindert ein mögliches Abknicken der Ausflusskanüle im proximalen Bereich. Das Verbindungskabel (engl. Driveline) ist teilweise im intrakorporalen Abschnitt mit rauem Polyestergewebe überzogen, um ein Einwachsen in das subkutane Gewebe bis zur kutanen Austrittsstelle zu begünstigen. Die kleine, verschleißfreie Pumpe hat einen Durchmesser von ca. 4 cm und weist lediglich eine Dicke von ca. 2 cm auf. Dabei verfügt das HVAD über ein Füllvolumen von 50 ml und wiegt 160 g. Die kompakte Größe der Vorrichtung und die kurze Einflusskanüle ermöglichen eine vollständig intraperikardiale Implantation, wodurch auf zusätzliche Eingriffe im Abdomen oder in Gerätetaschen verzichtet werden kann. Das einzige bewegliche Teil der Pumpe ist ein Impeller, der das Blut verdichtet, um einen Durchfluss von maximal 10 l/min zu erzeugen (◘ Abb. 4.11). Das Pumpengehäuse enthält zwei Motoren, wobei der zweite Motor auch der Sicherheitsredundanz dient. Eine kurze integrierte Einflusskanüle, die außen teilweise gesintert ist, wird in den linken Ventrikel eingeführt, und die Ausflusskanüle verbindet die HVAD-Pumpe mit der Aorta. Ein am Myokard befestigter Nahtring ermöglicht die intraoperative Fixierung der Pumpe (Hanke et al. 2015).

Die Zulassungsstudie von HeartWare begann im Jahre 2006 und war auf ein Minimum von 5 herzchirurgischen Zentren beschränkt: dem Allgemeinen Krankenhaus (AKH) der Stadt Wien in Österreich (in dem auch am 22.03.2006 die weltweit erste HVAD-Implantation durchgeführt wurde), dem Royal Perth Hospital (Australien), dem St Vincent's Hospital (Australien), dem Harefield Hospital (London, Großbritannien) sowie der Medizinischen Hochschule Hannover (Deutschland). Weitere erfolgreiche Implantationen folgten in Bad Oeynhausen und am DHZB in Berlin (Strueber et al. 2011, Wieselthaler et al. 2010). Seither wurde das HVAD-System bereits mehr als 10.000-mal weltweit in Patienten implantiert (Strueber et al. 2014). Aufgrund der kleinen Größe sowie der Möglichkeit der intraperikardialen Platzierung des Device ist neben dem herkömmlichen OP-Zugang mittels konventioneller Sternotomie auch ein miniaturisierter (minimalinvasiver) Zugang über eine anterolaterale Thorakotomie sowie obere Hemisternotomie durchführbar (Schmitto et al. 2012a). Diese minimalinvasiven Operationen weisen dabei mehrere Vorteile auf: Sie sind nicht nur weniger traumatisch und daher komplikationsärmer – v. a. bei kardial bereits voroperierten Patienten –, sondern führen aufgrund der Vermeidung der Öffnung des Perikards bei nichtvoroperierten Patienten auch zu einer Reduktion des ansonsten oftmals beschriebenen perioperativen Rechtsherzversagens (Rojas et al. 2015). Zudem wird bei Bridge-to-Transplant-Patienten der Zugang zum Herzen bei später anstehender Herztransplantation deutlich erleichtert (Rojas et al. 2015).

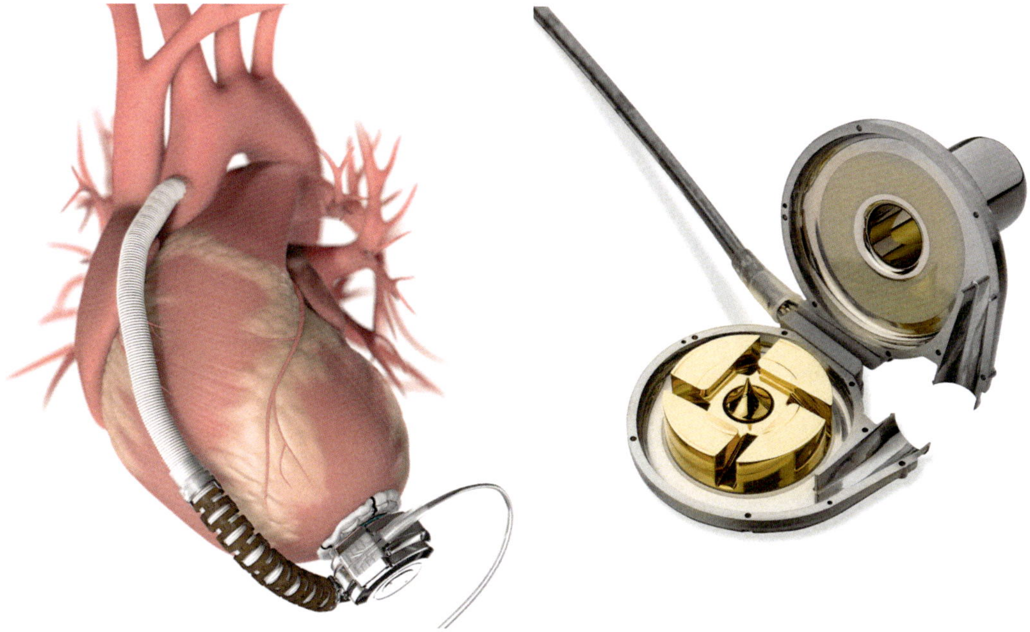

**Abb. 4.11** **a** Lage des HVAD im Perikardraum. **b** Eröffnetes HVAD mit Blick auf den Impeller. (Mit freundlicher Genehmigung der Firma HeartWare)

Auch ein biventrikulärer Einsatz des HVAD bei globaler Herzinsuffizienz im Endstadium wird in einigen Zentren durchgeführt (Krabatsch et al. 2011, Schmitto et al. 2012b). Allerdings ist bei höchstem Schweregrad der Erkrankung dieser Patienten das Langzeitüberleben insgesamt deutlich eingeschränkt.

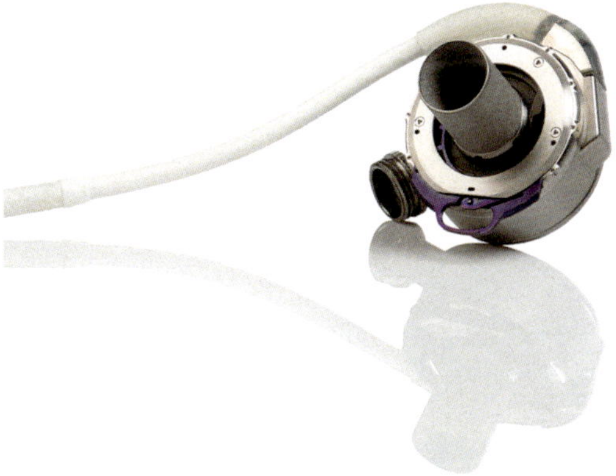

**Abb. 4.12** HeartMate 3™. (Mit freundlicher Genehmigung der Firma St. Jude Medical)

## HeartMate 3™

Das HeartMate 3™ (Abb. 4.12) stellt die letzte Generation der HeartMate-Serie dar. Es ist auch das erste Modell dieser Serie, dass sich einer Zentrifugalpumpentechnik bedient. Somit wurde das komplette Pumpendesign überarbeitet. Ähnlich wie beim HVAD beträgt der theoretisch mögliche Blutfluss 10 l/min. Zur Optimierung der Blutverträglichkeit umfasst das neue Design einheitliche Blutflussabstände, die 10- bis 20-mal größer sind als bei vergleichbaren Systemen. Des Weiteren wurde die komplette Innenoberfläche texturiert und die Hämokompatibilität verbessert. Durch die Full-MagLEVTM-Technologie wird der Impeller des HeartMate 3 mittels Magnetschwebetechnik „in der Schwebe" gehalten. Dadurch soll das Bluttrauma reduziert werden. Obwohl das HeartMate 3 einen kontinuierlichen Fluss herstellt, verfügt es über eine zusätzliche Pulstechnologie, um die Wäsche des Systemes zu fördern sowie um Rezirkulation und Blutstau zu verhindern.

Das erste HeartMate 3 wurde 2014 an der Medizinischen Hochschule Hannover (MHH) implantiert (Schmitto et al. 2015). Im Rahmen der europäischen Zulassungsstudie (CE Mark Trial), wurden insgesamt

50 Patienten in 10 Zentren in Deutschland (Bad Oeynhausen, Berlin, Freiburg, Leipzig, Hannover), Australien (Melbourne), Kanada (Toronto), Österreich (Wien), der Tschechischen Republik (Prag) und Kasachstan (Astana) behandelt. Die Überlebensraten betrugen nach 30 Tagen 98 % und nach 6 Monaten 92 % (Netuka et al. 2015). Es zeigten sich vergleichsweise niedrige Hämolyseraten. Aufgrund der positiven Ergebnisse des CE Mark Trial wurde das HeartMate 3 in Europa im Oktober 2015 als Bridge to Transplant, als Destination Therapy und als Bridge to Recovery zugelassen. Aktuell wird das System weltweit – in den Vereinigten Staaten im Rahmen multizentrischer Studien – verwendet.

### DuraHeart®

Das DuraHeart (Terumo Heart Inc.) (◘ Abb. 4.13) besteht aus einer kleinen implantierbaren Pumpe aus Titan (Gewicht: 540 g, Durchmesser: 73 mm), die durch zentrifugale Rotation den natürlichen linksventrikulären Blutstrom unterstützt (Morshuis et al. 2009). In ihrem Inneren beschleunigt der magnetisch gelagerte Impeller (gelagert ohne mechanische Aufhängungen und somit frei schwebend im Blutstrom) mit ca. 1.200–1.500 U/min das Blut, wobei er bis zu 8 l Blut pro min zu fördern vermag. Oberflächen, die mit Blut in Kontakt treten, wurden mit einer „heparin immobilization technique" modifiziert, um thromboembolische Komplikationen zu verringern. Eine externe Steuereinheit kontrolliert die Systemleistung und regelt die Energieversorgung von wieder aufladbaren Batterien oder einem Batterieladegerät. Im Gegensatz zu allen bisherigen MKU-Systemen zeichnet sich das DuraHeart besonders durch seine magnetische Lagerung (Levitation) und seine geringe Größe aus. Es ist dadurch praktisch verschleißfrei und verspricht eine sehr lange Haltbarkeitsdauer. Die Pumpe arbeitet zudem energiesparend und ohne allzu starke Geräusche.

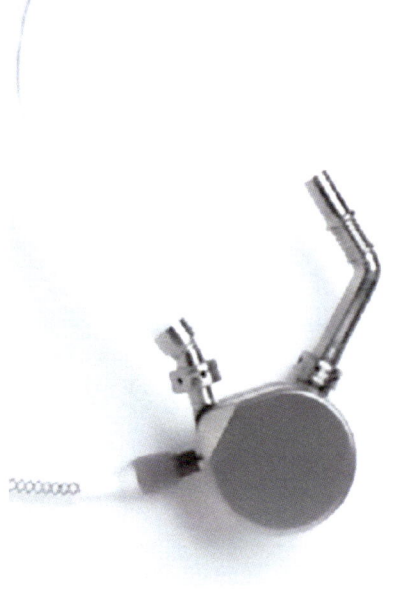

◘ **Abb. 4.13** DuraHeart® VAD. (Mit freundlicher Genehmigung der Firma Terumo Heart)

Für den Patienten bedeutet ein solches System eine enorme Steigerung der Lebensqualität, zumal er lediglich eine Steuereinheit und Batterien mit sich führen muss und nach Hause entlassen werden kann.

Knapp 15 Jahre dauerte die Forschungsarbeit und Entwicklung des DuraHeart-Systems. Der amerikanische Hersteller Terumo Heart hat seinen Sitz in Ann Arbor, Michigan, USA. Die Erstimplantation erfolgte im Jahre 2004 im Herz- und Diabeteszentrum NRW in Bad Oeynhausen (Morshuis et al. 2009) und markierte zugleich den Auftakt einer klinischen Multicenterstudie, an der weltweit 40 Herzzentren beteiligt waren. Seit dem Jahr 2007 ist das DuraHeart LVAD CE-zertifiziert (Morshuis et al. 2009). Gegenwärtig wird das DuraHeart LVAD mehrheitlich in Japan verwendet und hat in Europa eine untergeordnete Bedeutung (Sawa 2015).

In ◘ Tab. 4.1 findet sich eine Gegenüberstellung der technischen Details der drei Zentrifugalpumpen.

## 4.1.3 Extravasale Systeme: Sunshine C-Pulse® Heart Assist System

*N. Sadat, D. Saeed*

### Grundlegendes

Die jährlich steigende Anzahl der Patienten mit Herzinsuffizienz macht verbesserte und ambulante Therapieoptionen zur Behandlung der Herzinsuffizienz notwendig. Neben der pharmakologischen und elektrophysiologischen Möglichkeit spielen auch

**Tab. 4.1** Technische Details der verschiedenen Zentrifugalpumpen

| | HVAD (HeartWare) | DuraHeart (Terumo) | HeartMate 3 (Thoratec – SJM) |
|---|---|---|---|
| Pumpenarchitektur | Zentrifugalpumpe | | |
| Speed | 1.800–3.400 rpm | 1.200–2.400 rpm | 3.000–9.000 (11.000) rpm |
| Fluss | 3–10 l/min | 8 l/min | 2,5–10 l/min |
| Außendurchmesser (Pumpe) | 50 mm | 72 mm | 50,3 mm |
| Höhe (Pumpe) | 42 mm | 45 mm | 55,8 mm |
| Gewicht (Pumpe) | ca. 160 g | ca. 540 g | ca. 200 g |
| Batterielaufzeit | ca. 6 h | ca. 3½ h | ca. 17 h |
| Implantation | Minimalinvasiv oder Sternotomie | In den Oberbauch | Sternotomie [a] |
| Inflow-Kanüle | Verbindet das Herz mit der Pumpe | | |
| Outflow-Kanüle | Mit der Aorta ascendens verbunden | | |

[a] Zum Zeitpunkt der Verfassung des Kapitels lagen noch keine Daten zur minimalinvasiven Implantation bei HeartMate 3 oder Duraheart vor.

mechanische Unterstützungssysteme eine zunehmend bedeutende Rolle (Solanki 2014). Das Sunshine C-Pulse® Heart Assist System ist ein Gegenpulsations-Device und basiert auf das Prinzip der intraaortalen Ballonpumpe (IABP) mit dem Unterschied, dass bei diesem System der Mechanismus von extraaortal ohne Blutkontakt funktioniert. Das Verfahren wurde bereits 1953 von den Brüdern Kantrowitz vorgestellt und ist in Form der IABP seit 1967 im klinischen Einsatz zur Behandlung des kardiogenen Schocks (Malcom et al. 2005). Die positiven hämodynamischen Effekte sind eine gesteigerte Koronarperfusion sowie eine Reduktion der linksventrikulären Nachlast (Malcom et al. 2005, Schulz et. al. 2016, Solanki 2014, Virna et al. 2010). Als ambulantes minimalinvasives Verfahren zur Therapie der Herzinsuffizienz bietet das C-Pulse-System eine gute Alternative (Abb. 4.14). Die Implantation kann mittels medianer oder partieller Sternotomie oder rechts parasternal erfolgen (Abraham et al. 2014).

Hauptindikationen für die Implantation des Sunshine Heart C-Pulse sind:

- NYHA III oder ambulante NYHA-IV-Patienten,
- linksventrikuläre Ejektionsfraktion (LV-EF) ≤35 %,
- Erfordernis einer CRT-, CRT-D- oder ICD-Therapie,
- wenn die medikamentöse Herzinsuffizienztherapie nicht ausreicht.

Das C-Pulse-System kann als Bridge to Recovery (Abraham et al. 2014, Schulz et al. 2016), Bridge to LVAD (Abraham et al. 2014, Schulz et al. 2016, Zeriouh et al. 2016) oder als Brigde to Transplant (Abraham et al. 2014, Cheng et al. 2014, Schulz et al. 2016) zur Anwendung kommen.

### Aufbau des Sunshine Heart C-Pulse

Das C-Pulse Heart Assist System besteht aus einer extraaortalen Manschette mit einem Ballon, welche die Aorta ascendens ummantelt, und einer Air-Line zur Füllung des Ballons (Abb. 4.15). Die Daumenabdruckform des Ballons dient zur Stressreduktion auf die Aortenwand. Zwei bipolare epikardiale Sensing-Elektroden sind am linken Ventrikel verankert. Die intrakorporalen Elemente sind über einen Konnektionskabel über eine Austrittstelle im abdominellen Bereich mit dem externen Driver verbunden. Der externe Driver beinhaltet eine Pumpe und eine Batterie (Abraham et al. 2014, Schulz et al. 2016).

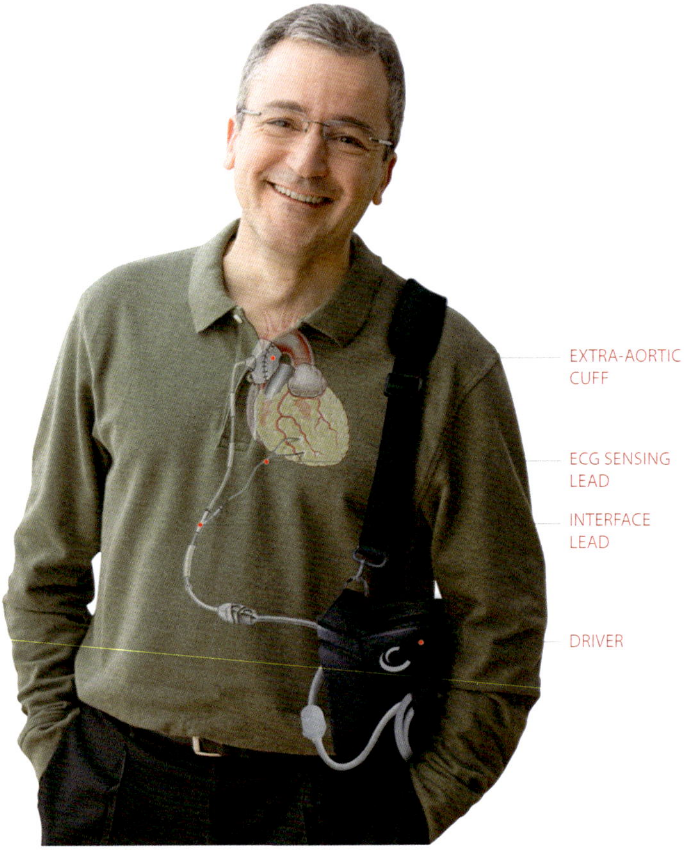


**Abb. 4.14** Elemente des Sunshine C-Pulse®-Heart-Assist-Systems. Die intrakorporalen Elemente sind über einen Konnektionskabel über eine Austrittstelle im abdominellen Bereich mit dem externen Driver verbunden. Der externe Driver beinhaltet eine Pumpe und eine Batterie. (Mit freundlicher Genehmigung der Fa. Sunshine Heart)

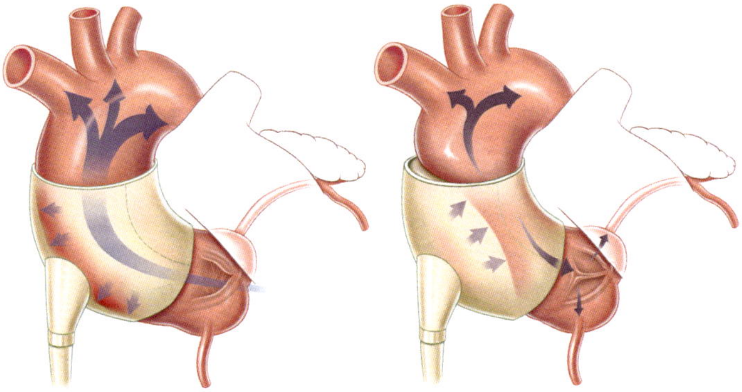

**Abb. 4.15** Füllungs- und Entlüftungszustand der extraaortalen Ballonmanschette um die Aorta ascendens. (Mit freundlicher Genehmigung der Fa. Sunshine Heart)

## Funktion des Sunshine Heart C-Pulse

Die bipolaren epikardialen Sensing-Elektroden im linken Ventrikel bewirken, abhängig von der Herzfrequenz des Patienten, wie schnell der Ballon gefüllt und entlüftet wird. Die Einstellung kann im 1:1-Modus – d. h. Füllung des Ballons bei jeder Diastole – oder im 1:2-Modus erfolgen. Die Ballonfüllung mit ca. 20–30 ml findet EKG-getriggert in der Anfangsphase der Diastole nach Schließung der Aortenklappe statt. Durch den erhöhten Gefäßwiderstand in der Aorta ascendens wird eine folgende Steigerung der Koronarperfusion indiziert. In der

Systole ist der Ballon entlüftet, sodass ein ungestörter Auswurf aus dem linken Ventrikel möglich ist. Durch die externe Programmierung des Füllungsvolumens, der Füllungs- und Entlüftungszeit des Ballons können diese Parameter individuell angepasst werden (Abraham et al. 2014, Schulz et al. 2016, Solanki 2014, Virna et al. 2010).

### Vorteile und Limitationen des Sunshine Heart C-Pulse

Die Vorteile des Sunshine Heart C-Pulse sind nicht nur die verbesserte Hämodynamik und die Möglichkeit der Implantation in Off-Pump-Technik, sondern vor allem der Verzicht einer Antikoagulationstherapie durch die extraaortale Positionierung des Ballons, da kein Blutkontakt mit dem System besteht (Abraham et al. 2014, Schulz et al. 2016). Auch Komplikationen wie intravasale Thromben sowie thromboembolische und hämorragische Ereignisse werden reduziert (Abraham et al. 2014, 2015; Schulz et al. 2016). Die Daumenabdruckform des Ballons verhindert eine grobe mechanische Beanspruchung der Aortenwand, die in histopatholgischen Analysen keine signifikante Gewebsveränderung zeigte (Cheng et al. 2014). Aus Sicht des Patienten spielt die Option einer Diskonnektion des Systems für 10–20 min – z. B. bei der Körperpflege –, die Mobilität im Alltag sowie die ambulante Behandlungsmöglichkeit eine bedeutende Rolle (Abraham et al. 2014).

Limitationen für das Sunshine Heart System entstehen bei signifikanter Kalzifizierung der Aorta ascendens im Röntgenthorax- oder CT-Bild, bei fortgeschrittener arteriosklerotischer Veränderung der Aorta, Aortendissektion, aortokoronarem Bypassgraft in der Aorta ascendens, Aorta-ascendens-Ersatz, Marfan-Syndrom, mittel- bis hochgradiger Aortenklappeninsuffizienz und hochgradiger Mitralklappeninsuffizienz (Abraham et al. 2014, Schulz et al. 2016)

### US-amerikanische Multicenterstudie des Sunshine Heart C-Pulse

In einer prospektiven Feasibility-Studie aus 7 Zentren in Nordamerika wurden bei 12 Patienten und 8 Patientinnen im Alter von 56,7±7 Jahren (34- bis 71-Jährige) mit ischämischer (n=7) oder nichtischämischer (n=13) Kardiomyopathie das Sunshine Heart C-Pulse implantiert. Es wurde keine 30-Tage-Mortalität dokumentiert, ebenso waren innerhalb der ersten 12 Monate keine neurologischen Ereignisse oder ein Myokardinfarkt vorhanden. Durch die Behandlung mit dem C-Pulse-System konnte eine 85%ige 1-Jahres-Überlebensrate, eine stationäre, durch Herzinsuffizienz bedingte Wiederaufnahme nach 12 Monaten von 15 % sowie eine signifikant verbesserte NYHA-Klassifikation und Lebensqualität erreicht werden. Nach erfolgreichem Weaning konnte bei einem Patienten nach 11 Monaten das C-Pulse-System explantiert werden. Vier Patienten wurden im Verlauf transplantiert und 4 Patienten erhielten einen LVAD. Bei dieser Studie wurde als Hauptkomplikation eine Drive-Line-Infektion von 40 % festgestellt (Abraham et al. 2014).

### Europäische Multicenterstudie des Sunshine Heart C-Pulse

Die Resultate der US-Feasibility-Studie führten zur CE-Zulassung im Juli 2012 und zur Gründung der europäischen Multicenterstudie („C-Pulse OPTIONS HF European multicenter post-market study"), um ein Langzeitverlauf über 5 Jahre zu untersuchen.

Die ersten Ergebnisse dieser europäischen Multicenterstudie aus 3 deutschen Zentren (Schulz et al. 2016) zeigen nach 6 Monaten bei 8 C-Pulse-Implantationen (7 davon männlich) eine Verbesserung der Klasse NYHA III zu NYHA II bei 5 Patienten und eine Konstanz der NYHA-III-Klasse bei 2 Patienten. Die behandelten Patienten waren durchschnittlich 61,6±9,3 Jahre alt. Vier Patienten wurden aufgrund einer ischämischen und 4 Patienten wegen nichtischämischer Kardiomyopathie behandelt. Aufgrund einer refraktären Tachykardie mit weiterer Reduktion der Pumpfunktion 12 h postoperativ wurde bei einem Patienten ein LVAD implantiert. Neurologische Ereignisse, Myokardinfarkt, Blutung oder Infektionen waren nicht vorhanden. Die LV-EF stieg im Durchschnitt von 24,3±7,9 % auf 44,5±4,5 % an ($p<0{,}0001$). Der Kansas City Cardiomyopathy Questionnaire (KCCQ) – ein spezifischer Parameter zur Erfassung der Lebensqualität bei chronischer Herzinsuffizienz – besserte sich von 28,6±19,1 auf 59,1±22,5 ($p=0{,}0183$). Der 6-Minuten-Gehtest konnte bei 6 Patienten mit Verlängerung der Distanz von 252±85 m auf 279±88 m (p>0,05) durchgeführt werden. Nach 6-monatiger Unterstützung erfolgte bei einem Patienten ein Weaning vom C-Pulse System (Schulz et al. 2016).

### Diskussion und Zukunftsperspektiven

Das Sunshine Heart C-Pulse zeigt in US-amerikanischen und europäischen Studien als alternatives Device sowohl positive als auch negative Aspekte in der Behandlung der Herzinsuffizienz (Abraham et al. 2014, Schulz et al. 2016).

Zu den Nachteilen dieses Systems zählt vor allem die limitierte Erfahrung. Es gelang in vielen Kliniken nach der CE-Zulassung nicht, eine ausreichende Anzahl von Patienten für das C-Pulse-System zu rekrutieren, weil sich die Patienten entweder im fortgeschrittenen Stadium der Herzinsuffizienz befanden oder hämodynamisch soweit stabil waren, dass die Implantation eines Systems mit einem Drive-Line und den entsprechenden Komplikationen, aber nur einer partiellen kardialen Unterstützung nicht indiziert war. Die Möglichkeit der Drive-Line-Diskonnektion für 10–20 min macht das C-Pulse-System für Patienten im Alltag praktikabel, führt aber gleichzeitig zu einer hohen Infektionsrate (Abraham et al. 2014). Zusätzliche Nachteile können durch mögliche Verwachsungen durch die C-Pulse-Implantation mit nachfolgend erschwerten Bedingungen für die LVAD-Operation entstehen (Zeriouh et al. 2016).

Der Hauptvorteil dieses Systems besteht darin, dass keine Antikoagulation notwendig ist und das System sich damit besonders für ältere Patienten, die ein erhöhtes Blutungsrisiko haben, gut eignet (Abraham et al. 2015). Unter Berücksichtigung der deutlich höheren Anzahl an thromboembolischen und hämorhagischen Komplikationen der herkömmlichen LVAD-Systeme im Vergleich zum C-Pulse-System spielt dieser Faktor eine bedeutende Rolle (Abraham et al. 2014, 2015; Schulz et al. 2016; Virna et al. 2010). Die Ergebnisse der aktuellen Studien mit dem C-Pulse-System zeigen, dass eine Verbesserung der NYHA-Klassifikation und eine Steigerung des Cardiac Output erreicht werden können (Abraham et al. 2014, Cheng et al. 2014, Schulz et al. 2016, Virna et al. 2010).

Zusammenfassend scheint das Sunshine Heart C-Pulse ein effizientes Verfahren zur Behandlung der moderaten Herzinsuffizienz zu sein und kann zu verbesserter Herzfunktion und Lebensqualität führen (Abraham et al. 2014, Schulz et al. 2016). Schließlich sind wir der Auffassung, dass das C-Pulse-System in der Zukunft mehr Einsatzmöglichkeiten bekommen könnte, wenn das System komplett implantierbar wäre.

## 4.2 Parakorporale Systeme einschließlich Implantationstechniken: Berlin Heart EXCOR® VAD

*A. Rukosujew, A. Hoffmeier, T. D. T. Tjan*

Die Entwicklung des parakorporalen Herzunterstützungssystems in Deutschland begann in den 60er-Jahren durch E. S. Bücherl im Klinikum Charlottenburg der Freien Universität Berlin und wurde von dessen Nachfolger R Hetzer über die Firma Berlin Heart AG weitergeführt (Bücherl 1985). Die erste klinische Verwendung des Berlin Heart EXCOR® VAD zur Unterstützung des linken Ventrikels erfolgte im Jahr 1987 (Hetzer et al. 1992). Drei Jahre später wurde das System zum ersten Mal bei einem 8-jährigen Jungen als Bridge to Cardiac Transplantation erfolgreich implantiert (Warnecke et al. 1991). Über 20 Jahre hinweg wurde das EXCOR-VAD fortgesetzt technisch verbessert und zählt heute zu den zuverlässigsten parakorporalen Systemen (Hetzer et al. 2016, Schmid et al. 2006). Weltweit wurden bis zum September 2015 über 2200 EXCOR Adult- in 29 Ländern und über 1.700 EXCOR Pediatric-Systeme in 37 Ländern implantiert (Berlin Heart 2015). Da heutzutage in der klinischen Praxis für die Linksherzunterstützung überwiegend die Systeme der 3. Generation mit kontinuierlichem Fluss verwendet werden, bleibt das EXCOR-VAD das System der Wahl für die biventrikuläre Unterstützung bei Erwachsenen und ist bei Kindern praktisch die einzige lebensrettende Maßnahme bei kardialer Dekompensation. Nicht weniger entscheidend sind die dabei entstehenden, mit der Implantation verbundenen Kosten. Das EXCOR-VAD ist preisgünstiger als die Systeme der 3. Generation, was in Ländern mit begrenzten finanziellen Ressourcen eine wichtige Rolle spielen könnte.

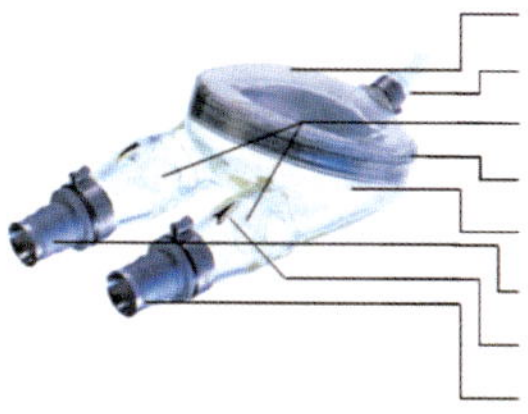


**Abb. 4.16** Blutpumpe Berlin Heart EXCOR. (Mit freundlicher Genehmigung der Firma Berlin Heart GmbH)

## 4.2.1 Aufbau und Funktionsprinzip

Das EXCOR-VAD ist ein elektropneumatisches, parakorporales, pulsatiles Herzunterstützungssystem, das sowohl zur Unterstützung des linken (LVAD) und rechten (RVAD) Ventrikels als auch für beide Herzkammern (BiVAD) bei Patienten mit terminaler oder akuter Herzinsuffizienz verwendet werden kann. Die EXCOR-Blutpumpe besteht aus einem transparenten Polyurethangehäuse, das durch eine luft- und blutdichte Dreifachmembran in eine Blut- und eine Luftkammer aufgeteilt ist (Abb. 4.16).

Die transparente Wand der Blutkammer ermöglicht eine direkte Kontrolle der Pumpenfüllung unmittelbar nach der Systemimplantation und eine Lagekorrektur der Auslasskanüle, wenn die Füllung der Blutkammer nicht ausreichend ist. Darüber hinaus ist die Erkennung von Thromben oder Fibrinauflagerungen, insbesondere im Klappenbereich, erleichtert. Die Blutkammern sind in verschiedenen Größen von 10–80 ml erhältlich, d. h. das System kann auch bei Säuglingen und Kleinkindern implantiert werden. Die Blutpumpen für Kinder (10 ml, 15 ml, 25 ml und 30 ml) sind nur mit Polyurethanklappen verfügbar. Die Erwachsenenkammern (50 ml, 60 ml und 80 ml) sind sowohl mit Polyurethan- als auch mit Doppelflügelprothesen erhältlich Abb. 4.17.

Die Ein- und Auslasskanülen bestehen aus medizinischem Silikon mit praktisch unbegrenzter Haltbarkeit, sind absolut blutdicht mit angepasstem Durchmesser von 5–12 mm und Kanülenlängen von 150–360 mm. Die Apexeinlasskanülen sind abgeschrägt und an ihrer Spitze verstärkt. Die Gefäßauslasskanülen sind mit einem Nahtring aus Polyester-Velours versehen, mit dem die Anastomosierung an der Aorta bzw. Pulmonalarterie erfolgt. Für die aortale Anastomose bildet der Nahtring einen Winkel von 85°, für die pulmonale Anastomose einen Winkel von 60°. Die geraden Adapterkanülen können eingesetzt werden, wenn eine Anastomose mit Gefäßprothese erfolgen soll. Darüber hinaus gibt es verschiedene Kanülen, die in die Vorhöfe eingebracht werden können (Abb. 4.18).

Die robuste IKUS-Steuerkonsole verfügt über drei Kompressoren (inkl. Back-up-System) und erlaubt multiple Einstellungen der Pumpe über einen Laptop mit fest installiertem Monitorprogramm zur Wahl und Kontrolle von verschiedenen Parametern. Das EXCOR Pediatric VAD ist das einzige für Säuglinge und Kinder zugelassene Herzunterstützungssystem mit Druck- und Flussquantifizierung bei kleinen Blutpumpen, die an der IKUS-Steuerkonsole angezeigt und korrigiert werden können (Abb. 4.19).

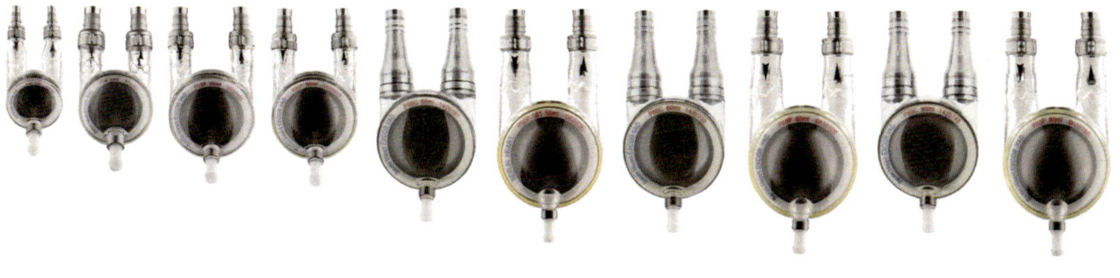

**Abb. 4.17** Verschiedene Größen von Pumpkammern, Einlass- (*links*) und Auslasskanülen (*rechts*). (Mit freundlicher Genehmigung der Firma Berlin Heart GmbH)

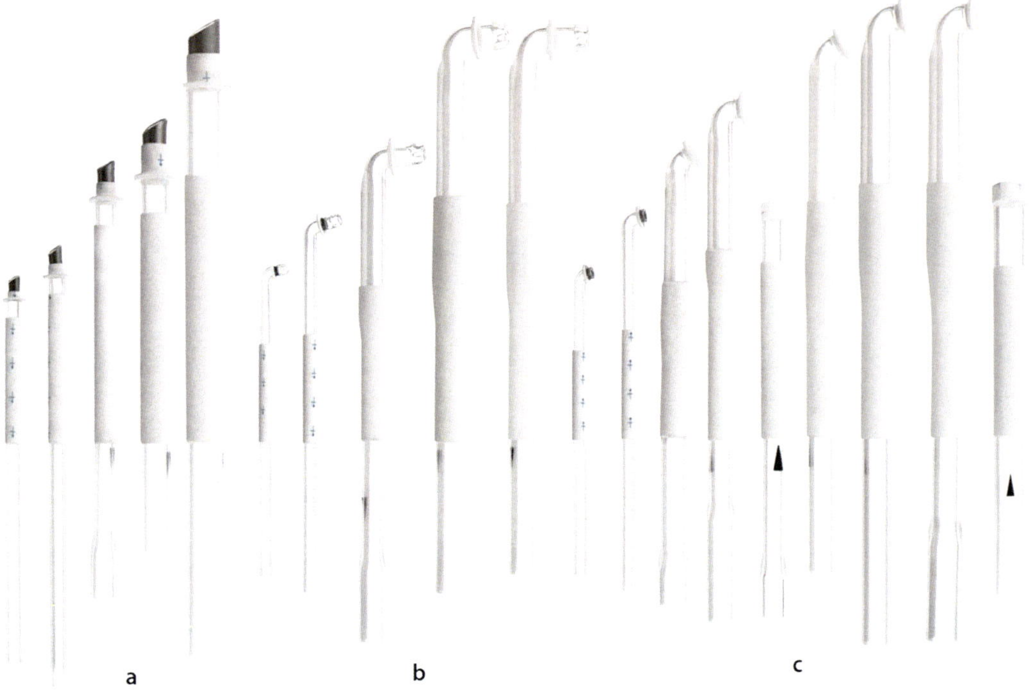

**Abb. 4.18a–c** Einlass- und Auslasskanülen: **a** Apexkanülen, **b** Vorhofkanülen, **c** Gefäßkanülen. (Mit freundlicher Genehmigung der Firma Berlin Heart GmbH)

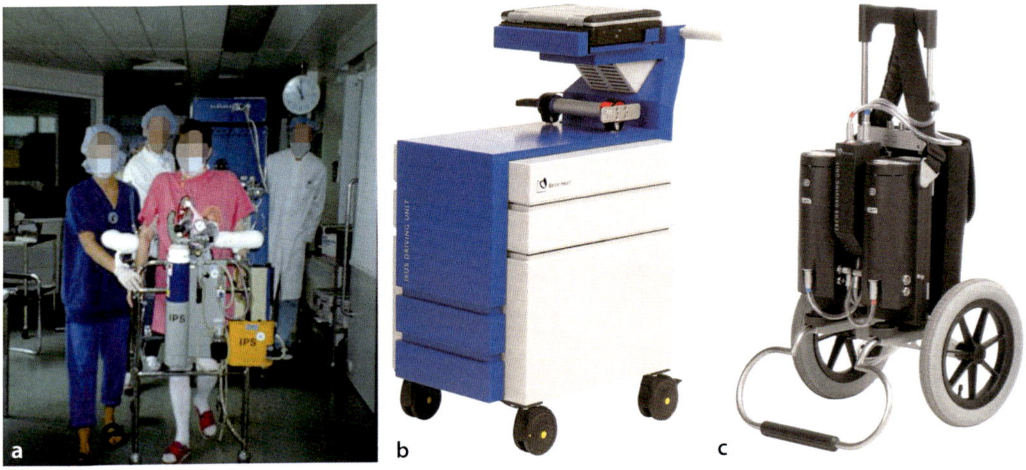

**Abb. 4.19** **a** Große Steuerkonsole, **b** IKUS-Steuerkonsole, **c** kleine mobile Konsole EXCOR mobil. (Mit freundlicher Genehmigung der Firma Berlin Heart GmbH)

Die LVAD werden festfrequentiert zwischen 30 und 150 Schlägen pro Minute (bpm) gesteuert. Das Füll- und Entleerungsverhalten der Pumpkammer ist dabei visuell durch eine transparente Wand zu kontrollieren, da es hierfür keinen Automatismus gibt. Bei einer biventrikulären Unterstützung können die beiden Pumpkammern synchron oder asynchron (gegenläufig) betrieben werden, wobei bei Erwachsenen rechts eine kleinere Pumpkammer (meistens 60 ml) als links (80 ml) angeschlossen wird. Weniger

Einstellmöglichkeiten, aber eine wesentlich größere Beweglichkeit erlaubt die kleine mobile Konsole. Sie ist mit Akkus bestückt, die dem Patienten eine Mobilität von etwa 6 h gewährleisten. Durch eine neu entwickelte Regeltechnik wird das System der körperlichen Belastung des Patienten bzw. Kreislaufsituation automatisch angepasst. Dabei werden die Treibdrücke an den arteriellen Blutdruck adaptiert und das Pumpvolumen bleibt konstant. Allerdings kann das mobile System nur für Erwachsenenpumpkammern genutzt werden (▫ Abb. 4.19).

### 4.2.2 Internationale Erfahrungen

Das EXCOR-System stammt aus Deutschland und wurde in den 90er-Jahren hauptsächlich dort angewendet. Die meisten Systeme wurden bislang im Berliner Herzzentrum eingesetzt, wo sie auch die erste klinische Anwendung überhaupt fanden. In den letzten Jahren wurde das EXCOR-VAD Adult häufiger sowohl in den weiteren west- und osteuropäischen Ländern als auch in Ländern des Nahen Ostens eingesetzt (Ozbaran et al. 2013, Tuba et al. 2015). Im Jahr 2007 wurde die erste Implantation eines LVAD (EXCOR-VAD) in Russland bei einem 5-jährigen Jungen erfolgreich durchgeführt (Bockeria et al. 2007). Dieses Unterstützungssystem hat sich für die Langzeitunterstützung bei Kleinkindern und Säuglingen als zuverlässiges parakorporales System erwiesen (Mascio 2015, Sandica E et al. 2016). Im Dezember 2011 erfolgte in den USA die FDA-Zulassung für das EXCOR-VAD Pediatric (Adachi et al. 2013).

### 4.2.3 Münsteraner Erfahrungen

Das EXCOR-VAD wurde in Münster seit dem 29.07.2003 insgesamt bei 73 Patienten implantiert. Es handelte sich dabei um 60 LVADs, 10 BiVADs und 3 RVADs, wobei 9 der LVAD-Implantationen bei Kleinkindern, Säuglingen und Neugeborenen erfolgten. Das Altersspektrum der Patienten reichte insgesamt von 2 Tagen bis 64 Jahre. Das Körpergewicht variierte dabei zwischen 3,5 kg und 120 kg (▫ Abb. 4.20).

85 % der Implantationen erfolgten als Notfälle. Alle Patienten hatten schwerstes Herzversagen, 17 (24 %) Patienten waren bereits an eine extrakorporale Membranoxygenierung (ECMO) angeschlossen (▫ Abb. 4.21).

Die dominierende Haupterkrankung war der akute Myokardinfarkt, der sich in 9 der 33 Fälle nach einer aortokoronaren Bypassoperation entwickelte

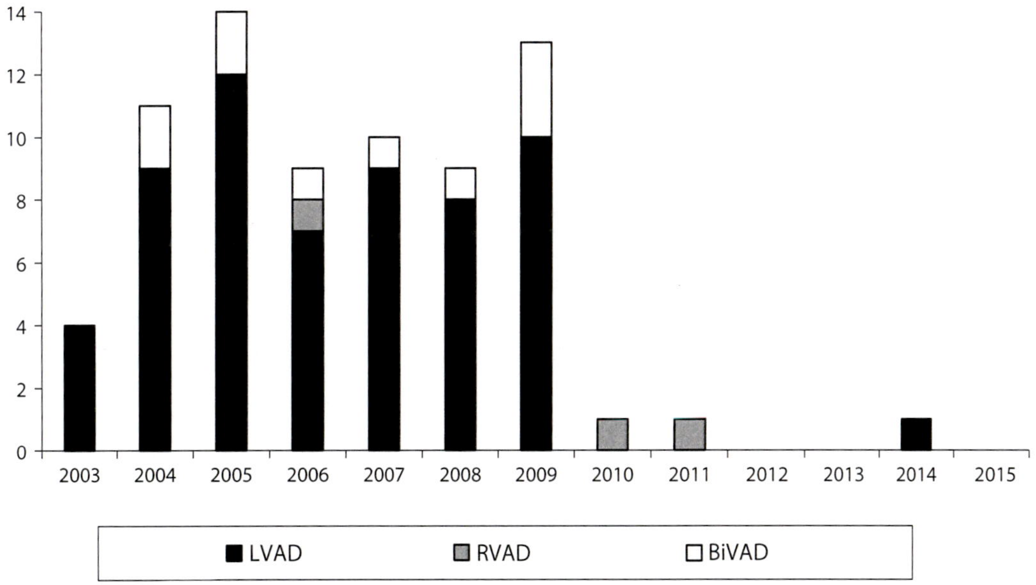


▫ **Abb. 4.20** Anzahl der EXCOR-Implantate pro Jahr von 2003 bis Mai 2014

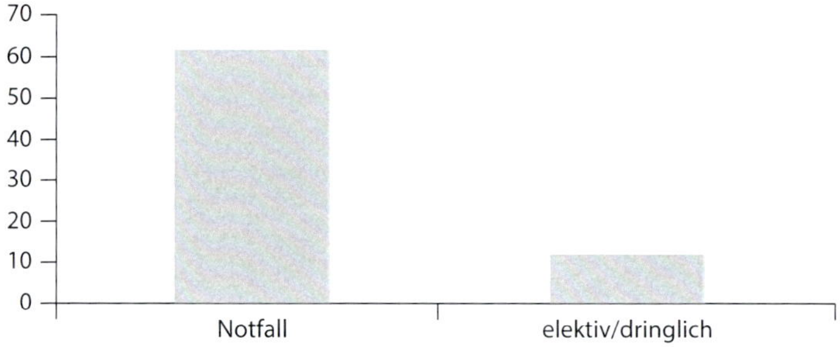


**Abb. 4.21** Dringlichkeit der VAD-Implantation

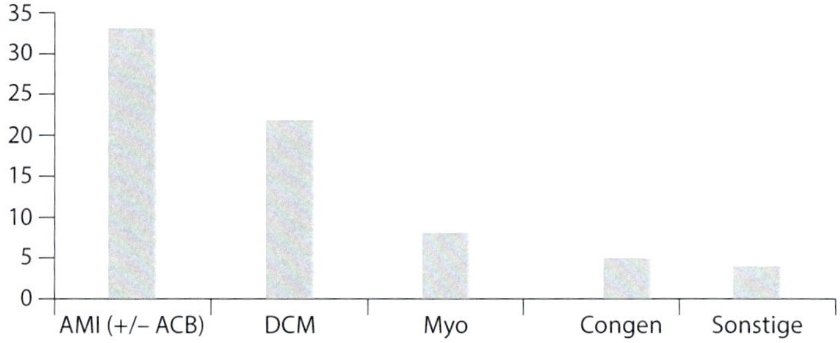


**Abb. 4.22** Zugrundeliegende Herzerkrankungen

bzw. durch diese nicht zu therapieren war. Eine Dekompensation infolge der dilatativen Kardiomyopathie (DCM) war die zweithäufigste Ursache der Systemimplantation und lag bei 22 Patienten vor. Bei 18 weiteren Patienten war eine fulminante Myokarditis die zugrundeliegende Erkrankung. Bei 5 Kindern wurde ein EXCOR-LVAD nach einem herzchirurgischen Eingriff implantiert, wobei 2 Postkardiotomiefälle nach komplexen kongenitalen Korrekturoperationen von extern in extrem schlechtem Zustand zugewiesen worden waren (Abb. 4.22).

Für die biventrikuläre Implantation wurde eine neue Implantationstechnik entwickelt, die rechtsseitig eine ventrikuläre anstelle einer atrialen Kanülierung erlaubt (Schmid et al. 2005). Da es hierfür keine eigene Kanüle gibt, wurde eine linke Apexkanüle verwendet, die analog zur linken Seite über zirkuläre Einzelknopfnähte filzhinterlegt eingebracht wurde. Das Überkreuzen der Kanülen wurde nach intrathorakal verlegt, um die Pumpventrikel extern besser platzieren zu können und um Hautläsionen durch zu dicht beieinanderliegende kutane Austrittsstellen zu vermeiden (Abb. 4.23).

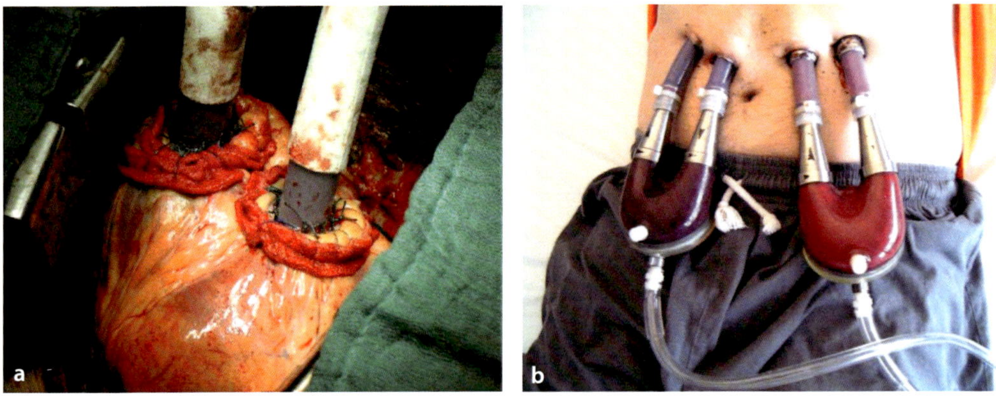


**Abb. 4.23a, b** Technik der BiVAD-Implantation

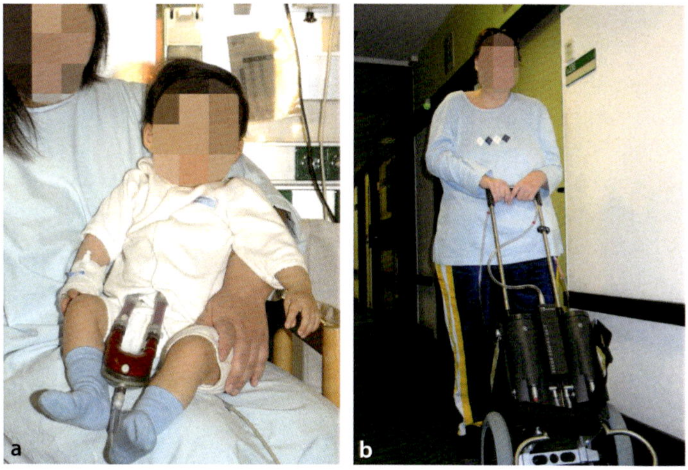

**Abb. 4.24a, b** Kleine und große Patienten am EXCOR-LVAD

Bis zum November 2011 wurden 36 Patienten nach 290±262 Tagen einer Herztransplantation unterzogen (Abb. 4.24), bei 3 Patienten konnte das LVAD nach 56, 125 bzw. 177 Tagen wieder explantiert werden.

Thrombembolische Komplikationen waren und sind mit dem EXCOR-System selten (Abb. 4.25). Selbst eine Antikoagulation mit subkutan appliziertem niedermolekularen Heparin erscheint (zumindest bei Kindern) möglich. Inwieweit Thrombenablagerungen um die Einflusskanüle problematisch sind, ist fraglich, da sie bei vielen Patienten gesehen werden, die keinerlei thromboembolische Komplikationen haben. Die aortalen bzw. pulmonalen Anastomosen und die Ausflusskanülen waren in allen Fällen frei von jeglicher Thrombenbildung.

Infektiöse Komplikationen sind ebenfalls recht selten und entstehen vermutlich bei Patienten, die sich sehr schnell von der Operation erholen und daher sehr früh körperliche Aktivitäten entwickeln. Hierdurch können die Konduits nicht fest in die Bauchdecke einwachsen, was sonst der Fall ist. Bei biventrikulärer Unterstützung erscheint das Risiko einer Entzündung/Infektion der Aus- bzw. Eintrittsstellen ebenfalls erhöht zu sein.

### 4.2.4 Besondere Fälle

Beim ersten Fall handelte es sich um ein 5-jähriges Kind, bei dem eine aortale Homograft-Implantation nicht den gewünschten Erfolg brachte und

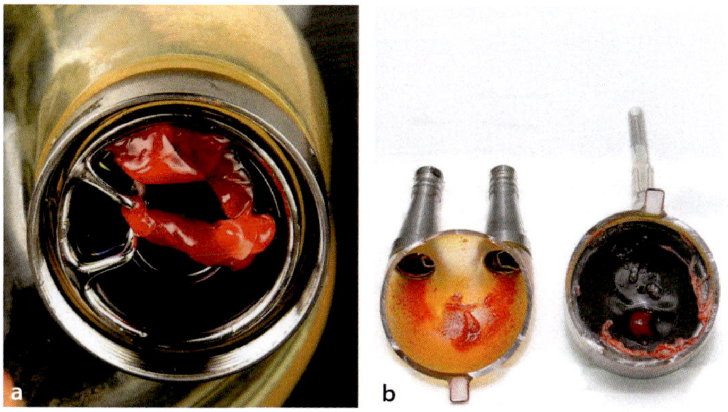

**Abb. 4.25a, b** Thrombotische Ablagerungen im Bereich **a** der Kippscheibe und **b** in einer 80-ml-Pumpkammer

postoperativ eine ECMO notwendig wurde (Etz et al. 2004). Als sich nach 24 h keine Besserung der Myokardfunktion zeigte, wurde die Indikation zur LVAD-Implantation gestellt. Nach Kanülierung des linksventrikulären Apex und aortaler Anastomosierung der Auslasskanüle wurde eine 30-ml-Pumpkammer konnektiert. Aufgrund einer massiven Koagulopathie musste der Thorax 9 Tage offen bleiben, ehe er definitiv verschlossen werden konnte. Trotz der schwierigen Umstände erholte sich das Kind sehr gut und konnte am System auf Stationsebene vollständig mobilisiert werden. Da eine Erholung der Pumpfunktion nicht möglich war, wurde das Kind auf die Transplantationswarteliste gesetzt und nach einer komplikationsfreien Überbrückungszeit von 77 Tagen einer erfolgreichen Herztransplantation unterzogen (◘ Abb. 4.26).

Beim zweiten Fall handelte es sich um eine 30-jährige adipöse Frau, die bei zunehmendem Unwohlsein in einem externen Krankenhaus reanimationspflichtig wurde. Es wurde die Diagnose eines akuten Myokardinfarkts gestellt und mit der Lysetherapie begonnen. Nachdem es zu keiner Besserung kam, wurde die Patientin in die Universitätsklinik verlegt und nach Koronarangiographie einer Notfallkoronar-Revaskularisation unterzogen. Intraoperativ fand sich eine Thrombose der Koronararterien. Die Koronarien wurden, soweit möglich, gesäubert und mit Bypasses versehen. Die Entwöhnung von der EKZ (extrakorporalen Zirkulation) gelang nicht, so dass die Patientin an eine ECMO angeschlossen werden musste. Als sich hierdurch keine Erholung der Myokardfunktion zeigte, wurde ein EXCOR-LVAD implantiert. Postoperativ erholte sich die Patientin zunächst nur schlecht und begann aufzufiebern. Überraschenderweise stellte sich dann heraus, dass die Patientin schwanger und der Fötus inzwischen gestorben war. Sie wurde unter

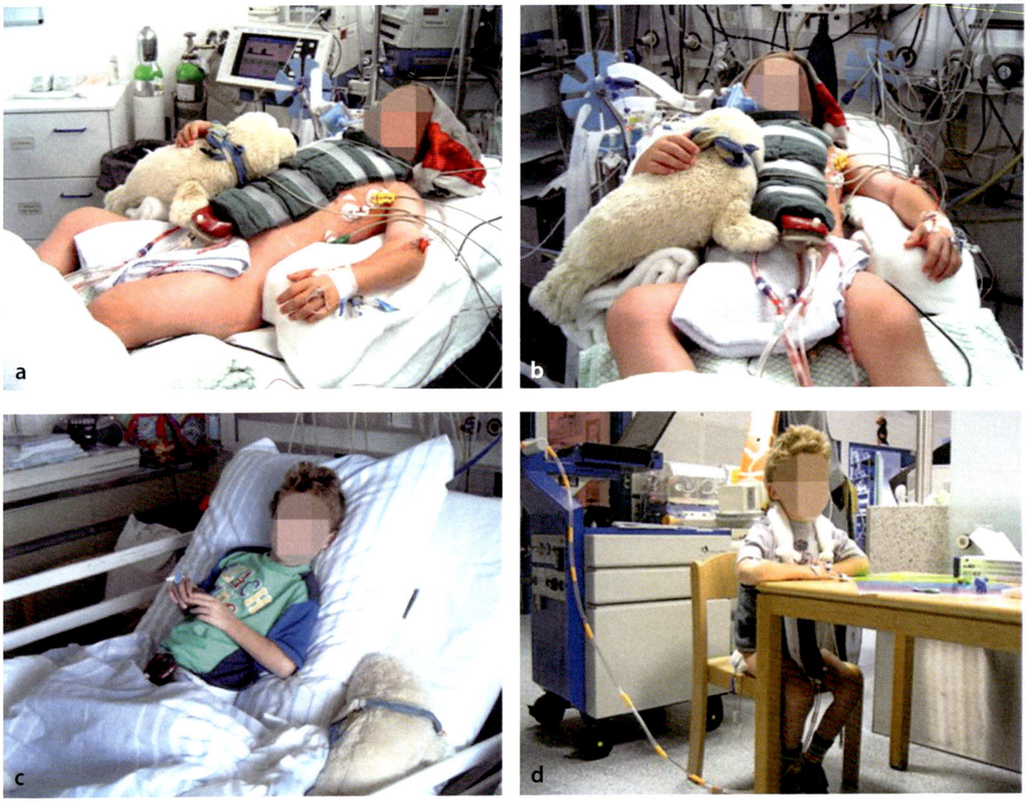

◘ **Abb. 4.26a–d** Kind mit offenem Thorax am ersten postoperativen Tag (**a, b**) und auf der Normalstation (**c, d**)

LVAD-Unterstützung einer Kürettage unterzogen, nach der sie entfieberte und sich vollständig erholte. Sie wurde nach 294 Tagen einer Herztransplantation unterzogen, wobei sie postoperativ arterielle Thrombosen in beiden Beinen und eine Okklusion im zerebralen Venensystem entwickelte. Serologische Untersuchungen zeigten nun, dass die Patientin multiple Gerinnungsdefizite (Protein-C-Mangel, Protein-S-Mangel, etc.) aufwies, die die Thrombosen erklärten. Die Patientin überstand alle Komplikationen und konnte schließlich weitgehend beschwerdefrei entlassen werden.

### 4.2.5 Das EXCOR-System als „Self Made Total Artificial Heart"

In 3 Fällen wurde das EXCOR-System benutzt, um ein selbstgebautes „total artificial heart" (TAH) zu kreieren.

Der erste Patient war ein 52-jähriger Mann im kardiogenen Schock bei akutem Herzinfarkt, bei dem es aufgrund der Nekrosen der Herzspitze nicht gelang, eine Kanüle über die Herzspitze zu implantieren. Der Patient starb leider kurz nach der Operation im fulminanten Lungenödem.

Bei der zweiten Patientin lag eine ausgeprägte Infektion des Herzens sowie des Monate zuvor implantierten Aortenkonduits bei akuter Typ-A-Dissektion vor. Diese Patientin konnte nach 95 Tagen Unterstützung erfolgreich transplantiert werden.

Der dritte Patient hatte eine Typ-A-Dissektion bei bekannter schwerer dilatativer Kardiomyopathie. Auch dieser Patienten wurde nach 85 Tagen Unterstützung transplantiert (Tjan et al. 2008).

#### Technik der Implantation (▸ Abschn. 5.3.2)

- Unter Zuhilfenahme der Herz-Lungen-Maschine werden die Aorta und die Pulmonalarterie quer durchtrennt. Anschließend werden beide Ventrikel in Höhe der AV-Klappen entfernt. Mitral- und Trikuspidalsegel werden dabei reseziert.
- Anschließend wird eine 10 cm lange, 34 mm messende Dacron-Prothese an die Überreste der Vorhöfe genäht.
- Die beiden 16 mm messenden Einflusskanülen vom Berlin-Heart-EXCOR-System werden dann in die Dacron-Prothesen eingeführt und mittels Ligaturen fixiert (die 16-mm-Excor-Einflusskanüle werden nicht mehr von der Firma Berlin Heart GmbH vertrieben. An dieser Stelle müssen alternative Kanülen verwendet werden).
- Anschließend werden zwei mit Gefäßprothesen versehene Ausflusskanülen (Berlin Heart oder Thoratec) End-zu-End mit der Aorta ascendens und der Pulmonalarterie anastomosiert.
- Alle Kanülen werden durch die untere Thoraxapertur geleitet und mit 2 80-ml-Pumpkammern des EXCOR-Systems konnektiert.
- Das System wird im „fixed-rate"-Modus gestartet, wobei beide Pumpkammern sich nicht komplett füllen sollten, damit der Patient noch Reserven bei Belastung hat.
- Damit sich der Perikardraum in den nächsten Wochen nicht verkleinert und somit eine notwendige Herztransplantation unmöglich würde, wird eine ausreichend große Silikonbrustprothese in den Perikardraum eingelegt.
- Wichtig ist auch, die Ausflusskanüle zur Pulmonalarterie mit einer Goretex-Membran zu schützen, damit es nicht zu Verklebungen zwischen Kanüle und Brustbein kommt.

### Literatur

Zu 4.1.1

DeBakey M (1980) Developments in cardiovascular surgery. Cardiovasc Res Cent Bull 19: 5–32

Drews T, Jurmann M, Michael D, Miralem P, Weng Y, Hetzer R (2008) Differences in pulsatile and non-pulsatile mechanical circulatory support in long-term use. J Heart Lung Transplant 27: 1096–1101

Drews T, Dandel M, Krabatsch T, Potapov E, Stepanenko A, et al. (2011) Long-term mechanical circulatory support in 198 patients: largest single-center experience worldwide. ASAIO J 57: 9–16

Frazier OH, Wampler RK, Duncan JM, Dear WE, Macris MP, et al. (1990) First human use of the Hemopump, a catheter-mounted ventricular assist device. Ann Thorac Surg 49: 299–304

Frazier OH, Khalil HA, Benkowski RJ, Cohn WE (2010) Optimization of axial-pump pressure sensitivity for a continuous-flow total artificial heart. J Heart Lung Transplant 29: 687–691

Goldowsky M, Lafaro R, Reed G (2005) Magnevad status of design improvements human blood results and preliminary sheep trial. Artif Organs 29: 855–857

Griffith BP, Kormos RL, Borovetz HS, Litwak K, Antaki JF, et al. (2001) HeartMate II left ventricular assist system: from concept to first clinical use. Ann Thorac Surg 71: 116–120

Mukku VK, Cai Q, Gilani S, Fujise K, Barbagelata A (2011) Use of Impella Ventricular Assist Device in Patients with Severe Coronary Artery Disease Presenting with Cardiac Arrest. Circulation 124: A50

Okamoto E, Yano T, Shiraishi Y, Miura H, Yambe T, Mitamura Y (2015) Initial AcuteAnimal Experiment Using a New Miniature Axial Flow Pump in Series Withthe Natural Heart. Artif Organs 39: 701–704

Qian KX (2006) An implantable aortic valvo-pump for destination therapy. Cardiovasc Eng 6: 40–42

Reichenbach, et al. (2010) Neglible Bearing Wear in Explanted HeartMate II LVADs Following Clinical Support for up to Four Years. International Society for Rotary Blood Pumps (ISRBP)

Song X, Throckmorton AL, Untaroiu A, Patel S, Allaire PE, Wood HG, Olsen DB (2003) Axial flow blood pumps. ASAIO J 49: 355–364

Wampler RK, Frazier OH, Lansing AM, Smalling RW, Nicklas JM, et al. (1991) Treatment of cardiogenic shock with the Hemopump left ventricular assist device. Ann Thorac Surg 52: 506–513

Wang W, Zhu DM, Ding WX (2009) Development ofmechanicalcirculatorysupport devices in China. Artif Organs 33: 1009–1014

Westaby S, Frazier OH, Pigott DW, Saito S, Jarvik RK (2002) Implant technique for the Jarvik 2000 Heart. Ann Thorac Surg 73: 1337–1340


## Zu 4.1.2


Hanke JS, et al. (2016) HeartWare left ventricular assist device for the treatment of advanced heart failure. Future Cardiol12: 17–26

Krabatsch T, Potapov E, Stepanenko A, Schweiger M, Kukucka M et al (2011) Biventricular circulatory support with two miniaturized implantable assist devices. Circulation 124(11 Suppl): S179–186

Morshuis M, El-Banayosy A, Arusoglu L, Koerfer R, Hetzer Ret al (2009) European experience of DuraHeart magnetically levitated centrifugal left ventricular assist system. Eur J Cardiothorac Surg 35: 1020–1027, discussion 1027–1028

Netuka I, et al. (2015) Fully Magnetically Levitated Left Ventricular Assist System for Treating Advanced HF: A Multicenter Study. J Am Coll Cardiol 66: 2579–2589

Rojas SV, Avsar M, Hanke JS, et al. (2015) Minimally invasive ventricular assist device surgery. Artificial organs 39: 473–479

Rojas SV, Avsar M, Uribarri A, et al. (2015) A new era of ventricular assist device surgery: Less invasive procedures. Minerva Chir 70: 63–68

Sawa Y (2015) Current status of third-generation implantable left ventricular assist devices in Japan, Duraheart and HeartWare. Surgery today 45: 672–681

Schmitto JD, Molitoris U, Haverich A, Strueber M (2012a) Implantation of a centrifugal pump as a left ventricular assist device through a novel, minimized approach: Upper hemisternotomy combined with anterolateral thoracotomy. J Thorac Cardiovasc Surg 143: 511–513

Schmitto JD, Burkhoff D, et al. (2012b) Two axial-flow Synergy Micro-Pumps as a biventricular assist device in an ovine animal model. J Heart Lung Transpl 31: 1223–1229

Schmitto JD, et al. (2015) First implantation in man of a new magnetically levitated left ventricular assist device (HeartMate III). J Heart Lung Transpl 34: 858–860

Strueber.M, O´Driscoll G, Jansz P, Khaghani A, Levy WC, Wieselthaler GM (2011) HeartWare Investigators. Multicenter evaluation of an intrapericardial left ventricular assist system. J Am Coll Cardiol 57: 1375–1382

Strueber M, et al. (2014) Results of the post-market Registry to Evaluate the HeartWare Left Ventricular Assist System (ReVOLVE). HEALUN 33: 486–491

Wieselthaler GM, O Driscoll G, Jansz P, Khaghani A, Strueber M (2010) HVAD Clinical Investigators. Initial clinical experience with a novel left ventricular assist device with a magnetically levitated rotor in a multi-institutional trial. J Heart Lung Transplant 29: 1218–1225


## Zu 4.1.3


Abraham WT, Aggarwal S, Prabhu SD, et al. (2014) C-Pulse Trial Study Group Ambulatory extra-aortic counterpulsation in patients with moderate to severe chronic heart failure. JACC Heart Fail 2: 526–533

Abraham WT, Aggarwal S, Prabhu SD, et al. (2015) Reply: Upgrade ambulatory extra-aortic counterpulsation to full-support LVAD. JACC Heart Fail 3: 526–533

Cheng A, Monreal G, William ML, et al. (2014) Extended extra-aortic counterpulsation with the C-pulse device does not alter aortic wall structure. ASAIO J 60: e5–7

Legget ME, Peters WS, Milsom FP, et al. (2005) Extra-aortic balloon counterpulsation An intraoperative feasibility study. Circulation 112(9 Suppl): I26–31

Sales VL, McCarthy PM (2010) Understanding the C-pulse device and its potenzial to treat heart failure. Curr Heart Fail Rep 7: 27–34

Schulz A, Krabtsch T, et al. (2016) Preliminary Results From the C-Pulse OPTIONS HF European Multicenter Post-Market Study. Med Sci Monit Basic Res 22: 14–19

Solanki P (2014) Aortic counterpulsation: C-pulse and other devices for cardiac support. J Cardiovasc Transl Res 7: 292–300

Zeriouh M, Sabashnikov A, Bowles CT, et al. (2016) Full-support LVAD implantation in a C-Pulse® Heart Assist System recipient with deteriorating chronic heart failure: is it feasible and safe? ASAIO J 2016 (Epub ahead of print)


## Zu 4.2


Adachi I, Fraser CD Jr (2013) Berlin Heart EXCOR Food and Drug Administration Investigational Device Exemption Trial. Semin Thorac Cardiovasc Surg 25: 100–6

Berlin Heart Datendank (intern), September 2015

Bockeria LA, Shatalov KV, Rukosujew A, Tagayev MP, et al. (2007) The first russian experience of left ventricel support with Berlin Heart EXCOR system in child with dilative cardiomyopathy. Detskie bolesni serdza i sosudow 2: 3–8

Bücherl ES (1985) Temporary left heart bypass and total artificial replacement. Z Kardiol 74 Suppl 6: 65–71

Etz C, Welp H, Tjan TDT, Krasemann T, Schmidt Ch, et al. (2004) Successful long-term bridge to transplant in a 5-years-old boy with the EXCOR left ventricular assist device. Thorac Cardiovasc Surg 52: 232–234

Hetzer R, Hennig E, Schiessler A, Friedel N, Warnecke H, Adt M (1992) Mechanical circulatory support and heart transplantation. J Heart Lung Transplant 11: S175–181

Hetzer R, Kaufmann F, Delmo Walter EM (2016) Paediatric mechanical circulatory support with Berlin Heart EXCOR: development and outcome of a 23-year experience. Eur J Cardiothorac Surg 2016 Feb 22 (Epub ahead of print). pii: ezw011

Mascio CE (2015) The use of ventricular assist device support in children: the state of the art. Artif Organs 39: 14–20

Ozbaran M, Yagdi T, Engin C, Erkul S, et al. (2013) Long-term paracorporeal ventricular support systems: a single-center experience. Transplant Proc 45: 1013–1016.

Sandica E, Blanz U, Mime LB, Schultz-Kaizler U, Kececioglu D, et al. (2016) Long-Term Mechanical Circulatory Support in Pediatric Patients. Artif Organs40: 225–232

Schmid C, Tjan T, Etz C, Welp H, Rukosujew A, et al. (2006) The EXCOR device - revival of an old system with excellent results.Thorac Cardiovasc Surg 54: 393–399

Schmid C, Scheld HH, Tjan TDT (2005) Biapical cannulation for biventricular support with the pneumatically driven EXCOR system. ASIO J 51: 126–127

Tjan TDT, Klotz S, Schmid C, Scheld HH (2008) Creation of a self-made total artificial heart using combined components of available ventricular assist devices. Thorac Cardiovasc Surg 56: 51–53

Tuba Demirozu Z, Suha Kucukaksu D (2015) Bridging to Heart Transplantation from the Biventricular Pulsatile Berlin Heart EXCOR Assist Device Support in a Patient with Advanced End-Organ Failure. J Tehran Heart Cent 10: 201–204

Warnecke H, Berdjis F, Hennig E, Lange P, et al. (1991) Mechanical left ventricular support as a bridge to cardiac transplantation in childhood. Eur J Cardiothorac Surg 5: 330–333

# Kunstherzen (Total Artificial Heart)

*M. Morshuis, M. Schönbrodt, J. Börgermann, K. Hakim-Meibodi, J. Gummert, U. Schulz, C. Schmid, T. D. T. Tjan, A. Hoffmeier, M. Scherer, H. Welp, A. Rukosujew*




U. Boeken, A. Assmann, F. Born, S. Klotz, C. Schmid (Hrsg.), *Mechanische Herz-Kreislauf-Unterstützung*,
DOI 10.1007/978-3-662-53490-8_5

Systeme zur biventrikulären Herzunterstützung spielen in Relation zu den Linksherzunterstützungssystemen quantitativ eher eine nachrangige Rolle. Für ausgewählte Patienten stellen sie jedoch oft die einzige mittel- und langfristige Therapieoption dar. Daher werden in diesem Kapitel sowohl kommerziell erhältliche, komplette Kunstherzen als auch zusammengestellte Systeme aus univentrikulären Einzelkomponenten für die intra- und parakorporale Anwendung dargestellt.

## 5.1 SynCardia temporary Total Artificial Heart (TAH-t)

*M. Morshuis, M. Schönbrodt, J. Börgermann, K. Hakim-Meibodi, J. Gummert, U. Schulz*

### 5.1.1 Grundlegendes

Bei Patienten mit terminaler Herzinsuffizienz ist die orthotope Herztransplantation (HTX) zu einem chirurgischen Routineeingriff geworden. Der Mangel an Spenderorganen und der damit verbundene kontinuierliche Anstieg der Wartezeit bis zur HTX haben zu einer 15- bis 30%igen Mortalitätsrate pro Jahr auf der Warteliste geführt.

Seit der Erstimplantation eines Linksherzunterstützungssystems durch DeBakey im Jahr 1966 (DeBakey 1971) ist die technische und medizinische Entwicklung deutlich vorangeschritten. Cooley implantierte 1969 das erste komplette Kunstherz („total artificial heart", TAH). Der Patient konnte 2 Tage später transplantiert werden, verstarb jedoch 2 Tage nach der Transplantation. Norman et al. (1978) berichteten erstmals über den leider nicht erfolgreichen Einsatz eines VAD („ventricular assist device") als Überbrückung zur HTX. Im selben Jahr konnten Reemtsma et al. (1978) einen Patienten erfolgreich mit einem VAD bis zur Transplantation überbrücken. Im Jahr 1982 kam das Jarvik®-7-TAH zum klinischen Einsatz, die ersten beiden Patienten überlebten 112 bzw. 620 Tage. Drei Jahre später (1985) wurde von Copeland et al. (1986) das SynCardia temporary CardioWest™ Total Artificial Heart zur Überbrückung zur Transplantation implantiert. Später wurde dieses Kunstherz umbenannt in SynCardia temporary Total Artificial Heart, im Folgenden immer mit TAH-t abgekürzt.

Im Gegensatz zu anderen MKU-Systemen werden komplette Kunstherzen anstelle des explantierten Eigenherzens („orthotop") implantiert. Dies führt zu einer effektiven biventrikulären Unterstützung mit hohen Flüssen und geringen Füllungsdrücken. Allerdings ist im Gegensatz zu anderen Unterstützungskonzepten ein Weaning vom Device naturgemäß nicht möglich. Typische Indikationen zur Verwendung eines TAH sind biventrikuläres Pumpversagen ohne eine Chance auf Erholung bei z. B. starken Myokardschäden nach Myokardinfarkten (z. B. ausgedehnter Vorderwandinfarkt, Infarkt-VSD).

Es besteht in der USA eine Zulassung für den Einsatz als Destination-Therapie. Überwiegend wird das System indes in Europa und den USA als Überbrückung zur Transplantation eingesetzt. Obwohl einige Patienten über 4 Jahre mit dem TAH-t unterstützt wurden (▫ Tab. 5.1), sind Langzeiterfahrungen limitiert.

Die Lebensqualität der Patienten mit TAH ist im Vergleich zu aktuellen nichtpulsatilen LVAD-Systemen durch hohe Geräuschentwicklung und sperrige Antriebseinheiten oft deutlich eingeschränkt.

**▫ Tab. 5.1** Anzahl der Patienten mit einer Unterstützungsdauer >6 Monate (Stand Mai 2016)

| Dauer (Jahre) | N (US) | N (OUS) | N (US + OUS) |
|---|---|---|---|
| >0,5 | 91 | 94 | 185 |
| >1 | 36 | 35 | 71 |
| >1,5 | 16 | 23 | 39 |
| >2 | 3 | 10 | 13 |
| >2,5 | 2 | 8 | 10 |
| >3 | 1 | 2 | 3 |
| >3,5 | 1 | 2 | 3 |
| >4 | 1 | 1 | 2 |
| **Total** | **151** | **175** | **326** |

*US* USA, *OUS* außerhalb der USA.

Seit 2014 ist neben der 70 cc-Version einen 50 cc-Ventrikel erhältlich. Patienten mit einer Körperoberfläche <1,7 $m^2$ können mit einem TAH-t versorgt werden. Alternativ kommen hier modifizierte BiVAD-Versorgungen, z. B. Berlin Heart Excor oder 2 HeartWare-Pumpen, in Frage.

### 5.1.2 Entwicklung des Kunstherzens

Bereits 1958 berichteten Akutsu u. Kolff über die erste In-vivo-Implantation eines Kunstherzens bei einem Hund. Das pneumatische System konnte den Kreislauf für 90 min aufrechterhalten. Es wurde jedoch nie klinisch eingesetzt.

1969 wurde der erste Patient mit einem Kunstherzen unterstützt. Es handelte sich um eine pneumatisch betriebene biventrikuläre Pumpe (◘ Abb. 5.1). Cooley et al. (1969) berichteten über eine Unterstützungszeit von 64 h bis zur Identifikation eines geeigneten Spenderorgans. Leider starb der Patient 32 h nach der HTX an einer *Pseudomonas*-Pneumonie. Die immunsuppressive Therapie war allerdings schon mit Implantation des TAH begonnen worden, und die 62 h später erfolgte Transplantation löste bei nur noch 2.000/µl Leukozyten eine fulminante Sepsis aus.

Bei dem 1981 von Kolff und Akutsu verwendeten System „Akutsu Model III, series 3", mit dem die 2. Überbrückung zur Transplantation durch ein Kunstherz gelang, handelt es sich bereits um ein System, das 2 doppelkammerige Pumpenteile zu einem Kunstherz zusammenfasst (◘ Abb. 5.2). Der Antrieb erfolgte über eine pneumatisch bewegte Membran (Cooley et al. 1981).

Bereits 1 Jahr später (1982) wurde von Joyce et al. (1983) ein Jarvik-7-TAH (◘ Abb. 5.3) als permanente Unterstützung implantiert. Dieses System wurde ebenfalls pneumatisch über flexible Membranen betrieben und bestand aus 2 Pumpen, die anstelle der

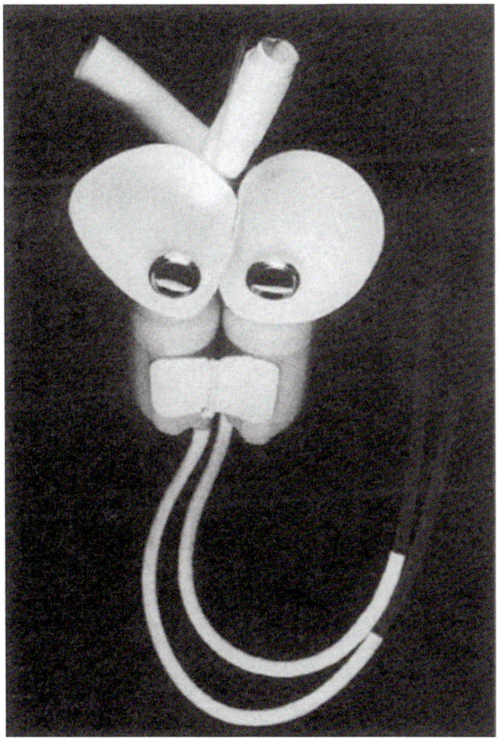

◘ **Abb. 5.1** Liotta Total Artificial Heart. (Aus Frazier u. Macris 1994, mit freundlicher Genehmigung)

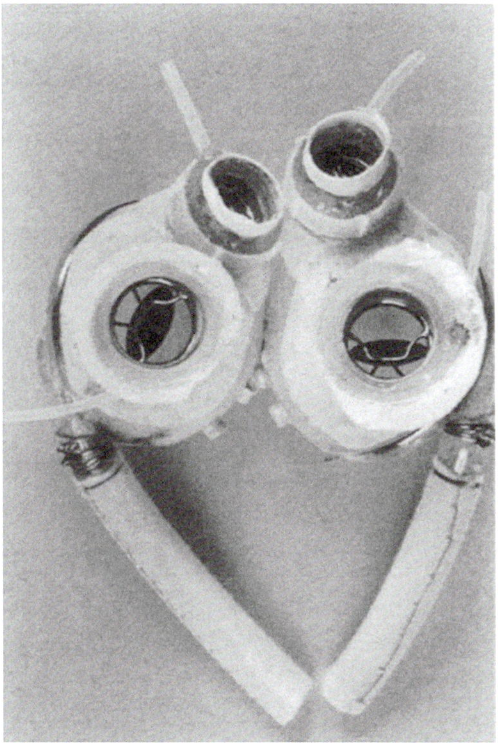

◘ **Abb. 5.2** Akutsu Model III Total Artificial Heart. (Aus Frazier u. Macris 1994, mit freundlicher Genehmigung)

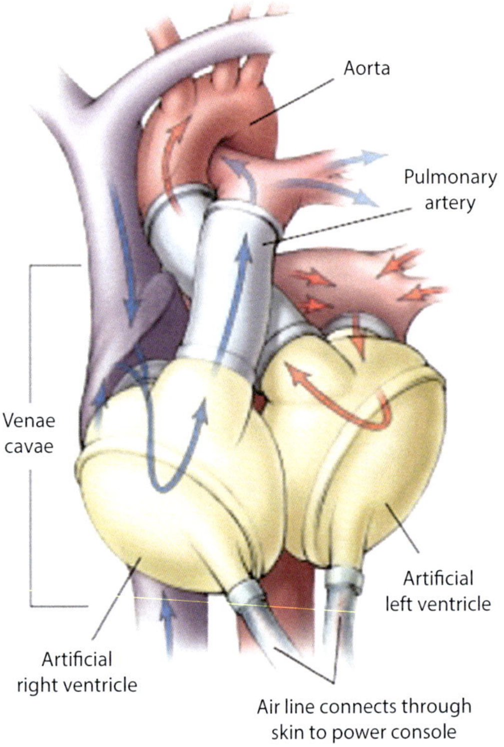


▫ **Abb. 5.3** Jarvik 7 Total Artificial Heart. (Aus Jauhar 2004, mit freundlicher Genehmigung)

nativen Ventrikel implantiert wurden (▫ Abb. 5.4). In- und Outflow waren mit mechanischen Björk-Shiley-Klappen versehen. Der erste Patient überlebte den Eingriff 112 Tage. Aufgrund der ersten Erfahrungen wurden bei den weiteren Systemen Medtronic-Hall-Klappen verwendet. Zusätzlich wurde der Druckanstieg (dp/dt) auf 4.500 mmHg/s abgesenkt (Kolff et al. 1983). Mit dieser Modifikation wurden noch 4 weitere Implantationen mit mehr oder weniger langen Unterstützungszeiten durchgeführt (DeVries 1988). Danach wurde die Implantation des TAH als permanente Unterstützungsoption zunächst eingestellt. Trotz dieser entmutigenden Ergebnisse wurden mit Ziel der Überbrückung bis zur Transplantation zwischen 1985 und 1992 mehr als 190 Patienten mit Jarvik-7- und Jarvik-7-70-Pumpen versorgt (Copeland et al. 1986).

In dieser Zeit wurden auch 8 andere pneumatisch betriebene TAHs weltweit implantiert (Pennsylvania State, Phoenix, Berlin, Brno, Vienna, Unger, Poisk,

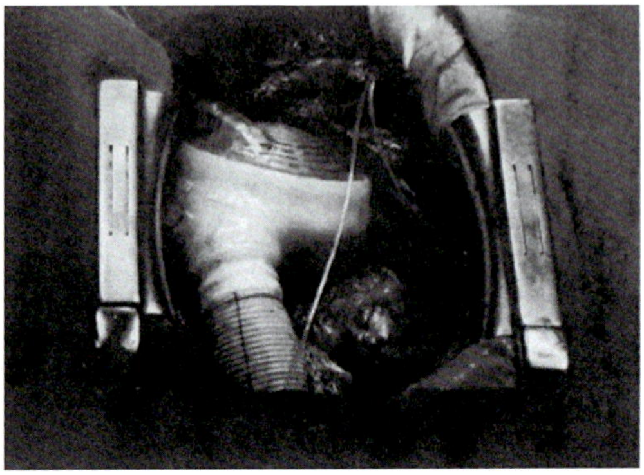

▫ **Abb. 5.4** Intraoperative Sicht auf Jarvik 7 Total Artificial Heart. (Aus Muneretto et al. 1989, mit freundlicher Genehmigung)

TAH-t). Es blieb jedoch bei einzelnen Implantationen. Das TAH-t als Weiterentwicklung des Jarvik-7-TAH fand zunehmend eine breite Akzeptanz für die Bridge-to-Transplantation-Indikation (▫ Tab. 5.2).

### 5.1.3 AbioCor™ und CARMAT

Die Firma Abiomed hatte es sich zum Ziel gesetzt, ein komplett implantierbares Kunstherzsystem zu entwickeln.

Das AbioCor™-System besteht hauptsächlich aus Titan und Polyurethan und benutzt ein hydraulisches Pumpensystem (▫ Abb. 5.5). Die relativ schwere (900 g) eigentliche Pumpe besteht aus 2 Ventrikeln und 4 Polyurethanklappen. Hierbei wird der hydraulische Druck benutzt, um das Blut aus dem rechten Kunstventrikel zur Lunge und aus dem linken zur Systemzirkulation zu befördern. Um den dafür benötigten Druck aufzubauen, rotiert der Pumpenmotor mit 6.000–8.000 U/min, was einen ausreichenden Hydraulikdruck garantiert, damit die um die Blutkammer herumliegende Austreibungsmembran komprimiert wird. Ein eingebautes Ausgleichssystem sorgt für einen nahezu natürlichen Flussunterschied zwischen rechter und linker Kammer. Hierdurch kann auf externe Entlüftungsmechanismen oder interne Compliance-Kammern verzichtet werden. Die Besonderheit des AbioCor-TAH (▫ Abb. 5.6) ist, dass durch eine spezielle perkutane Energieübertragung („transcutaneous energy transfer“, TET) eine komplette

**Tab. 5.2** TAH-Einsatz weltweit (1969–2002). (Mod. nach Copeland 2003)

| System | Zeitraum der Implantation | Anzahl der Zentren | Zahl der Implantationen | Anzahl Transplantationen vom TAH | Entlassene Patienten |
|---|---|---|---|---|---|
| Liotta | 1969 | 1 | 1 | 1 | 0 |
| Akutsu | 1981 | 1 | 1 | 1 | 0 |
| Symbion Jarvik 7-100 | 1982–1992 | 10 | 44 | 26 | 16 |
| Phoenix | 1985 | 1 | 1 | 1 | 0 |
| Pennsylvania State | 1985–1989 | 1 | 4 | 1 | 0 |
| Symbion Jarvik 7-70 | 1985–1992 | 30 | 159 | 120 | 69 |
| Berlin | 1986–1990 | 1 | 7 | 2 | 0 |
| Unger | 1986–1990 | 3 | 4 | 2 | 0 |
| Vienna | 1989 | 1 | 2 | 1 | 1 |
| Brno | 1988–1990 | 3 | 6 | 3 | 0 |
| Poisk | 1987–1990 | 3 | 16 | 3 | 2 |
| CardioWest C-70 | 1993–2002 | 11 | 226 | 143 | 125 |
| Phoenix-7 | 1998 | 1 | 2 | 1 | 1 |
| AbioCor | 2001 | 4 | 7 | N/A | 1 |
| **Gesamt** | | | **480** | **305** | **215** |

*N/A* Keine Transplantation vorgesehen, Destination Therapy.

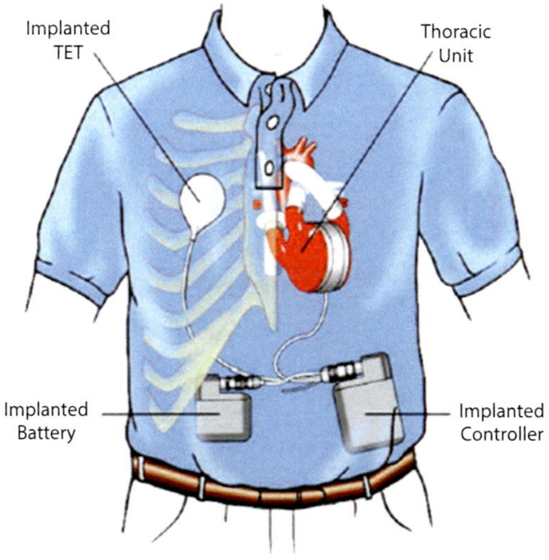


**Abb. 5.5** Implantatkomponenten des AbioCor-IRH-Systems. (Aus Gaitan et al. 2011, mit freundlicher Genehmigung)

Implantation des Systems ohne Verwendung von Drivelines möglich ist. Eine Abfrage und Steuerung des Systems ist ebenfalls drahtlos möglich. Die dafür notwendigen Controller und Batterien werden im abdominellen Bereich eingesetzt (Abb. 5.3).

Im Rahmen der ersten publizierten klinischen Studie wurden 7 Patienten über teilweise mehr als 1 Jahr unterstützt. 4 dieser Patienten überlebten die initiale Studienperiode von 60 postoperativen Tagen (151, 142, 294, >385 Tage). 2 Patienten starben innerhalb der ersten 24 h, einer nach 56 Tagen. Die beobachteten Hauptprobleme waren Thromboembolien trotz adäquater Antikoagulation (Myers et al. 2003) sowie eine Ruptur der Polyurethanmembran. Insgesamt wurden 14 Patienten mit einem AbioCor TAH versorgt. Die Implantation wurde 2004 wegen dieser Nebeneffekte gestoppt, aktuell ist das System nicht mehr klinisch verfügbar.

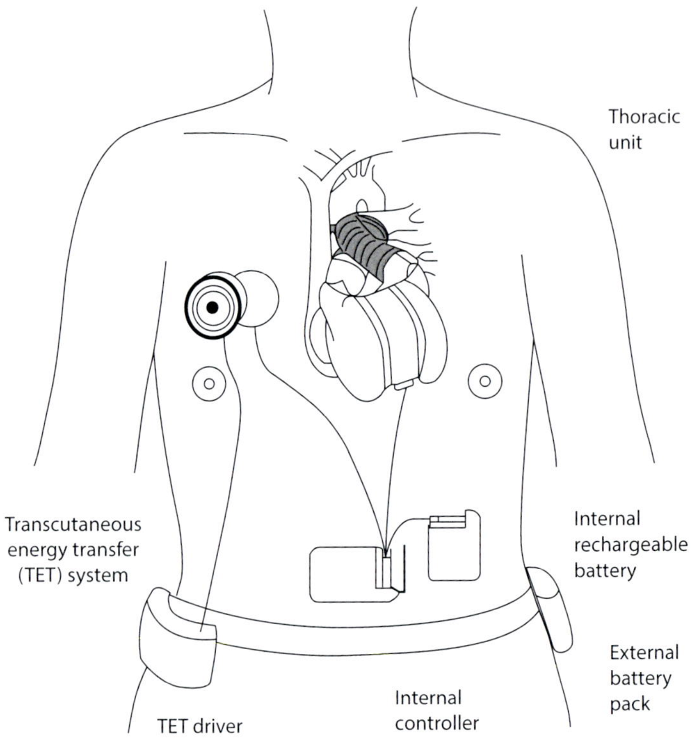


**Abb. 5.6** AbioCor TAH. (Aus Myers et al. 2003, mit freundlicher Genehmigung)

In Frankreich wurde das CARMAT TAH entwickelt. Die Besonderheit dieses Systems ist, dass es einen automatischen Modus hat das TAH sich damit bei höherer Belastung adaptieren kann. Alle Blutkontaktflächen sind mit Rinderperikard abgedeckt. 4 Implantationen wurden durchgeführt, 2 Patienten konnten nach Hause entlassen werden. Im weiteren Verlauf kam es jedoch zu technischen Problemen. Das System wird weiterentwickelt, und ein CE Mark Trial ist vorgesehen.

Das einzige aktuell kommerziell erhältliche Kunstherz ist das TAH-t der Firma SynCardia (Abb. 5.7).

### 5.1.4 Klinische Anwendung des SynCardia temporary Total Artificial Heart

#### Klinische Entwicklung

Nach einigen Jahren präklinischer Versuche mit vielen Designänderungen stellten Akutsu und Kolff (1958) ein pneumatisch betriebenes, biventrikuläres, orthotop zu implantierendes TAH vor. Ursprünglich war es als permanenter Ersatz des versagenden Herzens gedacht. Die weitere klinische Entwicklung

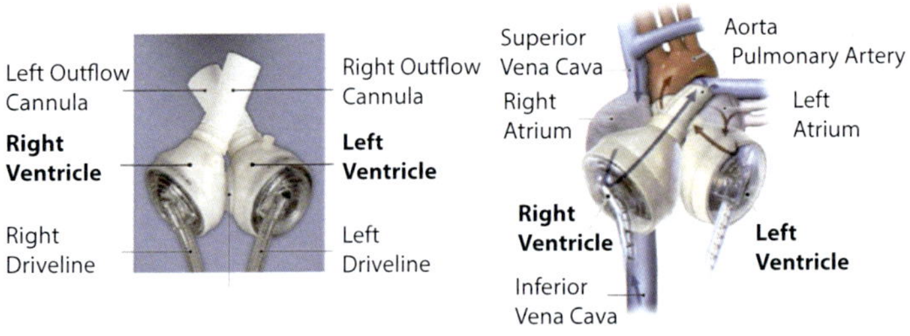


**Abb. 5.7** SynCardia TAH-t. (Aus Gaitan et al. 2011, mit freundlicher Genehmigung)

des TAH-t begann auf der Basis des Jarvik-7-Systems. Der erste klinische Einsatz erfolgte 1982 durch de Vries et al. (1984) bei 4 Patienten in Louisville und Salt Lake City. Bis 1992 wurden bei insgesamt 39 Implantationen – nach anfänglichen Modifikationen der Klappen und des Austreibungsdrucks – Ventrikel mit 100 ml Volumen verwendet. In der Folgezeit wurden nur noch 70 ml große Ventrikel eingesetzt. Das maximale Pumpen-HZV beträgt 9,5 l/min. Das Pumpvolumen wird hierbei über die Menge der in der Füllphase verdrängten Luft berechnet und nicht direkt gemessen. Zur individuellen Anpassung des Systems können Vakuumdruck (in der Diastole), Schlagfrequenz, relatives Diastole-Systole-Verhältnis sowie der Austreibungsdruck manuell eingestellt werden. 1991 wurde die Studie des Systems (zu dieser Zeit „Symbion") von der FDA wegen unzureichender Berichterstattung pausiert, und die neugegründete Firma CardioWest erwarb die Lizenz.

Ab 1993 wurde dann unter diesen neuen Rahmenbedingungen eine neue FDA-Studie initiiert. Eine erste 1992 publizierte Übersicht konnte bereits über Ergebnisse von 199 Implantationen berichten. Immerhin 143 (72 %) der TAH-Patienten konnten erfolgreich transplantiert werden. Insgesamt 89 (59 % der transplantierten Patienten; 43 % der implantierten Patienten) wurden nach Hause entlassen. Mehr als 60 % dieser Patienten waren weniger als 14 Tage (Mittel 24 Tage; 1–603 Tage) unterstützt. Die häufigsten Komplikationen waren Infektionen (37 %), Blutungen (26 %), Nierenversagen (20 %), Schlaganfälle (5 %) und TIA (4 %). Bei den Todesursachen waren Multiorganversagen (17 Patienten), Sepsis (16 Patienten), neurologische und respiratorische Ursachen (je 6 Patienten) am häufigsten (Johnson et al. 1992). Eine aus der gleichen Ära stammende Publikation über 60 Fälle aus dem La Pitie Hospital in Paris, in der keine neurologischen Komplikationen berichtet wurden, stellt ein differenziertes Gerinnungsmonitoring in Kombination mit einem speziellen Therapieschema zur Antikoagulation vor (Szefner-Protokoll; Szefner u. Cabrol 1993).

Wegweisend für den breiten klinischen Einsatz war die 2004 von Copeland et al. publizierte Übersicht, die von Erfahrungen mit 130 Patienten (Januar 1993 bis September 2002) berichtete. 81 Patienten erfüllten die Einschlusskriterien der Studie, 35 Patienten bildeten die Kontrollgruppe, 14 Patienten wurden außerhalb des Protokolls implantiert. 79 % der Patienten, welche die Einschlusskriterien erfüllten, konnten transplantiert werden. 28 % der Patienten mussten aufgrund erhöhter Drainagemenge rethorakotomiert werden. Infektionen traten häufig auf (77 %), hatten jedoch selten eine klinische Relevanz oder verzögerten die Transplantation. 1 Patient starb an einer Membranruptur, bei 3 Patienten wurde die Trikuspidalklappe des Device durch einen Katheter obstruiert, bei 2 Patienten führte dies zum Tod. Neurologische Komplikationen traten bei 27 % der Patienten auf.

Seit 2002 vertreibt die Firma SynCardia das ursprünglich als CardioWest bezeichnete System, heute lautet der Name Syncardia temporary Total Artificial Heart. 2003 konnte die Gruppe aus Bad Oeynhausen eine Studie initiieren, in der der ursprüngliche Driver des TAH-t (Big Blue) bei stabilen Patienten durch den Berlin Heart-EXCOR®-Mobile-Driver mit entsprechenden Modifikationen ersetzt wurde (El-Banayosy et al. 2007a, b). Dies führte zu einer CE-Zulassung des Drivers am 17.07.2006. Die Mobilisation der Patienten war leichter möglich, die Patienten konnten nach Hause entlassen werden. Dies bedeutete einen erheblichen Gewinn an Lebensqualität.

Nach dem zu Beginn als Destination-Device bezeichneten TAH (Jarvik-7) wurden mehr als 200 Patienten mit einer Bridge-to-Transplantation-Indikation implantiert (Jarvik-7/Symbion). 2004 wurde das System als temporäres TAH mit der Indikation Bridge-to-Transplantation von der FDA zugelassen (US Food and Drug Administration 2004). Insgesamt hat dieses heute als SynCardia temporary Total Artificial Heart bezeichnete System also eine umfangreiche Metamorphose und Weiterentwicklung durchlaufen.

1.580 Syncardia TAH-t-Systeme wurden implantiert (Stand Mai 2016). Die pneumatische Technologie wurde kontinuierlich verbessert, und es sind mittlerweile auch mehrere Versionen tragbarer, mobiler Antriebssysteme (Driver) verfügbar, welche die Lebensqualität und Mobilität der unterstützten Patienten deutlich verbessert haben.

### Indikationen/Patientenselektion

Die wesentlichen Indikationen zur Implantation eines VAD-Systems sind ein protrahiertes Low-cardiac-output-Syndrom, Zeichen der zerebralen

Minderperfusion und eine sekundäre Organdysfunktion von Leber und Niere unter optimaler medizinischer Therapie.

Eine der wesentlichen Indikationen zur Implantation eines TAH ist die absehbare Notwendigkeit eines längerfristigen biventrikulären Unterstützungsbedarfs. Aufgrund der besseren Lebensqualität, der geringeren Komplikationsrate und der besseren Überlebensrate ist eine alleinige Linksherzunterstützung (LVAD) immer anzustreben. Wenn der rechte Ventrikel keine ausreichende Pumpfunktion zeigt, ist eine biventrikuläre Unterstützung (BiVAD) indiziert. Hierzu gibt es grundsätzlich 2 Möglichkeiten: eine temporäre RVAD mit Explantation bei Erholung des rechten Ventrikels oder eine permanente BiVAD. Hierzu steht das Berlin Heart EXCOR® zur Verfügung. Das Thoratec®-PVAD™-System ist nicht mehr erhältlich, es wurde von der Firma vom Markt genommen. Die Lebensqualität ist aufgrund der parakorporalen Lage der Ventrikel, der Geräuschentwicklung der Systeme sowie der aufwendigen und wenig mobilen Driver schlechter als bei aktuellen LVADs. Auch die Unterstützungsdauer ist beschränkt und diese Systeme für Destination-Therapie daher nicht geeignet. Als Alternative wird das HeartWare®-System als biventrikuläre Unterstützung implantiert, eine offizielle Zulassung besteht nicht.

Die präoperative Abschätzung des Unterstützungsbedarfs (LVAD/BiVAD/TAH) ist schwer und nicht in jedem Einzelfall zutreffend. Zusätzlich zu den akzeptierten Kriterien für eine VAD-Implantation geben die Richtlinien der FDA-TAH-Studie konkrete Parameter vor, die eher für die Implantation eines TAH sprechen:

**Kriterien TAH-Implantation (FDA TAH Studie) (70 cc-Ventrikel) (Mod. nach Copeland et al. 2008)**

**Einschlusskriterien**

- Patient geeignet für eine Transplantation
- NYHA Klasse IV
- Körperoberfläche 1,7–2,5 $m^2$ oder T10 ≥10 cm (T10 = Distanz vordere Wirbelkörperkante bis innere Sternumlamelle auf der Höhe des 10. BWK im CT)
- Hämodynamische Insuffizienz, gekennzeichnet durch A oder B:
  - A: Cardiac Index (CI) ≤2,0 l/min/$m^2$ und mindestens einer der folgenden Parameter:
    - systolischer Arteriendruck ≤90 mmHg
    - zentraler Venendruck (ZVD) ≥18 mmHg
  - B: 2 der folgenden Parameter:
    - Dopamin ≥10 µg/kg/min
    - Dobutamin ≥10 µg/kg/min
    - Epinephrin ≥2 µg/kg/min
    - andere Medikation auf maximalem Dosisniveau
    - intraaortale Ballonpumpe (IABP)
    - kardiopulmonale Bypass-Unterstützung

**Ausschlusskriterien**

- Bereits implantiertes VAD-System
- Pulmonaler Gefäßwiderstand (PVR) ≥8 Wood-Einheiten (=640 dyn/s/$cm^{-5}$)
- Dialyse in den letzten 7 Tagen
- Serumkreatinin ≥5 mg/dl
- Zirrhose mit Bilirubinwerten ≥5 mg/dl
- Zytotoxische Antikörper ≥10 %

Bei biventrikulärem Versagen ohne Chance auf Erholung des Herzens kann das TAH-t implantiert werden. Hauptindikation ist der akute schwere kardiogene Schock mit Infarzierung ausgedehnter Myokardareale (speziell in Kombination mit einem Infarkt-VSD), was eine konventionelle LVAD/BiVAD-Versorgung unmöglich macht. Insbesondere Patienten mit sehr schlechter Ausgangssituation (INTERMACS 1) und große Patienten profitieren wegen der von Anfang an hohen Flussraten mit niedrigen Füllungsdrücken.

Spezielle Indikationen sind eine ausgeprägte intrakardiale Thrombusformation, kardiale Tumoren oder die Umstellung eines LVAD-Systems mit rechtsventrikulärer ECMO bei Unmöglichkeit des ECMO-Weanings. In einzelnen Fällen wird auch über die Möglichkeit der Explantation eines versagenden transplantierten Herzens und die Unterstützung mittels TAH berichtet (Yoda et al. 2009). Dies bietet den theoretischen Vorteil der schnellen hämodynamischen Stabilisierung unter Verzicht auf das Fortführen der immunsuppressiven Therapie. Die Ergebnisse dieser Rescue-Indikation sind allerdings mäßig, die Entscheidung sollte im Einzelfall sorgfältig diskutiert werden.

## Kontraindikationen

Neben den bereits in der Übersicht der Selektionskriterien als Ausschlusskriterien aufgelisteten Kontraindikationen ergeben sich zusätzliche Anwendungseinschränkungen aus den spezifischen Rahmenbedingungen des TAH.

Für die Verwendung als Langzeitunterstützungssystem (Destination Therapy) ist das TAH-t sowohl in den USA als auch in Europa zugelassen. Der Freedom Driver weist eine erhebliche Geräuschentwicklung auf, was die Lebensqualität der Patienten sehr einschränkt. Während der Einführungsphase des Freedom Drivers (2010) traten diverse technische Schwierigkeiten auf, die jetzt im Wesentlichen abgestellt sind. Ein Nachfolgemodell ist in der Entwicklung. Bei längeren Unterstützungszeiten bestand ein nicht unerhebliches Rupturrisiko der inneren Membranen. Die vollständige Ruptur führt zu einem unmittelbaren Pumpenstopp mit fatalem Ausgang. In einigen Fällen kann durch genaues Beobachten ein Kondensationseffekt in den Driveline-Schläuchen auf eine bevorstehende Ruptur hindeuten. Einzige Therapieoption ist die schnellstmögliche Transplantation.

In unserem Patientenkollektiv (n=173) konnten wir dies bei 6 Patienten beobachten, in 3 Fällen mit tödlichem Ausgang. In den letzten 3 Jahren trat ein solches Ereignis nicht mehr auf.

Das TAH-t besteht aus zwei 70 ml großen, pneumatisch angetriebenen pulsatilen Pumpen. Für die 70 cc-Version sind die genauen Mindestmaße der Patienten nicht immer korrekt und sicher zu ermitteln (Shah et al. 2011). Die ursprünglich vorgeschlagene dreidimensionale Simulation (Zang et al. 1999) ist mittlerweile durch die gewachsene Erfahrung die Anwendung klinischer Parameter ersetzt. Akzeptierte Grenzwerte sind eine Körperoberfläche von mindestens 1,7 $m^2$ sowie eine Distanz der vorderen Wirbelkörperkante bis zur inneren Sternumlamelle auf der Höhe des 10. BWK (T10) von ≥10 cm in der CT (siehe „Einschlusskriterien"). Bei kleineren Patienten (1,5–1,7 $m^2$) besteht die Möglichkeit, bei der Implantation die linke Pleurahöhle zu eröffnen und den rechten Kunstventrikel nach links zu kippen. Hierbei sollten die Outflow-Prothesen lang genug belassen werden (6–6,5 cm). Die Anwendung dieser Technik war aber erst nach Durchlaufen einer Anfangsphase mit sehr mäßigen Ergebnissen mit der Standardimplantation vergleichbar (Leprince et al. 2005).

Seit Dezember 2014 ist auch eine 50 cc-Version verfügbar. Bis Mai 2016 wurden 30 Implantationen durchgeführt (◘ Tab. 5.3). Die Anwendung eines TAH-t ist damit jetzt bei Jugendlichen und kleineren Erwachsenen mit einer Körperoberfläche <1,7 $m^2$ möglich.

> **Durch die pulsatile Bauweise und die große Fremdoberfläche ist die Verwendung des Devices bei Patienten mit Antikoagulationsrisiko kritisch. Schon kleinere Abweichungen von der Ziel-INR können zu TIA oder Apoplex führen. Komplettes Pausieren der Antikoagulation, z. B. bei absehbaren Operationen oder gastrointestinalen Blutungen, ist nicht möglich.**

## Implantationsoperation

Nach Indikationsstellung und entsprechender Aufklärung kann die Operation durchgeführt werden. Ein intraoperatives TEE wird zum Ausschluss von Thromben sowie eines interatrialen

◘ **Tab. 5.3** Implantationen der 50 cc-Version des SynCardia TAH-t (Stand Mai 2016)

| | N | % |
|---|---|---|
| **Geschlecht** | | |
| Weiblich | 21 | 70 % |
| Männlich | 9 | 30 % |
| **Gesamt** | 30 | 100 % |
| **Alter** | | |
| <21 Jahre | 4 | 13 % |
| >21 Jahre | 26 | 87 % |
| **Gesamt** | 30 | 100 % |

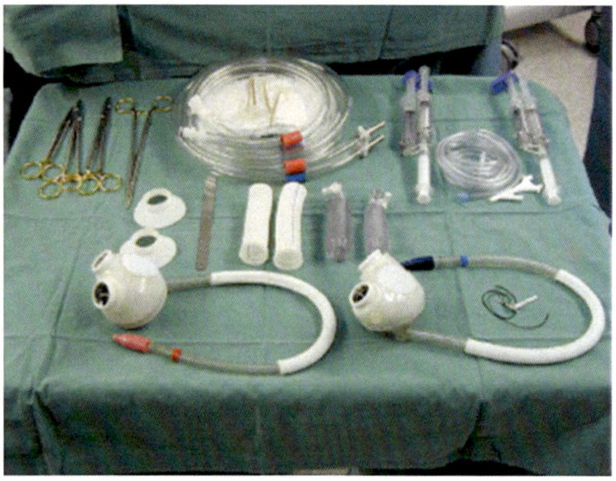

◘ **Abb. 5.8** Notwendige Systemkomponenten. (Aus Körfer et al. 2007, mit freundlicher Genehmigung)

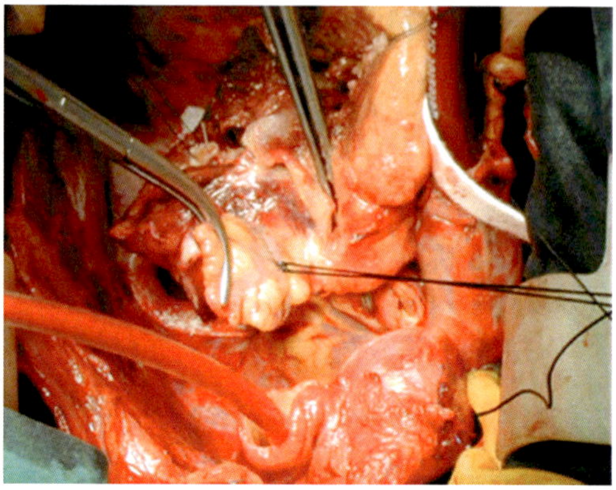

◘ **Abb. 5.10** Ligatur des Vorhofohrs. (Aus Körfer et al. 2007, mit freundlicher Genehmigung)

Shunts durchgeführt. Die Systemkomponenten werden auf einem separaten Instrumententisch vorbereitet (◘ Abb. 5.8). Die Herz-Lungen-Maschine wird in konventioneller Art und Weise nach medianer Thorakotomie und Perikardiotomie angeschlossen. Die Venae cava superior und inferior werden zum Übergang auf den totalen Bypass mit Teflonbändchen angeschlungen. Es empfiehlt sich, die Teflonbändchen post implantationem zu belassen, um bei der späteren Transplantation die Hohlvenen besser identifizieren zu können. Jetzt erfolgt die Querabklemmung der Aorta ascendens. Das Herz wird exzidiert (◘ Abb. 5.9), wobei die Schnittfläche ca. 1 cm in Richtung Ventrikel vom Annulus der Trikuspidal- bzw Mitralklappe entfernt sein sollte. Der so entstehende Ventrikelrand

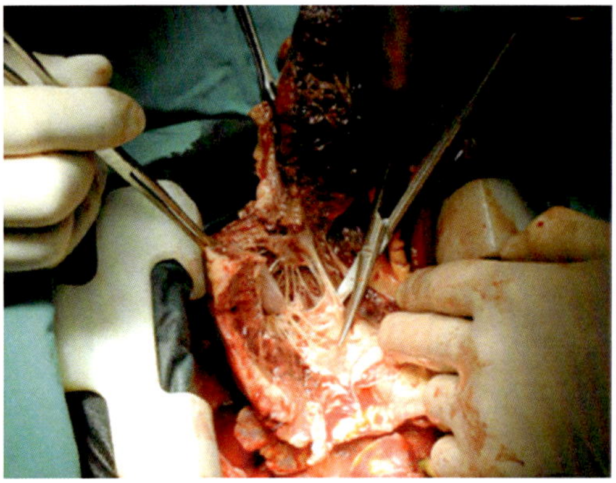

◘ **Abb. 5.9** Exzision beider Ventrikel. (Aus Körfer et al. 2007, mit freundlicher Genehmigung)

ist vorteilhaft zur Abdichtung bei der Anastomosierung der Cuffs des TAH-t. Aorta und Arteria pulmonalis werden kurz oberhalb der Klappe durchtrennt.

Aufgrund der Thrombosegefahr ist der nächste Schritt die Ligatur des linken Herzohrs (◘ Abb. 5.10). Jetzt wird der Sinus coronarius verschlossen, um einer retrograden venösen Blutung vorzubeugen. Das interatriale Septum wird inspiziert, ein Shunt wird ausgeschlossen.

Jetzt erfolgt die Exzision der Trikuspidal- und Mitralklappe. Der Annulus sollte intakt bleiben, er dient als Widerlager bei der Anastomosierung der Cuffs. Beide Cuffs werden zugeschnitten (◘ Abb. 5.11, ◘ Abb. 5.12) und können dann mit dem linken bzw. rechten Vorhof anastomosiert werden (◘ Abb. 5.13). Eine Armierung durch Filz ist hierbei nicht notwendig und würde Verwachsungen zum Zeitpunkt der Transplantation fördern. Nach Fertigstellung der Anastomosen erfolgt die Kontrolle mit dem hierzu entwickelten Device (◘ Abb. 5.14). Die weitere Abdichtung erfolgt mit Coseal (◘ Abb. 5.15). Dann kann zur Vorbeugung von Verwachsungen eine 0,1-mm-Goretex-Membran im Bereich des linken Vorhofs angebracht werden.

Die Länge der Outflow-Grafts zur Arteria pulmonalis sowie zur Aorta werden bestimmt. Dazu werden beide TAH-t-Ventrikel implantiert, die Länge kann jetzt abgeschätzt werden. Der rechte Ventrikel wird entfernt, um die Anastomosierung der beiden Outflow-Grafts zu vereinfachen, der linke Ventrikel kann üblicherweise in situ belassen

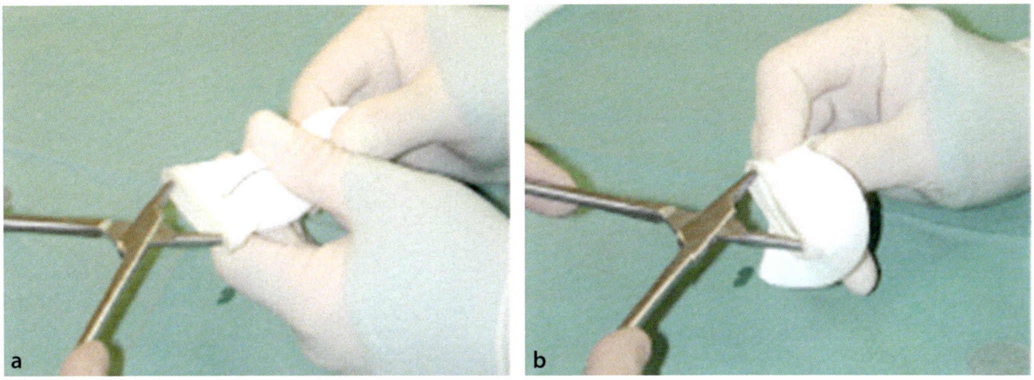

**Abb. 5.11** Aufdehnen der Öffnungen des Outflow-Grafts (**a**) und der Vorhofmanschetten (**b**). (Aus Körfer et al. 2007, mit freundlicher Genehmigung)

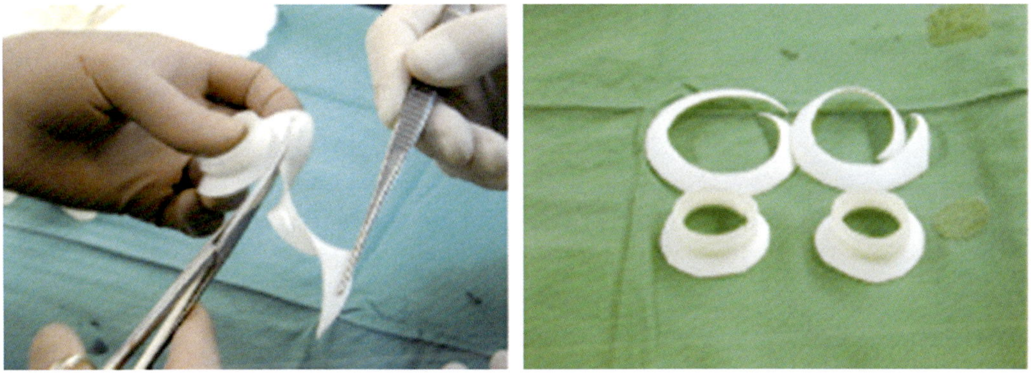

**Abb. 5.12** Zuschneiden der Vorhofmanschetten. (Aus Körfer et al. 2007, mit freundlicher Genehmigung)

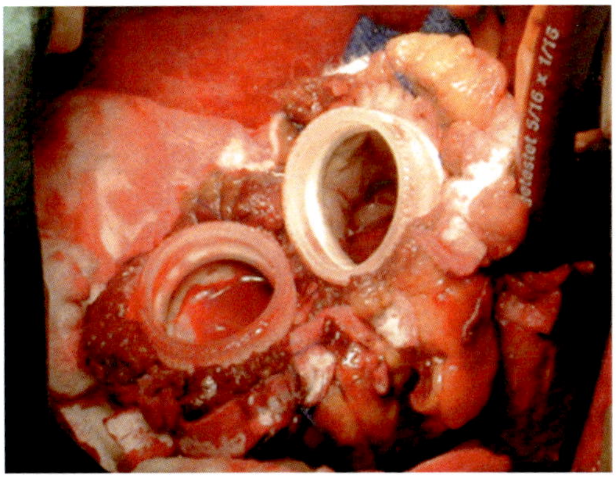

**Abb. 5.13** Vorbereiteter Vorhofanschluss. (Aus Körfer et al. 2007, mit freundlicher Genehmigung)

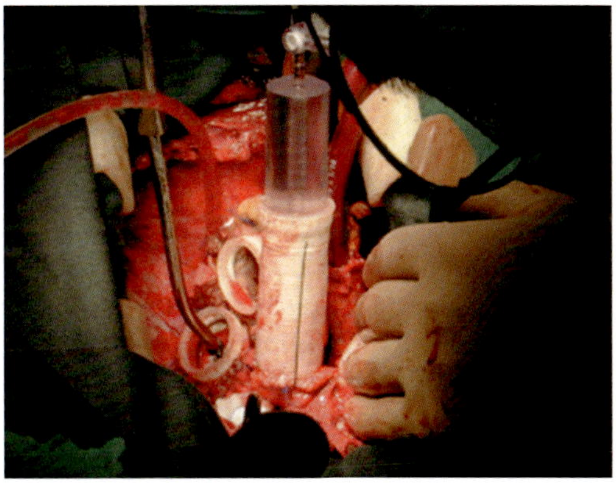

**Abb. 5.14** Dichtigkeitsprüfung. (Aus Körfer et al. 2007, mit freundlicher Genehmigung)

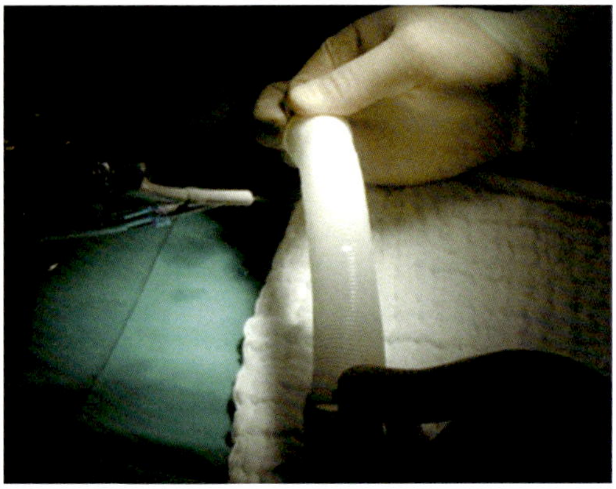

**Abb. 5.15** Coseal-Versiegelung des Outflow-Grafts. (Aus Körfer et al. 2007, mit freundlicher Genehmigung)

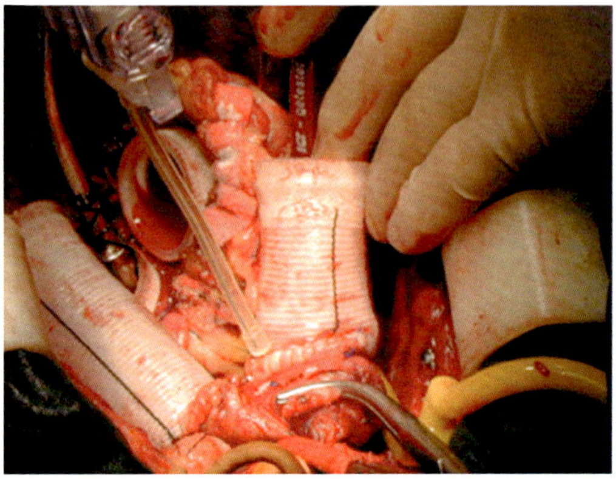

**Abb. 5.17** Versiegelung der Nahtreihen. (Aus Körfer et al. 2007, mit freundlicher Genehmigung)

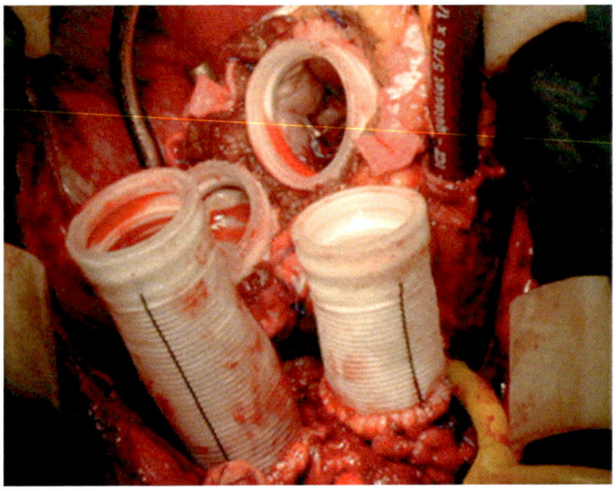

**Abb. 5.16** Fertige Anostomosen der Outflow-Grafts. (Aus Körfer et al. 2007, mit freundlicher Genehmigung)

werden. Nach Beschichtung mittels Coseal folgen die beiden End-zu-End-Anastomosen mit der Arteria pulmonalis und der Aorta (Abb. 5.16). Auch diese Anastomosen werden auf Dichtigkeit überprüft (Abb. 5.14). Daraufhin wird der aortale Outflow-Graft mit dem linken TAH-t-Ventrikel zusammengeführt, dabei wird Luft möglichst entfernt (Abb. 5.17). Der rechte Ventrikel wird eingebracht und mit dem pulmonalen Outflow-Graft verbunden (Abb. 5.18, Abb. 5.19).

Beide Drivelines werden über die Haut getunnelt (Abb. 5.20), der Driver (Companion) kann angeschlossen werden. Ein Needle-Vent wird in die Aorta ascendens eingebracht. Jetzt kann die Querabklemmung freigegeben werden. Es empfiehlt sich, zunächst einige Einzelschläge durchzuführen, um die noch verbliebene Luft zu evakuieren.

Jetzt wird die Herz-Lungen-Maschine langsam reduziert, um eine ausreichende Füllung zu gewährleisten. Das TAH-t kann mit einer Frequenz von 40 Schlägen gestartet werden. Die Herz-Lungen-Maschine wird weiter reduziert, die Frequenz wird entsprechend gesteigert, bis sich eine hämodynamisch stabile Situation einstellt.

Das System wird mit Goretex abgedeckt, um im Falle der Transplantation eine Beschädigung besonders der Outflow-Prothesen zu vermeiden. Wenn der Wundverschluss ohne hämodynamische Kompromittierung primär möglich ist, wird er durchgeführt. Ein eventueller sekundärer Verschluss mit temporärer Patch-Deckung ist eine Alternative (Abb. 5.21).

## Perioperatives Management

Postoperativ ist ein genaues Monitoring der Flüsse, des ZVD und der Drainagemenge notwendig. Bei Reduktion der Flüsse und parallel ansteigendem ZVD besteht der dringende Verdacht auf Tamponade, und eine Rethorakotomie ist indiziert. Aufgrund der Gefahr des Einklemmens in der Trikuspidalklappe des Systems dürfen sich keine venösen Katheter im rechten Vorhof befinden.

Die perioperative Antibiose wird fortgeführt, wenn der Patient bereits vorher eine Antibiosetherapie hatte, sonst reicht eine perioperative Abdeckung durch ein übliches Cephalosporin.

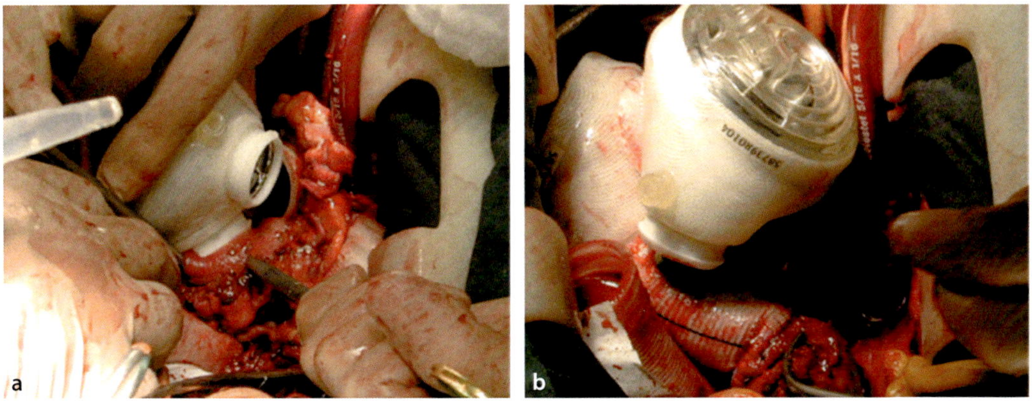


**Abb. 5.18** Anschluss linke und rechte Seite. (Aus Körfer et al. 2007, mit freundlicher Genehmigung)

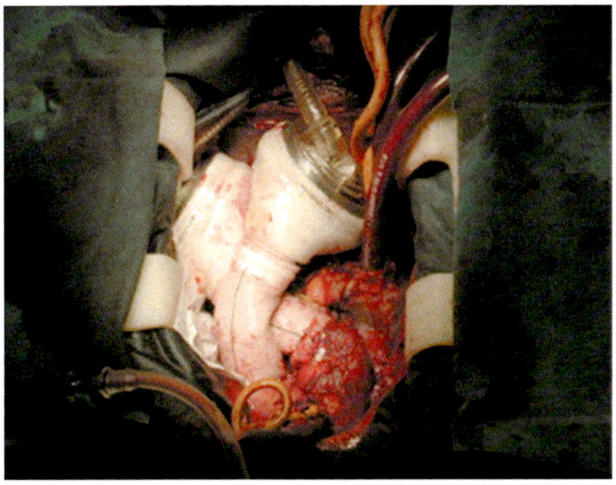

**Abb. 5.19** Beide Pumpen sind angeschlossen. (Aus Körfer et al. 2007, mit freundlicher Genehmigung)

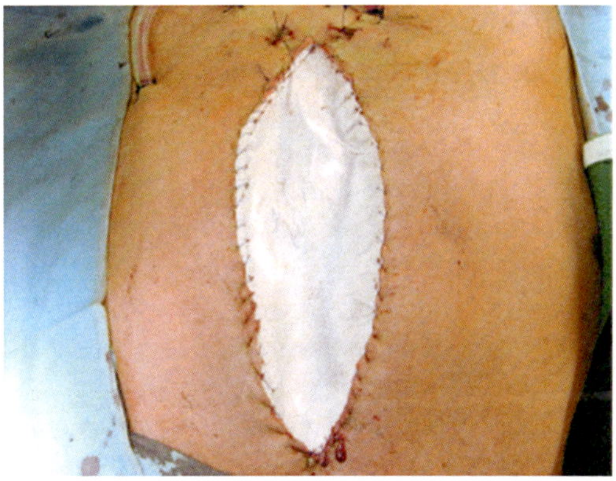

**Abb. 5.21** Vorläufiger Wundverschluss. (Aus Körfer et al. 2007, mit freundlicher Genehmigung)

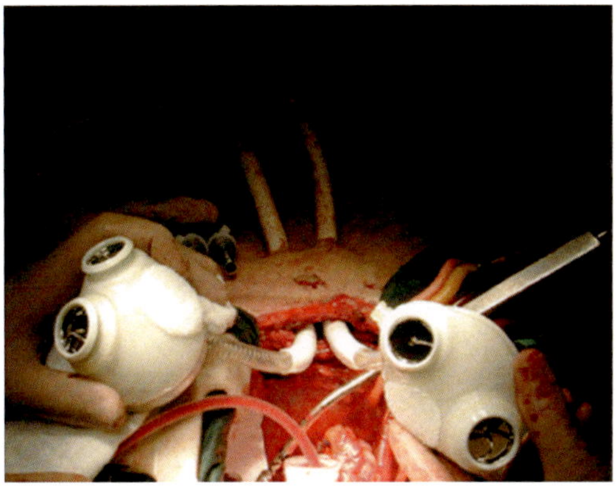

**Abb. 5.20** Ausleitung der Drivelines. (Aus Körfer et al. 2007, mit freundlicher Genehmigung)

Mit der Antikoagulation wird erst nach Sistieren der Drainagemengen begonnen. Anfangs wird eine PTT zwischen 40 und 50 s angestrebt, nach 72 h wird diese auf 50–60 s erhöht. Aspirin (100 mg) wird ab Tag 3 zusätzlich gegeben. Nach Entfernung der Drainage kann eine Therapie mit Coumadin® begonnen werden; es wird eine INR zwischen 2,5 und 3,5 angestrebt.

Mit dem Weaning von der mechanischen Beatmung wird begonnen, wenn der Patient hämodynamisch stabil und die Drainagemenge unauffällig ist. Nach Entfernung der Drainage ist der Beginn der Mobilisation möglich. Abhängig vom präoperativen Zustand des Patienten kann dies einige Zeit in Anspruch nehmen, eine intensive Begleitung durch speziell geschulte Physiotherapeuten ist empfehlenswert.

In der frühen postoperativen Phase ist der Companion-II-Driver vorteilhaft. Eine genaue Einstellung des Vakuums, der Austreibungsdrücke sowie des Diastole/Systole-Verhältnisses ist möglich. Über das Monitoring ist ein komplettes Entleeren des Ventrikels feststellbar. Wenn der Patient stabil ist und das System mit dem Companion Driver problemlos funktioniert, kann der Freedom Driver angeschlossen werden. Dieses System ist leichter, kleiner und ermöglicht eine einfachere und bessere Mobilisierung.

In dieser Phase ist es wichtig, den Patienten sowie seine Angehörigen zu schulen. Die verschiedenen Notfallszenarien werden wiederholte Male geübt. Auch das INR-Selbstmanagement wird mit dem Patienten trainiert. Die Versorgung der Driveline (standardisierter steriler Verbandswechsel) wird mit dem Patienten sowie den Angehörigen geübt.

Nachdem der Patient ausreichend geschult ist, wird er von den VAD-Koordinatoren nach Hause begleitet. Ein Termin mit dem Hausarzt und den eventuell betreuenden Pflegepersonen wird ausgemacht. Die häusliche Situation wird beurteilt, und die entsprechenden Geräte werden aufgestellt.

Wegen des kompletten Ersatzes der Herzfunktion durch das Device muss sichergestellt sein, dass der Patient immer von einer an dem Gerät eingewiesenen Person begleitet wird und ein Reserve-Driver verfügbar ist.

## Komplikationen

**Infektion** Bei den Infektionen ist es wichtig, zwischen System und systemischen Infektionen zu unterscheiden. Eine Driveline-Infektion wird lokal behandelt, bei Anstieg der Infektionsparameter auch systemisch.

Ein Abstrich mit Antibiogramm wird durchgeführt. Eine Mediastinitis/Systeminfektion ist aufgrund des Fremdmaterials immer eine schwerwiegende Komplikation, die nur durch Entfernung des Systems und Transplantation behoben werden kann. Systemische Infektionen werden entsprechend breit antibiotisch abgedeckt.

**Neurologie** Die neurologischen Komplikationen teilen sich in Blutungsereignisse und ischämische Ereignisse. Es besteht eine Abhängigkeit von der Antikoagulation, auch Infektionen können das Risiko eines neurologischen Problems erhöhen (◻ Abb. 5.22).

**Antikoagulation** Eine sorgfältige Antikoagulation ist lebensnotwendig. Die Patienten werden auf dem Coagucheck-Gerät eingewiesen und bestimmen täglich selber ihren INR-Wert. Der Wert wird in Bad Oeynhausen z. B. an die Telemedizinabteilung

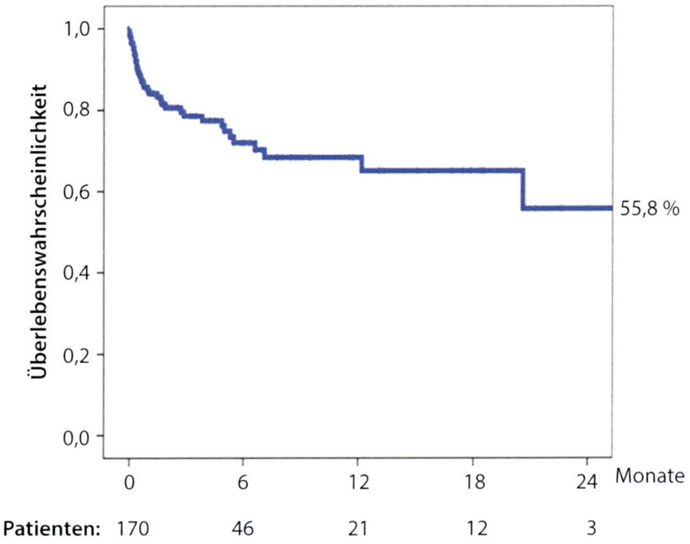


◻ **Abb. 5.22** Freedom from Stroke (subarachnoidale Blutung/ischämische Ereignisse): Implantationszeitraum Februar 2001 bis Dezember 2015 im HDZ NRW (n=173)

übermittelt und kann bei Abweichung vom therapeutischen Bereich korrigiert werden. Eine INR von 2,5–3,5 wird angestrebt. Die Patienten erhalten zusätzlich 100 mg Aspirin.

**Ergebnisse** Wie bereits eingangs beschrieben, sind LVAD-Systeme immer die erste Wahl. Bei einem biventrikulären Versagen sollte primär eine biventrikuläre Unterstützung (Thoratec PVAD, Berlin Heart EXCOR) implantiert werden. Ein TAH-t ist indiziert für Patienten mit biventrikulärem Versagen und sehr schlechtem Zustand.

In der Patientengruppe des HDZ NRW waren 70 % der TAH-t-Patienten präoperativ intubiert, 40 % hatten ein ECMO-System, 7 % ein LVAD/BiVAD vor der Implantation. 46 % erhielten Dialyse oder Hämofiltration, der mittlere Bilirubinwert bei der Implantation war 2,86 mg/dl. Die Unterstützungsergebnisse entsprechen dem schlechten präoperativen Zustand der Patienten.

Die große Schwankungsbreite bei Patientenselektion und Unterstützungsdauer mit ihrem Einfluss auf die Ergebnisse (◘ Abb. 5.23, ◘ Abb. 5.24) ist auch bei der Interpretation anderer publizierter Studien zu berücksichtigen (Körfer 2008).

## Training mit TAH

Die Reaktion auf Belastung war bereits in der frühen Entwicklungsphase des Jarvik-7-TAH Gegenstand tierexperimenteller Untersuchungen (Henning et al. 1978, Honda et al. 1975, Kito et al. 1974, Uchida et al. 1987). In einer ersten Fallstudie konnten bereits Everett et al. (1989) zeigen, dass ein TAH zwar einen engeren Regelbereich aufweist als die physiologischen Mechanismen, aber durchaus in der Lage ist, auf Belastungsanforderungen durch volles Ausnutzen des Füllungsvolumens zu reagieren. Der wesentliche Mechanismus ist die vollständige Ausschöpfung des Füllungsvolumens der TAH-Ventrikel, was in bestimmten Grenzen zu einem raschen Anstieg des Belastungsblutdrucks führt.

Systematische Untersuchungen mit einer standardisierten Laufbandbelastung zeigten eine stabile Belastbarkeit bis zu 30 min (Chiang et al. 1984, Lunnet al. 1976).

In ersten Studien bei Patienten mit einem über längere Zeit implantierten TAH zeigte sich, dass in der Regel das Pumpvolumen des linken TAH-Ventrikels relativ konstant über dem des rechten liegt. Im Langzeitverlauf ergab sich ein fast regelhaft erhöhter ZVD. Dies könnte – zusammen mit der

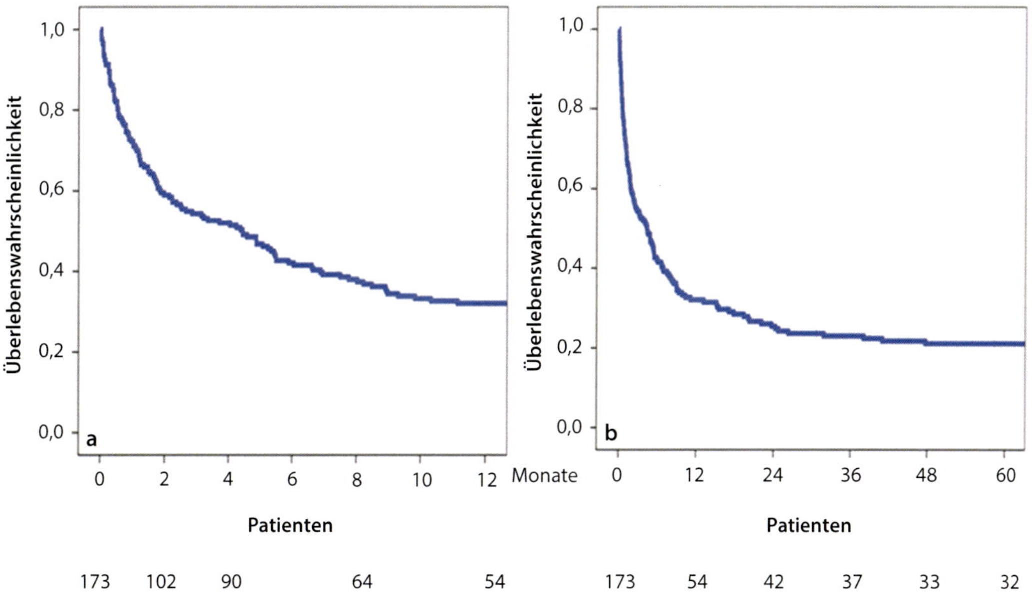


◘ **Abb. 5.23a, b** Überlebensrate von Patienten nach Implantation eines TAH-t **a** nach 12 Monaten, **b** nach 60 Monaten: Zeitraum Februar 2001 bis Dezember 2015 im HDZ NRW (n=173)

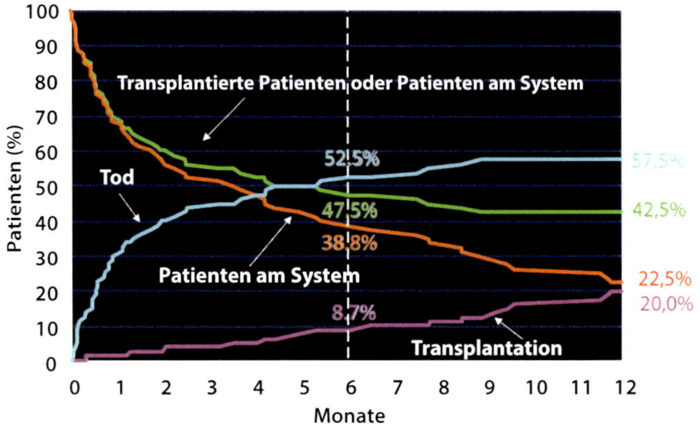


Abb. 5.24 Vergleichende Überlebensraten nach Implantation eines TAH-t: Zeitraum Januar 2006 bis Dezember 2014 im HDZ NRW (n=80)

Vorhofkontraktion, langen diastolischen Füllungszeiten und dem diastolischen Pumpenvakuum – die diastolische Füllung verbessern. Allerdings war das verwendete Jarvik-7 noch mit Björk-Shiley-Klappen und 100-ml-Ventrikeln ausgestattet (Anderson et al. 1984).

In einer jüngeren Studie (Kohli et al. 2011) zeigte sich in einem Vergleich von 37 TAH- und 12 LVAD-Patienten, dass erstere einen abgeschwächten Blutdruckanstieg unter Belastung hatten. In einer Trainingsphase von 8 Wochen erreichten aber auch die TAH-Patienten eine Verbesserung ihrer mittleren Laufbandbelastungszeit von 8,24 (±3,34 min) auf 31,44 min (±11,89 min). Die metabolischen Äquivalente („metabolic equivalents", MET) verbesserten sich von 1,56 (±0,19) auf 2,35 (±0,56). Interessanterweise konnte auch bei TAH-Patienten recht früh mit der systematischen Physiotherapie begonnen werden. Konventionelle Therapiemaßnahmen wurden am 5. postoperativen Tag (Tag 4–7) begonnen, das Laufbandtraining am 19. Tag (13–35 Tage).

Bei entsprechenden Trainingsmaßnahmen sollte immer eine mit dem TAH vertraute Person zusätzlich anwesend zu sein, um auf eventuelle Besonderheiten reagieren zu können. Vor Beginn der Belastung sollten sich beide Ventrikel nur partiell füllen, um auf den erhöhten venösen Rückfluss während des Trainings reagieren zu können. Insbesondere während des Trainings sollten i.v.-Vasodilatoren möglichst pausiert und orale Vasodilatatoren so niedrig wie möglich dosiert werden.

## Out-of-hospital-experience mit TAH-t

Eine Entlassung von TAH-t-unterstützten Patienten aus dem Krankenhaus war, nicht zuletzt wegen der Größe der Standardkonsole („Big Blue", Abb. 5.25), zunächst nahezu unmöglich.

Seit Oktober 2003 konnten im HDZ NRW erste Entlassungen (El-Banayosy et al. 2007b) mit einem mobilen Driver, basierend auf einer modifizierten Berlin Heart EXCOR-Konsole (Jurmann et al. 2004), durchgeführt werden (El-Banayosy et al. 2007a, 2005). Mit diesem mobilen Antrieb wurde mittlerweile die Entlassung von TAH-t-Patienten

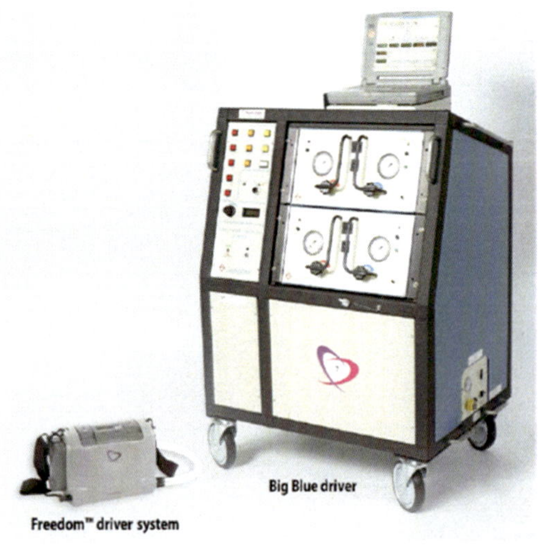


Abb. 5.25 „Big Blue". (Aus Gaitan et al. 2011, mit freundlicher Genehmigung)

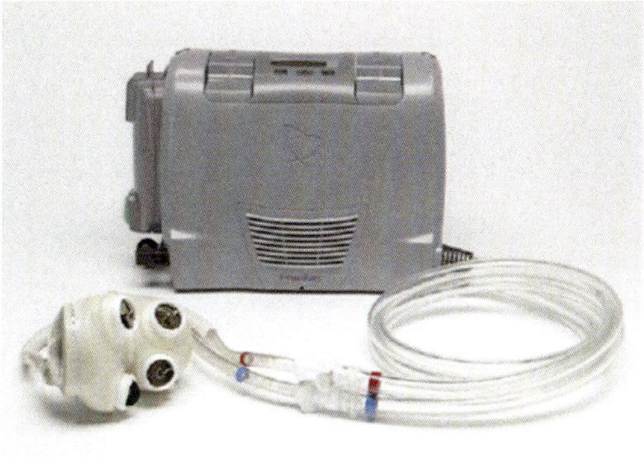

**Abb. 5.26** „Freedom Driver". (Aus Gaitan et al. 2011, mit freundlicher Genehmigung)

aus dem Krankenhaus in vielen Fällen fast routinemäßig möglich (Stepanenko et al. 2010).

Seit Anfang 2010 ist der SynCardia Freedom Driver (Abb. 5.26) verfügbar.

Damit muss die Wartezeit nicht mehr im Krankenhaus verbracht werden. In den USA werden Patienten, die mit einem TAH nach Hause entlassen werden (Abb. 5.27), nach wie vor als UNOS Status Ib geführt (Jarozewski et al. 2011).

### Transplantation von Patienten mit TAH

Bei der Transplantation von Patienten mit TAH-t-Unterstützung sind einige Besonderheiten zu berücksichtigen.

Durch den großen und pulsierenden Fremdkörper im Perikard ist mit massiven, teils kalzifizierenden Verwachsungen zu rechnen. Auch wenn der operative Zugang durch Verwendung einer „surgical membrane" im Rahmen der Implantationsoperation erleichtert wird, ist mit langer Präparationszeit zu rechnen. Dies sollte bei der Zeitplanung zur Transplantation großzügig berücksichtigt werden. Durch die entstehende große Wundfläche ist der Substitutionsbedarf von Erythrozythenkonzentraten und FFP in der Regel erhöht. Bei insgesamt langer Operationszeit und hohem Flüssigkeitsbedarf ist die Notwendigkeit eines zweiseitigen Thoraxverschlusses nach einigen Tagen negativer Bilanzierung nicht selten.

Typische Indikation zur Implantation eines TAH-t-Systems ist ein biventrikuläres Versagen mit konsekutivem kardiogenem Schock. In dieser Situation ist häufig nicht ausreichend sicher einzuschätzen, ob die erhöhten pulmonalen Druck- und Widerstandswerte fixiert oder reversibel sind. Obwohl prinzipiell die Möglichkeit bestehen würde, zum Monitoring nach TAH-Implantation entsprechende Messsonden zu verwenden (Abraham et al. 2011), sind diese aktuell in Europa noch nicht verfügbar. Die Implantation muss vor oder während der Device-Operation erfolgen, ein nachträgliches Einbringen ist nicht möglich. Die Korrelation der Sondenwerte mit invasiv und echokardiographisch gemessenen pulmonalarteriellen Drücken ist gut (Verdejo et al. 2007). Leider unmöglich ist die Steuerung der perioperativen Katecholamin- und Volumentherapie mittels Swan-Ganz-Katheter. Erste Erfahrungen mit dem USCOM-Device (kontinuierlicher 2D-CW-Doppler) zeigen jedoch ermutigend korrekte Ergebnisse im Vergleich mit den TAH-t-Messwerten (Phillips et al. 2009). Die hohe Gefahr

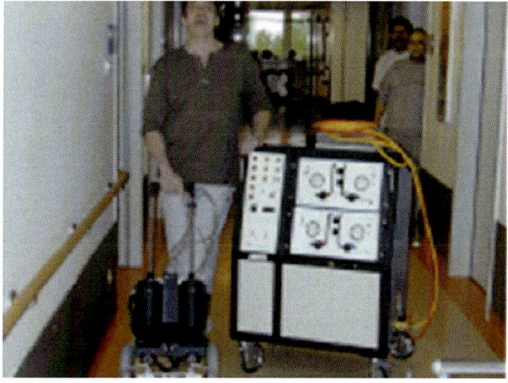

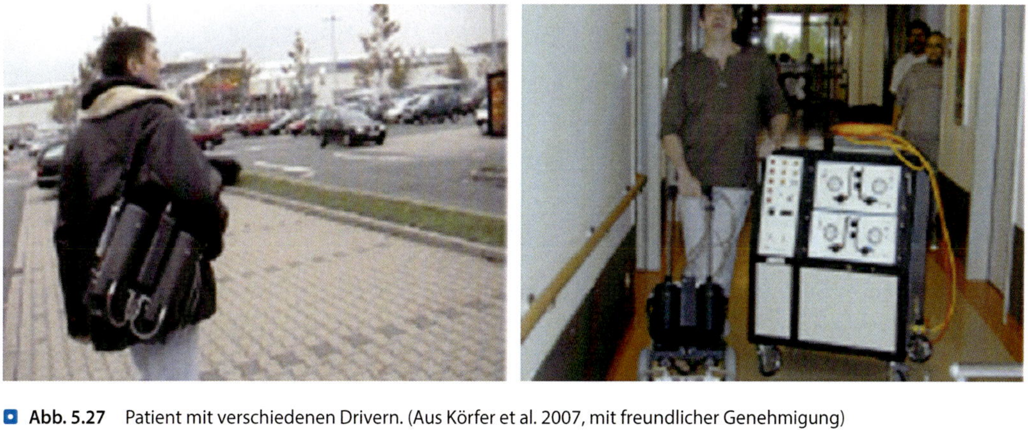

**Abb. 5.27** Patient mit verschiedenen Drivern. (Aus Körfer et al. 2007, mit freundlicher Genehmigung)

**Tab. 5.4** Sterberisikofaktoren innerhalb des ersten Jahres nach Transplantation (2008 bis Juni 2013, Erwachsene, n=10.904). (Mod. nach Stehlik et al. 2011)

| Variable | Patientenzahl | RR [95-%-CI] | p-Wert |
|---|---|---|---|
| Temporäres „continuous-flow" BiVAD | 59 | 1,785 [1,020–3,124] | 0,04251 |
| TAH | 129 | 1,574 [1,022–2,426] | 0,03972 |
| Chronisches „continuous-flow" | 3022 | 1,208 [1,019–1,433] | 0,02956 |
| Chronisches pulsatiles BiVAD | 202 | 1,784 [1,229–2,592] | 0,00235 |

des akuten Device-Versagens durch Blockade der zentralen Katheter sollte streng beachtet werden (Zimmermann et al. 2010).

### Post- HTX – Verlauf und Prognose

Verschiedene Untersuchungen zeigen, dass die Art des verwendeten Bridging Devices einen Einfluss auf die weitere Prognose hat (Nativi et al. 2011, Schulze et al. 2001). Dies gilt nicht nur für den Verlauf bis zur Transplantation, sondern auch für die Post-HTX Überlebensrate. Es zeigt sich allerdings in einer multivariaten Analyse, dass die Verwendung eines mechanischen Unterstützungssystems allein die Prognose nicht negativ beeinflusst. Die Rate der Nierendysfunktion nach Transplantation war in der Gruppe von Patienten, die vorher mit einem MKU unterstützt wurden, sogar geringer. Ebenso war in dieser Patientenpopulation das Überleben jenseits von 48 Monaten besser (Drakos et al. 2007). Die Verwendung eines extrakorporalen BiVAD verschlechtert allerdings die Lebenserwartung nach HTX im Vergleich zu intrakorporalen BiVAD- oder reinen LVAD-Systemen deutlich. Innerhalb des ersten Jahres nach HTX waren in dieser Patientengruppe alle transplantationstypischen Komplikationen häufiger, besonders Infektionen (Hazard Ratio [HR] 2,17 [1,35–3,46]) und maligne Neoplasien (HR 2,36 [0,28–19,96]). Letztere blieben auch im Langzeitverlauf mehr als 60 Monate nach HTX ein schwerwiegender Risikofaktor (HR 19,84 [2,19–179,6] vs. 7,08 [3,24–15,48]) bei intrakorporalem VAD (Patlolla et al. 2009).

Auch in der aktuellsten Datenanalyse der ISHLT ist die Verwendung von MKU-Systemen mit einer erhöhten 1-Jahres-Mortalität verbunden (Tab. 5.4). Im weiteren Langzeitverlauf ist die TAH-Unterstützung vor der Transplantation jedoch kein relevanter Risikofaktor mehr (Stehlik et al. 2011).

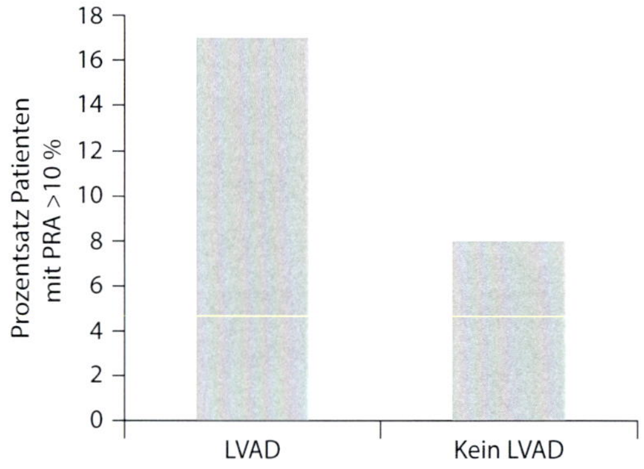


**Abb. 5.28** Rate sensibilisierter Patienten mit und ohne VAD (*PRA* „panel reactive antibody"). (Mod. nach Joyce et al. 2005, mit freundlicher Genehmigung)

Bei bis zu 60 % der erwachsenen Patienten und bei Kindern mit VAD-Systemen können Immunglobulin-G-HLA-Antikörper der Klassen I und II nachgewiesen werden (O'Connor et al. 2010, Pagani et al. 2001). Eine der definierten Grenzen ist eine Neuentwicklung von mehr als 10 % im PRA-Screening. Das Ausmaß der Sensibilisierung ist bei den verschiedenen Unterstützungssystemen unterschiedlich (Joyce et al. 2005) (Abb. 5.28, Abb. 5.29). Ein wesentlicher Risikofaktor, besonders in älteren Untersuchungen, ist die Verwendung nicht leukozytendepletierter Thrombozytentransfusionen (Massad et al. 1997, Moazami et al. 1998, Van Mawijk et al. 1991). In aktuelleren Untersuchungen wird dieses Risiko jedoch geringer eingeschätzt (Nolan et al. 2008). Ebenso diskutiert wird eine kontinuierliche Zytokinproduktion, die durch Kontaktaktivierung zellulärer Elemente auf den inneren Oberflächen des VAD entsteht (Spanier et al. 1996).

Ob die Rate bei TAH-Patienten noch höher liegt, kann momentan nicht sicher gesagt werden.

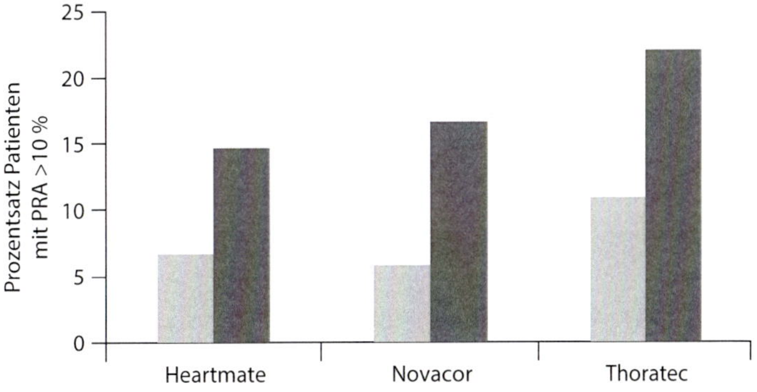


**Abb. 5.29** Rate sensibilisierter Patienten bei verschiedenen Unterstützungssystemen. (*Hellgrau:* PRA-Mittelwert, *dunkelgrau:* Prozentsatz Patienten mit PRA >10 % (*PRA* „panel reactive antibody"). (Mod. nach Joyce et al. 2005, mit freundlicher Genehmigung)

Es empfiehlt sich aber auf jeden Fall ein regelmäßiges Screening (etwa alle 6–8 Wochen) während der Unterstützungszeit.

### 5.1.5 Psychologische Probleme und ethische Erwägungen

Insbesondere bei komplettem mechanischen Herzersatz besteht eine erhebliche psychische Belastung der Patienten darin, dass ein Versagen des Systems unmittelbar und in der Regel unbehandelbar zum Tode führen kann. Dies verstärkt die sowieso vorhandene Angst, von einem mechanischen Gerät abhängig zu sein, um ein Vielfaches. Die Einrichtung einer Notfallkette und die unmittelbare Verfügbarkeit einer Ersatzkonsole, die durch entsprechend geschulte Personen ausgetauscht werden kann, erleichtert gerade im ambulanten Bereich vielen Patienten die Situation. Die psychische Belastung der für diese Notfälle geschulten Verwandten sollte jedoch nicht unterschätzt werden. In manchen Fällen ist es den Patienten nicht möglich, eine stationäre Behandlung mit der im Krankenhaus kurzfristig verfügbaren fachkundigen Hilfe zu verlassen.

Die verwendete „Hardware" ist unübersehbar groß und sehr laut. Dies beeinträchtigt, auch bei den mobilen Drivern, sehr stark die Lebensqualität der Patienten. Die limitierte Laufzeit erzeugt einen erheblichen zeitlichen Druck. Auch bei hochdringlich gemeldeten Patienten kann das „rettende" Spenderorgan zu spät kommen. Ein Device-Austausch bei Versagen ist nahezu unmöglich. Regelmäßige technische Kontrollen zur Sicherstellung der ordnungsgemäßen Funktion 24 h am Tag belasten die Patienten sehr und verhindern ein einigermaßen normales Alltagsleben.

Die Patienten setzten sich neben Todes- und Komplikationsängsten zum Teil sehr intensiv damit auseinander, „herzlos" zu sein. Dies äußert sich oft in dem Bemühen, die eigene Empathiefähigkeit, emotionale Wärme und Liebesfähigkeit wahrzunehmen und zu betonen. Archetypische Annahmen des Herzens als Ort der Gefühle werden hier reaktiviert und thematisiert. Im Gegensatz zu Herzunterstützungssystemen bei noch vorhandenem eigenen Herz wird die Psychosomatik des Herzens beim TAH insofern bedeutsam, als das Herz als Symbol für das Leben nun völlig an eine Maschine delegiert werden muss.

Zusammenfassend sollten TAH-Patienten auf jeden Fall engmaschig psychologisch betreut werden. Die Ansprechpartner sollten zumindest Basiskenntnisse des Systems und Informationen über die aktuellen medizinischen Besonderheiten (bisherige Komplikationen, Meldestatus, Notfallansprechpartner) des Patienten besitzen.

Die durchgehende Erreichbarkeit eines fachkundigen Ansprechpartners (VAD-Koordinator, diensthabender Arzt) in der implantierenden Klinik ist eine erhebliche Entlastung und Unterstützung für den Patienten und die Angehörigen.

Schon mit Beginn der ersten klinischen Implantationen entstand eine intensive Diskussion der speziellen ethischen Themen im Zusammenhang mit TAH (Artificial heart assessment panel 1973; Annas 1986). Wichtige Aspekte während der Unterstützungszeit sind Lebensqualität, psychische Belastung und persönliche Perspektive. Wenn das System nur in der Lage ist, das Leben zu erhalten, der Patient aber nach wie vor komplett von anderen Unterstützern abhängig bleibt sowie eine spätere Transplantation nicht möglich ist, scheint der Einsatz von Anfang an fraglich zu sein (Miles et al. 1988). Gerade ein komplettes Kunstherzsystem ist auch aus ethischen Aspekten nur akzeptabel, wenn es die Lebenssituation und Perspektive des Patienten verbessert. Ein Einsatz als Überbrückung zur Transplantation scheint unter diesem Aspekt eine vertretbare Option zu bieten. Ein großes Problem ist die Akzeptanz eines komplett künstlichen Herzens im Körperbild der Patienten. Zu dieser Integration ist eine spezielle psychologische Unterstützung nötig. Dies gilt umso mehr, als die Implantation eines TAH sehr häufig als Notfallmaßnahme durchgeführt werden muss. Die Patientenautonomie und Entscheidungsfreiheit wird hier der dringlich notwendigen und lebensrettenden medizinischen Maßnahme untergeordnet.

Besonders drastische Formen der Entscheidung sind gefordert, wenn die Unterstützung durch ein TAH beendet werden soll. Dies kann z. B. notwendig werden, wenn es zu großen intrazerebralen Blutungen gekommen ist oder wenn sich eine Tumorerkrankung entwickelt hat, die nicht mehr traktabel ist. Einerseits ist ein pures Weiterfunktionieren des Systems ohne jede Lebensqualität und Perspektive nicht im Interesse des Patienten. Wie in vergleichbaren intensivmedizinischen Situationen, etwa Dialyse oder Beatmung, könnte also auch die TAH-Unterstützung beendet werden (Bramstedt 2003). Andererseits ist die Inaktivierung eines TAH ein aktiver und unumkehrbarer Prozess, der als aktive Sterbehilfe auch rechtlich bedenklich werden kann (Veatch 2003). Außerdem empfindet der Patient den mechanischen Herzersatz als „sein" Herz, das ihn am Leben erhält. Daher sollte niemand das Recht haben, dieses Herz anzuhalten (Hansson 2005). Es empfiehlt sich auf jeden Fall die Einschaltung eines klinischen Ethikkommittees zur ausführlichen interdisziplinären Diskussion und Erarbeitung einer Handlungsempfehlung für die zuständigen Entscheider.

## 5.2 Das CARMAT-Kunstherz

*C. Schmid*

Die Entwicklung von sog. Total Artificial Hearts (TAH), also von Kunstherzen, die nach Exzision des nativen Herzens implantiert werden, hat über die vergangenen Jahre hinweg nicht den gewünschten Erfolg erbracht. Das SynCardia TAH-t ist das einzig verbliebene System, es wird jedoch pneumatisch betrieben und kann damit keine hohe Lebensqualität erzielen. Implantationsversuche mit dem elektrisch betriebenen AbioCor™-System wurden komplikationsbedingt sehr rasch wieder terminiert.

Das CARMAT-Kunstherz sollte daher die Hauptkomplikation Thrombusbildung und Schlaganfall minimieren, ein ausreichendes Pumpvolumen gewährleisten und eine elektronische Steuerung entwickeln. Der Steuermechanismus soll dem TAH eine autonome Funktionsweise ermöglichen, die dem des nativen Herzens möglichst nahekommt, damit eine akzeptable Lebensqualität geschaffen und eine Langzeitunterstützung gewährleistet werden kann.

Die Geschichte des CARMAT-Kunstherzens begann 1993, als sich Professor Alain Carpentier mit Jean-Luc Lagardère, dem Präsidenten des MATRA-Konzerns (jetzt zum EADS gehörend), zusammentat, um das Kunstherz zu entwickeln. MATRA konnte alle notwendigen Technologien wie komplexes Systemdesign, spezifische Polymere, Mikroelektronik und entsprechende Software zur Verfügung stellen. Das CARMAT-System sollte auf einem neuen Konzept basieren. Das Design der Ventrikel sollte so konzipiert werden, dass die natürliche Kontraktion des Herzens nachgeahmt wird. Die blutführenden Oberflächen sollten aus mikroporösen biologischen und synthetischen Biomaterialen gestaltet werden, um eine Proteinablagerung an der Oberfläche zu ermöglichen. Zur Reduktion der Thrombogenität wurden biologische Herzklappen vorgesehen. Nach einer 15-jährigen Entwicklungszeit war 2008 der erste Prototyp fertig, dessen Form, Volumen, Biokompatibilität und Zuverlässigkeit die gestellten Forderungen erfüllte.

Das CARMAT-TAH ist eine pulsatiles, elektrisch angetriebenes, hydraulisches Pumpsystem mit 2 Pumpventrikeln. Beide Ventrikel haben je 2 durch eine flexible Biomembran getrennte Kammern: eine für das Blut und eine für die Hydraulikflüssigkeit (Silikonöl). Die Biomembran besteht auf der Hydraulikseite aus Polyurethan, die Blutseite ist mit Glutaraldehyd-behandeltem Rinderperikard bedeckt. Die Hydraulikflüssigkeit bewegt die Biomembran über miniaturisierte, elektrisch angetriebene Pumpen, um so die Ventrikelkontraktion eines normalen Herzens zu simulieren, d. h. eine systolische und diastolische

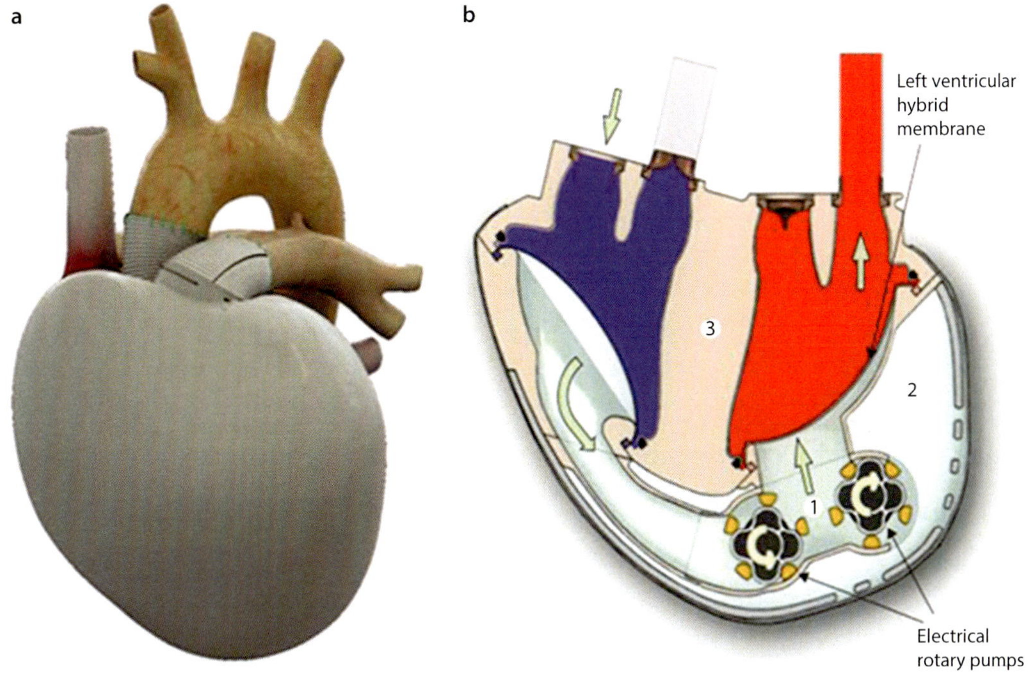


**Abb. 5.30** Alle Komponenten außer den Batterien sind in das Kunstherzsystem, das äußerlich dem nativen Herzen nachempfunden ist, eingebettet. **a** Ansicht von außen. **b** Die inneren Bestandteile sind im interventrikulären Septum untergebracht: *1* elektrische Rotationspumpen, *2* Silikonöl, *3* elektronische Komponenten. (Aus Carpentier 2015, mit freundlicher Genehmigung)

Pumpfunktion zu etablieren. Die Volumina der Pumpkammern sind so groß, dass keine unnatürliche Steigerung der Herzfrequenz notwendig ist (Abb. 5.30). Die statischen inneren Oberflächen, die den Kontakt zum zirkulierenden Blut haben, bestehen aus Polytetrafluorethylen (PTFE), nicht wie üblich aus thrombogenem Polyurethan oder Silikon. Im Laufe von Wochen bis Monaten bildet sich auf den biokompatiblen Oberflächen eine Proteinschicht, welche eine hohe Resistenz hinsichtlich einer Thrombenbildung aufweist. Biologische Herzklappen wurden integriert und sollen ebenfalls mit einer Proteinschicht überzogen werden. Die elektronische Steuerung reguliert durch Mikroprozessoren die Funktion des TAH über Sensoren in den Pumpkammern, Ultraschallköpfen an der Biomembran und spezielle Algorithmen. Sie ermöglicht einen Pumpfluss von 2–9 l/min bei einem Schlagvolumen von 30–60 ml und einer Pumpfrequenz von 35–150/min. Ejektionsvolumen und Pumpfrequenz werden stets dem Bedarf angepasst und der aortale Druck immer ausreichend aufrechterhalten (Abb. 5.31). Alle Komponenten des Systems sind von einer Polyurethanummantelung umgeben, welche die Hydraulikflüssigkeit enthält und damit auch als „compliance chamber" wirkt. Das CARMAT-System ist für eine Haltbarkeit von 5 Jahren entwickelt und soll als Dauertherapie (und nicht als Überbrückung bis zu einer Herztransplantation) zum Einsatz kommen. Die Kosten des mittlerweile in klinischen Studien eingesetzten Systems liegen mit 160.000 Euro im Bereich dessen, was eine Herztransplantation kostet.

Die Implantation entspricht dem der Herztransplantation bzw. ist vergleichbar mit einer SynCardia-TAH-t-Implantation. Die Vorhöfe werden in situ belassen und mit einem biokompatiblen Interface vernäht, auf das die Pumpkammern geklickt werden.

Das externe Überwachungs- und Steuerungssystem, das üblicherweise im Krankenhaus verbleibt, liefert die Stromversorgung und erlaubt eine Abfrage der gemessenen Funktionsparameter. Die Steuereinheit des Patienten, welche über ein transkutanes

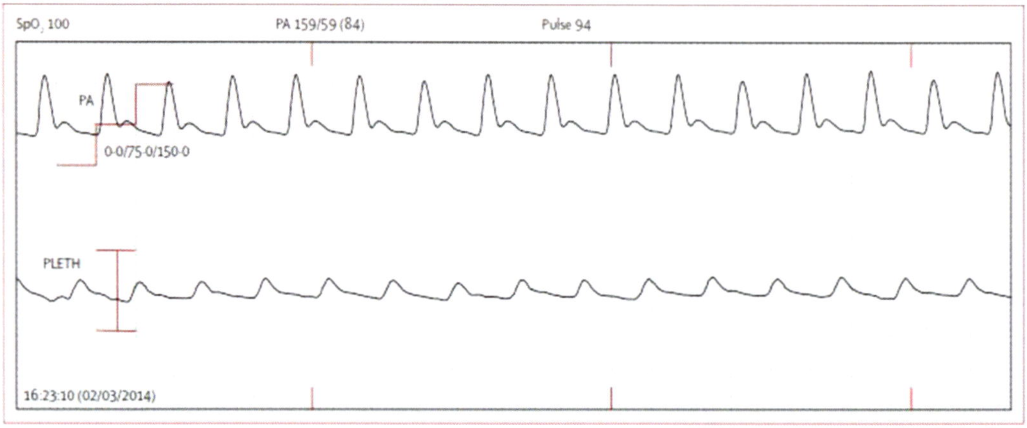


**Abb. 5.31** Arterieller Druck und Fingerplethysmographie des ersten Patienten. (Aus Carpentier 2015, mit freundlicher Genehmigung)

Kabel (8 mm) verbunden ist, enthält Lithiumionen-Akkus mit einer 12-stündigen Stromversorgung und kann auf einem Trolley oder in einer Schultertasche transportiert werden. Weitere Entwicklungen für eine noch bessere Stromversorgung sind geplant.

Die klinische Evaluation begann mit der ersten Implantation am 18.12.2013. Zunächst sind 4 Implantationen mit dem Ziel eines 30-Tage-Überlebens geplant; danach sollen 20 weitere Patienten folgen, um wesentlich mehr Informationen zu erhalten und die CE-Zertifizierung zu erreichen (Carpentier et al. 2015, Latremouille et al. 2015, Leprince 2014, Menard 2014, Mohacsi u. Leprince 2014).

## 5.3 „Self-made" TAH: intra- und parakorporale Optionen

### 5.3.1 Biventrikuläre mechanische Kreislaufunterstützung mit zwei „continuous flow"-Pumpen der dritten Generation

*T. D. T. Tjan, A. Hoffmeier, M. Scherer, H. Welp*

#### Grundlegendes

Die Entwicklung von mechanischen Kreislaufunterstützungssystemen mit der Möglichkeit, den Patienten zu mobilisieren, beginnt in den Vereinigten Staaten von Amerika. Hier etablierte das National Heart Institute 1964 das sogenannte „Artificial Heart Program", um die Entwicklung eines vollständigen Kunstherzens oder eines andersartigen kardialen Unterstützungssystems weiter voranzutreiben (Watson 1994). Bis 1965 hatten Akutsu und Kolff ein aus einem Stück gefertigtes Gerät entwickelt, welches aus vier künstlichen Herzkammern bestand und den Kreislauf eines Kalbes für mehr als einen Tag aufrechterhalten konnte (Akutsu et al. 1963).

Implantierbare mechanische Kreislaufunterstützungssysteme der ersten Generation mit pulsatilem Blutfluss waren das Novacor© (World Heart Corp, Oakland, CA) oder das HeartMate I™ (Thoratec Corp, Pleasanton, CA). Diese Geräte werden pneumatisch betrieben und besitzen eine intrakorporale Pumpkammer. Da der Pumpmechanismus bei diesen Unterstützungssystemen auf einem Blutverdrängungsmechnismus basiert, beanspruchen diese Geräte intrathorakal relativ viel Platz, so dass die Pumpkammer faktisch fast immer im linken kranialen Abdomen nach Ablösen des linken vorderen Zwerchfells implantiert werden muss.

Die weltweit größte Erfahrung mit einem einzelnen System besteht derzeit immer noch mit dem intrakorporalen, pulasatilen Novacor-System und mit dem Heart-Mate-I-System. Bis jetzt wurden insgesamt mehr als 1.700 Patienten mit dem Novacor-System unterstützt, das HeartMate-I-System wurde bei mehr als 5.000 Patienten implantiert.

Die Entwicklung der parakorporalen Herzunterstützungssysteme in Deutschland begann in den 60er-Jahren durch Prof. Dr. E. Bücherl im Klinikum Charlottenburg der Freien Universität Berlin und wurde von dessen Nachfolger Prof. Dr. R. Hetzer durch die Firma Berlin Heart AG weitergeführt (Bucherl 1985). Fortgesetzt wurde diese Technologie mit der Konstruktion von parakorporalen Pumpen wie zum Beispiel der EXCOR®-Pumpe (Berlin Heart GmbH, Berlin). Auch diese Pumpen werden als sogenannte Verdrängerpumpen pneumatisch betrieben. Sie haben für Erwachsene eine Pumpkammer mit einem Blutvolumen von 60–80 ml und sind damit relativ groß.

Der erste klinische Einsatz der EXCOR-Pumpe der Firma Berlin Heart AG zur Unterstützung des linken Ventrikels erfolgte im Jahr 1987 (Hetzer et al. 1992). Über 20 Jahre hinweg wurde das System immer weiter technisch verbessert und ist heutzutage eines der zuverlässigsten parakorporalen Systeme (Schmid et al. 2006). Weltweit wurden bis zum September 2011 über 2.000 EXCOR-Systeme bei Erwachsenen und 950 Systeme bei Kindern in mehr als 34 Ländern implantiert. Da heutzutage in der klinischen Praxis intrakoporal überwiegend Systeme der dritten Generation mit kontinuierlichem Fluss verwendet werden, bleibt das EXCOR-System das Gerät der Wahl für die parakorporale biventrikuläre Unterstützung bei Erwachsenen und ist bei Kindern praktisch das einzig verfügbare System. Nicht weniger entscheidend sind die im Betrieb entstehenden und mit der Implantation verbundenen Kosten. Das EXCOR-System ist preisgünstiger als die meisten Systeme der dritten Generation, was in Ländern mit begrenzten finanziellen Ressourcen eine wichtige Rolle spielen könnte.

Um die aus der Größe der Pumpen resultierenden Schwierigkeiten zu umgehen, konnten dank rasanter technischer Entwicklungen in diesem Sektor Unterstützungssysteme der zweiten Generation wie das DeBakey©-LVAD (MicroMed), das HeartMate II™ (Thoratec), das INCOR® (Berlin Heart) oder das Jarvik 2000® (Jarvik Heart) mit axialem Antrieb konstruiert werden. Aufgrund der für diese Modelle erforderlichen relativ langen und rigiden Einfluss- und Ausflusskonduits muss selbst für diese erheblich kleineren Pumpen häufig noch im linken Perikardwinkel-Zwerchfell-Bereich die Übergangmuskulatur inzidiert werden. Auch nach weiterer Verkleinerung der Pumpen und Konstruktion von kürzeren, insgesamt flexibleren Konduits können Patienten, die eine biventrikuläre Unterstützung benötigten, nicht mit Zweitgenerationssystemen versorgt werden. Ursächlich hierfür sind die insgesamt geringe Flexibilität und der daraus resultierende Platzbedarf der Einheit aus Pumpe und Konduits. Bis vor kurzem konnten solche Patienten nur mit zusammengesetzten, parakorporalen Systemen wie z. B. zwei EXCOR-Systemen oder zwei Thoratec-Systemen behandelt werden.

Mit der Entwicklung der zentrifugalen mechanischen Kreislaufunterstützungssysteme der dritten Generation (wie z. B. HVAD© [HeartWare], VentraCor© [VentrAssist], DuraHeart© [Terumo Heart]), bei denen insgesamt das Volumen der Pumpe noch einmal verkleinert und durch die abgeflachte Bauart der Platzbedarf minimiert werden konnte, gibt es nun erstmals die Möglichkeit, eine nicht pulsatile, biventrikuläre Kreislaufunterstützung mit intrakorporalen Systemen zur Verfügung zu stellen.

## HVAD©-BiVAD

Der Bedarf einer zusätzlichen Rechtsherzunterstützung bei Patienten mit terminaler Herzinsuffizienz und implantiertem linksventrikulären Unterstützungssystem variiert in Abhängigkeit von der Institution zwischen 6 und 30 % (Hetzer et al. 2010, Kormos et al. 2010, Krabatsch et al. 2011, McGee et al. 2011). Die klinische Erfahrung zeigt, dass bei Patienten mit einer biventrikulären Pumpschwäche eine alleinige linksventrikuläre Unterstützung unter Umständen nicht ausreichend ist. Eine präoperative Optimierung der Rechtsherzfunktion und/oder eine sofortige biventrikuläre Unterstützung kann in dieser Situation einen Überlebensvorteil für den Patienten darstellen, da mit der frühelektiv implantierten biventrikulären Unterstützung deutlich bessere Überlebensergebnisse erzielt werden könnten als durch eine spätere Konversion von einer alleinigen linksventrikulären auf eine biventrikuläre Unterstützung (Fitzpatrick et al. 2009, Krabatsch et al. 2011).

### ▪ Internationale Erfahrung

Bis zum jetzigen Zeitpunkt sind nur von einigen Zentren vereinzelte Berichte über die Nutzung des HeartWare HVAD-Assist Device als biventrikuläres

Unterstützungssystem publiziert worden. Die wesentlichen Erfahrungen auf diesem Gebiet stammen aus dem Deutschen Herzzentrum in Berlin.

Hetzer stellte im Juli 2010 die Anwendung von zwei Pumpen mit kontinuierlichem Fluss als LVAD und RVAD vor (Hetzer et al. 2010). Im Dezember 2010 berichtete Loforte aus Rom, Italien, in Zusammenarbeit mit der Berliner Gruppe von der Implantation eines solchen biventrikulären Unterstützungssystems (Loforte et al. 2011).

Im Vordergrund stehen hier die Kaliberreduktion der pulmonalen Auslassprothese – um eine Hyperperfusion der Lunge zu verhindern – und die Reduktion der effektiven Länge der Einlasskanüle des rechtsventrikulären Unterstützungssystems durch Anwendung von zwei 5-mm-Silikonringen bei der Fixation der Pumpe im Nahtring.

Im Oktober 2010 berichtete Strueber aus Hannover über die zusätzliche rechtsventrikuläre Unterstützung mit einer HeartWare-HVAD-Zentrifugalpumpe bei einem Patienten, der nach Implantation eines linksventrikulären HeartWare-HVAD-Unterstützungssystems ein Rechtsherzversagen entwickelt hatte (Strueber et al. 2010). Der Eingriff wurde erfolgreich primär ohne Kaliberreduktion der pulmonalen Auslassprothese durchgeführt. Stattdessen wurde die Flussrate des rechtsventrikulären Systems reduziert.

Aus Chicago berichtete McGee im Februar 2011 von einem Patienten mit biventrikulärem Herzversagen aufgrund einer Myokarditis. Nach Kurzzeitunterstützung mit einem entsprechenden System konnte schlussendlich erfolgreich ein HeartWare-HVAD-BiVAD-System implantiert werden (McGee et al. 2011).

Im September 2011 berichtete Krabatsch aus der Berliner Gruppe erstmal von einer Patientenserie mit einer biventrikuläreren Unterstützung durch „continuous flow“-Pumpen. Hier betrug die 30-Tage-Überlebensrate 82 % bei deutlich verbesserter Mobilität und verbessertem Komfort für die Patienten (Krabatsch et al. 2011).

### ▪ Münsteraner Erfahrung

Im Oktober 2010 wurde in Münster die erste erfolgreiche HeartWare-HVAD-BiVAD-Implantation bei einer relativ kleinen (158 cm/66 kg), 61-jährigen Patientin durchgeführt. Kardiale Grunderkrankung war eine chronische, biventrikuläre Herzinsuffizienz auf dem Boden einer viralen Myokarditis. Neben der Implantation des mechanischen Kreislaufunterstützungssystems musste in selber Sitzung ein Aortenklappenersatz mittels einer Bioprothese (Perimount-Prothese mit einem Durchmesser von 21 mm) erfolgen. Ferner bestand bei der Patientin eine langjährige, mit Sildenafil behandelte sekundäre pulmonale Hypertonie. Die Patientin hatte vor der Versorgung mit einem biventrikulären mechanischen Kreislaufunterstützungssystem im März 2009 ein AICD-System erhalten, welches im Juli 2007 in ein CRT-System umgerüstet worden war. Die letzte Evaluation der Patientin vor Implantation des biventrikulären Unterstützungssystems ergab bei der Spiroergometrie eine $VO_2$max von 15,4 ml/min/kg und einen Cardiac Index von 2,9 $l/min/m^2$. Aufgrund progredienter Leistungsminderung bei optimal ausgebauter Herzinsuffizienzmedikation wurde im weitern Verlauf schlussendlich die Indikation zur Implantation eines biventrikulären mechanischen Kreislaufunterstützungssystems gestellt.

Nach unkomplizierter Implantation wurde die Patientin postoperativ auf die Intensivstation verlegt. Das linksventrikuläre Unterstützungssystem pumpte bei 2.700 U/min und einem Stromverbrauch von 4,0 W 4,5 l/min, das rechtsventrikuläre Unterstützungssystem pumpte bei ebenfalls 2.700 U/min und einem Stromverbrauch von 4,1 W 4,1 l/min. Bis auf eine Hämatomausräumung infolge einer diffusen Blutung aus dem Perikard am 11. postoperativen Tag war der weitere Verlauf unauffällig. Nach insgesamt 149 Tagen mechanischer, biventrikulärer Kreislaufunterstützung konnte die Patientin am 12. März 2011 erfolgreich orthotop herztransplantiert werden. Hierbei wurde eine bicavale Anastomosierungstechnik angewandt. Die Patientin wurde am 25. postoperativen Tag in die Rehabilitation entlassen.

Der zweite mit einem HeartWare-HVAD-BiVAD in Münster versorgte Patient wurde im September 2011 operiert. Der multimorbide Patient hatte rezidivierende Dekompensationen bei bekannter, progredienter ischämischer Kardiomyopathie mit globaler Herzinsuffizienz erlitten. Zuvor waren bei hochgradig reduzierter linksventrikulärer Funktion (EF von 15 %) mehrmalig Koronarstentimplantationen sowie im Juni 2007 die Implantation eines biventrikulären CRT-D-ICD vorgenommen worden. Im März

2011 erfolgte eine AV-Knotenablation bei absoluter Arrhythmie und Vorhofflimmern. Ferner bestand bei dem Patienten eine Mitralklappeninsuffizienz II. Grades sowie eine hochgradige Trikuspidalklappeninsuffizienz. Echokardiographisch imponierte eine mittelgradige pulmonale Hypertonie. Vermutlich waren die pulmonalarteriellen Drücke aufgrund der Trikuspidalklappeninsuffizienz aber deutlich unterschätzt. Bei sich progredient verschlechternder, biventrikulärer Herzinsuffizienz wurde bei dem Patienten dann am 19. September 2011 die Implantation eines HeartWare-HVAD-BiVAD-Systems und zusätzlich eine linke Herzohrexklusion vorgenommen. Am 34. postoperativen Tag wurde der Patient von unserer Institution in die Rehabilitation entlassen.

## Implantationstechnik

### ▪ Operationsvorbereitungen

Nicht nur für die beiden oben geschilderten Patienten wurde eine besondere Fixationsnaht-Technik benutzt, durch welche ein Zylinderkanal an der Ventrikelöffnung gebildet wurde. Diese Implantationstechnik soll nun im Folgenden detailliert dargestellt werden.

Die Operationsvorbereitung von anästhesiologischer Seite entspricht im Wesentlichen der bei einer isolierten LVAD-Implantation. Es wird außer einem zentralen Venenkatheter, einem Swan-Glanz-Katheter und einer TEE-Sonde auch ein NO-Inhalationsgerät routinemäßig benötigt. Defibrillator-Patch-Elektroden werden nur bei Reeingriffen nach früherer Herzoperation durch mediane Sternotomie angebracht. Durch die TEE-Untersuchung sollte ein Vorhofseptumdefekt ausgeschlossen werden, da dieser Defekt nach Anschluss an die Herz-Lungen-Maschine verschlossen werden muss. Die Implantation des HeartWare-HVAD-Systems als biventrikuläres System wird mit Unterstützung der Herz-Lungen-Maschine vorgenommen. Im Gegensatz zur Implantation als alleinige linksventrikuläre Unterstützung kommen hier ein bicavaler, venöser Anschluss der Herz-Lungen-Maschine und der totale Bypass zum Einsatz. In der Regel kann die Implantation am schlagenden Herzen durchgeführt werden. Nur bei zusätzlich erforderlichen Eingriffen, die einen kardioplegischen Herzstillstand erforderlich machen – wie z. B. ein begleitender Aortenklappenersatz –, wird das Herz mit Kardioplegie geschützt.

Bei der ersten in Münster implantierten Patientin wurde zunächst der Aortenklappenersatz vorgenommen. Im Anschluss wurde dann die Aortenklemme freigegeben und die weitere Implantation am schlagenden Herzen durchgeführt.

### ▪ HeartWare-HVAD-LVAD-Implantation: Anbringen des Nahtringes

In Trendelenburg-Position und nach Instillation von $CO_2$ in das Operationsgebiet wird das Herz mit der linken Hand des Operateurs aus dem Situs heraus luxiert und einige Operationstücher hinter dem Herzen in die Perikardhöhle eingelegt. Somit kommt die Vorderwandspitze des linken Ventrikels gut zur Darstellung.

In unserer Klinik wird der LV-Vorderwandapex als Insertionsstelle für die Einflusskanüle bevorzugt. Dieser wird zuerst mit einem 11er-Skalpell kreuzförmig eröffnet, dann mit dem apikalen Bohrungsinstrument ausgestanzt. Es folgt die Inspektion des LV-Cavums. Hierbei sollte man sich vergewissern, dass keine Hindernisse an der umgebenden LV-Wand den Einfluss in die Pumpe behindern. Trabekel und eventuell vorhandenes thrombotisches Material müssen reseziert werden. Ein Filzstreifen mit einer Breite von 12–15 mm und von etwa 20 cm Länge wird als Widerlager für die Nähte mit einigem Abstand um die LV-Öffnung platziert. Die Einstichstellen der doppelt armierten 0-MH-Ethibond (ETHICON, Johnson & Johnson MEDICAL GmbH) liegen etwa in der Mitte des Filzstreifens und etwa 2 cm von dem Rand der Öffnung des linken Ventrikels entfernt. Die jeweiligen Nähte werden U-förmig durch die ganze LV-Muskulaturwand Ventrikelcavum-einwärts und anschließend zurück wiederum durch die gesamte Muskulaturschicht vom LV-Cavum ausgestochen. Schlussendlich wird die Naht aus dem Epikard gestochen. Der dabei entstehende Nahtkreis sollte etwas größer als der Nahtring des HeartWare HVAD selbst sein (◘ Abb. 5.32, ◘ Abb. 5.33). In der Regel sollten 10 solcher 0-MH-Ethibond-Nähte für die Fixation ausreichen.

Im Anschluss wird der Nahtring mit der Schraube ventral und etwas rechts ventrokaudal vom Patienten, das heißt rechts vorne vom Operateur aus gesehen, über den LV-Apex vom Assistenten

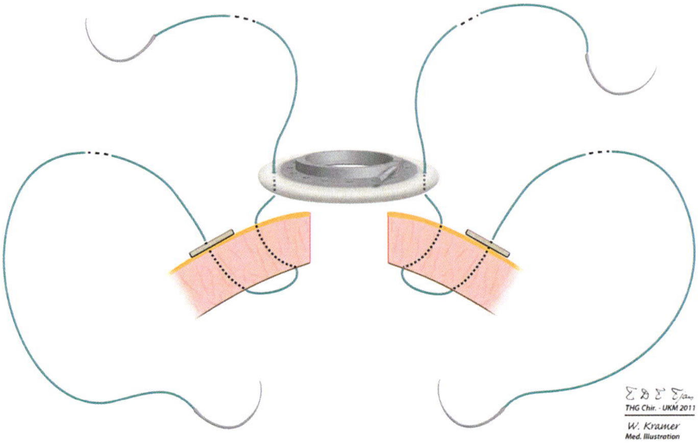


**Abb. 5.32** Die Abbildung zeigt die Nahtführung bei der Implantation des Nahtringes. Die jeweiligen Nähte werden U-förmig durch die ganze linksventrikuläre Muskulaturwand Ventrikelcavum-einwärts und anschließend zurück wiederum durch die gesamte Muskulaturschicht vom LV-Cavum ausgestochen. Schlussendlich wird die Naht aus dem Epikard gestochen

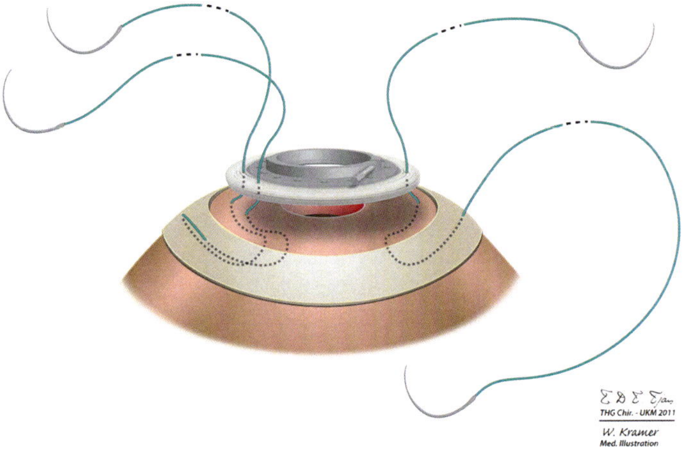


**Abb. 5.33** Die Abbildung zeigt den entstehenden Nahtkreis, der etwas größer als der Nahtring des HeartWare HVAD selbst sein sollte. In der Regel sollten 10 solcher 0-MH-Ethibond-Nähte für die Fixation ausreichen

gehalten. Alle noch mit Nadeln armierten Ethibond-Fäden werden jeweils durch den Nahtring gleichmäßig durchgestochen und im Anschluss alle Nadeln abgeschnitten. Der Nahtring wird auf der LV-Wand über der LV-Öffnung zentriert und der zunächst flach zirkulär liegende Filzstreifen mit dem Finger von außen gleichmäßig komprimiert. Mit dem Zug der jeweiligen U-förmigen Nähte und durch das anschließende Festknoten liegt der Filzstreifen jetzt zirkulär in einer fast senkrechten Position. Es bildet sich hierdurch ein Zylinder aus der Muskulatur der LV-Wand, dessen Öffnung noch etwas kleiner ist als die zuvor mit dem apikalen Bohrungssinstrument geschaffene (Abb. 5.34, Abb. 5.35).

### HeartWare-HVAD-RVAD-Implantation: Anbringen des Nahtringes

Die Nahttechnik für die HeartWare-HVAD-RVAD-Implantation ist grundsätzlich ähnlich der Nahttechnik bei der HeartWare-HVAD-LVAD-Implantation. Für die simultane HVAD-LVAD- und HVAD-RVAD-Implantation sollte die Einsatzstelle des HVAD-LVAD-Systems etwas links-lateral ausgewählt werden. Der rechte Rand der Öffnung im linken Ventrikel darf nicht zu nah zum Ventrikelseptumbereich bzw. zum RV-Übergang gewählt werden. Ziel ist es, genügend Platz für die Bildung eines Muskulaturzylinders aus RV-Muskulatur mit dem entsprechenden, zirkulär angelegten Filzstreifen zu schaffen.

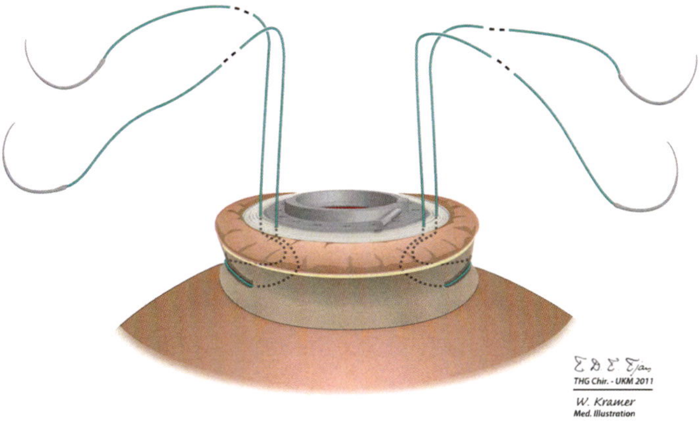


Abb. 5.34 Der Nahtring wird auf der LV-Wand über der LV-Öffnung zentriert und der zunächst flach zirkulär liegende Filzstreifen mit dem Finger von außen gleichmäßig komprimiert. Mit dem Zug der jeweiligen U-förmigen Nähte und durch das anschließende Festknoten liegt der Filzstreifen jetzt zirkulär in einer fast senkrechten Position

Die Länge und Tiefe des Zylinders aus RV-Muskulatur kann durch die Distanz des Filzstreifens zur Ventrikelöffnung variiert werden. Außerdem kann durch Versetzen der Rückstiche der U-förmigen Nähte abhängig von der RV-Muskulaturstärke die Ausprägung der gewünschten Muskulaturwulstbildung im Bereich der RV-Öffnung variiert werden.

Da im Bereich des rechten Ventrikels die Muskelwand häufig etwas dünner ist und mehr Trabekel vorhanden sind, ist es wichtig, einen entsprechend langen und tiefen Zylinder aus RV-Muskulatur zu schaffen. Hetzer et al. beschreiben den Einsatz von zwei Silikonringen von jeweils 5 mm Stärke, welche zusätzlich zum Nahtring benutzt werden, um die effektive Länge der Einflusskanüle zu reduzieren (Hetzer et al. 2010). Durch die perfekte Bildung des Zylinders aus RV-Muskulatur kann man auf die Benutzung dieser zwei Silikonringe verzichten. Die Position der Feststellschraube am Nahtring sollte für den Operateur leicht zugänglich sein. Dies kann durch eine rechts ventral vom Operateur aus gesehene Lage erreicht werden.

Grundsätzlich sollte man für die biventrikuläre Unterstützung zuerst den Nahtring am LV und dann am RV fixieren, da so noch eine ausreichende Mobilität des Herzens für die Arbeiten am RV erhalten bleibt (Abb. 5.36).

#### Einführen der HeartWare-HVAD-LVAD-Pumpe

Die vorbereitete, mit 5%iger Dextroselösung gefüllte HeartWare-HVAD-LVAD-Pumpe, deren Auslassprothese abgeklemmt und die Einflusskanüle mit

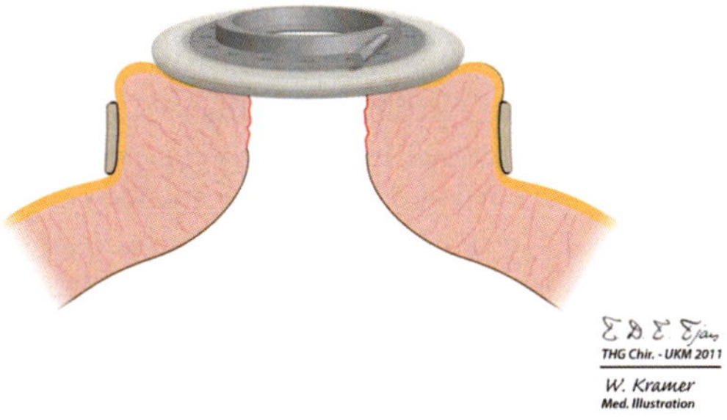


Abb. 5.35 Es bildet sich hierdurch ein Zylinder aus der Muskulatur der LV-Wand, dessen Öffnung noch etwas kleiner ist als die, die zuvor mit dem apikalen Bohrungssinstrument geschaffen wurde

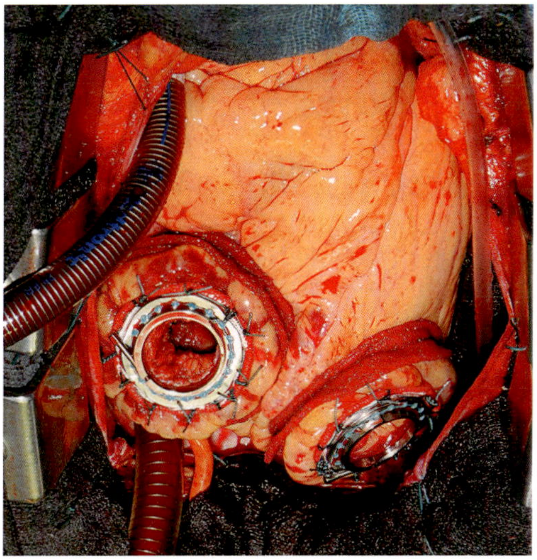

Abb. 5.36 Intraoperatives Bild mit zwei Nahtringen

einer Kappe abgedeckt ist, wird in das Operationsgebiet gebracht. Die Kappe wird entfernt und die Einflusskanüle durch die Nahtringöffnung luftfrei in den gefüllten linken Ventrikel eingeführt.

Beim Einführen der Einflusskanüle durch die Nahtringöffnung und somit auch durch den nun entstandenen Muskulaturzylinder, dessen Durchmesser etwas kleiner ist als der ursprüngliche Durchmesser der LV-Muskulaturöffnung, fühlt man einen gewissen Widerstand. Die Fläche des Pumpengehäuses muss nach Insertion bündig mit dem Metallteil des Nahtrings abschließen. Dann wird die Schraube mit dem mitgelieferten Inbusschlüssel festgedreht, bis ein Klicken zu hören ist (▣ Abb. 5.37). Durch diese Nahttechnik wird eine Luft- und Blutdichtigkeit gesichert. Die sichere Entlüftung der Pumpe erfolgt zusätzlich durch kurzes Öffnen der Klemme an der Auslassprothese. Die $CO_2$-Instillation kann nach diesem Operationsschritt beendet werden.

Das Steuerungskabel wird an der linksseitigen Perikardwand nach einem bogenförmigen Verlauf dorsal zur rechten Seite geführt. Von dort wird es durch den Perikard-Zwerchfell-Übergang und weiterhin durch einen subkutanen Tunnel aus der rechten Bauchdecke herausgeleitet. Es ist ratsam, die Stelle am Perikard-Zwerchfell-Übergang etwas dorsal zu wählen. Somit kann die Auslassprothese ebenfalls etwas dorsal verlaufen. Dies stellt eine prophylaktische Maßnahme für die spätere Sternotomie bei der Herztransplantation dar. Die Ausslassprothese, deren proximaler Anteil mit Hartplastiksipralen geschützt ist, wird nach einem halbkreisförmigen Bogen an der linken Seite ebenfalls dorsal zur rechten Seite geführt.

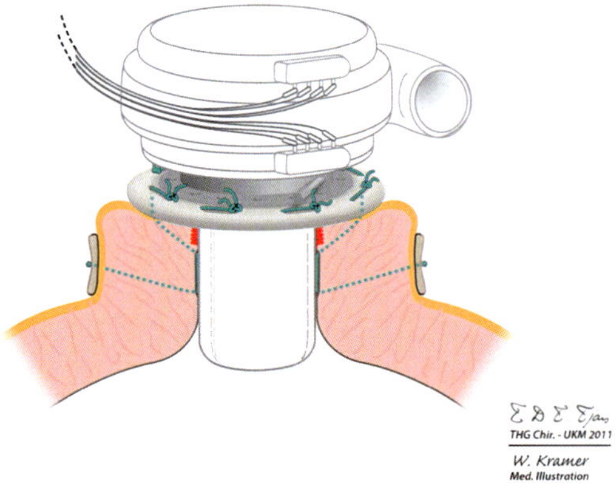


▣ **Abb. 5.37** Fertig montierte Pumpe. Beim Einführen der Einflusskanüle durch die Nahtringöffnung und somit auch durch den nun entstandenen Muskulaturzylinder, dessen Durchmesser etwas kleiner ist als der ursprüngliche Durchmesser der LV-Muskulaturöffnung, fühlt man einen gewissen Widerstand. Die Fläche des Pumpengehäuses muss nach Insertion bündig mit dem Metallteil des Nahtrings abschließen

### ■ Einführen der HeartWare-HVAD-RVAD-Pumpe

Die HeartWare-HVAD-RVAD-Pumpe wird zunächst für die Kaliberreduzierung der Auslassprothese, deren Durchmesser 10 mm beträgt, vorbereitet. Die Kaliberreduzierung der Auslassprothese kann vor oder nach der Installation der RVAD-Pumpe durchgeführt werden.

Diese Maßnahme ist zur Vorbeugung von Lungenüberflutung notwendig, deren Ausmaß oder Grad sicherlich von der Höhe des pulmonalarteriellen Widerstandes abhängig ist.

Die geplante Stelle zur Kaliberreduzierung wird gewählt. Sie befindet sich bei nicht manipulierter, nicht gestreckter Auslassprothese etwa in Höhe des distalen Endes des Spiralschutzes. Bei Reduktion des Kalibers an dieser Stelle wird durch den Spiralschutz ein Abknicken der im Durchmesser reduzierten Auslassprothese verhindert. Mit einem in das Lumen der Prothese eingeführten Hegarstift mit einem Durchmesser von 7,5 mm als Schiene wird die überschüssige Auslassprothesenwand plikiert und mittels eine 5-0-C1-Prolene-Naht über eine Strecke von ca. 3 cm fixiert (▣ Abb. 5.38).

Hetzer et al. haben die Auslassprothese auf 5 mm Durchmesser reduziert. Dies geschieht in Anlehnung an ein Diagramm, welches von der Berliner Gruppe beschrieben wird (Hetzer et al. 2010). Nach einer Berechnung mit der Kreisformel Fläche = $\pi r^2$ ergibt sich eine Flächenreduzierung des Prothesenlumens auf 56 % bei Reduzierung des Durchmessers von 10 mm auf 7,5 mm. Bei Reduzierung des Durchmessers auf 5 mm wird die Reduzierung der Fläche auf 25 % berechnet. Der Grad der Reduzierung sollte umgekehrt proportional mit dem vorhandenen pulmonalarteriellen Widerstand gewählt werden. Je höher der pulmonalarterielle Widerstand ist, umso geringer ist der Reduzierungsgrad der Auslassprothese zu wählen.

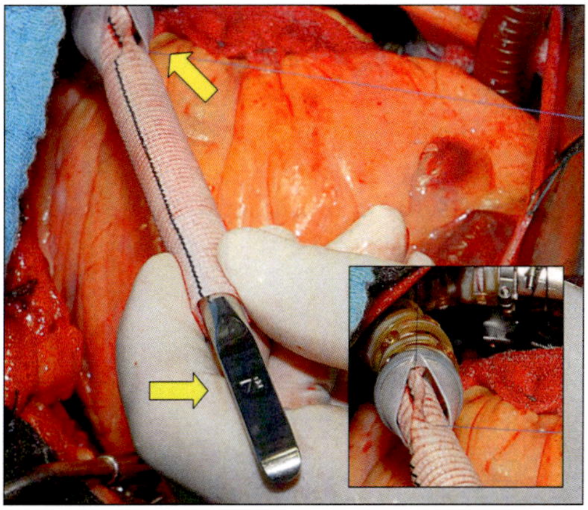


**Abb. 5.38** Auf Hegarstift plikierte Auslassprothese. Mit einem in das Lumen der Prothese eingeführten Hegarstift mit einem Durchmesser von 7,5 mm als Schiene wird die überschüssige Auslassprothesenwand plikiert und mittels einer 5-0-C1-Prolene-Naht über eine Strecke von ca. 3 cm fixiert (Ausschnitt)

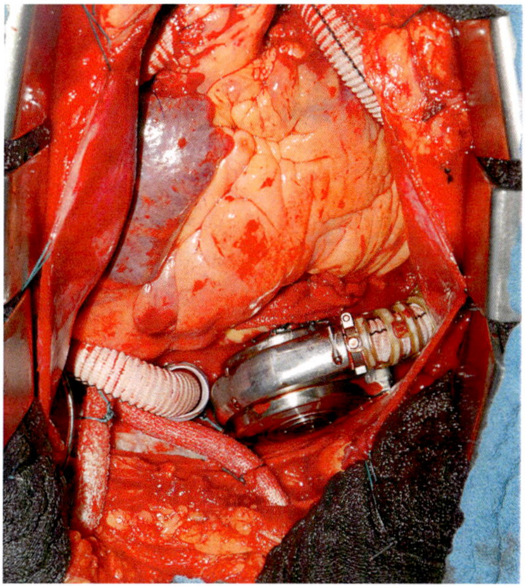

**Abb. 5.39** Intraoperatives Bild des HeartWare HVAD-BiVAD. Das Steuerungskabel des RV-Systems wurde nach links ventral geführt und anschließend durch einen subkutanen Tunnel nach außen geleitet

Das RV-Cavum wird inspiziert, die Stelle muss frei von Trabekel, Schrittmacher- bzw. AICD-Elektrode(n) und Pulmonaliskatheter sein.

Nach Einbringen der ebenfalls mit 5%iger Dextroselösung gefüllten HVAD-RVAD-Pumpe in das Operationsgebiet wird zunächst die Einschnürung beider Venae cavae freigegeben. Folglich wird der RV im partiellen Bypass wieder mit Blut gefüllt. Mit der abgeklemmten Auslassprothese wird die Einflusskanüle der HVAD-RVAD Pumpe nach Entfernen der Kappe luftblasenfrei durch den Nahtring eingeführt, bis ebenfalls der Metallteil des Nahtringes und der der Pumpe bündig sind; anschließend wird die Feststellschraube festgedreht.

Das Steuerungskabel wird nach halbkreisförmigem Verlauf von dorsal zur rechten Seite oder wahlweise zur linken Seite geführt und nach außen durch einen subkutanen Tunnel herausgeleitet. Durch kurzes Öffnen der Gefäßklemme an der Auslassprothese erfolgt die zusätzliche Entlüftungsmaßnahme.

### Optimierung der Position der HVAD-BiVAD-Pumpe

Zuerst wird die Position der HeartWare-HVAD-LVAD-Pumpe mit dem etwas bogenförmigen Verlauf des Steuerungskabels nochmals kontrolliert und wenn nötig etwas gerichtet. Der halbkreisförmige Verlauf der Auslassprothese wird optimiert und die Dacronprothese zur rechten Seite gelegt. Bei Bedarf kann eine Fixationsnaht unter Verwendung eines nichtresorbierbaren Nahtmaterials zwischen dem Spiralschutz der Auslassprothese und dem Zwerchfell an der linken Seite angebracht werden.

Anschließend wird die Lage der HVAD-RVAD-Pumpe so optimiert, dass das Steuerkabel einen halbkreisförmigen Verlauf nimmt. Die Auslassprothese wird nach links ventral geführt.

Die beiden Steuerungskabel können in Zwerchfellhöhe an der rechten Seite etwas dorsal versenkt und fixiert werden. Dies geschah bei unserer ersten Patientin. Beim zweiten Patienten wurde das Steuerungskabel des RV-Systems nach links geführt und anschließend durch einen subkutanen Tunnel nach außen geleitet (Abb. 5.39).

Ziel ist es, dass beide Steuerungskabel und beide Auslassprothesen nicht zu weit ventral liegen und somit später bei einem Reeingriff zur Herztransplantation durch mediane Sternotomie mit der Säge nicht verletzt werden. Eine 0,1 mm dicke Gore-Tex-Membran für die Umhüllung der beiden Auslassprothesen kann stärkere Verwachsungen verhindern und erleichtert die spätere Präparation. Außerdem kann eine 0,6 mm dicke Gore-Tex-Membran als Deckungsmaterial benutzt werden.

Der Pulmonalarterienstamm wird mit einer Satinsky-Klemme tangential ausgeklemmt, arteriotomiert und mit der zurechtgeschnittenen Auslassprothese des HVAD-RVAD End-zu-Seit mittels 5-0-C1-Prolene in fortlaufender Technik anastomosiert. Die Anastomosennaht wird noch nicht geknotet, sondern für die spätere Entlüftungsmaßnahme offen belassen.

Die Aorta ascendens wird an der geplanten Stelle für die Anastomose mittels einer Satinsky-Klemme tangential ausgeklemmt und längs aortotomiert. Die Platzierung der Satinsky-Klemme und somit die optimale Schnittführung der Aortotomie sollte von Anfang an etwas schräg von kraniomedial in Richtung kaudolateral verlaufen. Damit trägt man der Tatsache Rechnung, dass die Auslassprothese, nach einem Verlauf zwischen Herz und Zwerchfell, rechtslateral vom rechten Vorhof bis in die Höhe der Anastomose geführt werden muss.

Nach Zurechtschneiden der Auslassprothese erfolg die Anastomose mit der Aortotomiestelle mittels 5-0-C1-Prolene in fortlaufender Technik. Die Anastomosennaht wird ebenfalls noch offen belassen. Nach vorsichtigem, partiellem Auffüllen des Herzens werden die beiden HeartWare-Pumpen zunächst mit 1.800 rpm in Betrieb genommen. Der Herz-Lungen-Maschinen-Fluss kann auf 80 % reduziert werden. Mittels TEE-Untersuchung wird die Einflussrichtung beider Pumpe und die Luftblasenfreieheit der Herzhöhlen kontrolliert. Die beiden Anastomosennähte der aortalen und pulmonalen Auslassprothesen können nun geknotet werden. Der Fluss des HVAD-LVAD und -RVAD wird sukzessiv gesteigert. Gleichzeitig wird der Fluss der Herz-Lungen-Maschine weiter reduziert. Idealerweise ist die angestrebte Lage der Einflusskanüle vom HVAD-LVAD in Richtung der Mitralklappe, die Position der Einflusskanüle des HVAD-RVAD ist etwa in Richtung der Trikuspidalklappe. Folglich müssen bei der HVAD-BiVAD-Implantation beide Einflusskanülen idealerweise etwa parallel zum Ventrikelseptum liegen (▣ Abb. 5.40).

In der Praxis sind der linke und der rechte Ventrikel nicht symmetrisch angeordnet. Die geometrische Form ist sicherlich einem Kegel mit einem Septum etwa in der Mitte ähnlicher als einer Kugel oder einem Rechteck. Insbesondere die Oberflächen im Bereich des Apex des linken und rechten Ventrikels sind nicht flach. Sie sind vielmehr im Sinne einer sphärischen Oberfläche gewölbt und liegen etwas gegeneinander verschoben. Deswegen sollten die beiden bereits installierten HeartWare HVAD-Pumpen möglichst axial ausgerichtet und anschließend fixiert werden (▣ Abb. 5.41).

## Zusammenfassung

Durch die vorgestellte Nahttechnik mit Bildung von Zylindern aus links- und rechtsventrikulärer Muskulaturwand wird fast die gesamte Länge der Einlasskanüle von Muskulatur umhüllt. Somit ist die distale Öffnung der Einlasskanüle von Berührungen mit der umgebenden Ventrikelwand geschützt. Diese Positionierung ist für die rechte Einlasskanüle besonders wichtig, da das rechtsventrikuläre Cavum häufig eine ausgeprägte Trabekularisierung aufweist und eventuelle, bereits permanent implantierte endokardiale AICD- oder Schrittmacher-elektrode(n) oder eingeschwemmte Pulmonaliskatheter hinderlich sein können.

Theoretisch können so unabhängig von der Richtung der HeartWare-Pumpenachse Einflussprobleme bzw. Ansaugphänomene, auch bei leichter Hypovolämie bzw. schlecht gefülltem Ventrikel, vermieden werden. Dies bestätigen unsere eigenen Erfahrungen mit dieser Nahttechnik. Trotzt intraoperativer Richt- und Fixationsmaßnahmen zeigte sich bei einigen unserer Patienten, dass die Lage der Pumpe nicht ideal zum Ventrikelseptum war. Es stellte sich jedoch heraus, dass es im langfristigen Verlauf zu keinerlei Funktionsstörungen der HeartWare-Pumpe kam. Dies ist exemplarisch in der ▣ Abb. 5.42 anhand einiger Röntgenbilder dargestellt.

Somit gewährleistet die vorgestellte Nahttechnik:

1. Luft- und Blutdichtigkeit;
2. Schutz der Einlasskanüle durch Bildung eines stabilen Muskelzylinders, und damit
   - bestehen keine Anfälligkeiten für Ansaugphänomene;
   - sind keine zusätzlichen Silikonringe notwendig, besonders für die HeartWare HVAD-RVAD Pumpe;

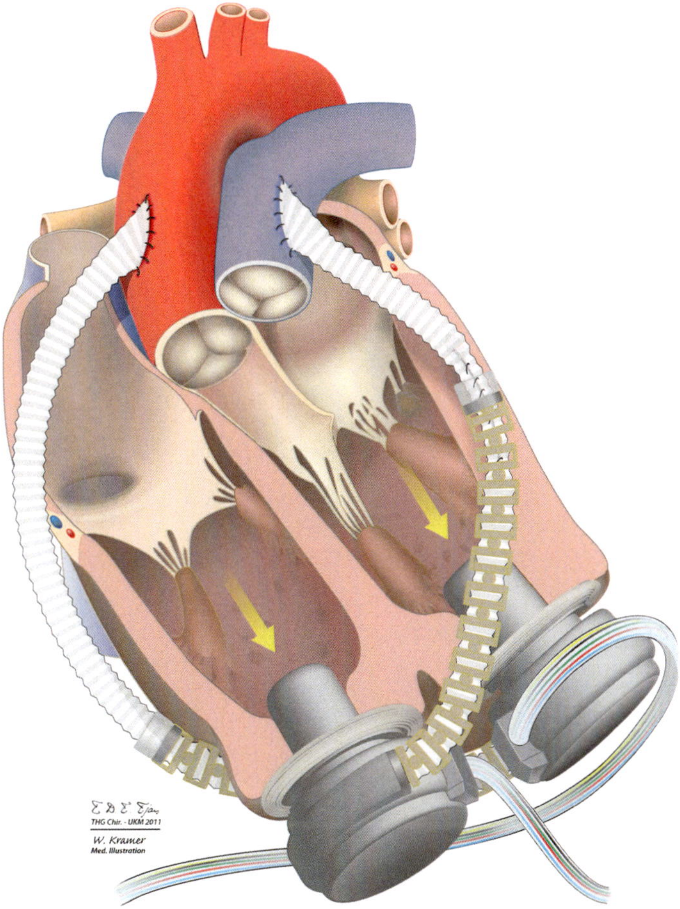


**Abb. 5.40** Skizze des fertig implantierten biventrikulären Unterstützungssystems mit idealer Lage beider Pumpen

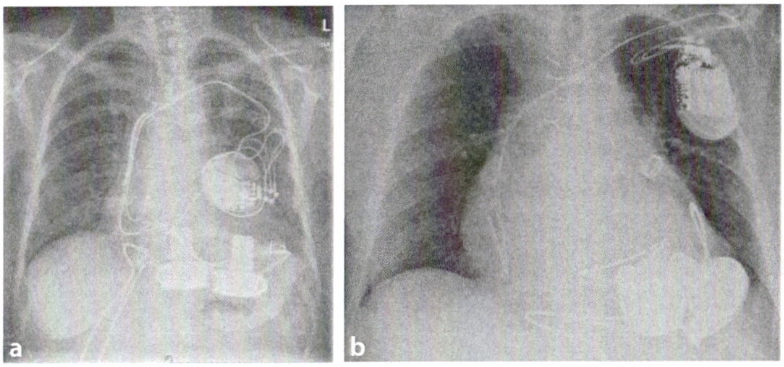


**Abb. 5.41** **a** Röntgenthoraxaufnahme mit implantiertem, biventrikulärem Unterstützungssystem. **b** Die beiden installierten HVAD-HeartWare-Pumpen sind nahezu axial ausgerichtet

- ist keine zwingend exakt parallel zum Ventrikelseptum gerichtete Achse der Einlasskanülen der Pumpen notwendig, obwohl dies natürlich immer angestrebt wird;

3. Reproduzierbarkeit für Einlasskanülen mit verschiedener Länge von anderen Herstellern durch Variieren des Abstands zwischen dem Filzstreifen und der LV- bzw. RV-Öffnung.

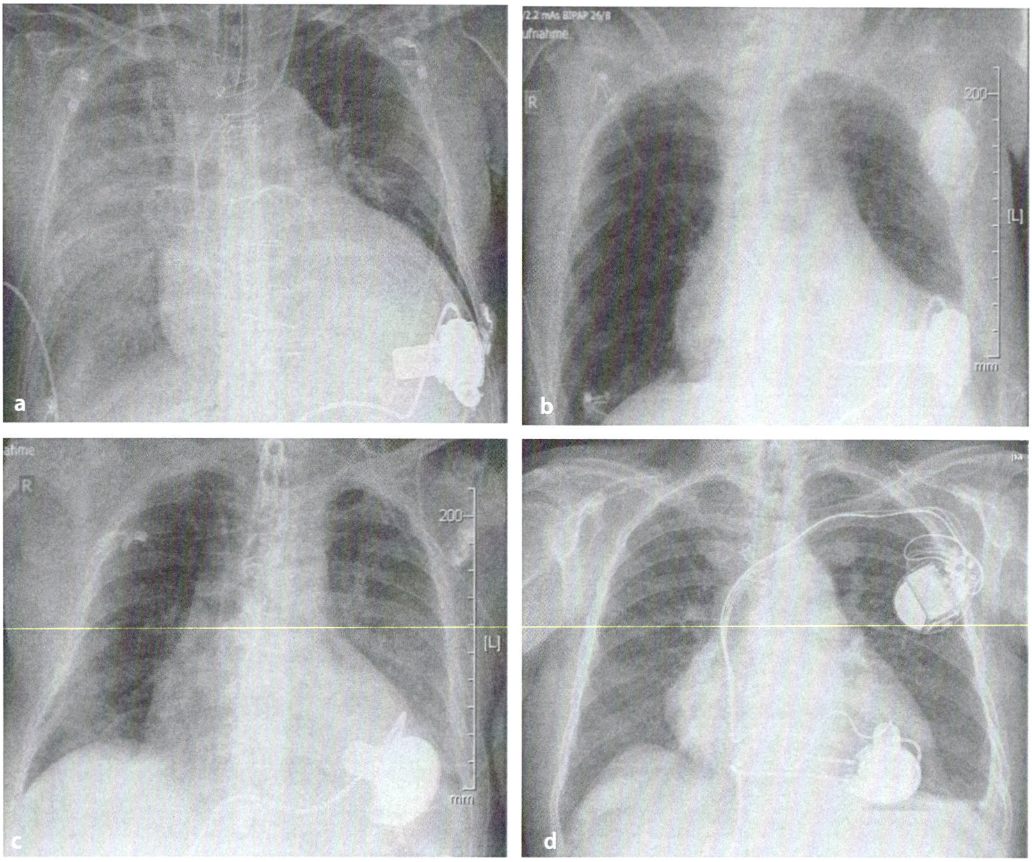


**Abb. 5.42a–d** Die Abbildungen zeigen verschiedene Röntgenbilder des Thorax mit den unterschiedlich positionierten Pumpen. Bei keinem der Patienten wurden im Verlauf Funktionsstörungen des Systems beobachtet

## 5.3.2 „Self-made" Total Artificial Heart

*T. D. T. Tjan, A. Rukosujew, H. Welp*

### Grundlegendes

Bei Patienten mit einer biventrikulären Herzinsuffizienz, bei denen alle medikamentösen und auch konventionellen chirurgischen Therapieoptionen ausgeschöpft sind, ist die Implantation eines biventrikulären mechanischen Kreislaufunterstützungssystems oft unumgänglich (Rose et al. 2001). Sehr häufig ist hierbei ein fixierter pulmonaler Hypertonus der Grund für die Implantation eines zusätzlichen rechtsventrikulären Unterstützungssystems. In einigen Situationen ist jedoch die Implantation eines biventrikulären mechanischen Kreislaufunterstützungssystems technisch nicht durchführbar (Copeland 2000). Hierzu zählen Entitäten, bei denen

- die Ventrikelmuskulatur zu fragil ist, um den Nahtring zu verankern (dies kommt häufig nach fulminanten Herzinfarkten vor),
- das Ventrikelseptum aufgrund eines fulminanten Infarkt-VSD irreparabel zerstört wurde,
- therapierefraktäre maligne ventrikuläre Rhythmusstörungen bestehen,
- ausgedehnte parietale Thromben im Ventrikel vorliegen,
- aufgrund von inflammatorischen Reaktionen im Bereich der Herzbasis nicht mehr reparable Defekte an der Aortenwurzel bestehen,
- komplexe intrakardiale Shunts vorliegen.

Als einzige therapeutische Option kommt dann nur noch die Resektion beider Ventrikel und die Implantation eines sogenannten Total Artificial Heart in Frage. Derzeit befinden sich zwei solche Systeme auf dem kommerziellen Markt:

- das SynCardia temporary Total Artificial Heart (TAH-t),
- das Total Artificial Heart der Firma AbioCor (aktuell ist das Device in Deutschland nicht im klinischen Einsatz, ▶ Kap. 1).

Das TAH-t der Firma SynCardia ist ein pneumatisch betriebenes Kunstherz, dessen Prototype, das Jarvik 7®, mit einem Gesamtvolumen von 100 ml bereits 1985 von Dr. Copeland erfolgreich beim Menschen implantiert wurde. Das Nachfolgemodell, das Jarvik 7-70, hatte bereits ein etwas kleineres Volumen von etwa 70 ml. Grundsätzlich sollten bei der Implantation solcher Unterstützungssysteme einige Implantationskriterien erfüllt sein. Für die Implantation des TAH-t der Größe 70 ml gilt, dass

- der echokardiographisch bestimmte LVEDD über >70 ml liegen sollte,
- der Herz-Thorax-Index größer als 0,5 sein sollte,
- die Körperoberfläche über 1,7 $m^2$ liegen sollte,
- das mittels Computertomographie bestimmte Thoraxvolumen über 1.500 ml liegen sollte,
- der Abstand zwischen dorsalem Sternum und der Vorderkante der Wirbelkörper in Höhe des 10. Brustwirbels über 10 cm sein sollte.

Sollte die Implantation eines TAH-t aus technischen und/oder aus Gründen der Nichtverfügbarkeit nicht möglich sein, kann man sich nur noch mit der Implantation eines sogenannten „self-made" Total Artificial Heart unter Verwendung parakorporaler Blutpumpen wie zum Beispiel der Thoratec®- oder EXCOR®-Pumpe behelfen. Im Prinzip braucht man für eine solche Konstruktion sowohl eine sichere Verbindung zwischen den beiden Vorhöfen mit den beiden Pumpkammern als auch eine optimale Verbindung zwischen den Auslasskanülen oder -prothesen und den großen Gefäßen (Aorta ascendens und Arteria pulmonalis).

## Eigene Erfahrungen

Eine 39-jährige Frau wurde in Dezember 2005 im Universitätsklinikum Münster mit akuter thorakoabdominaler Aortendissektion Typ A mit schwerer Aortenklappeninsuffizienz und bestehendem Kinderwunsch als Notfall stationär aufgenommen. Initial wurde bei der Patientin ein biologisches, klappentragendes Konduit (Shelhigh®-Konduit) implantiert. Der Anschluss der Herz-Lungen-Maschine erfolgte über die rechte Arteria axillaris und den rechten Vorhof. Die Patientin konnte nach unauffälligem Verlauf drei Wochen postoperativ entlassen werden.

Sechs Monate später wurde die Patientin aufgrund eines subakuten, prästernalen Hämatoms erneut stationär aufgenommen. Im Rahmen der operativen Revision wurde eine Verbindung des Hämatoms mit dem Retrosternalraum diagnostiziert. Notgedrungen erfolgte der Anschluss an die Herz-Lungen-Maschine über die Arteria und Vena femoralis. In tiefer Hypothermie erfolgte die mediane Sternotomie. Je eine Perforation am distalen und tief proximalen Anteil des biologischen Konduits konnte übernäht werden. Der weitere postoperative Verlauf gestaltete sich unauffällig, und die Patientin konnte nach drei Wochen aus der stationären Behandlung entlassen werden.

Zwei Monate nach der Revision wurde die Patientin erneut als Notfall im septischen Schock in unserer Klinik stationär aufgenommen. Die klinische Untersuchung zeigte eine tiefe sternale Wundinfektion. In der transthorakalen Echokardiographie und in der Herzkatheteruntersuchung fanden sich eine deutliche Reduktion der linksventrikulären Pumpfunktion, eine Aortenklappenprothesenstenose sowie ein Shunt zwischen der Basis des Konduits und dem rechten Ventrikel. Bei mittlerweile trotz pharmakologischer Reanimation protrahiertem Kreislaufversagen erfolgte nach kurzer mechanischer Reanimation die operative Revision. Unter diesen Bedingungen gelang es zunächst nur, die Vena femoralis zu kanülieren. Die Sternotomie erfolgte ohne weiteren Schutz der Herz-Lungen-Maschine. Die Blutung aus dem Bereich der Aortenwurzel musste bis zum Anschluss der arteriellen Kanüle der Herz-Lungen-Maschine an dem biologischen Konduit manuell kontrolliert werden. Nach Ingangsetzen der extrakorporalen Zirkulation war zu erkennen, dass eine operative Revision aufgrund massivster Verwachsungen des Konduits im Bereich der Aortenwurzel sowie einer inflammatorischen Reaktion des umgebenden Gewebes der Herzbasis nicht möglich erschien. Als einziger Ausweg blieb die Resektion beider Ventrikel und die Wiederherstellung des Kreislaufs mittels eines selbstkonstruierten „Total Artificial Heart".

Nach erfolgreicher Operation konnte die Patientin schrittweise voll mobilisiert werden. Das selbst konstruierte „Total Artificial Heart" funktionierte einwandfrei, und die Patientin konnte nach 95 Tagen mechanischer Kreislaufunterstützung erfolgreich transplantiert werden.

Zuvor wurde ein 52-jähriger Mann mit akuter Herzinsuffizienz aufgrund eines schweren Herzinfarktes akut zur Notfalloperation zugewiesen. Bei fehlender Revaskularisierungsmöglichkeit wurde die Indikation zur Implantation eines mechanischen Kreislaufunterstützungssystems gestellt. Aufgrund der Infarzierung der Spitze des linken Ventrikels konnte ein linksventrikuläres Unterstützungssystem nicht implantiert werden, so dass ebenfalls eine Resektion beider Ventrikel erfolgen und ein selbstgebautes Total Artificial Heart implantiert werden musste. Der Patient verstarb jedoch kurz nach der Operation infolge eines fulminanten Lungenödems.

Ein dritter Patient mit Typ-A-Dissektion und dilatativer Kardiomyopathie wurde mit dem selbst kreierten Total Artificial Heart operativ behandelt. Dieser Patient konnte nach 85 Tagen mechanischer Kreislaufunterstützung transplantiert werden.

## Technik der Implantation

Grundsätzlich wird bei der Operation die Herz-Lungen-Maschine mit bicavalem venösem Anschluss eingesetzt. Die Illustrationen und die im Folgenden beschriebene Operationstechnik beziehen sich auf den ersten geschilderten klinischen Notfall. Die Kanülierungstechnik ist mit der Umkanülierung der V. cava inferior etwas abweichend dargestellt (Tjan et al. 2008).

Im totalen Bypass werden die beiden Ventrikel bis auf einen etwa 5 mm breiten Rand reseziert. Die Mitral- und Trikuspidalsegel werden entfernt und der Koronarsinus verschlossen, um eventuelle Blutungen aus Seitenästen im Venenverlauf zu verhindern. Anschließend erfolgt die Resektion des proximalen Anteils des biologischen Konduits und des proximalen Anteils der Pulmonalarterie. Der linke und rechte Vorhofaußenrand werden mittels je einem 15 mm breiten Filzstreifen verstärkt, die mit einer 3-0-Prolene-Nacht in fortlaufender Technik fixiert werden (■ Abb. 5.43).

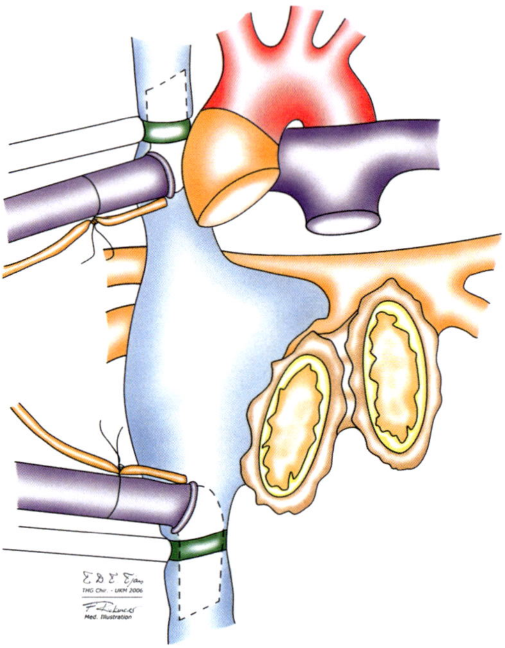

■ **Abb. 5.43** Die Abbildung zeigt den Situs nach Resektion beider Ventrikel auf Höhe der Atrioventrikularklappen. Die Mitral- und Trikuspidalklappensegel wurden bereits entfernt. Die Ränder der beiden Vorhöfe sind mit einem Filszstreifen verstärkt worden. (Aus Tjan et al. 2008, mit freundlicher Genehmigung)

Dann wird eine ca. 10 cm lange Vascutek-Prothese mit einem Durchmesser von 34 mm, entsprechend etwa der Größe der Vorhoföffnung, jeweils mit dem linken und rechten verstärkten Vorhofrand End-zu-End mittels 3-0-Prolene-Naht in fortlaufender Technik anastomosiert (■ Abb. 5.44).

In tiefer Hypothermie mit kurzem Kreislaufstillstand wird in Kopftieflage in offener Technik der Rest des biologischen Konduits reseziert und ein 18 mm durchmessenden Vasucutek-Prothese End-zu-End an die ehemals dissezierte distale Aorta ascendens anastomosiert. Im Anschluss wird die arterielle Kanüle der Herz-Lungen-Maschine an die Prothese angeschlossen. Durch dieses Vorgehen vermeidet

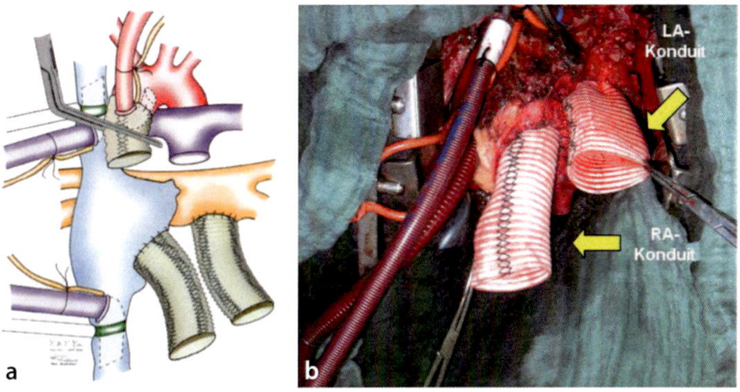


**Abb. 5.44a, b** Die Abbildungen zeigen schematisch (**a**) und als OP-Situs (**b**) den Situs nach Anastomosierung von je einer 10 cm langen Vascutek-Prothese mit 34 mm Durchmesser als RA- und LA-Konduit mit den beiden verstärken Vorhofwänden. (Aus Tjan et al. 2008, mit freundlicher Genehmigung)

man zusätzliche Manipulationen an der disseziierten distalen Aorta ascendens. Nach entsprechendem Entlüftungsmanöver, Abklemmen des proximalen Prothesenendes sowie Wiederaufnahme der extrakorporalen Zirkulation erfolgt das Aufwärmen der Patientin.

Anschließend wird eine 16 mm EXCOR-Apexkanüle durch die Vascutek-Prothese für den linken Vorhof und eine zweite für den rechten Vorhof eingeführt. (Die 16-mm-EXCOR-Apexkanülen sind zurzeit käuflich nicht erwerbbar. An deren Stelle müssen alternative Kanülen verwendet werden.) Die Öffnung der Apexkanüle wird Richtung Vorhoflumen positioniert. Mit dem Ende nicht zu tief im Vorhof, wird jeweils die Kanüle am Kragen mit der Vascutek-Prothese mittels fortlaufender Prolene-Naht fixiert. Unterhalb und oberhalb des Kragens wird zusätzlich jeweils eine Fixation mit Seidenfaden angelegt, diese gewährleistet eine Luft- und Blutdichtigkeit der Verbindung (Abb. 5.45).

Die Kanülen für das linke System werden dann unterhalb des linken Rippenbogens durch kleine Hautschnitte herausgeführt. Die Kanülen für das rechte System werden analog unterhalb des rechten Rippenbogens herausgeführt. Aufgrund der einfachen Auslassprothese des Thoratec-Systems werden diese Kanülen verwendet, da sie an die beiden EXCOR-Pumpen angeschlossen werden können. Die 14-mm-Prothese der Auslasskanüle des linken Systems wird End-zu-End mit dem Aorta-ascendens-Verlängerungsstück anastomosiert (Abb. 5.46).

Die Auslassprothese des rechten Systems wird mit der Pulmonalarterie End-zu-End anastomosiert. Mit der gekreuzten Auslassprothese – wobei die Pulmonalprothese ventral verläuft – wird jeweils die Auslasskanüle durch einen kleinen Hautschnitt an der entsprechenden Stelle herausgeleitet. Nach Anschluss der beiden Pumpen, welche hier jeweils ein Volumen von 80 ml besitzen, wird der Druckluftschlauch an die Steuereinheit angeschlossen. Nach einem Pumpentest in Kopftieflage und Entlüftungsmanöver an den Aorta-ascendens- und

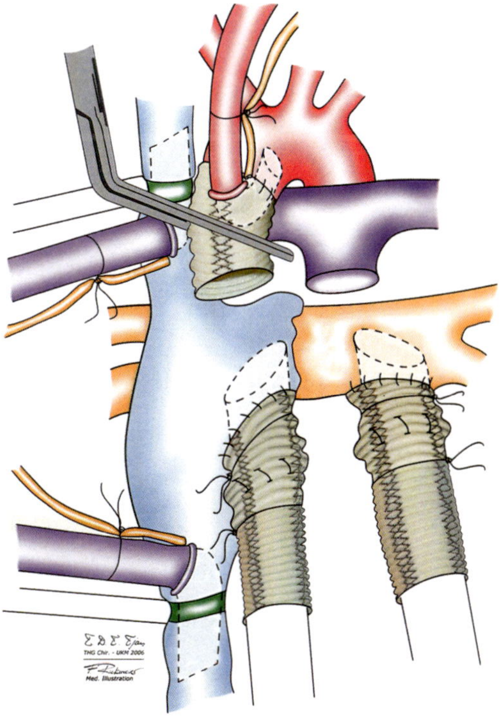

**Abb. 5.45** Die Apexkanülen des EXCOR-Berlin-Heart-Systems werden durch die Prothesen eingeführt und mittels Naht und Ligaturen fixiert. (Aus Tjan et al. 2008, mit freundlicher Genehmigung)

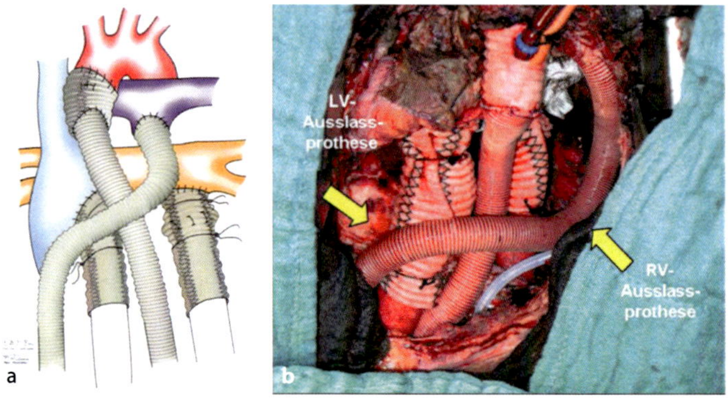


**Abb. 5.46a, b** Die Abbildungen zeigen schematisch (**a**) und intraoperativ (**b**) das fertige „self made" Total Artificial Heart mit den Thoratec-Auslassprothesen, die an Aorta ascendens und Arteria pulmonalis angeschlossen wurden. (Aus Tjan et al. 2008, mit freundlicher Genehmigung)

Arteria-pulmonalis-Anastomosennähten werden die beiden Anastomosennähte festgekotet. Die Aortenklemme wird freigegeben. Unter Kompression beider Karotiden wird die Leistung der beiden Pumpen gesteigert. Parallel hierzu wir der Fluss der Herz-Lungen-Maschine umgekehrt proportional reduziert und schlussendlich gestoppt.

Da beide Pumpkammern das gleiche Schlagvolumen besitzen, wird die Schlagfrequenz des rechten Systems etwas geringer gewählt, um eine Lungenüberflutung zu vermeiden. Wahlweise kann für das rechte System auch eine kleinere Pumpkammer (60-ml-Ventrikel) gewählt werden.

## Zusammenfassung

Die kardiale Anatomie oder auch die klinische Situation bei Patienten mit einer terminalen Herzinsuffizienz kann es erforderlich machen, dass ein sog. Total Artificial Heart anstelle eines biventrikulären Unterstützungssystems zum Einsatz kommen muss (Samuels 2004). Parakorporale mechanische Kreislaufunterstützungssysteme sind inzwischen in herzchirurgischen Zentren sehr weit verbreitet. Die Total Artificial Hearts kommen hingegen nur an vereinzelten, spezialisierten Zentren zum Einsatz. Erschwerend kommt noch hinzu, dass Patienten, die ein Total Artificial Heart benötigen, aufgrund ihrer hämodynamischen Instabilität oft nicht in ein Zentrum mit entsprechenden Systemen transportiert werden können.

Eine Lösung für dieses Dilemma ist der Einsatz von parakorporalen Systemen im Sinne eines Total Artificial Heart. Für das Thoratec-System ist diese Einsatzmöglichkeit bereits bekannt (Körfer et al. 2007, Sezai et al. 2002). Der Vorteil bei der Verwendung des EXCOR-Berlin-Heart-Systems ist, dass für die Steuerung ein und dieselbe Steuereinheit verwendet werden kann. Damit kann der Patient während der Wartezeit auf ein Spenderorgan auch ambulant geführt werden. Der Nachteil dieser Implantationstechnik ist, dass es während der Unterstützungszeit zu einer Schrumpfung des Mediastinums kommen kann. Hierdurch kann unter Umständen die nachfolgende Herztransplantation deutlich erschwert werden. Allerdings sind auch Techniken beschrieben, bei denen Silikonkissen, wie sie normalerweise bei Brustvergrößerungen verwendet werden, zum Einsatz kommen. Hierdurch soll ein Schrumpfen des Mediastinums effektiv verhindert werden (Tjan et al. 2008).

## Literatur

### Zu 5.1

Abraham WT, Adamson PB, Bourge RC, et al. (2011) Wireless pulmonary artery haemodynamic monitoring in chronic heart failure: a randomised controlled trial. Lancet 377: 658–666

Akutsu T, Kolff WJ (1958) Permanent substitutes for valves and hearts. Trans Am Soc Artif Intern Organs 4: 230–235

Anderson FL, DeVries WC, Anderson JL, et al. (1984) Evaluation of total artificial heart performance in man. Am J Cardiol 54: 394–398

Annas GJ (1986) Made in the USA: legal and ethical issues in artificial heart transplantation. Law Med Health Care 14: 164–171

Artificial heart assessment panel (1973) The totally implantable artificial heart: Economic, ethical, legal, medical, psychatric and social implications. National Heart and

Lung Institute of DHEW. US Government Printing Office, Washington, DC
Bramstedt KA (2003) Contemplating total artificial heart inactivation in case of futility. Death Studies 27: 295–304
Chiang BY, Olsen DB, Gaykowski R, et al. (1984) Evaluation of treadmill exercise on total artificial heart recipients. Trans Am Soc Artif Intern Organs 30: 514–519
Cooley DA, Liotta D, Hallman GL, et al. (1969) Orthotopic cardiac prothesis for two-staged cardiac replacement. Am J Cardiol 24: 723–730
Cooley DA, Akutsu T, Norman JC, et al. (1981) Total artificial heart in two-staged cardiac transplantation. Cardiovasc Dis, Bull Tex Heart Inst 8: 305–319
Copeland JG, Levinson MM, Smith R, et al. (1986) The total artificial heart as a bridge to transplantation: a report of two cases. JAMA 256: 2991–2995
Copeland JG, Arabia FA, Tsau PH, et al. (2003) Total artificial hearts: Bridge to transplantation. Cardiol Clin 21: 101–113
Copeland JG, Smith RG, Arabia FA, et al. (2004) Cardiac replacement with a total artificial heart as a bridge to transplantation. NEJM 351: 859–867
Copeland JG, Smith RG, Bose RJ, et al. (2008) Risk factor analysis for bridge to transplantation with the CardioWest total artificial heart. Ann Thorac Surg 85: 1639–1645
DeBakey ME (1971) Left ventricular bypass pump for cardiac assistance: clinical experience. Am J Cardiol 3–11
DeVries WC (1988) The permanent artificial heart: four case reports. JAMA 259: 849–859
De Vries WC, Anderson JH, Joyce LD, et al. (1984) Clinical use of the total artificial heart. N Engl J Med 310: 273–278
Drakos SG, Kfoury AG, Gilbert EM, et al. (2007) Multivariate predictors of heart transplantation outcomes in the era of chronic mechanical circulatory support. Ann Thorac Surg 83: 62–67
El-Banayosy A, Arusoglu L, Morshuis M, et al. (2005) CardioWest Total Artificial Heart: Bad Oeynhausen experience. Ann Thorac Surg 80: 548–552
El-Banayosy A, Arusoglu L, Morshuis M, et al. (2007a) Portable Drivers for a total artificial heart. J Heart Lung Transplant 26 (2): S201
El-Banayosy A, Morshuis M, Arusoglu L, et al. (2007b) Out of hospital treatment in patients with a total artificial heart. J Heart Lung Transplant 26 (2): S87
Everett J, Murray K, Brown V, et al. (1989) The effect of graded exercise on cardiac output of the Jarvik-7–70 total artificial heart in humans. ASAIO Transactions 35: 231–234.
Frazier OH, Macris MP 1994 Current methods for circulatory support. Texas Heart Institute Journal 21: 288–295
Gaitan BD, Thunberg CA, Stansbury LG, et al. (2011) Development, Current status, and anesthetic management of the implanted artificial heart. J Cardiothor Vasc Anesth 25: 1179–1192
Hansson SO (2005) Implant ethics. J Med Ethics 31: 519–525
Henning E, Grobe-Siestrup C, Krautzberger W, et al. (1978) The relationship of cardiac output and venous pressure in long surviving calves with total artificial heart. Trans Am Soc Artif Intern Organs 24: 616–624
Honda T, Nagai I, Nitta S, et al. (1975) Evaluation of cardiac function and venous return curves in awake, unanesthized calves with an implanted total artificial heart. Trans am Soc Artif Intern Organs 21: 362–367
Jaroszewski DE, Anderson EM, Pierce CN, et al. (2011) The SynCardia freedom driver: A portable driver for discharge home with the total artificial heart. J Heart Lung Transplant 30: 844–845
Jauhar S (2004) The artificial heart. NEJM 350: 542–544
Johnson KE, Prieto M, Joyce LD, et al. (1992) Summary of the clinical use of the Symbion total artificial heart: a registry report. J Heart Lung Transplant 11: 103–116
Joyce LD, DeVries WC, Hastings WL, et al. (1983) Response of the human body to the first permanent implant of the Jarvik-7 total artificial heart. Trans Am Soc Artif Intern Organs 29: 81–87
Joyce DL, Southard RE, Torre-Amione G, et al. (2005) Impact of left ventricular assist device (LVAD)-mediated humoral sensitization on post-transplant outcomes. J Heart Lung Transplant 24: 2054–2059
Jurmann MJ, Weng Y, Drews T, et al. (2004) Permanent mechanical circulatory support in patients of advanced age. Eur J Cardiothorac Surg 25: 610–618
Kito Y, Honda T, Gibson WH, et al. (1974) Hemodynamic studies during exercise in calves with total artificial heart Trans Am Soc Artif Intern Organs 20: 667–672
Körfer R (2008) Invited commentary. Ann Thorac Surg 85: 1645
Körfer R, El-Banayosy A, Morshuis M, et al. (2007) Total artificial heart-implantation technique using the CardioWest or the Thoratec system. Multiman CardioThorac Surg 3: 1–9; doi: 10.1510/mmcts.s006.002485
Kohli HS, Canada J, Arena R, et al. (2011) J Heart Lung Transplant 30: 1207–1213
Kolff WJ, DeVries WC, Joyce LD, et al. (1983) Lessons learned from DR. Barney Clark in the first patient with an artificial heart. Int J Artif Organs 1: 165–174
Leprince P, Bonnet N, Varnous S, et al. (2005) Patients with a body surface area less than 1.7 m2 have a good outcome with the CardioWest Total Artificial Heart. J Heart Lung Transplant 24: 1501–1505
Lunn JK, Liu WS, Stanley TH, et al. (1976) Effects of treadmill exercise on cardiovascular and respiratory dynamics before and after artificial heart implantation Trans Am Soc Artif Intern Organs 22: 315–322
Massad MG, Cook DJ, Schmitt SK, et al. (1997) Factors influencing HLA sensitization in implantable LVAD recipients. Ann Thorac Surg 64: 1120–1125
Miles SH, Siegler M, Schiedermayer DL (1988) The Total Artificial Heart: An etchics perspective on current clinical research and deployment. Chest 94: 409–413
Moazami N, Itescu S, Williams MR, et al. (1998) Platelet transfusions are associated with the development of anti-major histocompatibility complex class I antibodies in patients with left ventricular assist support. J Heart Lung Transplant 17: 876–880
Muneretto C, Solis E, Pavie A (1989) Total artificial heart: Survival and complications. Ann Thorac Surg 47: 151–157

Myers TJ, Robertson K, Pool T, et al. (2003) Continuous flow pumps and total artificial hearts. Management issues. Ann Thorac Surg 75: 79–85

Nativi JN, Drakos SG, Kucheryavaya AY, et al. (2011) Changing outcomes in patients bridged to heart transplantation with continuous- versus pulsatile-flow ventricular assist devices: An analysis of the registry of the International Society for Heart and Lung Transplantation. J Heart Lung Transplant 30: 854–861

Nolan PE, Smith RG, Slepian MJ, et al. (2008) Low likelihood for developing cytotoxic antibodies during implantation with the CardioWest Total Artificial Heart. J Heart Lung Transplant 27: S161

Norman JC, Cooley DA, Kahan BD, et al. (1978) Total support of the circulation of a patient with postcardiotomy stone-heart syndrom supported by a partial artificial heart (ALVAD) for 5 days followed by heart and kidney transplantation. Lancet 1: 1125–1127

O´Connor MJ, Menteer JD, Chrisant MRK, et al. (2010) Ventricular assist device-associated anti-human leukocyte antigen antibody sensitization in pediatric patients bridged to heart transplantation. J Heart Lung Transplant 29: 109–116

Pagani FD, Dyke DB, Wright S, et al. (2001) Development of anti-major histocompatibility complex class I and II antibodies following left ventricular assist device implantation: effects on subsequent allograft rejection and survival. J Heart Lung Transplant 20: 646–653

Patlolla V, Patten RD, DeNofrio D, et al. (2009) The effect of ventricular assist devices on post-transplant mortality. J Am Coll Cardiol 53: 264–271

Phillips R, Lichtenthal P, Sloniger J, et al. (2009) Noninvasive cardiac output measurement in heart failure subjects on circulatory support. Anesth Analg 108: 881–886

Reemtsma K, Krusin R, Edie R, et al. (1978) Cardiac transplantation in patients requiring mechanical circulatory support. N Engl J Med 298: 670–671

Schulze B, Tenderich G, Schulz U, et al. (2001) Einfluss verschiedener, mechanischer Unterstützungssysteme auf die Ergebnisse nach orthotoper Herztransplantation Z Herz-Thorax- Gefäßchir 15: 103–110

Shah KB, Tang DG, Cooke RH, et al. (2011) Implantable mechanical circulatory support: Demystifying patients with ventricular assist devices and artificial hearts. Clin Cardiol 34: 147–152

Stehlik J, Edwards LB, Kucheryavaya AY, et al. (2011) The Registry of the International Society for Heart and Lung Transplantation: Twenty-eighth Adult Heart Transplant Report-2011. J Heart Lung Transplant 30: 1078–1094

Stepanenko A, Potapov EV, Drews T, et al. (2010) Home discharge with CardioWest-t Total artificial Heart – Single center experience. J Heart Lung Transplant 29: S90

Spanier TB, Rose S, Schmitt AM, et al. (1996) Interactions between dendritic cells and T-cells on the surface of left ventricular assist devices leads to TH2 pattern of cytokine production and B-cell hyperreactivity in vivo. Circulation 94 (Suppl I): I-293 (abstract)

Szefner J, Cabrol C (1993) Control and treatment of hemostasis in patients with a total artificial heart: the experience at La Pitie. In: Piffare R (ed) Anticoagulation, hemostasis and blood preservation in cardiovascular surgery. Hanley and Belfus, Philadelphia, pp 237–264

Uchida N, Ishikawa M, Watanabe T, et al. (1987) Hemodynamic adaptation to exercise after total artificial heart (TAH) implantation. Trans Am Soc Artif Intern Organs 33: 240–244

US Food and Drug Administration (ed) New Device Approval-SynCardia temporary CardioWest total artificial heart (TAH-t): P030011. www.accessdata.fda.gov/cdrh_docs/pdf3/P030011a.pdf, Posted: 11–03–2004. (Zugriff 01.03.2012)

Van Mawijk K, Van Prooijen HC, Moes M, et al. (1991) Use of leukocyte-depleted platelet concentrations for the prevention of refractoriness and primary HLA alloimmunization: a prospective, randomized trial. Blood 77: 201–205

Veatch RM (2003) Inactivating a total artificial heart: special moral problems. Death Studies 27: 305–315

Verdejo HE, Castro PF, Concepción R, et al. (2007) Comparison of a radiofrequency-based wireless pressure sensor to Swan-Ganz catheter and echocardiography for ambulatory assessment of pulmonary artery pressure in heart failure. JACC 50: 2375–2382

Yoda M, ElBanayosy A, Tenderich G, et al. (2009) The CardioWest Total Artificial Heart for chronic heart transplant rejection. Circ J 73: 1167–1168

Zhang B, Masuzawa T, Tatsumi E, et al. (1999) Three-dimesional thoracic modelling for an anatomical compatibility study of the implantable total artificial heart. Artificial Organs 23: 229–234

Zimmermann H, Coehlo-Anderson R, Slepian M, et al. (2010) Device malfunction of the CardioWest total artificial heart secondary to catheter entrapment of the tricuspid valve. ASAIO J 56: 481–482

### Zu 5.2

Carpentier A, Latremouille, C, Cholley, B, et al. (2015) First clinical use of a bioprosthetic total artificial heart: report of two cases. Lancet 386: 1556–1563

Latremouille C, Duveau, D, Cholley, B, et al. (2015) Animal studies with the Carmat bioprosthetic total artificial heart. Eur J Cardiothorac Surg 47: e172–178; discussion e178–179

Menard J (2014) Keys to the success of the CARMAT project? Med Sci (Paris) 30: 204–205

Mohacsi P, Leprince, P (2014) The CARMAT total artificial heart. Eur J Cardiothorac Surg 46: 933–934

### Zu 5.3.1

Akutsu T, Mirkovitch V, Topaz SR, Kolff WJ (1963) Silastic sac type of artifical heart and its use in calves. ASAIO Trans 9: 281–285

Bucherl ES (1985) The artificial heart research program in Berlin, Germany. J Heart Transpl 4: 510–517

Fitzpatrick JR3rd, Frederick JR, Hiesinger W, Hsu VM, McCormick RC, et al. (2009) Early planned institution of biventricular mechanical circulatory support results in improved outcomes compared with delayed conversion of a left ventricular assist device to a biventricular assist device. J Thorac Cardiovasc Surg 137: 971–977
Hetzer R, Hennig E, Schiessler A, Friedel N, Warnecke H, Adt M (1992) Mechanical circulatory support and heart transplantation. J Heart Lung Transpl 11: S175-S181
Hetzer R, Krabatsch T, Stepanenko A, Hennig E, Potapov EV (2010) Long-term biventricular support with the heartware implantable continuous flow pump. J Heart Lung Transplant 29: 822–824
Kormos RL, Teuteberg JJ, Pagani FD, Russell SD, John R, et al. (2010) Right ventricular failure in patients with the HeartMate II continuous-flow left ventricular assist device: incidence, risk factors, and effect on outcomes. J Thorac Cardiovasc Surg 139: 1316–1324
Krabatsch T, Potapov E, Stepanenko A, Schweiger M, Kukucka M, et al. (2011) Biventricular circulatory support with two miniaturized implantable assist devices. Circulation 124 (11 Suppl): S179–S186
Loforte A, Monica PL, Montalto A, Musumeci F (2011) HeartWare third-generation implantable continuous flow pump as biventricular support: mid-term follow-up. Int Cardiovasc Thorac Surg 12: 458–460
McGee ECJr, Ahmad U, Tamez D, Brown M, Voskoboynikov N, et al. (2011) Biventricular continuous flow VADs demonstrate diurnal flow variation and lead to end-organ recovery. Ann Thorac Surg 92: e1–3
Schmid C, Tjan T, Etz C, Welp H, Rukosujew A, et al. (2006) The excor device - revival of an old system with excellent results. Thoracic Cardiovasc Surg 54: 393–399
Strueber M, Meyer AL, Malehsa D, Haverich A (2010) Successful use of the HeartWare HVAD rotary blood pump for biventricular support. J Thorac Cardiovasc Surg 140: 936–937
Watson JT (1994) Report of the Workshop on the Artificial Heart: Planning for Evolving Technologies, Bethesda, Maryland

### Zu 5.3.2

Copeland JG (2000) Bridge to transplantation: selection and timing. Transplant Proceed 32: 1535–1536
Körfer R, El-Banayosy A, Morshuis M, et al. (2007) Total artificial heart-implantation technique using the CardioWest or the Thoratec system. Multiman CardioThorac Surg 3:1–9; doi:10.1510/mmcts.s006.002485
Rose EA, Gelijns AC, Moskowitz AJ, Heitjan DF, Stevenson LW, et al. (2001) Randomized Evaluation of Mechanical Assistance for the Treatment of Congestive Heart Failure (REMATCH) Study Group 2001. Long-term mechanical left ventricular assistance for end-stage heart failure. New EngJ Med 345: 1435–1443
Samuels L (2004) Biventricular mechanical replacement. Surg Clin North Am 84: 309–321
Sezai A, Arusoglu L, Minami K, El-Banayosy A, Korfer R (2002) Implantation of biventricular assist devices for chronic heart transplant rejection. Ann Thorac Surg 74: 609–611
Tjan TDT, Klotz S, Schmid C, Scheld HH (2008) Creation of a self-made total artificial heart using combined components of available ventricular assist devices. Thorac Cardiovasc Surg 56: 51–53

# Mechanische Kreislaufunterstützung bei Kindern und bei Patienten mit angeborenen Herzfehlern

*E. V. Potapov, O. Miera, J. Photiadis, M. Hübler, V. Alexi-Meskishvili, R. Hetzer, F. Born, C. Hagl*





U. Boeken, A. Assmann, F. Born, S. Klotz, C. Schmid (Hrsg.), *Mechanische Herz-Kreislauf-Unterstützung*,
DOI 10.1007/978-3-662-53490-8_6

Die mechanische Herz-Kreislauf-Unterstützung von Kindern und Patienten mit angeborenen Herzfehlern stellt sowohl für den Implantierenden als auch für die auf der Intensivstation behandelnden Ärzte eine besondere Herausforderung dar, die nur durch ein in allen Aspekten der Therapie erfahrenes Team sicher bewältigt werden kann.

## 6.1 Para- und extrakorporale Systeme – Berlin Heart EXCOR® Pediatric, PediVAS®

*E. V. Potapov, O. Miera, J. Photiadis, M. Hübler, V. Alexi-Meskishvili, R. Hetzer*

### 6.1.1 Geschichte

Eine prolongierte mechanische Kreislaufunterstützung bei Kindern wurde zuerst mittels Herz-Lungen-Maschine durchgeführt. In den 1970er-Jahren kamen Membranoxygenatoren zum Einsatz, mit denen die Dauer der Behandlung über Tage gestreckt werden konnte (Bartlett et al. 1976, del Nido et al. 1994, Mehta et al. 2000). Diese Systeme bezeichnete man – nicht ganz korrekt – als extrakorporale Membranoxygenatoren (ECMO), richtiger wäre die Bezeichnung extrakorporales Lebensunterstützungssystem (Extracorporeal Life Support, ECLS ), da sie Kreislauffunktion, Oxygenierung und $CO_2$-Elimination ersetzen. In Verbindung mit extrakorporalen Zentrifugalpumpen (Karl et al. 1991, 2006) finden diese Systeme heute eine breite Anwendung und erlauben eine Unterstützung für einige Wochen. Allerdings sind Morbidität und Mortalität während der Behandlung mit dem ECLS-System hoch. Im Vordergrund stehen Blutung, Hämolyse und Thromboembolie, außerdem müssen die Kinder auf der Intensivstation im Bett immobilisiert und beatmet werden. Wie bei erwachsenen Patienten mit terminalem Herzversagen wurde mit zunehmender Wartezeit auf ein Spenderorgan auch bei Kindern die begrenzte Behandlungsdauer zum Hauptproblem. Zu Beginn der 1990er-Jahre wurde ein für Erwachsene konzipiertes und entwickeltes, parakorporales, pneumatisch betriebenes, pulsatiles Langzeitsystem Typ Berlin Heart EXCOR Pediatric für den pädiatrischen Einsatz angepasst. Im Jahr 1990 wurde erstmals ein Kind mit einem Erwachsenen-VAD unterstützt. Zwei Jahre später konnte dann ein speziell für Kinder entwickeltes VAD bei einem Säugling implantiert werden (Hetzer et al. 1993, 1998, 1999a, 1999b, 2000, 2006, 2011; Potapov et al. 2006, 2007; Warnecke et al. 1991). Seitdem wurden über 150 Kinder im Deutschen Herzzentrum Berlin und weltweit über 1.700 Kinder mit diesem System versorgt. Es ist als einziges Langzeitsystem für Neugeborene und Kleinkinder weltweit zugelassen.

### 6.1.2 Optionen

Für eine kurzzeitige Unterstützung bei Kindern (maximal einige Wochen) stehen verschiedene Modifikationen der ECLS-Systeme zur Verfügung, die sich von den Modellen für Erwachsene nur in der Größe von Kanülen, Oxygenatoren und Pumpen unterscheiden. Indikationen für ein ECLS-System sind Herz- und/oder Lungenversagen. Die Implantation erfolgt häufig in Notfällen bei plötzlichem Herzversagen, z. B. infolge einer fulminanten Myokarditis, bei massiven ventrikulären Arrhythmien oder nach Ertrinkungsunfällen. In der Kardiochirurgie ist das postoperative myokardiale Versagen nach Herzoperation die häufigste Indikation. Die Kanülierung beim ECLS-System kann sowohl nach Thoraxeröffnung über Aorta und rechten Vorhof als auch über die peripheren Gefäße erfolgen. Der Wechsel von ECLS mit Oxygenator zu einem reinen Herzunterstützungssystem erfordert in der Regel eine Neuanlage der Kanülen, da die Lungenperfusion gewährleistet sein muss. Liegt kein pulmonales Versagen vor, kann eine extrakorporale Zentrifugalpumpe als kurzzeitige Ventrikelunterstützung verwendet werden. Es stehen verschiedene pädiatrische Varianten zur Verfügung, unter anderem die Systeme CentriMag® (Levitronix), Rotaflow® (Maquet), Deltastream® (Medos) oder BP 50® (Medtronic).

### 6.1.3 Systeme zur Langzeitunterstützung bei Neugeborenen und Kleinkindern

## Beschreibung

Für eine Langzeitunterstützung von Neugeborenen und Kleinkindern steht zurzeit das Berlin Heart EXCOR® Pediatric Ventricular Assist Device (EXCOR® Pediatric) als einziges weltweit zugelassenes System zur Verfügung. Es ist ein pulsatiles, parakorporales, pneumatisch betriebenes Unterstützungssystem und kann je nach Bedarf als univentrikuläre Unterstützung des linken, des rechten oder des systemischen Ventrikels oder als biventrikuläre Unterstützung (BiVAD) implantiert werden (◘ Abb. 6.1).

Die Überlegenheit hinsichtlich des Überlebens des Berlin Heart Pediatric VAD-Systems gegenüber dem Einsatz von ECLS als Überbrückung bis zur HTX wurde in einigen prospektiven Studien deutlich gezeigt.

Die Kanülen aus Silikon sind in verschiedenen Größen (Diameter und Länge) und Ausführungen vorhanden (◘ Abb. 6.2), die eine Kanülierung des Atriums sowie der Spitze des Ventrikels ermöglichen (◘ Abb. 6.1).

Die aortalen Kanülen sind mit einem starren „Button" auch in einer Ausführung für die aortale Anastomose vorhanden. Die Kanülen sind von außen mit Velours ummantelt, so dass ein Einwachsen des Gewebes und somit ein Infektionsschutz bei einer Langzeitanwendung gewährleistet wird. Die derzeit erhältlichen Kanülen sind in ◘ Abb. 6.2 vorgestellt.

Die Pumpen sind in den Größen 10, 15, 25, 30, 50 und 60 ml Schlagvolumen erhältlich (◘ Tab. 6.1) und mit 2 Polyurethanklappen ausgerüstet. Sie sind durchsichtig, was eine Thrombuserkennung

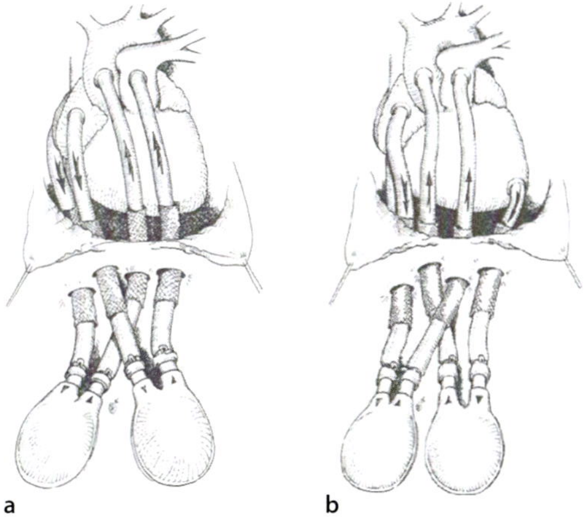

◘ **Abb. 6.1a, b** Implantation eines Berlin Heart EXCOR als BiVAD. **a** Anschluss der Einflusskanüle des LVAD an den linken Vorhof, **b** Anschluss der Einflusskanüle des LVAD in den Apex des linken Ventrikels

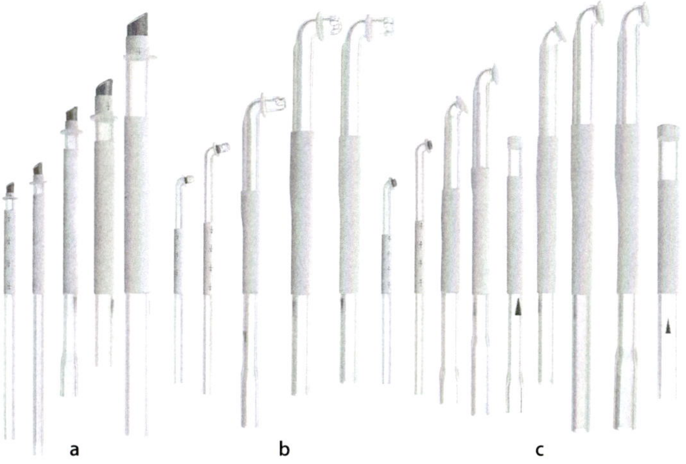

◘ **Abb. 6.2** Das gesamte Spektrum der Ein- und Ausflusskanülen des Berlin Heart EXCOR, inklusive Kindergrößen. **a** Heryspitze (Apex) **b** Vorhof **c** Aorta/Pulmonalis (Mit freundlicher Genehmigung der Firma Berlin Heart)

**Tab. 6.1** Empfehlungen der Firma Berlin Heart für die Anwendung der verschiedenen Pumpen und Kanülen bei Kindern mit verschiedenem Gewicht. (Adaptiert nach DHZB)

| Körpergewicht [kg] | Pumpengröße [ml] | Kanülenart | Kanülengröße [mm] |
|---|---|---|---|
| <5 | 10 | Arteriell | Gestuft 6/5 |
| | | Apex/Vorhof | 6 |
| 5–8 | 15 | Arteriell | 9 [a] (ggf. 6 [b]) |
| | | Apex/Vorhof | 9 [a] (ggf. 6 [b]) |
| 9–29 | 25, 30 | Arteriell | 9 [a] (ggf. 6 [b]) |
| | | Apex/Vorhof | 9 [a] (ggf. 6 [b]) |
| 30–60 | 50, 60 | Arteriell | Gestuft 12/9 oder 12 (>50 kg) |
| | | Apex/Vorhof | 12 oder gestuft12/9 (bis 35 kg) |

Mit der 10-ml-Pumpe wird ein 6-mm-Konnektor, mit den 15- bis 30-ml-Pumpen ein 9-mm-Konnektor und mit den 50- bis 60-ml-Pumpen ein 12-mm-Konnektor verwendet.
[a] 9-mm-Kanüle wird durch Kürzen der gestuften 12/9-Kanüle erzeugt.
[b] Bei Implantation von 6-mm-Kanülen muss bei Anschluss einer 15-, 25- oder 30-ml-Pumpe ein Konnektor 9/6 mm verwendet werden.

wesentlich erleichtert. Das gesamte Spektrum der Pumpen des VAD-Systems EXCOR Pediatric ist in Abb. 6.3 dargestellt.

Der pneumatische Antrieb IKUS besteht aus redundant geschlossenen 2 Haupt- und 2 Reservekompressoren. Der Antrieb wiegt rund 70 kg und ist mit Akkus ausgestattet, die einen Spaziergang auf dem Klinikgelände von bis zu einer Stunde ermöglichen. Bei Pumpen mit 50, 60 und 80 ml Schlagvolumen, die wegen des größeren Diameters der Ausflusskanülen weniger Antriebsdruck benötigen, kann ein wesentlich leichterer Antrieb vom Typ EXCOR mobil verwendet werden. Mit diesem Antrieb können größere Kinder nach Hause entlassen werden.

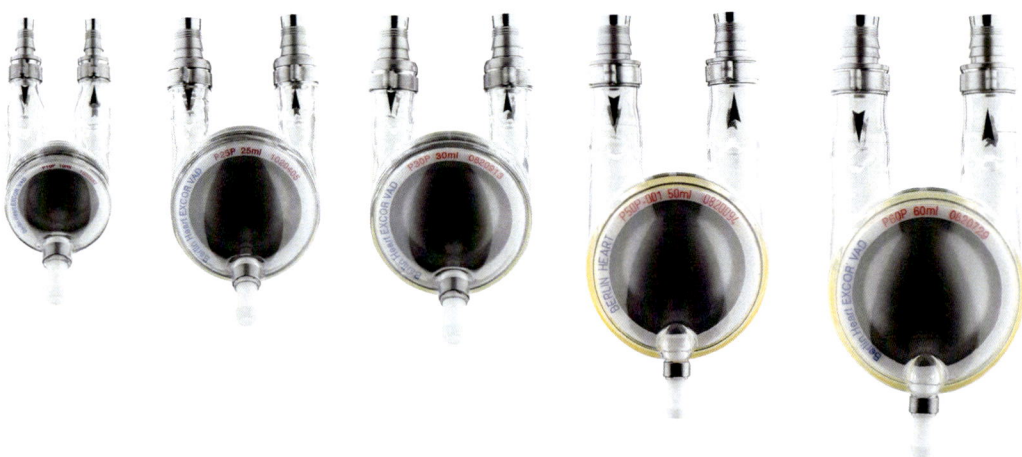


**Abb. 6.3** Das gesamte Spektrum der Pumpen des Berlin Heart EXCOR Pediatric. (Mit freundlicher Genehmigung der Firma Berlin Heart)

### Indikationen

Die Kriterien für die Implantation sind denjenigen für Erwachsene ähnlich. Die Ergebnisse sind besser, wenn die Operation frühzeitig stattfindet. Im kardiogenen Schock sollte das System implantiert werden, noch bevor ein Multiorganversagen entsteht. Bei rechtzeitiger Implantation ist es meistens möglich, allein mit einem LVAD die Hämodynamik herzustellen (Morales et al. 2011). Es gibt keine etablierten Kriterien, die den optimalen Zeitpunkt für die Implantation definieren. Entscheidend ist die Organperfusion, gemessen an zentralvenöser Sättigung, Laktat und BNP (Brain Natriuretic Peptide) bzw. NT-proBNP (N-terminales pro Brain Natriuretic Peptide) sowie Leberfunktionstests und Retentionsparameter. Daneben fließen klinische Kriterien wie kapilläre Füllungszeit, periphere Temperatur und Urinausscheidung mit in die Entscheidung ein. Die Geschwindigkeit der Verschlechterung spielt ebenso eine Rolle. Nach einer ECLS-Implantation sollte das System, wenn keine Aussicht auf kurzfristige myokardiale Erholung besteht, nach wenigen Tagen implantiert werden, um Komplikationen zu minimieren.

> **Bei Kindern mit Kontraindikationen für eine Herztransplantation – z. B. einem erhöhten pulmonalen Gefäßwiderstand oder eine noch nicht auskurierte maligne Erkrankung – kann durch den Einsatz des Unterstützungssystems ein transplantationsfähiger Zustand erreicht werden (Potapov et al. 2005).**

### Antikoagulation

Etwa 12–24 h post implantationem wird die Antikoagulation mit unfraktioniertem Heparin i. v. begonnen. Die Ziel-aPTT (aktivierte partielle Thromboplastinzeit) beträgt in der Regel 60–80 s, der AT-III-Spiegel soll >70 % sein. In Abhängigkeit von der klinischen Situation sind Modifikationen erforderlich. Die Inhibition der Thrombozytenfunktion sollte frühzeitig (ab dem 3. postoperativen Tag) begonnen werden. Empfohlen ist eine duale Theapie mit Dipyridamol (4 mg/kg/Tag) und ASS (1–3 mg/kg/Tag). Alternativ zu Dipyridamol wird auch Clopidogrel (0,3–1 mg/kg/Tag) verwendet. Der Therapieeffekt wird mittels Thrombozytenfunktionsanalyse (z. B. Aggregometrie) überwacht. Die Umstellung auf Langzeitantikoagulation erfolgt in der Regel am Ende der ersten Behandlungswoche. Im 1. Lebensjahr wird bei intakter Nierenfunktion niedermolekulares Heparin s. c. empfohlen (Fraser et al 2012). Dabei wird eine Aktivität von Anti-Faktor-Xa zwischen 0,6 und 1,0 IE/ml empfohlen. Bei älteren Kindern erfolgt die Einstellung auf Vitamin-K-Antagonisten mit einem INR-Zielwert von 3,5.

Bei Patienten mit HIT II werden statt Heparinen direkte Thrombininhibitoren (z. B. Argatroban) intravenös eingesetzt. Mit oralen Thrombininhibitoren liegen keine Erfahrungen vor.

## 6.1.4 Implantierbare Systeme bei Kindern

Mit der fortlaufenden Miniaturisierung der implantierbaren Systeme besteht nun die Möglichkeit, größere Kinder mit diesen Systemen zu behandeln.

Das System HeartAssist5®-Child basiert auf der Version für Erwachsene und ist der Kinderanatomie angepasst; der Stutzen wurde verkürzt und der Winkel verkleinert. Das System wurde bei Kindern mit einer KOF von 1,2 $m^2$ implantiert (Padalino et al. 2006).

Das HeartWare HVAD® ist eines der kleinsten zurzeit vorhandenen implantierbaren Systeme und hat eine Zulassung für die Unterstützung des linken Ventrikels ab einer KOF von 1 $m^2$. Die Pumpe wird auf die Wand des linken Ventrikels fixiert. Am DHZB wurde HeartWare HVAD bei mehreren Kindern angewandt, davon 2 mit KOF unter 1 $m^2$; das kleinste Kind wog 17 kg und hatte eine KOF von 0,7 $m^2$ (Abb. 6.4), (Miera et al. 2011, Miera 2016).). Auch die Unterstützung eines univentrikulären Herzens bei Fontan-Zirkulation war erfolgreich (Miera et al. 2011).

Zwei technische Eigenschaften limitieren den Einsatz des HeartWare HVAD bei kleinen Kindern:

- Die Länge der Einflusskanüle, die bei kleinen Kindern die Ebene der Mitralklappe erreicht: Dabei besteht die Gefahr einer Verlegung der Einflusskanüle. Diese Gefahr ist bei Patienten mit dilatativer Kardiomyopathie weniger ausgeprägt. Um die Länge des intraventrikulären

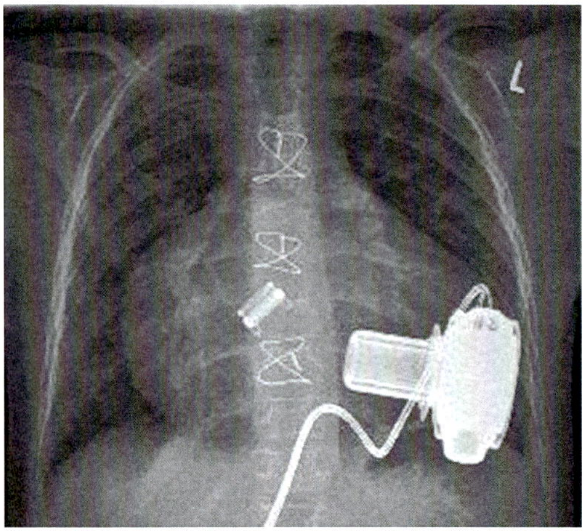


**Abb. 6.4** Röntgenbild eines 17 kg schweren Kindes (KOF 0,7 $m^2$) mit einer dilatativen Kardiomyopathie, das mit einem LVAD Typ HeartWare HVAD behandelt wurde; das LVAD nimmt fast die Hälfte des Thoraxdurchmessers ein

Teils der Einflusskanüle zu minimieren, werden zwischen dem Epikard und dem Fixationsring einige Reihen von Teflon unterlegt (Abstandsringe). Die andere Möglichkeit ist eine inkomplette Einführung der Kanüle in den Fixationsring. Beide Methoden werden von der Firma ausdrücklich nicht empfohlen. Alternativ ist die Implantation an der diaphragmalen Seite des linken Ventrikels vorgeschlagen worden (Adachi 2015).

- Die minimale Umdrehungszahl, bei der der Impeller hydrodynamisch stabil bleibt, liegt bei 1.800 U/min. Bei kleinen Kindern kann es bereits bei einem Fluss von 2–2,5 l/min zum Ansaugen, zu Thrombenbildung und zur inkompletten Entlastung des linken Ventrikels kommen.

Die Weiterentwicklung des HeartWare-VAD-Systems, die noch mehr miniaturisierte axiale HeartWare-MVAD-Modifikation oder die transaortale Ausführung werden die obengenannten technischen Limitationen nicht mehr oder nur in geringem Maß aufweisen (Slaughter et al. 2009, 2011). Durch eine variable Einführungstiefe werden wahrscheinlich auch kleinere Kinder mit dem MVAD versorgt werden können. Dieses System wird noch von der Firma modifiziert und soll in den nächsten Jahren in einer klinischen Studie bei Erwachsenen getestet werden.

### 6.1.5 VAD-Implantation bei angeborenem Herzfehler

Die Implantation eines Herzunterstützungssystems bei Patienten mit angeborenen Herzfehlern vor oder nach Korrektur ist eine Herausforderung mit wenig dokumentierter Erfahrung und leider bedeutend schlechteren Überlebenschancen als bei anderen Indikationen (Hetzer et al. 2010), was durch Reeingriff und anatomische Gegebenheiten bedingt ist. Vor Implantation eines VAD bei angeborenen Herzfehlern muss ein individualisiertes Konzept entwickelt werden.

Wird ein VAD nach biventrikulärer Korrektur implantiert, unterscheidet sich das Vorgehen wenig vom Vorgehen bei Kardiomyopathien. Allerdings stellen die unter Umständen mehrfach voroperierten Patienten chirurgisch eine große Herausforderung dar. Relevante Insuffizienzen der Aortenklappe (LVAD) oder Pulmonalklappe (RVAD) können einen Klappenersatz erforderlich machen.

Bei Patienten mit systemischem rechtem Ventrikel werden die Systeme operationstechnisch als RVAD implantiert, sie funktionieren hämodynamisch aber wie ein LVAD. Ein Beispiel sind Patienten mit d-TGA nach Vorhofumkehr oder mit cc-TGA. Die Einflusskanüle wird durch die freie oder durch die diaphragmale Wand des anatomisch rechten Ventrikels eingeführt. Da die Patienten mit Transpositionsstellung ein Versagen des systemischen Ventrikels – wenn überhaupt – erst im Erwachsenenalter entwickeln, ist es bei ihnen möglich, eine implantierbare kontinuierliche Flusspumpe z. B. vom Typ HeartWare HVAD, HeartAssist 5 oder HeartMate III einzusetzen (Huebler et al. 2011, Jouan et al. 2009, Joyce et al. 2010). In unserer Klinik erfolgt die HeartWare HVAD- oder HeartMate-III-Implantation bei diesen Patienten mit Herz-Lungen-Maschine im Stand-by-Modus. Zuerst wird die Aorta ascendens ausgeklemmt und die bereits auf die richtige Länge geschnittene Ausflussprothese mit der Aorta anastomosiert. Die Klemme bleibt geschlossen, um die Prothese und die Pumpe vor dem Bluteintritt mit unvermeidbarer Gerinnung zu schützen. Anschließend wird der Fixationsring auf den anatomisch rechten (systemischen) Ventrikel angenäht, das Herz angeflimmert, die Wand des rechten (systemischen) Ventrikels ausgestanzt und die Einflusskanüle bei gleichzeitiger retrograder Entlüftung in den Ventrikel eingeführt. Danach wird die Pumpe in Betrieb genommen und das Herz defibrilliert.

Bei intrakardialem Shunt und biventrikulärer Anatomie ist die Implantation eines VAD unter Umständen nur mit gleichzeitiger intrakardialer Korrektur möglich, wie etwa bei großem Ventrikelseptumdefekt.

Die Unterstützung bei univentrikulärem Herzen, bei dem die Lungenperfusion entweder durch einen aortopulmonalen Shunt, eine (modifizierte) Glenn-Anastomose oder nach Kreislauftrennung bei Fontan-Zirkulation erfolgt, ist möglich. Diese Patientengruppe hat die ungünstigste Prognose.

Bei der Auswahl des Systems (Pumpen- und Kanülengröße) muss bedacht werden, dass das durch das VAD gepumpte Herzzeitvolumen (HZV) auch zur Perfusion der Lunge erforderlich ist, also ein höheres HZV fördern muss als bei biventrikulärer Zirkulation. Bei Patienten mit versagender Fontan-Hämodynamik aufgrund myokardialer Insuffizienz kann der Ventrikel in üblicher Implantationsweise unterstützt werden. Erhöhter pulmonalvaskulärer Widerstand (PVR) kann ebenso zu einem Versagen der Fontan-Hämodynamik führen. Für dieses Problem gibt es zurzeit keine klinisch etablierte Lösung. Einige experimentelle Arbeiten sind noch weit entfernt von der klinischen Anwendbarkeit. Nach Implantation eines VAD bei Fontan-Zirkulation kann mit normalisiertem HZV ein erhöhter zentraler Venendruck aufgrund eines erhöhten PVR resultieren, der zu Leber- und Nierenversagen führen kann. In ausgewählten Fällen der Fontan-Hämodynamik können die Kreisläufe vollständig getrennt und dann der Patient durch einen BiVAD (extrakorporales oder implantierbares System) unterstützt werden.

### 6.1.6 Entwöhnung bei myokardialer Erholung

Bei einigen Kindern, insbesondere nach akuter Myokarditis, kommt es zu einer myokardialen Erholung. Als wichtigste Kriterien dienen die Normalisierung des LVEDD (linksventrikulärer enddiastolischer Durchmesser) und der LVEF (linksventrikuläre Ejektionsfraktion). Die Normalisierung weiterer echokardiographischer Parameter wie Wandgeschwindigkeit und „strain rate" kann zur Beurteilung des Grades der myokardialen Erholung herangezogen werden, evidenzbasierte Werte existieren jedoch nicht. Bei Anzeichen einer myokardialen Erholung kann die Pumprate herabgesetzt und die Stabilität der Erholung je nach Ätiologie über einige Tage bis Wochen beobachtet werden. Danach erfolgt eine Echokardiographie während eines Pumpenstopps, gleichzeitig wird die Hämodynamik – ggf. invasiv – beurteilt. Bei kontinuierlichen Flusspumpen wird die Erholung während des Pumpenstopps mit temporärem Verschluss der Ausflussprothese beurteilt (Potapov et al. 2011). Eine detaillierte Beschreibung findet sich in ▶ Abschn. 8.5.

### 6.1.7 Perspektiven

An der Entwicklung von neuen miniaturisierten implantierbaren Pumpen mit kontinuierlichem Flussprofil, die eine höhere Lebensqualität ermöglichen, wird weiter gearbeitet. Leider gibt es zur Zeit keine greifbare Lösung. Für Kinder unter 15–20 kg steht nur das Berlin-Heart-System zur Verfügung. Das neue System HeartMate III ist im Umfang etwas größer als HeartWare HVAD und somit noch weniger geeignet für die Versorgung der kleinen Kinder.

## 6.2 Extrakorporale Membranoxygenierung bei Kindern

*F. Born, C. Hagl*

### 6.2.1 Grundlegendes

Die extrakorporale Membranoxygenierung (ECMO) ist der Gebrauch einer minimierten Herz-Lungen-Maschine bei Patienten, deren Herz- oder Lungenversagen trotz Einsatz maximaler konservativer Therapie nicht aufzuhalten ist und dessen Fortführung in relativ kurzer Zeit den Tod des Patienten bedeuten würde. Die ECMO wird an den Kinderkreislauf, d. h. über die großen Blutgefäße (meist am Hals) angeschlossen und übernimmt die Funktion der Lunge. Bei kardialem Support, „Extracorporeal Life Support" (ECLS), wird das System bei Neonaten und kleineren Kindern (<15 kg Körpergewicht) über die Halsgefäße installiert. Dabei ist meistens eine Ligatur der A. carotis notwendig, um eine ausreichende Versorgung der Gegenseite zu gewährleisten. Die Dauer der erforderlichen ECMO/ECLS-Behandlung kann von mehreren Stunden bis zu mehreren Wochen betragen; im Durchschnitt kann die Beatmungskrise in ca. 4–8 Tagen überwunden werden.

### 6.2.2 Kinder-ECMO

Die venovenöse ECMO dient der Behandlung eines Lungenversagens, wie z. B. bei angeborener Zwerchfellhernie, einer primären pulmonalen Hypertonie oder der Therapie von Atemwegsinfektionen. Das ECMO-System wird über eine Kanüle mit zwei Kanälen (◘ Abb. 6.5) an eine große Körpervene (Halsvene bei Neugeborenen oder Leistenvene bei größeren Kindern oder Erwachsenen) angeschlossen und reichert das Blut mit Sauerstoff als künstliche Lunge an. Dieses System kann über mehrere Wochen eingesetzt werden, bis sich die Lunge erholt hat. Das Risiko für Komplikationen ist relativ hoch: Es können Blutungen oder Infektionen auftreten.

### 6.2.3 Kinder-ECLS

Mit einer venoarteriellen ECMO können sowohl das Herz als auch die Lunge unterstützt werden. Dies kann bei angeborener Aorten- und Mitralstenose oder schwerer Herzmuskelschwäche notwendig sein. Dieses ECMO-System kann auch am Ende einer großen Herzoperation angeschlossen werden, um den schwachen Herzmuskel zu unterstützen und ihm Zeit zur Erholung zu geben. Das ECMO-System wird über zwei Kanülen an eine große Körpervene und -arterie (Halsgefäße bei Neugeborenen oder Leistengefäße bei größeren Kinder oder Erwachsenen, ◘ Abb. 6.6) angeschlossen. Am Ende einer Herzoperation hingegen wird die bereits vorliegende Kanüle im rechten Vorhof (venös) und der Körperschlagader (arteriell) für den Anschluss genutzt. Das Blut wird mit Sauerstoff angereichert („künstliche Lunge") und in den Körperkreislauf gepumpt („künstliches Herz"). Dieses System kann auch über mehrere Wochen eingesetzt werden, bis sich Herz und die Lungen erholt haben. Das Risiko für Komplikationen ist relativ hoch: Es können Blutungen, Infektionen, Gerinnselbildung mit Gefäßverschlüssen oder Organversagen auftreten.

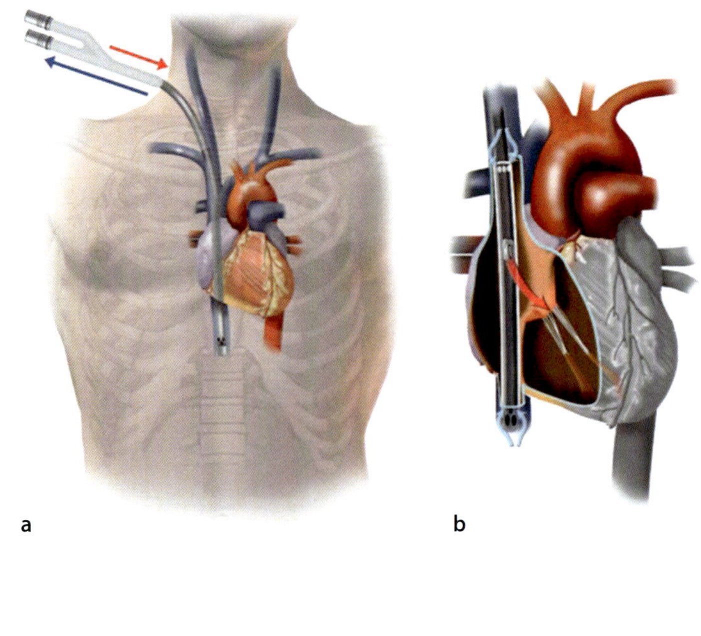


◘ **Abb. 6.5a, b** Avalon Elite®-Doppellumenkanüle. (Mit freundlicher Genehmigung der Fa. Maquet, Rastatt, Deutschland)

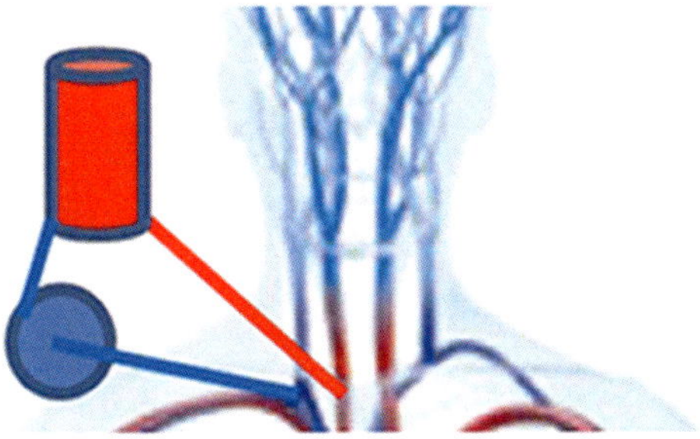

a

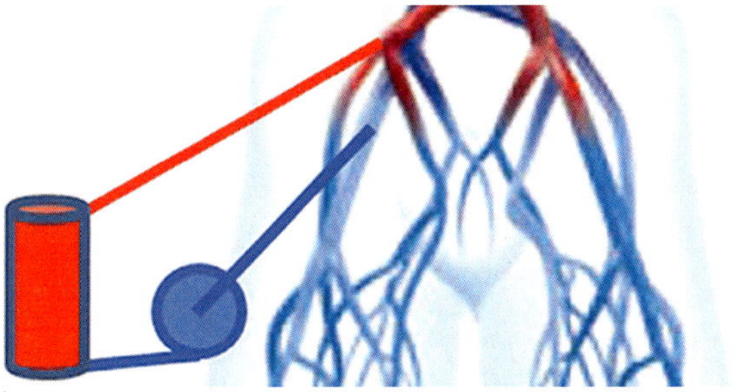

b

Abb. 6.6a, b Kanülierung von Halsgefäßen (a) und Femoralgefäßen (b)

### 6.2.4 ECLS/ECMO-Systeme

#### Pumpensysteme

Die verschiedenen Pumpensysteme und ihre wichtigsten Parameter sind in Tab. 6.2 dargestellt.

#### Oxygenatoren

Eine Übersicht über die Oxygenatoren findet sich in Tab. 6.3.

#### Schlauchsysteme

Kurze, kleinlumige Schlauchsysteme werden bei Neonaten und Kindern mit einem Körpergewicht von 10–20 kg bevorzugt verwendet. Bei Blutflussraten bis 2,8 l/min können ¼"-Schläuche verwendet werden. Um den Widerstand gering zu halten, sollten die Schlauchlängen kurz sein. Großlumige Schläuche benötigen viel Priming-Volumen bei erhöhten Fremdoberflachen.

Hingegen sind lange Schläuche zwar beim Transport von Vorteil, haben aber dadurch deutlich mehr Fremdoberfläche und Priming-Volumen.

#### Kanülen und Kanülierungstechniken Tab. 6.4

Vor der Kanülierung muss eine Echokardiographie/Sonographie-Untersuchung zum Ausschluss von Thrombosen, links gelegener Vena cava superior (SVC) und V. anonyma durchgeführt werden.

Nach der Kanülierung erfolgt die Kontrolle der Kanülenlage mittels Echokardiographie und Röntgen.

Wie bei allen extrakorporalen Systemen gilt auch bei den Kanülen „so klein wie möglich, so groß wie nötig".

Bei Säuglingen und kleineren Kindern wird in der Regel eine periphere Kanülierung der großen Halsgefäße angestrebt. Die Kanülen für die neonatale ECMO werden offen-chirurgisch eingebracht. Sie werden in die A. carotis und die V. jugularis an

Tab. 6.2 Pumpensysteme

| | Rotaflow® | DP 3® | PediVAS® | CentriMag® | Revolution® | Rotassist® |
|---|---|---|---|---|---|---|
| Fluss max. | 10 l/min | 8 l/min | 1,7 l/min | 9,9 l/min | 10 l/min | 2,8 l/min |
| Priming | 32 ml | 16 ml | 14 ml | 31 ml | 52 ml | 15 ml |
| Anschluss | 3/8" | 3/8" | ¼" | 3/8" | 3/8" | ¼" |
| Coated | Ja | Ja | Nein | Nein | Ja | Ja |
| Validierung | 14 Tage | 29 Tage | 30 Tage | 30 Tage | 5 Tage | 30 Tage |

**Tab. 6.3** Oxygenatoren

| | Liliput 2® | Hilite® | Hilite® | NEWBORN® | Palp® Set |
|---|---|---|---|---|---|
| Fluss max | 2,8 l/min | 0,8 l/min | 2,4 l/min | 1,5 l/min | 2,8 l/min |
| Priming | 90 ml | 55 ml | 95 ml | 90 ml | 80 ml |
| Anschluss | ¼ | ¼ x 3/16 | ¼ | ¼ | ¼ |
| Coated | Ja | Ja | Ja | Ja | Ja |
| Validierung | 5 Tage | 48 h | 48 h | 14 Tage | 30 Tage |

**Tab. 6.4** Kanülengrößen nach Gewicht für periphere und Doppelumenkanülierung

| Gewicht | Kanülen arteriell | Kanülen venös | Doppellumen |
|---|---|---|---|
| Bis 3,5 kg | 8–10 Fr | 10–14 Fr | 12–13 Fr |
| 5–10 kg | 10–14 Fr | 14–20 Fr | 15 o. 16 o. 19 Fr |
| 10–20 kg | 12–14 Fr | 16–24 Fr | 16/19 Fr ¼" 20 Fr 3/8" |
| 20–30 kg | 14–16 Fr | 20–28 Fr | 23 o. 27 Fr |

der rechten Halsseite eingeführt. Die korrekte Position wird radiologisch überprüft; die venöse Kanüle sollte mit der Spitze bis zur Mitte des rechten Vorhofs reichen, die arterielle Kanüle mit der Spitze bis zur Mündung des Truncus brachiocephalicus in die Aorta. Bei Kanülierung der A. carotis kann man im Neugeborenen- und Säuglingsalter von einer ausreichenden zerebralen Perfusion über die kontralaterale Seite und die Vertebralgefäße ausgehen.

Vorteile dieser Technik sind zum einen der schnellerer Zugangsweg bei nicht herzoperierten Kindern und zum anderen eine deutlich reduzierte Blutungs- und Infektionsgefahr.

Nachteile dieser Methode sind geringere Flussraten durch kleinere Kanülen, Verletzung der Gefäße, Beeinträchtigung des zerebralen Blutflusses bei zervikaler Kanülierung, periphere Ischämie bei Kanülierung der V./A. femoralis unter Nichtverwendung einer distalen Beinperfusion.

Bei größeren Kindern (>15 kgKG) kann die Kanülierung peripher über V./A. femoralis mit distaler Beinperfusion bzw. eine zentrale Kanülierung durchgeführt werden.

Nach medianer Sternotomie kann bei Bedarf eine ECMO/ECLS zentral angeschlossen werden. Vorteile dieser Technik sind der schnelle Zugangsweg nach erfolgter Herz-OP und – bedingt durch größere Kanülen – ein adäquater Blutfluss. Nachteile dieser Methode können Blutungen, Sickerblutungen mit Hämatombildung und Infektion sein.

Venöse Single-Lumen-Kanülen werden in einer Größe von 8–28 Fr für vv-Kanülierung verwendet. Diese Kanülen haben meistens drahtverstärkte End- und Seitenlöcher und knicken dadurch weniger leicht. Venöse drainierende Kanülen sollten für optimalen Rückstrom möglichst kurz und dick sein.

Doppellumenkanülen (Abb. 6.5) für vv-ECMO haben eine Größe ab 12 Fr. Bei Verwendung von Doppellumenkanülen ist die Gefahr der Rezirkulation gegeben, das Rückgabelumen muss vor der Trikuspidalklappe liegen (Kontrolle mittels TEE).

Bei Neonaten ist die Verwendung einer Doppellumenkanüle bei vv-ECMO optimal, falls nicht möglich, kommt eine va-ECMO (V. jugularis interna re./A. carotis re.) bei Patienten mit einem Gewicht von 5–10 kg zur Anwendung.

Bei nichtkorrekter Position von Doppellumenkanülen kommt es zu einem Rezirkulationsphänomen, d. h. das aus dem ECMO-System infundierte Blut wird direkt wieder angesaugt. Die venöse Sättigung

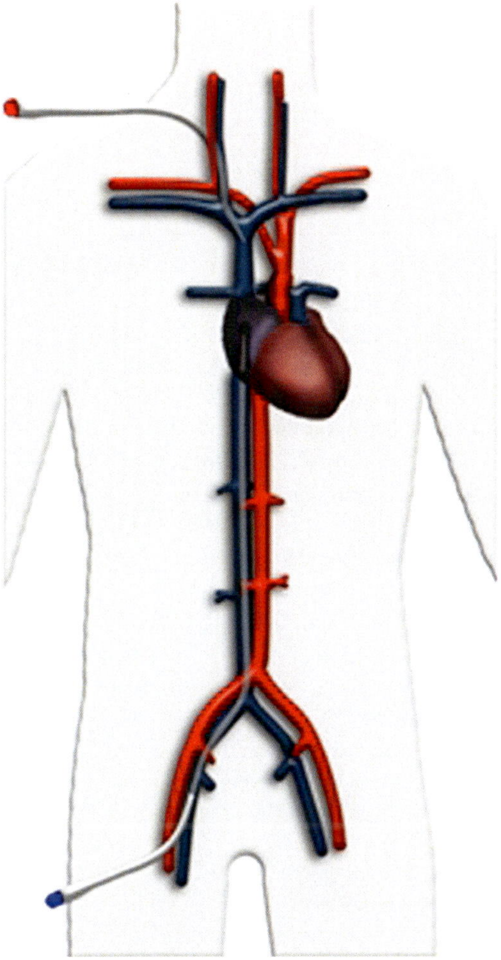

Abb. 6.7 Femoro-juguläre Kanülierung

aus der ECMO ist höher als die gemischtvenöse Sättigung des Patienten.

Optional besteht noch die Variante eines femorojugularen Blutflusses, d. h. der Abstrom über die V. femoralis, vorgeschoben bis in den intrahepatischen Anteil der Vena cava inferior (VCI) oder bis zur Einmündung der VCI in den rechten Vorhof, der Zustrom des Blutflusses erfolgt in die V. jugularis (Abb. 6.7). Zur Vermeidung einer Rezirkulation sollte für den Abstrom eine kurze venöse Femoralkanüle verwendet werden. Durch Flusserhöhung nimmt die Rezirkulation zu!

Arterielle Kanülen haben i. d. R. nur ein Endloch, sind drahtverstärkt und knicken dadurch weniger leicht.

### 6.2.5 Indikationen

#### Kardiale ECLS

Hier erfolgt eine venoarterielle Kanülierung bei Patienten mit deutlich eingeschränkter Pumpfunktion des Herzens. Die häufigste Indikation ist nach Herz-OP, wenn ein Weaning von der extrakorporalen Zirkulation nicht möglich ist.

Indikationen sind:

- Reanimation mit Multiorganversagen,
- schwerer, therapierestistenter angeborener Herzfehler,
- Sepsis mit kardialer Insuffienz,
- Myokarditis, Arrhythmien,
- pulmonale Hypertonie,
- Weaning-Versagen von der Herz-Lungen-Maschine nach Herzoperation,
- Transport das Patienten im Low-cardiac-output,
- langsame Erwärmung nach Unterkühlung/Ertrinkungsunfall.

#### Pulmonale ECMO

Bei akutem Lungenversagen wird zur ECMO-Therapie die venovenöse Kanülierung bevorzugt. Die Indikation erfolgt nach den Kriterien der ELSO (Extracorporeal Life Support Organisation):

- akutes Lungenversagen (lebensbedrohlich, vermutlich reversibel, konservativ therapieresistent),
- Oxygenierungsindex (MAP×$FiO_2$×100/$P_aO_2$) >45 für >6 h (bzw. >35 für >12 h) unter optimierter Beatmung,
- Überschreitung empfohlener maximaler Beatmungsparameter (PIP >35 $cmH_2O$ und $V_t$ >6–8 ml/kg für 8 h oder HFO-Amplitude >55 für 8 h),
- Hyperkapnie mit pH <7,10 für >4 h (nicht wenn durch permissive Hyperkapnie bedingt),
- akute Verschlechterung unter optimaler Therapie:
- $P_aO_2$ <30 mmHg: sofortige Indikation bzw. $P_aO_2$ <40 mmHg für 2 h
- Beatmungsdauer <7 Tage
- oder
- akute respiratorische Verschlechterung mit $P_aO_2$ <50–60 mmHg über 2 h

In der Neonatologie:
- Mekoniumaspiration,
- Zwerchfellhernien,
- persistierende pulmonale Hypertonie der Neugeborenen (PPHN),
- Sepsis.

### 6.2.6 Kontraindikation

Sichere Kontraindikationen:
- schwere irreversible ZNS-Schadigung
- terminale Grunderkrankung, <2.000 g, <36 SSW

Relative Kontraindikationen:
- vorbestehende chronische schwere Lungenerkrankung („acute on chronic") au.er als Bridge to Transplant
- aggressive Beatmung >7–10 Tage
- onkologische Erkrankungen
- schwere chromosomale Erkrankung bzw. Syndrom (nicht Trisomie 21)
- chronische myokardiale Dysfunktion (Bridge to Decision bzw. Bridge to Transplant)
- unkontrollierbare Blutungsneigung
- schwerer Immundefekt

### 6.2.7 Monitoring

#### ECLS/ECMO-Daten

Blutflussraten entsprechend dem Körpergewicht bei va-ECLS:
- Neonaten: 150 ml/kg/min (Single Ventrikel Herz oder Sepsis bis 200 ml/kg/min)
- Kinder: 120 ml/kg/min
- $S_aO_2$ >95 %, $P_aO_2$ 80–100 mmHg, $S_vO_2$ >70 %
- Laktat <2 mmol/l

Blutflussraten entsprechend dem Körpergewicht bei vv-ECMO:
- Neonaten: 120 ml/kg/min
- Kinder: 80–100 ml/kg/min
- $S_aO_2$ >80 %, $P_aO_2$ 40–60 mmHg, $S_vO_2$>60 %
- Laktat <2 mmol/l

#### Gerinnung

- ACT: 160–180 s (–160 s bei vv)
- Thrombozyten: >75.000/µl
- Quick: >50 %, INR <1,5
- AT III >50 %
- Hb: vv: 13–15 g/dl; va: 12–14 g/dl

#### Kontrolle

- ACT: 1- bis 2-stündlich
- Arterielle BGA (Pat.): 1- bis 2-stündlich
- Venöse BGA (Pat.): 6- bis 12-stündlich
- Arterielle und venöse BGA aus ECMO: 1- bis 2-mal täglich (vv 2×/Tag)
- Gerinnung mit D-Dimeren, LDH u. Blutbild: 2×/Tag (wenn stabil)
- Mg, Phosphat, CRP, AST, ALT, LDH, Kreatinin, Harnstoff, freies Hb,
- Troponin, Albumin: 1×/Tag
- Sonographie vom Schädel 1×/Tag
- Röntgen: 1×/Tag
- ZVK
- Arterie (evtl. Picco)
- rektale Temperatur
- ggf. NIRS, $S_aO_2$-Stirnsensor
- $S_vO_2$ zentralvenös

### 6.2.8 Studienlage

Es liegen nur wenige randomisierte Studien zur ECMO/ECLS-Therapie bei Kindern vor. Die Therapie dieser Risikogruppe mit schwerstem Lungen-/Herzversagen hat dennoch einen hohen Stellenwert. Seit Mitte der 80er-Jahre werden im Register der ELSO diese Anwendungen dokumentiert. Die Überlebensrate bei Neugeborenen-ECMO liegt mittlerweile bei deutlich über 70 %. Bedingt durch die Komplexität bleibt jede ECLS-Therapie hochinvasiv, potenziell komplikationsträchtig und erfordert ausreichende Expertise, apparative und infrastrukturelle Ausstattung sowie die fortgesetzte Ausbildung aller beteiligten Teammitglieder.

Ein Vergleich verschiedener Therapiestrategien wäre wünschenswert. Das erfordert wiederum hohe Fallzahlen sowie genaue Therapiealgorithmen, die nur in multizentrischen Datenbanken zu erstellen sind.

## Literatur

### Zu 6.1

Adachi I, Guzman-Pruneda FA, Jeewa A, et al. (2015) A modified implantation technique of the HeartWare ventricular assist device for pediatric patients J Heart Lung Transplant 34: 134–136
Almond CS, Morales DL, Blackstone EH, Turrentine MW, Imamura M, Massicotte MP, Jordan LC, Devaney EJ, Ravishankar C, Kanter KR, Holman W, Kroslowitz R, Tjossem C, Thuita L, Cohen GA, Buchholz H, St Louis JD, Nguyen K, Niebler RA, Walters HL 3rd, Reemtsen B, Wearden PD, Reinhartz O, Guleserian KJ, Mitchell MB, Bleiweis MS, Canter CE, Humpl T (2013) Berlin Heart EXCOR pediatric ventricular assist device for bridge to heart transplantation in US children. Circulation 127: 1702–1711
Baldwin JT, Borovetz HS, Duncan BW, Gartner MJ, Jarvik RK, et al. (2006) The national heart, lung, and blood institute pediatric circulatory support program. Circulation 113: 147–155
Bartlett RH, Gazzaniga AB, Jefferies MR, Huxtable RF, Haiduc NJ, Fong SW (1976) Extracorporeal membrane oxygenation (ECMO) cardiopulmonary support in infancy. Trans Am Soc Artif Intern Organs 22: 80–93
Camboni D, Schmid C, Rellensmann G, Tjan TD (2005) Enoxiparin for long-term anticoagulation with the pediatric EXCOR left ventricular assist device. Interact Cardiovasc Thorac Surg 4: 561–562
del Nido PJ, Armitage JM, Fricker FJ, Shaver M, Cipriani L, et al. (1994) Extracorporeal membrane oxygenation support as a bridge to pediatric heart transplantation. Circulation 90: II66–II69
Duncan BW, Fukamachi K, Noble LD, Jr., Dudzinski DT, Flick CR, et al. (2009) The PediPump: a versatile, implantable pediatric ventricular assist device – update IV. Artif Organs 33: 1005–1008
Fraser CD, Jr., Carberry KE, Owens WR, Arrington KA, Morales DL, et al. (2006) Preliminary experience with the MicroMed DeBakey pediatric ventricular assist device. Semin Thorac Cardiovasc Surg Pediatr Card Surg Annu 109–114
Fraser CD Jr, Jaquiss RDB, Rosenthal DN, et al. (2012) Prospective trial of a pediatric ventricular assist device. N Engl J Med 367: 532–541. doi: 10.1056/NEJMoa1014164
Hetzer R, Loebe M, Weng Y, Alexi-Meskishvili V, Stiller B (1999) Pulsatile pediatric assist devices: current results for bridge to transplantation.: Semin Thorac Cardiovasc Surg Annu 2: 157–176
Hetzer R, Loebe M, Hummel M, Franz N, Schueler S, et al. (1993) Heart transplantation in Berlin – 1993 update. Clin Transpl 1993: 129–135
Hetzer R, Loebe M, Potapov EV, Weng Y, Stiller B, et al. (1998) Circulatory support with pneumatic paracorporeal ventricular assist device in infants and children. Ann Thorac Surg 66: 1498–1506
Hetzer R, Muller JH, Weng YG, Loebe M, Wallukat G (2000) Midterm follow-up of patients who underwent removal of a left ventricular assist device after cardiac recovery from end-stage dilated cardiomyopathy. J Thorac Cardiovasc Surg 120: 843–853
Hetzer R, Muller J, Weng Y, Wallukat G, Spiegelsberger S, Loebe M (1999) Cardiac recovery in dilated cardiomyopathy by unloading with a left ventricular assist device. Ann Thorac Surg 68: 742–749
Hetzer R, Potapov EV, Alexi-Meskishvili V, Weng Y, Miera O, et al. (2011) Single-center experience with treatment of cardiogenic shock in children by pediatric ventricular assist devices. J Thorac Cardiovasc Surg 141: 616–623, 623 e1
Hetzer R, Potapov E, Stiller B, Weng Y, Hübler M, et al. (2006) Improvement in survival after mechanical circulatory support with pneumatic pulsatile ventricular assist devices in pediatric patients. Ann Thorac Surg 82: 917–24
Huebler M, Stepanenko A, Krabatsch T, Potapov EV, Hetzer R (2011) Mechanical circulatory support of systemic ventricle in adults with transposition of great arteries. Asaio J 58: 12–14
Jouan J, Grinda JM, Bricourt MO, Iserin L, Fabiani JN (2009) Non-pulsatile axial flow ventricular assist device for right systemic ventricle failure late after senning procedure. Int J Artif Organs 32: 243–245
Joyce DL, Crow SS, John R, Louis JD, Braunlin EA, et al. (2010) Mechanical circulatory support in patients with heart failure secondary to transposition of the great arteries. J Heart Lung Transplant 29: 1302–1305
Karl TR, Horton SB, Brizard C (2006) Postoperative support with the centrifugal pump ventricular assist device (VAD). Semin Thorac Cardiovasc Surg Pediatr Card Surg Annu 2006: 83–91
Karl TR, Sano S, Horton S, Mee RB (1991) Centrifugal pump left heart assist in pediatric cardiac operations. Indication, technique, and results. J Thorac Cardiovasc Surg 102: 624–630
Mackling T, Shah T, Dimas V, Guleserian K, Sharma M, et al. (2012) Management of Single-Ventricle Patients With Berlin Heart EXCOR Ventricular Assist Device: Single-Center Experience. Artif Organs 36(6): 555–559
Mehta U, Laks H, Sadeghi A, Marelli D, Odim J, et al. (2000) Extracorporeal membrane oxygenation for cardiac support in pediatric patients. Am Surg 66: 879–886
Miera O, Potapov EV, Redlin M, Stepanenko A, Berger F, et al. (2011) First experiences with the HeartWare ventricular assist system in children. Ann Thorac Surg 91: 1256–1260
Miera O, Kirk R, Buchholz H, et al. (2016) A multicenter study of the HeartWare ventricular assist device in small children. J Heart Lung Transplant Jan 18, pii: S1053-2498 (16)00066-8/j.healun.2016.01.019. (Epub ahead of print)
Morales DL, Almond CS, Jaquiss RD, Rosenthal DN, Naftel DC, et al. (2011) Bridging children of all sizes to cardiac transplantation: the initial multicenter North American experience with the Berlin Heart EXCOR ventricular assist device. J Heart Lung Transplant 30: 1–8
Owens WR, Bryant R 3rd, Dreyer WJ, Price JF, Morales DL (2010) Initial clinical experience with the HeartMate II ventricular assist system in a pediatric institution. Artif Organs 34: 600–603

Padalino MA, Ohye RG, Chang AC, Gajarski RJ, Bove EL, Devaney EJ (2006) Bridge to transplant using the MicroMed DeBakey ventricular assist device in a child with idiopathic dilated cardiomyopathy. Ann Thorac Surg 81: 1118–1121

Potapov EV, Hetzer R (2006) Pediatric Berlin heart excor. Ann Thorac Cardiovasc Surg 12: 155

Potapov EV, Schweiger M, Krabatsch T (2011) Percutaneous balloon occlusion of a left ventricular assist device outflow cannula to facilitate evaluation of myocardial recovery. J Heart Lung Transplant 30: 1300–1301

Potapov EV, Stiller B, Hetzer R (2007) Ventricular assist devices in children: current achievements and future perspectives. Pediatr Transplant 11: 241–255

Potapov EV, Weng Y, Jurmann M, Lehmkuhl H, Hetzer R (2005) Bridging to transplantability with a ventricular assist device. J Thorac Cardiovasc Surg 130: 930

Sandner SE, Zimpfer D, Zrunek P, Steinlechner B, Rajek A, et al. (2008) Low molecular weight heparin as an alternative to unfractionated heparin in the immediate postoperative period after left ventricular assist device implantation. Artif Organs 32: 819–822

Slaughter MS, Giridharan GA, Tamez D, LaRose J, Sobieski MA, et al. (2011) Transapical miniaturized ventricular assist device: design and initial testing. J Thorac Cardiovasc Surg 142: 668–674

Slaughter MS, Sobieski MA 2nd, Tamez D, Horrell T, Graham J, et al. (2009) HeartWare miniature axial-flow ventricular assist device: design and initial feasibility test. Tex Heart Inst J 36: 12–16

VanderPluym CJ, Rebeyka IM, Ross DB, et al. (2011) The use of ventricular assist devices in pediatric patients with univentricular hearts. J Thoracic Cardiovasc Surg 141: 588–590

Warnecke H, Berdjis F, Hennig E, Lange P, Schmitt D, et al. (1991) Mechanical left ventricular support as a bridge to cardiac transplantation in childhood. Eur J Cardiothorac Surg 5: 330–333

### Zu 6.2

Arlene R (2003) Cardiopulmonary outcome of neonatale extracorporale membran oxygenation at 10–15 years. Crit Care Med 31: 2380–2384

Ejike JC, Bahjri K, Mathur M (2008) What is the normal intraabdominal pressure in Critically ill children and how should we measure it? Crit Care Med 36: 2157–2162

Extracorporeal Life Support Organization (ed) (2013) ECLS registry report. ELSO, Ann Arbor

German Resuscitation Council (ed) PALS-Leitlinien (2010) www.grc-org.de

Kachel W, Schaible T (2004) ECMO beim Neugeborenen. In: Rieger C, Hardt H von der, Sennhauser SH et al (Hrsg) Pädiatrische Pneumologie, 2. Aufl. Springer, Berlin Heidelberg New York

Maclaren G, Butt W, Best D, et al. (2007) Extracorporeal membrane oxygenation for refractory septic shock in children: one institution's experience. Pediatr Crit Care Med 8: 447–451

Murray JF, et al. (1988) An expanded definition of the adult respiratory distress syndrome. Am Rev Respir Dis 138: 720–723

Prodhan P, Fiser RT, Dyamenahalli U, et al. (2009) Outcomes after extracorporeal cardiopulmonary resuscitation (ECPR) following refractory pediatric cardiac arrest in the intensive care unit. Resuscitation 80: 1124–1129

Schaible T (2011) Extrakorporale Membranoxygenierung (ECMO). Gibt es noch Indikationen? – Erfahrungen aus dem ECMO-Zentrum Mannheim. Monatsschr Kinderheilkd 159: 948–954

Tibboel D (1999) ECMO bei Neugeborenen und Kindern. Extrakorporale Zirkulation in Theorie und Praxis. Tschaut Pabst Sciences Publishers, pp 590–603

Tortorici MA, Kochanek PM, Poloyac SM (2007) Effects of hypothermia on drug disposition, metabolism, and response: A focus of hypothermia-mediated alterations on the cytochrome P450 enzyme system. Crit Care Med 35: 2196–2204

Zabrocki LA, Brogan TV, Statler KD, Poss WB, Rollins MD, Bratton SL (2011) Extracorporeal membrane oxygenation for pediatric respiratory failure: survival and predictors of mortality. Crit Care Med 39: 364–370

# Lungenunterstützung bei respiratorischem Versagen

*D. Camboni, C. Schmid, T. Pühler*




U. Boeken, A. Assmann, F. Born, S. Klotz, C. Schmid (Hrsg.), *Mechanische Herz-Kreislauf-Unterstützung,*
DOI 10.1007/978-3-662-53490-8_7

In Abgrenzung von der venoarteriellen ECLS-Therapie zur Herz-Lungen-Unterstützung dienen venovenöse ECMO-Systeme ausschließlich der Lungenunterstützung. Sowohl bezüglich der Implantation als auch des Therapiemanagements und des Weanings sind wichtige Unterschiede zur ECLS-Therapie zu beachten.

## 7.1 Venovenöse extrakorporale Membranoxygenierung (vv-ECMO)

*D. Camboni, C. Schmid*

» „We expect that the next decade will bring routine application of ECMO to all advanced ICUs where profound respiratory and cardiac failures are treated … "
(R.H. Bartlett u. L. Gattinoni 2010)

### 7.1.1 Grundlegendes

Eine der ersten prospektiv randomisierten Studien in den 70er-Jahren untersuchte den Einsatz der ECMO in der Behandlung des akuten Lungenversagens (Zapol et al. 1979). Damals wurde die ECMO fast ausschließlich in venoarterieller Konfiguration installiert, was der heutigen Nomenklatur nach eher einem Extracorporeal Life Support (ECLS) entspricht. Derzeit wird die ECMO zur Behandlung des Lungenversagens größtenteils in venovenöser Konfiguration angewandt. Die venoarterielle ECMO (va-ECMO) wurde bereits eingehend im ► Abschn. 3.3 beschrieben. In diesem Kapitel wird nun die vv-ECMO näher erläutert. Neben der extrakorporalen Lungenunterstützung wird aufgrund zunehmender Popularität die extrakorporale $CO_2$-Elimination in diesem Kapitel behandelt.

### 7.1.2 Physiologische Grundlagen

Der Sauerstoffverbrauch eines Erwachsenen in Ruhe wird mit 3–5 ml/kg/min beziffert. Der Verbrauch kann bis auf das 10-fache unter Belastung gesteigert werden. Die Menge des aufgenommen Sauerstoffs der Lunge ist äquivalent zur im Gewebe verbrauchten Sauerstoffmenge. Daher lässt sich mit Hilfe der arteriovenösen Sauerstoffdifferenz multipliziert mit dem Herzminutenvolumen auch das verbrauchte Sauerstoffvolumen in der Minute errechnen (Formel nach Fick). Der physiologische Sauerstoffgehalt des Blutes liegt bei ca. 21 ml/dl. Die Versorgung des Gewebes mit Sauerstoff ist neben dem Herzminutenvolumen auch von der Hämoglobinkonzentration, der Sauerstoffsättigung und der Menge an löslichem Sauerstoff im Blut abhängig. Die Menge des im Blut enthaltenden Sauerstoffs wird in der Klinik selten herangezogen. Klinisch wird der Sauerstoffpartialdruck ($P_aO_2$) und die Sauerstoffsättigung des Hämoglobins zur Beurteilung verwendet. Jedoch wird die Relevanz des absoluten Sauerstoffgehaltes im Blut deutlich, wenn man den Sauerstoffgehalt bei einem Hämoglobinwert von 15 mg/dl und einem Hämoglobinwert von 7,5 mg/dl vergleicht: Bei einem Hämoglobinwert von 15 mg/dl und einem $P_aO_2$ von 40 mmHg liegt ein annähernd physiologischer Sauerstoffgehalt von 18 ml/dl vor. Bei einem Hämoglobinwert von 7,5 mg/dl und einem $P_aO_2$ von 100 mmHg sind allerdings nur 10 ml/dl Sauerstoff im Blut enthalten.

Das im Metabolismus entstehende $CO_2$ verhält sich äquivalent zum Sauerstoffverbrauch. Jedoch ist der $CO_2$-Gehalt des Blutes unabhängig von der Hämoglobinkonzentration, da $CO_2$ hauptsächlich ungebunden im Blut transportiert wird. Der größte Anteil des metabolisch generierten $CO_2$ könnte bei 1 l/min ECMO-Fluss eliminiert werden. Interessanterweise kann die vollständige Elimination des $CO_2$ zur Apnoe führen (Kolobow et al. 1978).

### 7.1.3 Gasaustausch an der ECMO

Die Grundlagen der Physiologie des Gasaustausches müssen vertraut sein, um den Gasaustausch an der ECMO zu verstehen. Der Sauerstofftransport und die Versorgung unter der vv-ECMO sind abhängig von der Oxygenierungsleistung des Oxygenators, vom Pumpenfluss, von der nativen Lungenfunktion und vom Herzzeitvolumen. Die Oxygenierungsleistung des Oxygenators ist von der Geometrie, der

Membraneigenschaft und der Transferzeit der Erythrozyten im Oxygenator abhängig. Ein wichtiger Faktor ist auch die Sauerstoffsättigung des Blutes vor Eintritt in den Oxygenator. Je niedriger die Sättigung des Blutes vor Einströmen in den Oxygenator, desto höher kann der Sauerstofftransfer des Oxygenators ausfallen.

Mit der $CO_2$-Elimination verhält es sich anders. Sie ist eher unabhängig vom Blutfluss und hauptsächlich eine Funktion der Oberflächengröße des Oxygenators und der Gaszufuhrmenge zum Oxygenator („sweep gas"). Das zugeführte Gas enthält in der Regel kein $CO_2$. Die $CO_2$-Elimination ist durchschnittlich höher als die Oxygenierungsleistung des Oxygenators und selbstverständlich auch abhängig vom Metabolismus ($CO_2$-Produktion) und von der nativen Lungenfunktion.

### 7.1.4 Equipment

Herzstück der vv-ECMO ist der Oxygenator. Oxygenatoren werden in unterschiedlichen Größen von 0,4 $m^2$ für Neonaten bis hin zu Oxygenatoren mit einer Oberflächengröße von 2,5 $m^2$ in den verschiedensten Formen hergestellt. Damit erreichen sie einen Sauerstofftransfer von 50 ml/min bis zu über 500 ml/min. Die Oxygenatoren für den Langzeitgebrauch bestehen aus plasmaresistenten Hohlfasern aus Polymethylpenten. Durch die vom Blut umflossenen Hohlfasern strömt das Gas, und der Gasaustauch geschieht nach dem Prinzip der Diffusion an der Grenzschicht (Polymethylpenten-Membran).

Die verwendeten Blutpumpen sind heutzutage fast ausschließlich Zentrifugalpumpen. Die bis noch vor einigen Jahren verwendeten Rollerpumpen sollten beim adulten Patienten nicht mehr zum Einsatz kommen. Die Bluttraumatisierung, die durch Hämolyse und Thrombozytenabfall gemessen werden kann, verhält sich proportional zur Geschwindigkeit der Zentrifugalpumpen.

Die Kanülen zur Installation der EKZ sind so vielfältig wie die Kanülierungsorte. Eine standardmäßige Kannülierung für eine durchschnittliche Person (z. B. 1,75 m/80 kg) wird mit einer 21- bis 23-French-Kanüle realisiert, die über die Vena femoralis in die untere Hohlvene auf Höhe des Diaphragmas platziert wird. Zur Reinfusion eignet sich sehr gut eine 17-French-Kanüle, die über die Vena jugularis oder die Vena subclavia in die obere Hohlvene eingebracht wird. Wichtig ist zur Vermeidung einer Rezirkulation, dass ein Mindestabstand von 10 cm zwischen drainierender und reinfundierender Kanüle eingehalten wird. Beschrieben ist auch eine femorofemorale venovenöse ECMO-Etablierung mit Kanülierung beider Femoralvenen. Diese Kanülierung ist jedoch mit einer sehr hohen Rezirkulation und je nach Auswahl der drainierenden Kanüle einem niedrigem Fluss verbunden und sollte nur in Ausnahmefällen gewählt werden.

Seit 2009 wird zunehmend auch eine Doppellumenkanüle (Avalon Elite®; Avalon Laboratories Inc, Los Angeles,USA) zur Installation der vv-ECMO verwandt (◘ Abb. 7.1). Sie kann über die rechte Vena jugularis interna und in Ausnahmefällen auch über die linke Vena jugularis interna implantiert werden und wird über die obere Hohlvene in die untere Hohlvene mit der unteren Drainage platziert. Sie drainiert physiologisch aus beiden Hohlvenen und reinfundiert in den rechten Vorhof auf die Trikuspidalklappe gerichtet. Der innere Durchmesser ist durch eine flexible Membran geteilt und ermöglicht daher sowohl Drainage als auch Reinfusion. Diese Kanüle ist besonders für adipöse Patienten mit eingeschränkten Gefäßzugängen und für Patienten zur Langzeitunterstützung mit begleitender Mobilisation geeignet. Ideal ist diese Doppellumenkanüle auch zur $CO_2$-Elimination und für Patienten im terminalen Lungenversagen auf der Warteliste zur Lungentransplantation. Eine Alternative zur Avalon-Kanüle stellt die PEBAX® dual lumen dar (OriGen, USA), die prinzipiell gleich aufgebaut und konzipiert ist. In den letzten Jahren ist zunehmend die NovaPort®-Kanüle von Novalung zur Anwendung gekommen (Heilbronn, Deutschland). Wie auch bei der Avalon-Kanüle sind verschiedene Größen (18–24 Fr) erhältlich, welche jedoch deutlich kleiner im Diameter ausfallen. Ein weiterer Unterschied zur Avalon-Kanüle ist nicht nur das Design, sondern auch der primäre Zugangsweg über die Vena femoralis. Die NovaPort-Kanüle wird aufgrund des geringeren Diameters und des unterschiedlichen Zugangsweges daher auch primär

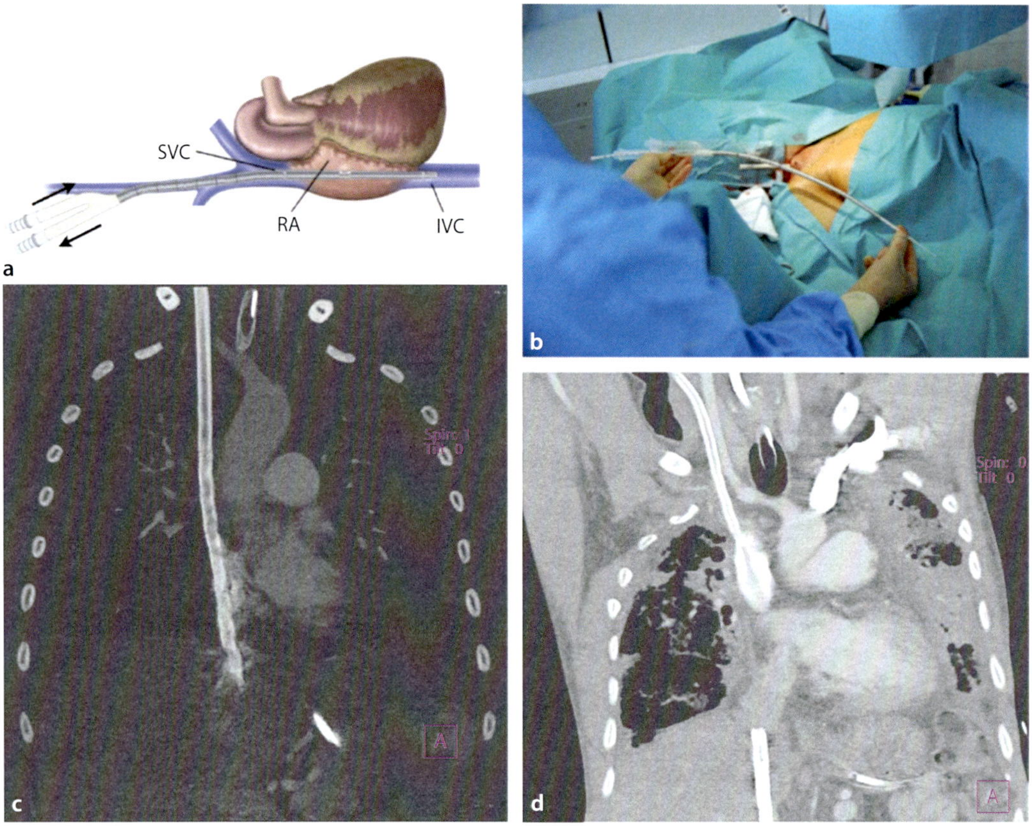


**Abb. 7.1a–d** Darstellung der Avalon-Doppellumenkanüle. **a** Schematische Zeichnung der Avalon-Kanüle in Platzierung über der rechten Vena jugularis in die obere *(SVC)* und untere Hohlvene *(IVC)*; (*RA* rechtes Atrium). **b** Avalon-Kanüle bei Implantation, die immer eine visuelle Führung unter Echokardiographie oder Röntgen erfordert. **c** Koronare Computertomographie mit Darstellung der Avalon-Kanüle unter laufender ECMO. Der Reinfusionsjet ist deutlich im rechten Vorhof zu erkennen. **d** Koronare Computertomographie mit Darstellung der Standardkanülen in der oberen und unteren Hohlvene mit einem Abstand von mindestens 10 cm. (a mit freundlicher Genehmigung der Firma Maquet, b, c mit freundlicher Genehmigung des Universitätsklinikums Regensburg)

für die $CO_2$-Elimination verwendet. Die Oxygenierungsleistung der Kanüle ist niedriger im Vergleich zur Doppelkanülierung oder zur Avalon-Doppellumenkanüle anzusiedeln.

### 7.1.5 Indikationen

Die Indikation zur vv-ECMO ist das potenziell reversible Lungenversagen. Eine weitere Indikation ist das terminale Lungenversagen. Hier wird die vv-ECMO als Bridge to Transplantation installiert. Diese Indikation ist jedoch nur bestimmten Zentren vorbehalten. Die Ergebnisse nach Bridging zur Lungentransplantation sind indes eher ernüchternd und die Indikation wird zurückhaltender gestellt. Die Ursache des Lungenversagens ist größtenteils eine Pneumonie oder eine schwere Aspiration mit konsekutiver Pneumonie. Andere Indikationen sind Sepsis nichtpneumogener Art oder auch ein Lungenversagen im Rahmen einer schweren Lungenkontusion zum Beispiel nach einem schweren Verkehrsunfall.

Lässt sich die Beatmungssituation, der Säure-Basen-Haushalt und die Organfunktionen über einen Zeitraum von 6–12 h durch eine optimierte intensivmedizinische Therapie nicht stabilisieren, ist die Indikation für eine vv-ECMO-Therapie ab einem Horowitz-Index von 80 mmHg gegeben.

**Optimierte Behandlung des Lungenversagens**

- Anwendung des „best PEEP"
- Atemwegsspitzendrücke <35 mmHg
- Atemzugvolumina 6–8 ml/kg
- Konzept der permissiven Hyperkapnie
- Konzept der permissiven Hypoxämie
- Beatmung im Bereich der optimalen Compliance
- Kinetische Therapie (z. B. Bauchlagerung)
- Adjuvante Therapie mit NO oder Prostaglandinen
- Einsatz von Steroiden je nach Indikation

Die Indikation zur Installation der vv-ECMO setzt eine stabile hämodynamische Lage voraus. Der Einsatz von Inotropika und/oder Vasopressoren ist keine Kontraindikation zur Installation der vv-ECMO. Die Hämodynamik wird durch den Einsatz der vv-ECMO in der Regel stabilisiert, da die myokardiale Sauerstoffversorgung optimiert und der Säure-Basen-Haushalt korrigiert werden. Bei überwiegend kardialer Genese des Lungenversagens ist der Einsatz der vv-ECMO nicht indiziert, stattdessen ist eine venoarterielle Konfiguration erforderlich. Eine Sonderform ist die veno-veno-arterielle ECMO mit einer zusätzlichen Reinfusionskanüle in einer Arterie (z. B. Arteria subclavia). Diese Form der Unterstützung ist nur selten indiziert, sie hat aber den Vorteil, dass sie neben dem partiellen zirkulatorischen Support eine höhere Sauerstoffversorgung der Koronarien bietet, da im Unterschied zur reinen va-ECMO der Sauerstoffgehalt in der Aortenwurzel höher ist.

### 7.1.6 Unterschiede zwischen der venovenösen und der venoarteriellen ECMO

Die vv-ECMO hat viele Gemeinsamkeiten mit der venoarteriellen Konfiguration, da beide Therapiekonzepte aus Kanülen, Pumpen, Schläuchen, Oxygenatoren und der Notwendigkeit der Antikoagulation bestehen. Dennoch existieren wichtige Unterschiede zwischen beiden Formen der ECMO. So kann die venovenöse Konfiguration als weniger invasiv und auch tendenziell risikoärmer angesehen werden, da kein großes arterielles Gefäß kanüliert werden muss. Dadurch ist die periphere Ischämie ausschließlich eine Problematik der venoarteriellen Unterstützung. Die oxygenierte Perfusion der Lungenstrombahn unter venovenöser Konfiguration führt zu einer reduzierten Cytokin-Produktion in der Lunge im Vergleich zur venoarteriellen Konfiguration (Golej et al. 2003). Das Risiko ECMO-generierter peripherer Embolien ist unter der vv-ECMO niedriger, da kleinere, für die arterielle Strombahn potenziell gefährliche Emboli durch die Lungenstrombahn unproblematisch und ohne pathologische Konsequenz gefiltert werden.

Der größte Unterschied zwischen vv-ECMO und va-ECMO ist jedoch, dass die vv-ECMO keine direkte zirkulatorische Unterstützung bietet, sondern die Kreislauffunktion nur indirekt z. B. über die Korrektur des Säure-Basen-Haushaltes und über einen verbesserten Gasaustausch stabilisiert (▣ Tab. 7.1).

### 7.1.7 Management

Nach Installation der ECMO (▣ Abb. 7.2) ist die Optimierung des Flusses von immenser Bedeutung. Man beginnt mit einem niedrigen Fluss von ca. 2 l/min (10–15 ml/kg/min), der dann langsam je nach Bedarf gesteigert werden kann. Dabei ist zu beachten, dass mit zunehmendem Fluss die Rezirkulation zunehmen kann. Bei stabiler Funktion unter Monitoring und ggf. Korrektur (z. B. durch Repositionierung der Kanülen) der Rezirkulation kann der Fluss dann gesteigert werden. Flussraten von über 4 l/min sind selten erforderlich. Sauerstoffsättigungen von 80–90 % sind adäquat bei ausgeglichenem Säure-Basen-Haushalt.

**Tab. 7.1** Unterschiede zwischen va-ECMO und vv-ECMO

| | va-ECMO | vv-ECMO |
|---|---|---|
| **Systemische Perfusion** | HZV ist **abhängig** vom Pumpenfluss | HZV ist **unabhängig** vom Pumpenfluss |
| **Blutdruckamplitude** | Pulskontur abgeschwächt oder nicht vorhanden | Volle Pulskontur |
| **Pulmonalarteriendruck** | Abhängig vom Pumpenfluss | Unabhängig vom Pumpenfluss |
| **Erforderlicher Blutfluss** | 45–70 ml/kg/min | 30–60 ml/kg/min |
| **Arterielle Sättigung** | ~90–95 % | ~80–90 % ausreichend |
| **$CO_2$-Elimination** | Abhängig vom Pumpenfluss | |
| **Kanülierung** | Arteriell und venös | Rein venös |
| **Ischämierisiko** | Hoch (distale Perfusion) | Nicht vorhanden |
| **Thromboserisiko (venös)** | Gleich | |
| **Systemisches Embolierisiko** | Hoch | Nicht vorhanden (außer PFO) |
| **Sättigung der Aorta ascendens/Koronarien** | Abhängig von der residualen Lungenfunktion | Weniger abhängig von der residualen Lungenfunktion |
| **Selektive Perfusion einzelner Körperregionen** | Möglich (z. B. bei Leistenkanülierung) | Nicht möglich |
| **Unterstützungsdauer (mittlere)** | ~5–10 Tage | ~10–14 Tage |
| **Mobilisation aus dem Bett** | Eingeschränkt möglich | Möglich |

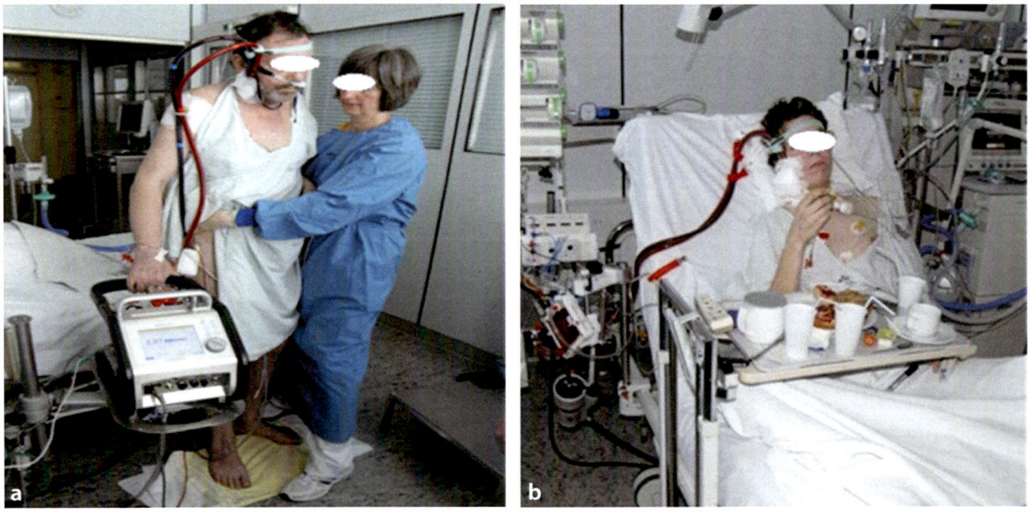

**Abb. 7.2a, b** Darstellung zweier Patienten mit unterschiedlichen ECMO-Systemen aus unserer Klinik. **a** Patient im Lungenversagen an einem portablen System (CARDIOHELP®, Maquet); **b** Patient an einem Permanent-Life-Support-System (Maquet), bestehend aus einem Quadrox-Oxygenator (Maquet) und einer Rotaflow-Zentrifugalpumpe (Maquet). Beide Patienten atmen spontan an der extrakorporalen Lungenunterstützung. (Mit freundlicher Genehmigung der Fa. Maquet)

**Ein Monitoring folgender Parameter ist unter ECMO sinnvoll**

- Arterielle Blutgase (initial alle 2 h, dann später 3- bis 4-mal/Tag)
- Vor und nach Einsatz des Oxygenators: Blutgase (2-mal/Tag Funktionstüchtigkeit des Oxygenators)
- Monitoring des Systems nach Thromben (2-mal/Tag; insbesondere des Oxygenators und der Pumpe)
- Hämolyseparameter (Haptoglobin, freies Hämoglobin, 1-mal/Tag)
- Klinische Chemie der Organfunktionen (Nierenwerte, Leberwerte, Entzündungswerte 1-mal/Tag),
- Thoraxröntgen (1-mal/Tag initial und vor Weaning)
- Kanülenlage (2-mal/Tag)
- Blutungen
- Gerinnung (1- bis 2-mal/Tag bei stabiler Ziel-PTT, evtl. auch öfter)

Begleitend sollte die Beatmung unbedingt lungenprotektiv im Sinne einer „Gasaustauschpause" erfolgen. Dadurch gewinnt die Lunge Zeit zur Regeneration. Man darf nicht vergessen, dass die ECMO niemals eine kausale Therapie darstellt, sondern medizinisch-metaphorisch ausgedrückt ähnlich einer Unterarmgipsschiene bei einer nicht dislozierten Radiusfraktur fungiert. Die lungenprotektive Beatmung besteht aus niedrigen Lungenvolumina (6 ml/kg), Atemwegsspitzendrücken von 30 mmHg, ausreichend PEEP und einer Sauerstoffvorlage je nach Blutgasen.

Eine Sedierung des Patienten ist nicht unbedingt erforderlich, in der überwiegenden Anzahl der Fälle lässt sie sich jedoch nicht vermeiden. Ähnlich verhält es sich mit der Relaxierung. Prinzipiell sollte jedoch eine Spontanisierung und frühe Extubation des Patienten unter ECMO-Unterstützung angestrebt werden. Behilflich kann hierbei auch eine NAVA („neurally adjusted ventilatory assist") sein (Karagiannidis et al. 2010), eine Beatmungsform, die als Trigger spontane, neuronal initiierte Zwerchfellkontraktionen benutzt. Einige Zentren installieren sogar zur Vermeidung einer Intubation eine vv-ECMO. Dies ist besonders in der Behandlung des terminalen Lungenversagens als Bridge to Transplantation von Bedeutung (Olsson et al. 2010). Zur Antikoagulation ist Heparin mit einer Ziel-PTT von 60 s ausreichend. Die Messung der PTT (partielle Thromboplastinzeit) ist exakter als die Messung der ACT („activated clotting time"), daher empfehlen wir eine Steuerung der Antikoagulation mittels PTT. In Blutungssituationen oder z. B. bei polytraumatisierten Patienten mit einer intrazerebralen Blutung ist das Aussetzen der Antikoagulation bis zum Erreichen normaler Gerinnungswerte auch bis zu 48 h unter Monitoring des ECMO-Systems – insbesondere des Oxygenators und der Pumpe – möglich. Im Fall einer Heparin-induzierten Thrombozytopenie (HIT-II) ist Argatroban ein probates Antikoagulans. Es lässt sich mittels Messung der PTT steuern, wobei für kritisch kranke Intensivpatienten wie z. B. Patienten im progredienten Lungenversagen eine niedrige Anfangsdosis ohne Bolusgabe empfehlenswert ist.

### 7.1.8 Weaning

Nach Installation der vv-ECMO muss schon frühzeitig an die Entwöhnung gedacht werden. Die mittlere Unterstützungszeit bei akutem Lungenversagen liegt bei 10–14 Tagen; Unterstützungszeiten über mehrere Monate sind beschrieben, jedoch nicht die Regel.

Vor der Entwöhnung muss eine deutliche radiologische Besserung nachweisbar sein. Die Regeneration der Lungenfunktion kann durch eine intermittierende kurzzeitige maximale Erhöhung der $FiO_2$ evaluiert werden. Dazu ist es erforderlich, die Gaszufuhr zum Oxygenator auf ein Minimum zu drosseln. Kommt es zu einem Anstieg des $P_aO_2$ unter Erhöhung der $FiO_2$, ist dies auf die Oxygenierungsleistung der nativen Lunge zurückzuführen. Anschließend kann der Fluss über die ECMO sukzessive bis zu einem Minimum von 1 l/min reduziert werden. Wichtig ist hierbei eine sichere Antikoagulation, da ein erhöhtes Thrombembolierisiko in dieser „Low-flow-Situation" besteht. Dann wird die Gaszufuhr zum Oxygenator gestoppt und die Beatmung angepasst. Kann in dieser Situation über einen Zeitraum von 2 h ein stabiler Gasaustausch geleistet werden, so kann die ECMO-Therapie beendet werden. In

Regensburg werden in den meisten Fällen einfach die Kanülen gezogen und anschließend manuell komprimiert bzw. ein Kompressionsverband angelegt.

### 7.1.9 Studienlage

Der Literaturbestand zur Rolle der ECMO in der Behandlung des akuten Lungenversagens des Erwachsenen ist bis dato weiterhin limitiert (◘ Tab. 7.2). Bisher wurden nur 3 zum Teil vor 30 Jahren durchgeführte kontrollierte Studien über den Einsatz der ECMO im akuten Lungenversagen veröffentlicht. Im pädiatrischen Bereich wurde hingegen schon eine überzeugende Datenlage für den Einsatz der ECMO aufgezeigt (McNally et al. 2006).

Die erste, bereits in der Einleitung erwähnte Studie mit erwachsenen Patienten wurde bereits in den 70er-Jahren vom NIH (US National Institutes of Health) initiiert und soll hier nur aufgrund der historischen Bedeutung vorgestellt werden (Zapol et al. 1979). Damals konnte kein Überlebensvorteil durch den Einsatz der ECMO erzielt werden. Aber auch durch konventionelle Maßnahmen konnte nur ein Überleben von unter 10 % erreicht werden.. Das damalige Antikoagulationsmanagement führte zu nicht kontrollierbaren Hämorrhagien an der ECMO, was der Reputation der ECMO enorm geschadet hat und auch heute noch die Meinung einiger konservativer Mediziner negativ färbt. Zudem war das Konzept lungenprotektiver Beatmung damals noch nicht entwickelt, was aufgrund maximal invasiver Beatmung mit hohen Atemwegsdrücken eine Respirator-assozierte Lungenschädigung zur Folge hatte. Hinzu kommt die mittlere Beatmungszeit vor Einsatz der ECMO von 9 Tagen. Heute, wie auch schon Ende der 90er Jahre, weiß man, dass die ECMO möglichst frühzeitig vor Induktion einer Ventilator-assoziierten Lungenschädigung eingesetzt werden sollte (Kolla et al.1997).

Die zweite in den 90er-Jahren realisierte randomisierte Studie untersuchte den Einsatz der ECMO zur extrakorporalen $CO_2$-Elimination (Morris et al. 1994). Auch hier wurde kein Überlebensvorteil durch den Einsatz der ECMO erzielt. Trotz des prospektiven Charakters der Studie sind Mängel im Studiendesign erkennbar, die die Aussagekraft der Studie einschränken. So sind z. B. Protokolle angewandt worden, die weder der damaligen noch der aktuellen ECMO-Therapie entsprachen.

Die dritte und jüngste kontrollierte Multicenterstudie ist der CESAR Trial aus Großbritannien (Conventional Ventilatory Support versus ECMO for Adult Respiratory Failure) (Peek et al. 2009). Beteiligt

◘ **Tab. 7.2** Synopsis über die Studienlage (Ausschnitt der bedeutendsten Studien)

| Studie | Patienten | Ergebnisse und Bemerkungen |
|---|---|---|
| ANZ ECMO Investigators | 68 | Schwere H1N1-ARDS mit Mortalität von 25 % |
| Noah et al. 2011 | 80 | Schwere H1N1-ARDS mit Mortalität von 24 %; 75 ECMO-Patienten wurden mit 75 Non-ECMO-Patienten risikoadjustiert. Es zeigte sich eine signifikant niedrigere Mortalität für ECMO-Patienten im H1N1-ARDS (relatives Risiko 0,47) |
| Pappalardo et al. 2013 | 60 | Schwere H1N1-ARDS, mittleres Alter 40 Jahre, 32 % Krankenhausmortalität |
| Pham et al. 2013 | 123 | Schwere H1N1-ARDS, 36 % Mortalität. Propensity Score Matching: 52 ECMO-Patienten wurden mit Non-ECMO-Patienten verglichen. Es zeigte sich kein Unterschied in der Mortalität zwischen beiden Gruppen (Odds Ratio 1,48). 51 nicht gematchte Patienten waren jünger, hatten einen niedrigen Horowitz-Quotient, höhere Beatmungsdrücke und eine niedrige Mortalität im Vergleich zur gematchten Population (22 % vs. 50 %). |
| ELSO Registry International Summary 2015 | 9102 | Mortalität von 42 % über alle ARDS-Diagnosen |

waren 68 Zentren, wobei nur 1 Zentrum autorisiert war (Glenfield, Leicester), die ECMO-Therapie anzuwenden. Die restlichen Zentren wandten ausschließlich konventionelle Methoden zur Behandlung des akuten Lungenversagens an. Insgesamt wurden 180 Patienten eingeschlossen, welche dichotom in 2 gleich große Arme aufgeteilt wurden. Jedoch wurde bei nur 68 Patienten aus der ECMO-Gruppe tatsächlich eine ECMO installiert. 17 Patienten des ECMO-Armes wurden durch Optimierung intensivmedizischer Therapie behandelt, und 5 Patienten starben vor oder auf dem Transport zum ECMO-Zentrum. Demgegenüber standen 90 Patienten aus dem konventionellen Studienarm, wobei bei einem von ihnen eine extrakorporale arteriovenöse $CO_2$-Elimination durchgeführt wurde. Daran lässt sich schon erkennen, dass im konventionellen Arm kein standardisiertes Beatmungs- und intensivmedizinisches Protokoll verfolgt wurde, was die Vergleichbarkeit der Ergebnisse deutlich einschränkt. Es stellte sich heraus, dass nach 6 Monaten die Patienten des ECMO-Armes ein signifikant besseres Outcome hatten als Patienten aus dem konventionellen Arm (Überleben: 46 Patienten/90 Patienten [52,9 %], vs. 33 Patienten/90 Patienten [36,7 %]). Von den 17 konservativ behandelten Patienten aus dem ECMO-Arm überlebten 14 Patienten allein durch optimierte intensivmedizinsche Betreuung. Die Studie untersuchte ebenfalls den wirtschaftlichen Aspekt der ECMO-Therapie in der Behandlung des adulten Lungenversagens. Auch wenn die ökonomische Analyse auf das großbritannische Gesundheitssystem abgestimmt ist, können Schlussfolgerungen für andere, z. B. das deutsche Gesundheitssystem, abgeleitet werden. So waren Patienten, die einer ECMO-Therapie zugeführt wurden und ohne erkennbare Residuen 6 Monate überlebt haben, 2-fach so lang hospitalisiert bei etwa verdoppelten Therapiekosten.

Vergleicht man das Überleben von 52 % der Patienten aus dem ECMO-Arm des CESAR Trial mit dem Überleben der Patienten aus konventionell designten Studien, wie etwa der repräsentativen ARDSNet Study (Thompson u. Bernard 2011) mit einer Überlebensrate von 60 %, scheint die ECMO-Therapie in der Behandlung des akuten Lungenversagens tatsächlich nicht zu überzeugen. Bei näherer Betrachtung fällt auf, dass der CESAR Trial trotz langer Planung fehlerhaft war. Außerdem wurden veraltete ECMO-Systeme – bestehend aus Rollerpumpen etc. – und veraltete Protokolle herangezogen, die heute sicher keinen Platz mehr in der extrakorporalen Behandlung des Lungenversagens finden dürften. Grundsätzlich zeigt die Studie abermals, dass überzeugende intensivmedizinische Studien nur schwer durchführbar sind. Der CESAR Trial präsentiert in der Zusammenfassung keinen Vorteil der ECMO in der Behandlung des akuten Lungenversagens von Erwachsenen. Die Studie markiert jedoch, dass das Überleben des akuten Lungenversagens in einem spezialisierten Zentrum, das im Portfolio die ECMO enthält, besser ist als das Überleben in einem nichtspezialisierten Zentrum. Trotz eher ernüchternder Ergebnisse hat die ECMO in der Behandlung des akuten und des terminalen Lungenversagens ihre Berechtigung.

Die Bedeutung der ECMO hat sich bei der pandemischen H1N1-Influenza im Frühjahr 2009 gezeigt. Vor allem bei jungen Menschen, die aus völliger Gesundheit heraus betroffen sind, hat die Erkrankung in ihrer extremsten Form eine hohe Mortalität. Die ECMO erreichte hier bei infauster Prognose als Ultima Ratio bei schwerem Lungenversagen ein Überleben 70–80 % (Davies et al. 2009).

Jüngste Fall-Kontroll-Studien zeigen einen Überlebensvorteil durch den Einsatz der ECMO in der Behandlung des akuten Lungenversagens mit Überlebensraten von annähernd 60 % (Schmid et al. 2012).

Eine neue randomisierte Studie zur Evaluation der Effektivität der ECMO von schweren ARDS-Patienten ist der EOLIA Trial (Extracorporeal Membrane Oxygenation for Severe Acute Respiratory Distress Syndrome). Zurzeit werden noch Patienten rekrutiert, die Ergebnisse werden 2017 erwartet.

### 7.1.10 Extrakorporale $CO_2$-Elimination ($ECCO_2$ Removal)

Die Notwendigkeit, $CO_2$ zu eliminieren, ohne ein Ventilator-assoziiertes Barotrauma in der Lunge zu verursachen, hat die extrakorporale $CO_2$-Elimination („extracorporeal carbon dioxide removal", $ECCO_2R$) parallel zur klassischen ECMO vorangetrieben. Diese Technik kann als eine Art partieller respiratorischer Support angesehen werden, der durch niedrige Flussraten zwischen 0,5 und 1,5 l/min charakterisiert ist. Vergleichbar einer Dialyse, können kleinere Kanülen, miniaturisierte Pumpen und vermeintlich einfacher zu bedienende Systeme benutzt werden. Die primäre Zielgruppe stellen COPD-Patienten dar. Allerdings wird die $ECCO_2R$ auch beim ARDS, als Bridge-Verfahren zur Lungentransplantation und in der extrakorporal assistierten Lungenchirurgie angewandt. $ECCO_2R$ -Systeme variieren stark, ein Spektrum von dialyseartigen Systemen (z. B. Hemolung® Respiratory Dialyis) bis hin zu vollen ECMO-Systemen ist auf dem Markt erhältlich. Die überwiegende Anzahl der Systeme ist venovenös ausgerichtet. Die aktuelle Studienlage zu $ECCO_2R$ ist sehr limitiert. Es zeigt sich trotz zunehmender Anwendung bisher kein deutlicher Überlebensvorteil. Ein kürzlich publiziertes systematisches Review (495 Patienten, zwei randomisierte Studien und 12 Beobachtungsstudien) zeigte zwar die sichere Anwendbarkeit und niedrigere Tidalvolumina in der $ECCO_2R$ -Gruppe, aber keinen Überlebensvorteil im Vergleich zur Kontrollgruppe (Fitzgerald et al 2014). Daher kann die $ECCO_2R$ zurzeit nicht als klinisch etabliertes Verfahren angesehen werden. Die European Society of Intensive Care (www.esicm.org) rekrutiert aktuell Patienten für eine randomisierte Studie mit dem Namen SUPERNOVA (A Strategy of Ultra Protective Lung Ventilation with Extracorporeal $CO_2$ Removal for New-Onset Moderate to SeVere ARDS). Die randomisierte Multicenterstudie plant einen Patientenumfang von 1.500 Patienten. Die zugehörige Pilotstudie ist im Herbst 2015 bereits angelaufen. Die Ergebnisse werden mit Spannung erwartet in der Hoffnung, dass vielleicht etwas mehr Klarheit über die Anwendung der Low-flow-Systeme geschaffen wird.

### 7.1.11 Zusammenfassung

Die vv-ECMO ist ein geeignetes therapeutisches Verfahren zur Unterstützung des Gasaustausches im akuten wie chronischen Lungenversagen. Die vv-ECMO ist der pumpenlosen interventionellen Lungenunterstützung (iLA) eindeutig überlegen, da sie keine arterielle Kanülierung erfordert und eine deutlich bessere Oxygenierung gewährleistet. Die vv-ECMO ist zudem risikoärmer als die va-ECMO und sollte auch bei erhöhtem Vasopressor-Bedarf und nichtkardiogenem Lungenversagen frühzeitig herangezogen werden.

## 7.2 Pumpenlose extrakorporale Lungenunterstützung/ interventionelle Lungenunterstützung (PECLA/ iLA)

*T. Pühler, C. Schmid*

### 7.2.1 Grundlegendes

Den pumpenbetriebenen extrakorporalen Systemen, wie vv- und va-ECMO, steht die pumpenlose extrakorporale Lungenunterstützung (PECLA) gegenüber. Synonyme hierfür sind der nahezu nur noch gebräuchliche und geschützte Begriff des interventionellen Lungenunterstützung (iLA) und die arteriovenöse Kohlendioxidelimination ($AVCO_2$-R) als „passive" pumpenlose extrakorporale Systeme.

Wie bei allen extrakorporalen Lungenersatzverfahren ist auch bei diesen pumpenlosen Systemen das Ziel, durch die Regulation des Gasaustausches (d. h. arterielle Oxygenierung, Elimination des $CO_2$ und Ausgleich des Säure-Basen-Haushaltes) eine lungenprotektive Beatmung („Low-pressure-low-volume-Ventilation") bei Patienten im Lungenversagen zu ermöglichen, um letztendlich eine zusätzliche Barotraumatisierung der Lunge zu vermeiden.

Diese Art der Lungenunterstützung entstand aus der Idee, minimalinvasive, nebenwirkungsärmere Lungenersatzverfahren als Alternative zur klassischen pumpenbetriebenen ECMO zu entwickeln. So erhoffte man sich mit der Reduktion der Fremdkörperoberfläche und der Reduktion des Priming-Volumens (auf ca. 200–300 ml Ringer-Laktat-Lösung) und der Fremdkörperoberfläche eine geringere inflammatorische Antwort, weniger Aktivierung der Gerinnungs- und Komplementkaskade sowie einen geringeren Bedarf an Blutprodukten. Weniger Antikoagulation sollte das Blutungsrisiko verringern. Weiterhin sollte durch die fehlenden Scherkräfte des Pumpenantriebes das Bluttrauma minimiert werden.

Nach einer interdisziplinären Entwicklungsphase durch Kardiotechniker, Herzchirurgen und

Anästhesisten konnten Reng et al. (2000) in Regensburg über die erste erfolgreiche Anwendung des PECLA-Systems bei 10 Patienten und Liebold et al. (2000) kurze Zeit später bei 20 Patienten mit einem Adult Respiratory Distress Syndrom (ARDS) auf dem Boden verschiedenster Grunderkrankungen berichten. Von den 10 erstberichteten Fällen konnten immerhin 7 Patienten nach Entwöhnung vom PECLA-System und vom Respirator aus dem Krankenhaus entlassen werden. Es traten bei keinem Patienten punktionsbedingte Komplikationen, eine Hämolyse oder eine massive Thrombozytopenie auf.

Obwohl die erwartete Revolution durch die pumpenlosen Systeme ausblieb, hat sich die PECLA/iLA-Therapie neben der vv-ECMO-Therapie in spezialisierten Zentren bei klarer Indikationsstellung zu einer festen Größe in der klinischen Patientenversorgung entwickelt.

## 7.2.2 Technische Voraussetzungen der PECLA/iLA-Therapie

Durch die Implantation einer PECLA/iLA in die Leistengefäße verursacht man einen „künstlichen" arteriovenösen Shunt, dem ein Modul für den Gasaustausch (Low-resistance-Oxygenator) zwischengeschaltet ist (◘ Abb. 7.3). Hier liegt im Vergleich zur klassischen ECMO-Therapie ein entscheidender Unterschied, da ECMO ausschließlich venoarteriell (dann Extracorporeal Life Support, ECLS) bzw. venovenös betrieben werden. Die zu- und abführenden Schläuche sind mit Heparin beschichtet. Die zugrundeliegende treibende Kraft der PECLA/iLA, die das Blutvolumen „passiv" durch den Oxygenator strömen lässt, ist der mittlere arterielle Blutdruck (MAP) des Patienten. Das Herzzeitvolumen (HZV) spielt zwar für die Hämodynamik des Patienten eine wichtige, aber für den Blutfluss über die PECLA/iLA eine eher unbedeutende Rolle. Entscheidender ist die lineare Verbindung zwischen der arteriovenösen Druckdifferenz und dem Shuntvolumen über den Oxygenator. Damit ist eine stabile Hämodynamik des Patienten als Voraussetzung unumgänglich (Müller et al. 2009). Das Shuntvolumen ist natürlich auch abhängig von der arteriellen und venösen Kanülengröße. Nach dem Hagen-Poiseuille-Gesetz gilt – auch wenn dieses für Blut aufgrund der besonderen viskösen Eigenschaften nur eingeschränkte Gültigkeit hat –, dass der Volumendurchfluss von der 4. Potenz des Kanülenradius abhängig ist. Somit hängt der Strömungswiderstand sehr stark vom Radius der Kanülen ab, und es würde sich beispielsweise bei Verringerung des

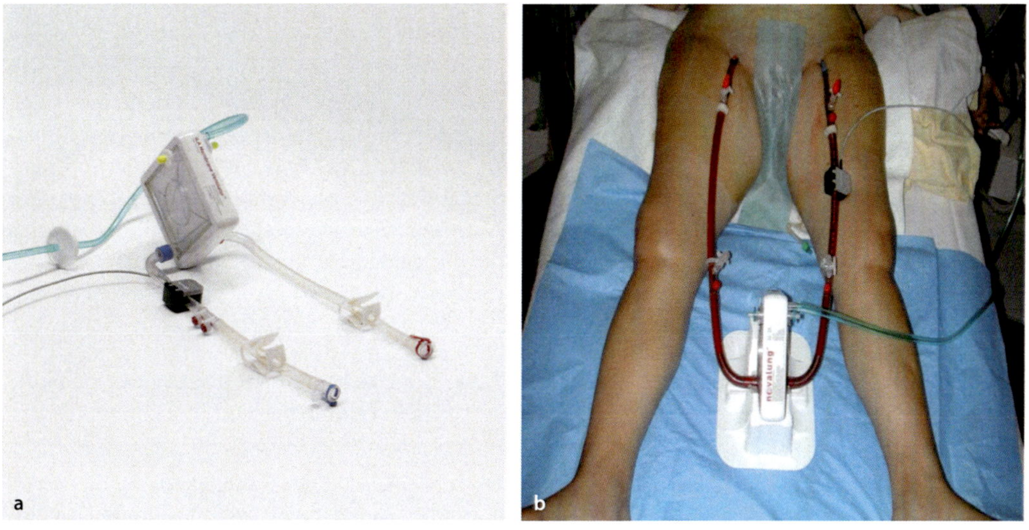


◘ **Abb. 7.3** **a** Aufbau des PECLA/iLA-Systems. **b** Standardkanülierung über Arteria und Vena femoralis. (a mit freundlicher Genehmigung der Firma Novalung, b mit freundlicher Genehmigung von A. Phillips, HDZ NRW, Bad Oeynhausen)

Kanülendurchmessers um die Hälfte der Strömungswiderstand auf das 16-fache erhöhen. Üblicherweise werden bei normalgewichtigen Erwachsenen für die arterielle Kanülierung eine 15-French- und für die venöse Kanülierung eine 17-French-Kanüle (beide haben eine Länge von 15 cm) über die Leistengefäße implantiert. Hierdurch wird bei einem arteriellen Mitteldruck von 90 mmHg ein Shuntvolumen von ca. 1,4–1,6 l/min erreicht. Dies lässt sich anhand eines sog. Clamp-On-Transducer, der mit Hilfe von Ultraschallwellen arbeitet, online ableiten.

Eine weitere Voraussetzung für die Anwendung der PECLA/iLA-Systeme sind die Low-resistance-Oxygenatoren. Diese Diffusionskapillaroxygenatoren weisen durch ihre Bauform einen niedrigen Blutruckabfall bei der Passage des Blutes auf. Die Hohlfasern sind mit einer heparinbeschichteten Oberfläche versehen (Bioline, Maquet Cardiopulmonary, Deutschland) und bestehen aus Polymethylpenten, das das Auftreten einer Plasma Leakage im Oxygenator weiter reduziert. Die Oberfläche des Oxygenators beträgt ca. 1,3 $m^2$ und bietet somit eine ausreichende Kontaktfläche für den Gasaustausch. Ein Wärmeaustauscher ist bei der PECLA/iLA-Anwendung nicht vorgesehen. Obwohl alle handelsüblichen Oxygenatoren einen ähnlich niedrigen Widerstand aufweisen, hat zurzeit allein der iLA-Membranoxygenator (Firma Novalung, Heilbronn, Deutschland) die CE-Zulassung für die PECLA/iLA Langzeitanwendung (seit 2003).

### 7.2.3 Implantationstechnik und Management

Der wichtigste Grundsatz bei der PECLA/iLA-Anwendung ist die möglichst gefäßschonende Implantation der Kanülen vornehmlich in die Leistengefäße. Hierbei werden in der Regel die Arteria femoralis und die kontralaterale Vena femoralis genutzt.

Die Implantation erfolgt meistens in Seldinger-Technik durch Punktion. Eine offene chirurgische Implantation ist in besonderen Fällen, wie z. B. bei einer peripheren arteriellen Verschlusskrankheit (pAVK) oder sehr kleinen Gefäßdurchmessern, ebenfalls möglich. Hierbei wird eine 6–8 mm große Gefäßprothese als Ausflussstutzen auf die Arteria femoralis oder auf die Arteria subclavia aufgenäht. Tierexperimentell konnte gezeigt werden, dass kein Unterschied zwischen der direkten und der chirurgischen Kanülierung (mit Prothese) hinsichtlich der Sauerstofftransportmenge und der $CO_2$-Elimination besteht, obwohl bei direkter Kanülierung der Blutfluss signifikant höher war (2,1±0,3 l/min vs. 1,3±0,3 l/min) (Iglesias et al. 2007). Die Platzierung der venösen Kanüle ist frei wählbar.

Eine Datenanalyse von 446 Patienten (n=158 va-ECMO, n=110 vv-ECMO, n=196 PECLA/iLA), die von der Arbeitsgruppe aus Regensburg publiziert wurde, zeigte, dass es in 6,9 % der Fälle zu Blutungskomplikationen (3,9 % PECLA/iLA) und in 3,2 % zu einer kritischen Extremitätendurchblutung nach Kanülenanlage kam, wobei lediglich 2 Patienten aus der PECLA/iLA-Gruppe betroffen waren (Ganslmeier et al. 2011). Die sonographische Visualisierung und das Ausmessen der inneren Gefäßdurchmesser sind für die Auswahl der Kanüle und die technische Durchführung der Implantation der Kanülen sehr hilfreich. Der innere Gefäßdurchmesser bestimmt dabei die Kanülengröße, nicht die Körperoberfläche des Patienten. Die Auswahl einer zu großen Kanüle führt zu einer Verlegung des Gefäßes mit einer kritischen Beinischämie. In der Regel ist eine 15 cm lange, 15-French-Kanüle (15 Fr=5 mm) für die arterielle Kanülierung und eine 15 cm lange, 17-French-Kanüle (17 Fr=5,7 mm) für die venöse Seite ausreichend. Die Antikoagulation wird mit unfraktioniertem Heparin mit einer partiellen Thromboplastinzeit (PTT) von 50–60 s durchgeführt. Durch die zusätzliche Gabe von niedrig dosierter Acetylsalicylsäure konnte als Ausdruck der geringeren Thromboembolierate im Oxygenator der Sauerstofftransport ab dem 5. Tag im Vergleich zu der Gruppe ohne Acetylsalicylsäure verbessert werden. Ein Austausch der Oxygenatoren musste daher seltener erfolgen (Bein et al. 2011).

### 7.2.4 Vorteile und Grenzen der PECLA/iLA-Therapie

Obwohl eine arterielle Kanülierung für die Implementation der PECLA/iLA mit einer Komplikationsrate von 4–10 % notwendig ist (Bisdas et al. 2011, Ganslmeier et al. 2011), liegt der große Vorteil der

▪ **Tab. 7.3** Überblick über die Vor-und Nachteile der PECLA/iLA-Therapie

| Vorteile | Nachteile |
|---|---|
| Schnelle, einfache Kanülierung | Arterielle Punktion mit möglichen Komplikationen |
| Gute $CO_2$-Elimination | Schlechte Oxygenierung |
| Pumpenloser Betrieb | Stabile Hämodynamik des Patienten notwendig |
| Geringe Oberfläche | |
| Keine bis geringe Antikoagulation (Heparinisierung mit PTT 50–60 s) | |
| Patiententransport ist möglich | |

PECLA/iLA-Systeme in der Möglichkeit der „schonenden", also nicht pumpenbetriebenen $CO_2$-Elimination aus dem Blut (▪ Tab. 7.3). Abhängig vom Gasfluss mit reinem Sauerstoff („sweep gas") im Oxygenator, kann das physikalisch im Blut gelöste $CO_2$ aufgrund des hohen Gradienten frei über die Diffusionsmembran abdiffundieren, und es kann so ca. 50 % des $CO_2$ aus dem arteriellen Blut eliminiert und eine respiratorische Azidose suffizient beseitigt werden.

Ein großer Nachteil des PECLA/iLA-Systems ist die Notwendigkeit eines hämodynamisch stabilen Patienten. Ohne eine adäquate arteriovenöse Druckdifferenz ist das Shuntvolumen zu klein, um eine adäquate Oxygenierung des Patienten zu erreichen. Das Shuntvolumen von bis zu 37 % beeinflusst aber nicht den systemischen Blutdruck. Dies konnte eine tierexperimentelle Studie zeigen, die keinen Unterschied in dem Erreichen suffizienter Blutdrücke unter Reanimation bei geklemmtem und offenem PECLA/iLA-System nachweisen konnten. Die unter Reanimation positiven Effekte der PECLA/iLA, wie $CO_2$-Elimination und -Oxygenierung, konnten gleichwohl nachgewiesen werden (Zick et al. 2006).

Ein weiterer Nachteil der PECLA/iLA-Systeme liegt in der limitierten Oxygenierungskapazität. Tierexperimentell konnte gezeigt werden, dass es zu einem geringen, aber signifikanten Anstieg des Sauerstoffpartialdruckes ($P_aO_2$) im Blut beim PECLA/iLA Einsatz kommt. Die Sauerstofftransportkapazität über den PECLA/iLA Oxygenator ist aber direkt vom Blutfluss über den av-Shunt und der arteriellen Sauerstoffsättigung ($S_aO_2$ %) abhängig. Das bedeutet, je höher der av-Shunt und je niedriger die arterielle $S_aO_2$, desto mehr Sauerstoff kann über die PECLA/iLA vom Körper aufgenommen werden (Zick et al. 2009). Da der maximale Blutfluss durch die Kanülengröße und die av-Druckdifferenz definiert ist und nicht mit einer Pumpe gesteigert werden kann, ist die $O_2$-Transportkapazität pro Volumeneinheit Blut allein hierdurch begrenzt. Zusätzlich strömt bereits oxygeniertes (arterielles) Blut in den Oxygenator, und gemäß der Sauerstoffbindungskurve des Hämoglobins ändert sich die Sauerstoffsättigung ($SO_2$) im flachen oberen Anteil der Kurve nur gering in Abhängigkeit vom $P_aO_2$. Dies bedeutet, dass bereits ein $P_aO_2$ von 60 mmHg einer $SO_2$ von 90 % entspricht. Entgegen dem venösen System, welches gerade peripher niedrige $SO_2$ von 60–70 % aufweist, ist also auch hier eine Limitation des Sauerstofftransportes über die PECL/iLA gegeben.

### 7.2.5 Indikationen und Studienlage

Für die Anwendung der PECLA/iLA-Therapie beim ARDS gibt es bislang keine multizentrisch randomisierten Studien, die den Vorteil für die PECLA/iLA im Vergleich zur konservativen Therapie belegen. Eine prospektive Single-Center-Studie mit 121 Patienten über den Einsatz der PECLA/iLA beim ARDS wurde von Zimmermann et al. (2009) publiziert. Nach 12 h konservativer Therapie erfolgte bei 51/121 Patienten nach Verschlechterung der ARDS-Kriterien die PECLA/iLA-Implantation. Die Gesamtsterblichkeit lag bei dieser Studie bei 41 %, wobei die Patienten in der Gruppe der Verstorbenen signifikant älter waren als diejenigen in der Gruppe der Überlebenden. Durch den Einsatz der PECLA/iLA konnte eine lungenprotektive Beatmung initiiert und $CO_2$ aus dem Blut eliminiert werden. Die Komplikationsrate nach PECLA/iLA-Implantation (Extremitätenischämie, Blutungen, Kanülenthrombose) lag bei 11,9 % (Zimmermann et al. 2009).

In einem Zentrumsbericht über einen Zeitraum von 10 Jahren aus der Uniklinik Regensburg wird über 159 Patienten berichtet, die einer PECLA/iLA-Therapie unterzogen wurden. Das Alter lag zwischen 7 und 78 Jahren. Hauptindikation für den PECLA/iLA-Einsatz war das Lungenversagen, bei 70,4 % auf dem Boden eines ARDS, bei 28,3 % bedingt durch eine Pneumonie. In 33,1 % der Fälle konnte ein erfolgreiches Entwöhnen vom Respirator und der PECLA/iLA sowie die Entlassung aus dem Krankenhaus erreicht werden. Die mittlere Unterstützungsdauer mit der PECLA/iLA lag bei 7,0±6,2 Tagen. Bei 13 Patienten (8,2 %) kam es zu einer therapierelevanten Beinischämie nach arterieller Punktion. Das beste Überleben zeigten in einer Subgruppenanalyse die Patienten mit einem ARDS nach einem Trauma mit einer Weaning-Rate von knapp 65 % (Flörchinger et al. 2008). In einer retrospektiven Analyse der gleichen Patientengruppe wurde bei therapierefraktärer Hyperkapnie und/oder einem Horowitz-Index <80 mmHg die Kombination aus der PECLA/iLA-Therapie und der oszillierenden Hochfrequenzbeatmung (HFOV) bei 21 Patienten mit einem ARDS analysiert. Bei diesen schwierigen Patienten zeigte sich eine Sterblichkeitsrate von 57 %. Es konnten 10 Patienten erfolgreich von der kombinierten HFOV/PECLA/iLA-Therapie entwöhnt werden (Lubnow et al. 2010). Die PECLA/iLA-Therapie bei strukturellen Lungenerkrankungen als Überbrückung zur Lungentransplantation konnte von Fischer et al. (2008) bei 12 Patienten mit beatmungsresistenter Hyperkapnie dargestellt werden. Bein et al. (2008) berichteten über die erste erfolgreiche Entwöhnung von der Beatmung bei einem Patienten mit einem Morbus Bechterew mit Hilfe der PECLA/iLA. Bei rezidivierender progressiver Hyperkapnie unter der Entwöhnung vom Respirator konnte bereits nach 2 Tagen unter PECLA/iLA-Therapie die Extubation erfolgen. Die PECLA/iLA-Therapie konnte 13 Tage nach der Implantation bei ausgeglichenem Säure-Basen-Haushalt beendet und die Kanülen entfernt werden.

In kleineren Fallserien wurde über den Transport von Patienten mit einem ARDS an der PECLA/iLA in Zentren der Maximalversorgung berichtet. Die Transporte konnten sowohl bodengebunden als auch mit dem Hubschrauber und dem Flugzeug mit Transportzeiten von über 2 h durchgeführt werden (Bein et al. 2010, Zimmermann et al. 2006). Weiterhin wird über den Einsatz der PECLA/iLA als „künstliche Lunge" mit Kanülierung des linken Vorhofs und der Pulmonalarterie bei einer Patientin mit einem pulmonalem Hypertonus auf dem Boden von rezidivierenden Lungenembolien berichtet (Camboni et al. 2009). Außerdem wird die Kombination aus einem Linksherzunterstützungssystem mit dem in Reihe geschalteten PECLA/iLA-Oxygenator als kombinierter Linksherz- und Lungenersatz beschrieben (Camboni et al. 2010). Die Anwendung des PECLA/iLA-Systems bei Neugeborenen mit einer pulmonalen Hypertonie ist ebenfalls als Fallbericht publiziert worden (Taylor u. Holtby 2009).

### 7.2.6 Neue Konzepte und Fazit

Die aktuelle Entwicklung der Firma Novalung ist die sog. iLA active® (Novalung, Heilbronn, Deutschland) (◘ Abb. 7.4). Sie bietet die Möglichkeit, durch die Integration einer Diagonalpumpe (DP3 der Firma Medos, Stolberg, Deutschland) die PECLA/iLA erweiternd als vv- bzw. auch als va-ECMO zu betreiben.

Es ist aber generell zu bemerken, dass im Bereich der pumpenlosen Lungenunterstützungsverfahren bis auf Variationen der Kanülierungsstellen keine Neuerungen zu verzeichnen sind. Die PECLA/iLA ist ein sehr suffizientes Mittel zur Reduktion von $CO_2$ bei der respiratorischen hyperkapnischen Azidose mit begrenzten Eigenschaften der Oxygenierung. Bei bestimmten Patienten, die eine Kontraindikation zur stringenten Antikoagulation haben, wie z. B. bei neurochirurgischen oder Traumapatienten, ist die PECLA/iLA sinnvoll einsetzbar (Bein et al. 2005). Analog zu den engeren Indikationsstellungen für die PECLA/iLA sind die Implantationszahlen seit 2011 bis 2014 in Deutschland rückläufig (Karagiannidis et al. 2016). Der Trend geht weiter zu miniaturisierten, kompakteren ECMO-Systemen mit integrierten Pumpen und Oxygenatoren, die weniger Heparin

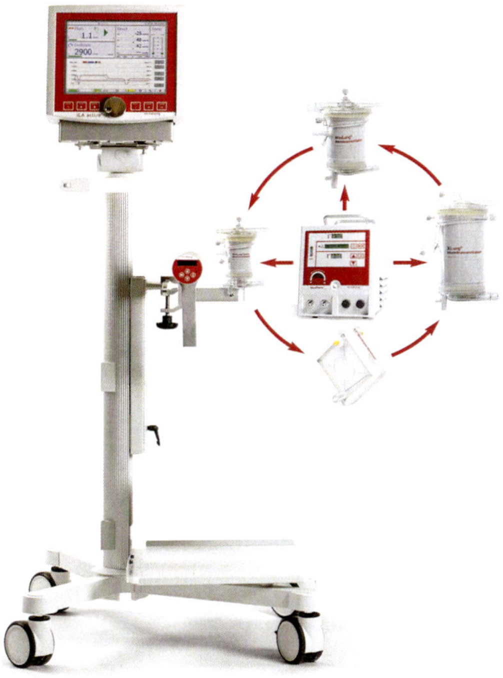

Abb. 7.4 iLA active®-Systemplattform. (Mit freundlicher Genehmigung der Firma Novalung)

benötigen und mit geringerer Flussrate befahren werden können. Sie weisen potenziell neben der $CO_2$-Elimination eine bessere Oxygenierungsfähigkeit als die vorhandenen PECLA/iLA-Systeme auf.

## Literatur

### Zu 7.1

Australia and New Zealand Extracorporeal Membrane Oxygenation (ANZ ECMO) Influenza Investigators; Davies A, Jones D, Bailey M, Beca J, Bellomo R, Blackwell N, et al. (2009) Extracorporeal Membrane Oxygenation for 2009 Influenza A(H1N1) Acute Respiratory Distress Syndrome. JAMA 302: 1888–1895

Bartlett RH, Gattinoni L (2010) Current status of extracorporeal life support (ECMO) for cardiopulmonary failure. Minerva Anestesiol 76: 534–540

Davies A, Jones D, Bailey M, Beca J, Bellomo R, et al. (2009) Extracorporeal Membrane Oxygenation for 2009 Influenza A(H1N1) Acute Respiratory Distress Syndrome. JAMA 302: 1888–1895

Extracorporeal Life Support Organization (ELSO) (ed) ELSO Registry. www.elso.org (Zugriff 15.04.2016)

Fitzgerald M, Millar J, Blackwood B, Davies A, Brett SJ, McAuley DF, McNamee J (2014) Extracorporeal carbon dioxide removal for patients with acute respiratory failure secondary to the acute respiratory distress syndrome: a systematic review. Crit Care 18: article 22

Golej J, Winter P, Schöffmann G, Kahlbacher H, Stoll E, et al. (2003) Impact of extracorporeal membrane oxygenation modality on cytokine release during rescue from infant hypoxia. Shock 20: 110–115

Iacono A, Groves S, Garcia J, Griffith B (2010) Lung transplantation following 107 days of extracorporeal membrane oxygenation. Eur J Cardiothorac Surg 37: 969- -971

Karagiannidis C, Lubnow M, Philipp A, Riegger GAJ, Schmid C (2010) Autoregulation of ventilation with neurally adjusted ventilatory assist on extracorporeal lung support. Intensive Care Med 36: 2038–2044

Kolla S, Awad SS, Rich PB, Schreiner RJ, Hirschl RB, Bartlett RH (1997) Extracorporeal life support for 100 adult patients with severe respiratory failure. Ann Surg 226: 544–564; discussion 565–566

Kolobow T, Gattinoni L, Tomlinson T, Pierce JE (1978) An alternative to breathing. J Thorac Cardiovasc Surg 75: 261–266

McNally H, Bennett CC, Elbourne D, Field DJ (2006) United Kingdom collaborative randomized trial of neonatal extracorporeal membrane oxygenation: follow-up to age 7 years. Pediatrics 117: e845–854

Morris AH, Wallace CJ, Menlove RL, Clemmer TP, Orme JF, et al. (1994) Randomized clinical trial of pressure-controlled inverse ratio ventilation and extracorporeal CO2 removal for adult respiratory distress syndrome. Am J Respir Crit Care Med 149: 295–305

Noah MA, Peek GJ, Finney SJ, et al. (2011) Referral to an extracorporeal membrane oxygenation center and mortality among patients with severe 2009 influenza A. JAMA 306: 1659–1668

Olsson KM, Simon A, Strueber M, Hadem J, Wiesner O, et al. (2010) Extracorporeal membrane oxygenation in nonintubated patients as bridge to lung transplantation. Am J Transplant 10: 2173–2178

Pappalardo F, Pieri M, Greco T, et al. (2013) Predicting mortality risk in patients undergoing venovenous ECMO for ARDS due to influenza A(H1N1) pneumonia: the ECMO net score. Intensive Care Med 39: 275–281

Peek GJ, Mugford M, Tiruvoipati R, Wilson A, Allen E, et al. (2009) Efficacy and economic assessment of conventional ventilatory support versus extracorporeal membrane oxygenation for severe adult respiratory failure (CESAR): a multicentre randomised controlled trial. Lancet 374: 1351–1363

Pham T, Combes A, Chevret S, et al. (2013) Extracorporeal membrane oxygenation for pandemic influena A (H1N1) induced acute respiratory distress syndrome: a cohort study and propensity matched analysis. Am J Respir Crit Care Med 187: 276–285

Pham T, Combes A, Chevret S, et al. (2013) Extracorporeal membrane oxygenation for pandemic influena A (H1N1) induced acute respiratory distress syndrome: a cohort study and propensity matched analysis. Am J Respir Crit Care Med 187: 276–285

Schmid C, Philipp A, Hilker M, Rupprecht L, Arlt M, et al. (2012) Venovenous extracorporeal membrane oxygenation for acute lung failure in adults. J Heart Lung Transplant 31: 9–15

Thompson BT, Bernard GR (2011) ARDS Network (NHLBI) studies: successes and challenges in ARDS clinical research. Crit Care Clin 27: 459–468

Zapol WM, Snider MT, Hill JD, Fallat RJ, Bartlett RH, et al. (1979) Extracorporeal membrane oxygenation in severe acute respiratory failure. A randomized prospective study. JAMA 242: 2193–2196

### Zu 7.2

Bein T, Scherer MN, Philipp A, Weber F, Woertgen C (2005) Pumpless extracorporeal lung assist (pECLA) in patients with acute respiratory distress syndrome and severe brain injury. J Trauma 58: 1294–1297

Bein T, Wittmann S, Philipp A, Nerlich M, Kuehnel T, Schlitt HJ (2008) Successful extubation of an "unweanable" patient with severe ankylosing spondylitis (Bechterew's disease) using a pumpless extracorporeal lung assist. Intens Care Med 34: 2313–2314

Bein T, Osborn E, Hofmann HS, Zimmermann M, Philipp A, et al. (2010) Successful treatment of a severely injured soldier from Afghanistan with pumpless extracorporeal lung assist and neurally adjusted ventilatory support. Int J Emerg Med 3: 177–179

Bein T, Zimmermann M, Philipp A, Ramming M, Sinner B, et al. (2011) Addition of acetylsalicylic acid to heparin for anticoagulation management during pumpless extracorporeal lung assist. ASAIO J 57: 164–168

Bisdas T, Beutel G, Warnecke G, Hoeper MM, Kuehn C, et al. (2011) Vascular complications in patients undergoing femoral cannulation for extracorporeal membrane oxygenation support. Ann Thorac Surg 92:626–631

Camboni D, Philipp A, Arlt M, Pfeiffer M, Hilker M, Schmid C (2009) First experience with a paracorporeal artificial lung in humans. ASAIO J 55: 304–306

Camboni D, Philipp A, Haneya A, Puehler T, Arlt M, et al. (2010) Serial use of an interventional lung assist device and a ventricular assist device. ASAIO J 56: 270–272

Fischer S, Hoeper MM, Bein T, Simon AR, Gottlieb J, et al. (2008) Interventional lung assist: a new concept of protective ventilation in bridge to lung transplantation. ASAIO J 54: 3–10

Flörchinger B, Philipp A, Klose A, Hilker M, Kobuch R, et al. (2008) Pumpless extracorporeal lung assist: a 10-year institutional experience. Ann Thorac Surg 86(2): 410–417

Ganslmeier P, Philipp A, Rupprecht L, Diez C, Arlt M, et al. (2011) Percutaneous cannulation for extracorporeal life support. Thorac Cardiovasc Surg 59: 103–107

Iglesias M, Jungebluth P, Sibila O, Aldabo I, Matute MP, et al. (2007) Experimental safety and efficacy evaluation of an extracorporeal pumpless artificial lung in providing respiratory support through the axillary vessels. J Thorac Cardiovasc Surg 133: 339–345

Karagiannidis C, Brodie D, Strassmann S, Stoelben E, Philipp A, Bei T, Müller T, et al. (2016) Extracorporeal membrane oxygenation: evolving epidemiology and mortality. Intensive Care Med 42: 889–896

Liebold A, Reng CM, Philipp A, Pfeifer M, Birnbaum DE (2000) Pumpless extracorporeal lung assist – Experience with the first 20 cases. Eur J Cardiothorac Surg 17: 608–613

Lubnow M, Luchner A, Philipp A, Buchner S, Jeron A, et al. (2010) Combination of high frequency oscillatory ventilation and interventional lung assist in severe acute respiratory distress syndrome. J Crit Care 25: 436–444

Müller T, Lubnow M, Philipp A, Bein T, Jeron A, et al. (2009) Extracorporeal pumpless interventional lung assist in clinical practice: determinants of efficacy. Eur Respir J 33: 551–558

Reng M, Philipp A, Kaiser M, Pfeifer M, Gruene S, Schoelmerich J (2000) Pumpless extracorporeal lung assist and adult respiratory distress syndrome. Lancet 356: 219–220

Taylor K, Holtby H (2009) Emergency interventional lung assist for pulmonary hypertension. Anesth Analg 109: 382–385

Zick G, Frerichs I, Schädler D, Schmitz G, Pulletz S, et al. (2006) Weiler N.Oxygenation effect of interventional lung assist in a lavage model of acute lung injury: a prospective experimental study. Crit Care 10: R56

Zick G, Schädler D, Elke G, Pulletz S, Bein B, et al. (2009) Effects of interventional lung assist on haemodynamics and gas exchange in cardiopulmonary resuscitation: a prospective experimental study on animals with acute respiratory distress syndrome. Crit Care 13: R17

Zimmermann M, Bein T, Philipp A, Ittner K, Foltan M, et al. (2006) Interhospital transportation of patients with severe lung failure on pumpless extracorporeal lung assist. Br J Anaesth 96: 63–66

Zimmermann M, Bein T, Arlt M, Philipp A, Rupprecht L, et al. (2009) Pumpless extracorporeal interventional lung assist in patients with acute respiratory distress syndrome: a prospective pilot study. Crit Care 13: R10

# Postoperatives VAD-Management

*J.-J. Eulert-Grehn, T. Gromann, T. Krabatsch, A. Stepanenko, R. Hetzer, V. Falk, E. V. Potapov, M. Morshuis, J. Gummert, U. Schulz, C. Özpeker, A. Koster, J. Litmathe, A. Assmann, A. Kraft, M. Dandel, D. Röfe, U. Schulz, K. Tigges-Limmer, Y. Brocks, Y. Winkler, E. Rehn*




U. Boeken, A. Assmann, F. Born, S. Klotz, C. Schmid (Hrsg.), *Mechanische Herz-Kreislauf-Unterstützung*,
DOI 10.1007/978-3-662-53490-8_8

Der Erfolg einer VAD-Therapie hängt wesentlich vom postoperativen Management ab. Die biventrikuläre Optimierung der Hämodynamik und ein adäquates Gerinnungsregime spielen in diesem Zusammenhang ebenso eine große Rolle wie die systemische und lokale Infektionsprophylaxe und eine Patienten-individuelle Weaning-Strategie. Bei Patienten, die eine mechanische Herz-Kreislauf-Unterstützung benötigen, handelt es sich um chronisch kranke Menschen, für deren Lebensqualität Rehabilitationsmaßnahmen und eine psychologische Betreuung einen nicht zu vernachlässigenden Stellenwert darstellen.

## 8.1 Frühpostoperatives hämodynamisches Management

*J.-J. Eulert-Grehn, T. Gromann, T. Krabatsch, A. Stepanenko, R. Hetzer, V. Falk, E. V. Potapov*

Wird von Herzinsuffizienz oder kardiogenem Schock gesprochen, denkt der Kliniker an die linksventrikuläre Ejektionsfraktion (LVEF), den Vorderwandinfarkt, die arterielle Hypertonie, kurzum an den linken Ventrikel (LV). Nach Implantation eines linksventrikulären Unterstützungssystems („left ventricular assist device", LVAD) ändert sich die Situation grundlegend: Die rechtsventrikuläre Funktion ist seit Anbeginn die Achillesferse der LVAD-Therapie und steht somit im Fokus des frühpostopertiven Managements nach LVAD-Implantation.

### 8.1.1 Hintergrund

Während vor der LVAD-Implantation die linksventrikuläre Funktion des Herzens im Fokus steht, ist es danach die rechtsventrikuläre (RV-)Funktion. Jedoch arbeiten rechter und linker Ventrikel unter unterschiedlichen Bedingungen. Der rechte Ventrikel pumpt das Blut bei niedrigem vaskulären Widerstand in nur ein Organ, und sein Koronarfluss erfolgt zu gleichen Anteilen in Systole und Diastole. Der rechte Ventrikel bestimmt die Füllung des linken Ventrikels und folglich den Fluss, der durch das LVAD erzeugt werden kann.

Die genaue Definition der RV-Dysfunktion bei Patienten mit Herzinsuffizienz, die eine Prognosebeurteilung erlaubt, existiert bis dato nicht (Voelkel et al. 2006). Glaubte man anfangs nach den Arbeiten zum Fontan-Kreislauf, dass der rechte Ventrikel annähernd verzichtbar wäre, kommt diesem in der Ära der LVAD-Therapie bei terminaler Herzinsuffizienz existenzielle Bedeutung zu. Der vorliegende Beitrag behandelt die Vorhersage und perioperative Maßnahmen zur Prävention sowie zur Therapie des RV-Versagens. Weiterhin werden Diagnose und Therapiemöglichkeiten der späten RV-Insuffizienz behandelt.

Im Folgenden werden zwei Definitionen des Rechtsherzversagens nach LVAD-Implantation näher erläutert:

1. Die erste Definition orientiert sich an den Daten des Interagency Registry for Mechanically Assisted Circulatory Support (INTERMACS). Sie beinhaltet Parameter wie die Notwendigkeit der Implantation eines „right ventricular assist device" (RVAD), einer inhalativen Stickstoffmonoxid(NO)-Therapie über 48 h oder einer Katecholaminpflichtigkeit über mehr als 14 Tage Kirklin et al. 2008. Allerdings erlaubt diese Definition keine Entscheidung am Patientenbett. Erst 2 Wochen postoperativ ist festzustellen, ob der Patient ein RV-Versagen erlitt. Die Definition eignet sich jedoch für wissenschaftliche Zwecke und findet häufig Verwendung. Außerdem variieren die Kosten für eine inhalative NO-Therapie in Nordamerika und Europa erheblich, sodass die Dauer der inhalativen NO-Behandlung unterschiedlich gehandhabt wird.
2. Die zweite Definition, die sich im Rahmen der internationalen multizentrischen Studie The Effects of Nitric Oxide for Inhalation During Left Ventricular Assist Device (LVAD) Implantation (INOT-41) bewährt hat, ermöglicht die Diagnose einer RV-Dysfunktion am Patientenbett innerhalb von 15 min und ist somit für den klinischen Alltag geeignet (Potapov et al. 2011a). Bei dieser Definition wird ebenfalls die Notwendigkeit der RVAD-Implantation berücksichtigt.

Zusätzlich wird die RV-Dysfunktion durch die folgenden, innerhalb der ersten 15 min nach Abgang von der Herz-Lungen-Maschine (HLM) bestimmten Parameter definiert:
- mittlerer arterieller Blutdruck (MAD): <55 mmHg,
- gemischtvenöse Sauerstoffsättigung ($S_{\bar{v}}O_2$): <55 %,
- zentralvenöser Druck (ZVD): >16 mmHg,
- Pumpenflussindex: <2 l/min/m², – inotrope Unterstützung: >20 IE.

Die inotrope Unterstützung wird folgendermaßen beschrieben:
- 10 IE =10 µg/kgKG/min Dopamin, Dobutamin, Enoximon oder Amrinon,
- 10 IE =0,1 µg/kgKG/min Epinephrin oder Norepinephrin,
- 10 IE =0,1 U/min Vasopressin,
- 15 IE =1 µg/kgKG/min Milrinon.

### 8.1.2 Präoperative Vorhersage des postoperativen rechtsventrikulären Versagens

Zu den präoperativen Hauptfaktoren, die ein RV-Versagen begünstigen bzw. hervorrufen, zählen:
- schwerer kardiogener Schock, der sich vor allem durch folgende Merkmale manifestiert:
  - Multiorganversagen (Oligo-/Anurie, Bilirubinämie, Abfall der International Normalized Ratio [INR]),
  - Lungenödem,
  - Notwendigkeit einer hohen inotropen Unterstützung (2 und mehr Inotropika, einschließlich Adrenalin),
  - metabolische Acidose;
- schlechte RV-Funktion und geometrische Verhältnisse,
- therapierefraktäre ventrikuläre Rhythmusstörungen.

In solchen Fällen ist die primäre „biventricular-assist-device"(BiVAD)-Implantation zu empfehlen.

In den 1990er-Jahren betrug die Inzidenz des postoperativen rechtsventrikulären Versagens 30–50 % mit einer Mortalität bis zu 70–80 % (Argenziano et al. 1998, Fukamichi et al. 1999, Kormos et al. 1996, Oz et al. 1997, Puwanant et al. 2008). In den letzten 10 Jahren hat sich die Inzidenz des RV-Versagens auf 5–13 % reduziert (Baumwol et al. 2011, Kukucka et al. 2011b, Piacentino et al. 2011). Diese Verbesserung resultierte aus 2 wesentlichen Entwicklungen und führte zum Umdenken im klinischen Alltag. Zum einen wurde die Patientenauswahl wesentlich geändert: Die Patienten werden nun im Verlauf der Erkrankung rechtzeitig mit einem LVAD versorgt, noch bevor die Folgen eines kardiogenen Schocks eintreten oder gar bevor sich ein kardiogener Schock und – als Folge – ein biventrikuläres Versagen entwickelt. Bei Patienten im kardiogenen Schock und manifestem Multiorganversagen sollte primär ein BiVAD oder die Implantation eines venoarteriellen Extracorporeal Life Support (ECLS) in Erwägung gezogen werden. Nach Stabilisierung und Rekompensation kann in einem zweiten Schritt die Evaluation zur Implantation einer permanenten Linksherzunterstützung erfolgen. Bezüglich der Endorganschädigungen obliegt der neurologischen und hämostaseologischen Situation herausragende Bedeutung. Zum anderen wurden die Systeme im Laufe der Zeit kleiner und damit einfacher zu implantieren, sie sind mit weniger Komplikationen behaftet und haben dadurch den Status der VAD-Therapie als „letztem Rettungsversuch" zu einer meistens „geplanten" Behandlungsform verändert (Krabatsch et al. 2011b; Potapov et al. 2008a). Die Anzahl der LVAD-Implantationen im Verhältnis zu den BiVAD- oder „total-artificial-heart"(TAH)-Implantationen ist im Deutschen Herzzentrum Berlin folgerichtig kontinuierlich angestiegen (▣ Abb. 8.1). Ähnliche Situation besteht seit Jahren in Deutschland (▣ Abb. 8.2)

Alle gängigen Vorhersage-Scores der RV-Funktion nach LVAD-Implantation wurden retrospektiv mithilfe der multivariaten Analyse errechnet und basieren auf folgenden Prinzipien:
- Präoperativ wird das Ausmaß des kardiogenen Schocks berücksichtigt: Matthews et al. (2008) ziehen für ihren Score 4 Variablen heran: Verwendung von Vasopressoren, Aspartat-Aminotransferase(AST)-Konzentration im Serum >80 IE/dl, Bilirubin >2 mg/dl (>34 µmol/l) und Kreatinin >2,3 mg/dl (>203 µmol/l). Nikolaou et al. (2013)

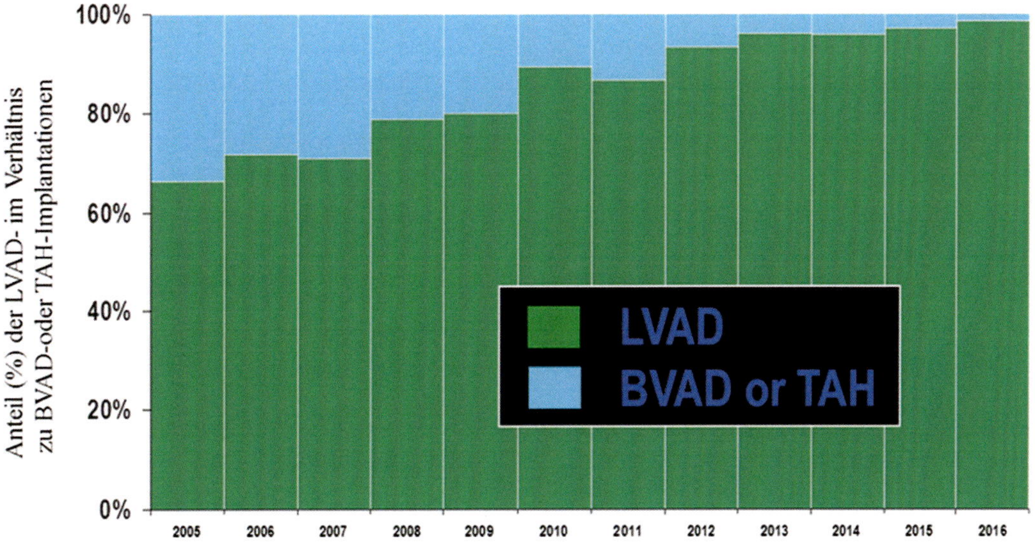


**Abb. 8.1** Kontinuierlicher Anstieg der „left ventricular assist device" (LVAD)-Implantationen *(grün)* im Verhältnis zu den Implantationen von primären „biventricular assist device" (BiVAD) oder „total artificial heart" (TAH) *(blau)* im Deutschen Herzzentrum Berlin

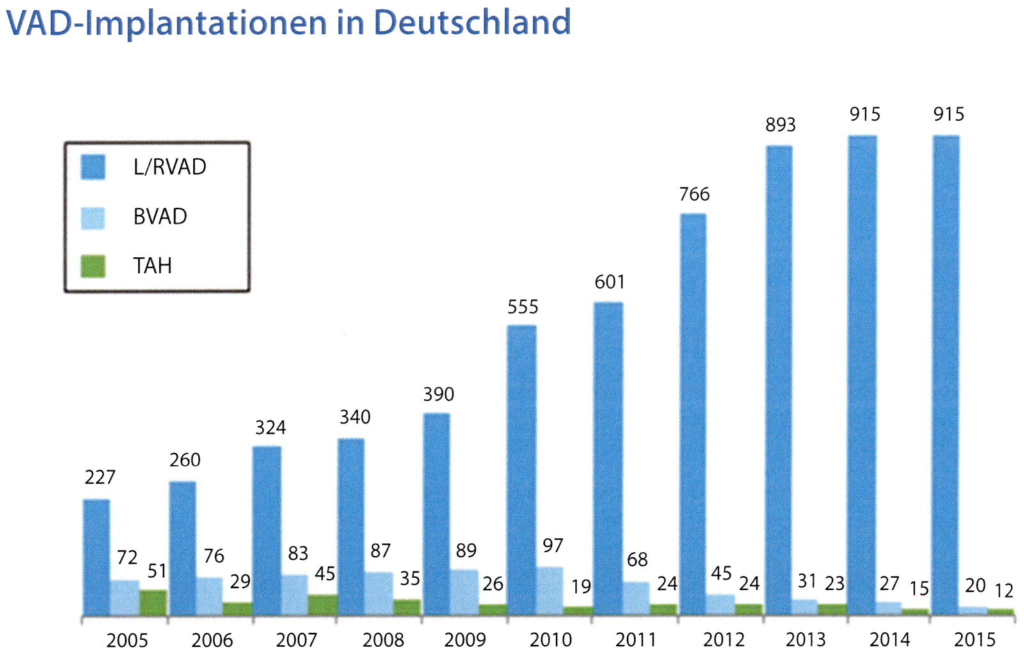


**Abb. 8.2** Kontinuierlicher Anstieg der LVAD- bzw. RVAD-Implantationen *(mittelblau)* in Deutschland im Verhältnis zu den primären BiVAD-Implantationen *(hellblau)* oder TAH-Implantationen *(grün)*

untersuchten die Dynamik von Leberenzymen bei Patienten mit akuter dekompensierter Herzinsuffizienz, die im Rahmen der Studie Survival of Patients With Acute Heart Failure in Need of Intravenous Inotropic Suppor (SURVIVE) eine positiv-inotrope Therapie erhielten. Hierbei korrelierten hohe AST-Werte mit einer Hypoperfusion und erhöhte Werte der alkalischen Phosphatase (AP) mit venöser Kongestion. Direktes Bilirubin, AP und γ-Glutamyltransferase (γ-GT) sind vorwiegend als Marker der venösen Stauung bzw. Rechtsherzinsuffizienz und weniger der Hypoperfusion zu werten (Auer 2013, Van Deursen et al. 2010). Pathophysiologisch geht man davon aus, dass die Transmission des erhöhten Drucks in der V. cava inferior auf die Lebersinusoide in einer Kompression der Canaliculi biliferi und nachfolgend in erhöhten Cholostaseparametern bei Rechtsherzinsuffizienz resultiert (Ghaferi u. Hutchins 2005, Nikolaou et al. 2013).

- Funktion und geometrische Verhältnisse des rechten Ventrikels werden mithilfe der Echokardiographie analysiert. Beispielsweise zieht die von Potapov et al. (2008b) erarbeitete Methode den Grad der Trikuspidalklappen(TK)-Insuffizienz und die geometrischen Verhältnisse des rechten Ventrikels im Zusammenhang mit der Höhe des Pulmonaldrucks heran. Patienten, die eine funktionelle TK-Insuffizienz von 3+ aufweisen, werden für eine BiVAD-Implantation geplant. Weiterhin wird das Verhältnis der Kurz- zur Längsachse des rechten Ventrikels berechnet und ab einer Zahl von 0,6 bei niedrigen pulmonalvaskulären Widerständen ebenfalls eine BiVAD-Implantation empfohlen (Abb. 8.3, Abb. 8.4).

Zur Beurteilung der RV-Funktion kann auch die „tricuspid annular plane systolic excursion" (TAPSE), bei der die systolische Bewegung des TK-Annulus gemessen wird, herangezogen werden (Puwanant et al. 2008). Ein TAPSE-Wert <7,5 mm hat eine Spezifität von 91 % und eine Sensitivität von 46 % für die Vorhersage eines postoperativen RV-Versagens. Einschränkend ist hier zu erwähnen, dass mithilfe der TAPSE nur die longitudinale systolische Funktion graduiert wird (Valsangiacomo et al. 2012). Nach herzchirurgischen Eingriffen scheint der Anteil der longitudinalen im Verhältnis zur transversalen

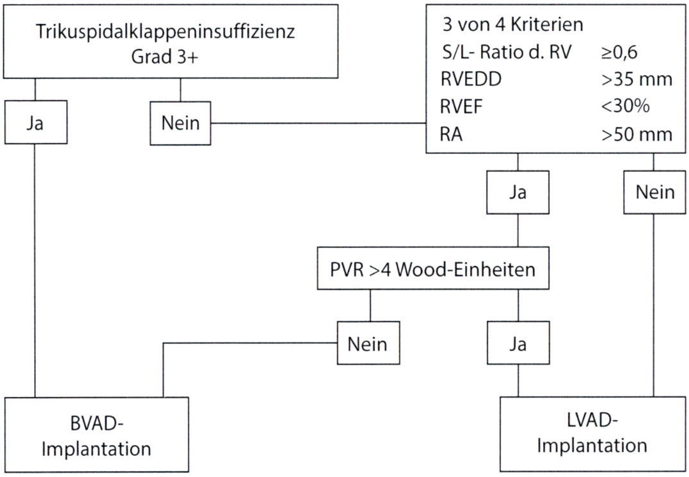


**Abb. 8.3** Im Deutschen Herzzentrum Berlin übliche präoperative Entscheidungshilfe für die Abschätzung der rechtsventrikulären (RV) Funktion nach Implantation eines „left ventricular assist device" (LVAD) nach erfolgter Optimierung des Volumenstatus und/oder Einsatz von Katecholaminen. (*BVAD* „biventricular assist device", *PVR* pulmonalvaskulärer Widerstand, *RA* rechter Vorhof, *RVEDD* rechtsventrikulärer enddiastolischer Diameter, *RVEF* rechtsventrikuläre Ejektionsfraktion, *S/L* Verhältnis zwischen Kurz- und Längsachse des rechten Ventrikels). (Adaptiert nach Potapov 2008b, mit freundlicher Genehmigung)

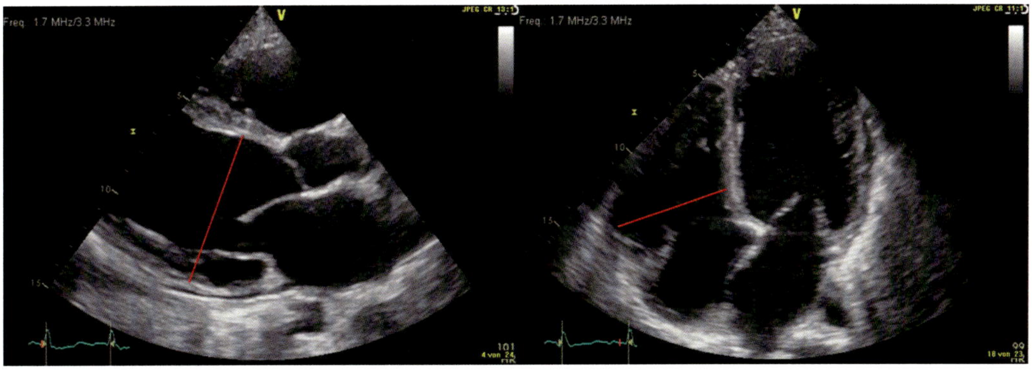

**Abb. 8.4** Messung des linksventrikulären enddiastolischen Diameters *(LVEDD, links)* in der parasternalen langen Achse und des basalen rechtsventrikulären enddiastolischen Diameters *(RVEDD, rechts)* im Vierkammerblick des transthorakalen Echokardiographiebildes

Kontraktion an der RV-Funktion deutlich abzunehmen (Raina et al. 2013).

Eine von Wang et al. (2012) erarbeitete Entscheidungshilfe differenziert die Patienten zuerst nach dem transpulmonalen Gradienten (TPG), dann nach Alter, ZVD und INR. Nachteile solcher Scores und Entscheidungshilfen sind die retrospektive Natur der Analyse, der Zeitraum der Datensammlung, der bis 1995 zurückgeht und vor allem aber das Kollektiv von Patienten, denen meistens veraltete, in Europa seit fast 10 Jahren nicht mehr verwendete pulsatile Pumpen implantiert wurden: 38 % bei Studie von Potapov et al. (2008b), über 50 % bei der TAPSE-Studie (Puwanant et al. 2008) und annähernd 80 % bei Wang et al. (2012). Aus diesen Gründen können Ergebnisse nicht ohne Weiteres auf Patienten mit modernen kontinuierlichen Flusspumpen übertragen werden.

Im Jahr 2013 publizierten Atluri et al. ihren Score, der ausschließlich an Patienten mit LVAD und kontinuierlichem Fluss erarbeitet wurde. Hierbei wurden allerdings LVAD-Patienten mit primär einer BiVAD-Therapie zugeführten Patienten verglichen, sodass diese Untersuchung nicht der klinischen Fragestellung entspricht. Wie oben ausgeführt, wird bei Patienten im kardiogenen Schock primär eine va-ECMO oder ein BiVAD implantiert.

Grant et al. (2012) untersuchten retrospektiv präoperative echchokardiographische Aufnahmen bezüglich der Wertigkeit der „RV-Strain-Analyse" bei Patienten, die ein LVAD mit kontinuierlichem Fluss erhielten. Hierbei zeigten sie, dass durch Ergänzung des oben genannten Scores von Matthews et al. (2008) um die RV-Strain-Analyse eine deutlich höhere Vorhersage für ein RV-Versagen erreicht werden kann („area under the curve" [AUC] in der „receiver-operating-characteristic"[ROC]-Kurven-Analyse von 0,77 im Vergleich zu 0,66 bei $p<0,01$). Einschränkend ist zu erwähnen, dass zurzeit bei dieser neuen echokardiographischen Methode eine deutliche Interobserver-Variabilität vorliegt. Des Weiteren sind RV-Strain-Werte nachlastabhängig. Diese wiederum verändert sich nach LVAD-Implantation in einem nicht vorherzusehenden Maß.

Der mittlere pulmonalvaskuläre Widerstand fällt 4–6 Monate nach einer LVAD-Implantation von 3,7±1,8 auf 2,1±0,8 Wood-Einheiten, und der pulmonalkapilläre Verschlussdruck fällt von 24,5±5,7 auf 12,9±6,23 mmHg (Lee et al. 2010). Eine weitere Reduktion ist nachfolgend nicht mehr zu erwarten (Mikus et al. 2011).

In einer 2010 ausschließlich an Patienten mit kontinuierlichen Flusspumpen durchgeführten Studie diente das Verhältnis zwischen RVEDD und LVEDD in der intraoperativ vorgenommenen transösophagealen Echokardiographie (TEE) zur Vorhersage eines RV-Versagens (Kukucka et al. 2011). Hierbei zeigte sich, dass Patienten mit einem präoperativen Verhältnis von <0,72 nur in 4 % der Fälle ein RV-Versagen entwickelten gegenüber 32 % der Patienten mit einem Verhältnis von >0,72. Die Sensitivität und Spezifität betrugen 0,8.

Diese Vorhersagekraft des RVEDD-LVEDD-Verhältnisses konnten Vivo et al. 2013 auch für das präoperative TTE bestätigen. Hierbei war eine Ratio >0,75 unabhängig mit einem hohen Risiko für ein postoperatives RV-Versagen verbunden (AUC in der ROC-Kurven-Analyse von 0,68 im Vergleich zum Michigan-Score-AUC von 0,69). Die Kombination von Michigan-Score und RVEDD-LVEDD-Verhältnis führte zu einer weiteren Verbesserung der Diskriminationsfähigkeit (AUC von 0,74). Im Vergleich zur RV-Strain-Analyse ist die Interobserver-Variabilität gering. Insgesamt scheint das Verhältnis von RVEDD zu LVEDD ein geeigneter präoperativer Parameter zu sein.

Im Deutschen Herzzentrum Berlin wurde, basierend auf eigenen Untersuchungen (Kukucka et al. 2011a, b; Potapov et al. 2008b, 2011b) und mehreren anderen Studien (Baumwol et al. 2011, Piacentino et al. 2011), folgender Algorithmus für die präoperative Planung ausgearbeitet: Zunächst wird der Grad der TK-Insuffizienz geschätzt und ein struktureller Defekt durch transvalvuläre Sonden oder Chordaabriss ausgeschlossen. Bei Patienten mit funktioneller TK-Insuffizienz vom Grad 3+ wird, wenn möglich, zuerst eine Optimierung des Volumenstatus angestrebt und eine Therapie mit positiv-inotropen Substanzen begonnen. Nach einer Woche wird erneut eine Echokardiographie durchgeführt und bei nichterfolgter Besserung der Insuffizienz primär ein BiVAD implantiert. Bei Patienten mit TK-Insuffizienz <3 werden die geometrischen Verhältnisse des rechten Ventrikels beurteilt und ins Verhältnis zum pulmonalen Widerstand gesetzt. Dieser Algorithmus ist in ◘ Abb. 8.3 dargestellt.

Intraoperativ wird zusätzlich das RVEDD-LVEDD-Verhältnis mithilfe der TEE gemessen. Die Patienten werden nach beiden Messungen bezüglich des Risikos eines RV-Versagens in folgende 3 Gruppen unterteilt: niedriges, mittleres und hohes Risiko. Die aktuelle operative Planung wird in ◘ Tab. 8.1 vorgestellt.

In speziellen Fällen wie z. B. einer totalen Herzthrombose am ECMO, massiver Abstoßung, inoperablem Herztumor, massivem akuten Myokardinfarkt mit Ventrikelseptumdefekt (VSD) wird ein SynCardia temporary Total Artificial Heart implantiert.

### 8.1.3 Intraoperatives Auftreten und Therapie des Rechtsherzversagens

Die Beeinträchtigung der RV-Funktion kann durch eine perioperative Ischämie verursacht werden. Bei allen Patienten sollte nach Möglichkeit der Koronarstatus evaluiert werden. Bei signifikanten Stenosen der rechten Kranzarterie sollte eine präoperativ interventionelle oder intraoperativ eine chirurgische Revaskularisation durchgeführt werden (Potapov et al. 2001). Eine weitere Ursache der Ischämie kann eine Luftembolie sein, die sorgfältige Entlüftung des Systems vor Inbetriebnahme ist daher obligat. Wenn technisch möglich, sollten die Pumpe und der linke Ventrikel nach der Platzierung des Einflussstutzens noch vor dem Beenden der aortalen Anastomose für einige Sekunden zum Laufen gebracht und somit antegrad entlüftet werden.

◘ **Tab. 8.1** Operative Planung für VAD-Implantation aufgrund der präoperativen Risikoabschätzung für postoperatives rechtsventrikuläres Versagen

| Risiko | Keine Voroperation | Resternotomie |
|---|---|---|
| Niedrig | LVAD über MS | LVAD über MS oder LLT |
| Mittel | LVAD + temporärer RVAD | LVAD + temporärer RVAD (ggf. LLT) |
| Hoch | LVAD mit Option für 2. HVAD oder HeartMate 3™ als RVAD | |
| Biventrikuläres Versagen | Primär BiVAD | |

*BiVAD* „biventrikular assist device“, *HVAD* HeartWare HVAD®, *LLT* linkslaterale Thorakotomie, *LVAD* „left ventricular assist device“, *MS* mediane Sternotomie, *RVAD* „right ventricular assist device“.

Einen weiteren Risikofaktor stellt die suboptimale Kardioprotektion bei simultanen Eingriffen wie aortokoronarem Venenbypass (ACVB) oder Klappenoperationen dar. Bei Aortenklappeneingriffen (Insuffizienz oder mechanische Prothese) besteht bei Patienten mit INTERMACS-Level 1 und 2 das Risiko eines RV-Versagens (Dranishnikov et al. 2012). Bei diesen Patienten sollten Eingriffe mit Kardioplegie möglichst vermieden oder, falls dies nicht möglich ist, die Kardioplegiezeit so kurz wie möglich gehalten werden. Eine ACVB-Anlage sollte ohne Abklemmen durchgeführt werden. Bei Aortenklappeninsuffizienz könnte ein direkter Verschluss (McKellar et al. 2012, Parikh et al. 2013) oder ein transkutaner oder transapikaler Aortenklappenersatz in Erwägung gezogen werden (Baum et al. 2013, D'Ancona et al. 2012). Die Autoren des vorliegenden Beitrags empfehlen einen biologischen Aortenklappenersatz, um bei einem möglichen Pumpenstopp durch Thrombose oder Kabelbruch einen lebensrettenden eigenen Auswurf zu erlauben (Potapov et al. 2012, 2013; Stulak et al. 2013). Bei Patienten mit mechanischer Prothese in der Aortenposition könnte statt des Ersatzes durch eine biologische Prothese ein Patch-Verschluss (Adamson et al. 2011, Cohn et al. 2011, May-Newman et al. 2006) oder die Stilllegung der Klappe durchgeführt werden (Cohn u. Frazier 2011). Dieser Strategie folgend führen die Autoren in solchen Fällen einen direkten Klappe-in-Klappe-Ersatz in „transcatheter-aortic-valve-implantation" (TAVI-Prozedur) durch. Hierbei werden zuerst die Karbonanteile entfernt, um anschließend die TAVI-Klappe in dem verbleibenden Klappenanulus verankern zu können.

Die Behandlung der RV-Insuffizienz besteht in der temporären Entlastung des rechten Ventrikels.

Folgende Möglichkeiten stehen zur Verfügung (Hsu et al. 2012):

- Der Einsatz von Kreiselpumpen, die über mehrere Wochen und Monate ohne signifikante Hämolyse laufen können (Griffith et al. 2012, Stulak et al. 2011). Die Einflusskanüle wird meistens in den rechten Vorhof, seltener über die freie Wand des rechten Ventrikels implantiert. Eine periphere Kanülierung über die V. femoralis ist ebenfalls möglich, schränkt die Mobilisation des Patienten aber wesentlich ein. Um diese Problematik zu vermeiden, kann die Kanülierung primär oder sekundär über die rechte V. jugularis erfolgen. Die Ausflusskanüle wird direkt oder über einen Graft in die Pulmonalarterie eingebracht. In diesem Fall sollte auch die Kanülierung der V. femoralis benutzt werden, um bei der Explantation des RVAD eine Rethorakotomie zu vermeiden. Bei der linkslateralen LVAD-Implantation erfolgt die Kanülierung für das RVAD über die V. femoralis bzw. die rechte V. jugularis und die A. pulmonalis.
- TandemHeart®-Implantation mit einer zweilumigen Kanüle über die rechte V. jugularis. In diesem Fall erfolgt der Einfluss über den rechten Vorhof und die Ausflussspitze liegt in der Pulmonalarterie. Die Kanüle ist mit einer extrakorporalen Zentrifugalpumpe verbunden.
- Einsatz des RVAD-Modells Impella®, das perkutan über die rechte V. femoralis in den rechten Vorhof und dann in die A. pulmonalis eingeführt werden kann.
- Ein über die Leistengefäße implantiertes arteriovenöses ECLS.

Weitere Fragen beziehen sich auf die Notwendigkeit sowie den Kurz- und Langzeitnutzen einer Trikuspidalklappenrekonstruktion bei funktioneller Insuffizienz. Die Diskussion wird sehr kontrovers geführt, und bis heute gibt es keine einheitliche Meinung (Baumwol et al. 2011, Krishan et al. 2012, Maltais et al. 2012, Piacentino et al. 2011, Saeed et al. 2011). In vielen Studien werden nur kleine Kollektive analysiert, in einer wurden die Zahlen falsch berechnet und demnach die Ergebnisse falsch interpretiert (Maltais et al. 2012). In der frühen postoperativen Phase besteht kein Vorteil gegenüber einer BiVAD-Implantation (Potapov et al. 2011b). Weitere randomisierte multizentrische Studien sind erforderlich, um diese Fragestellungen zu klären. Aufgrund eigener Erfahrung und der anderer Einrichtungen (Saeed et al. 2011) kann eine schwere Trikuspidalklappeninsuffizienz, die nach Optimierung des Volumenstatus weiterhin besteht, als ein Zeichen einer schlechten RV-Funktion und des Aufbrauchens der funktionellen Reserven des rechten Ventrikels betrachtet werden. Bei Patienten mit Trikuspidalklappeninsuffizienz 3+ wird eine BiVAD-Implantation empfohlen. Das postoperative Überleben ist dabei vergleichbar mit dem der Patientengruppe, bei der bei Trikuspidalklappeninsuffizienz 3+ und intraoperativer Rekonstruktion eine LVAD-Implantation erfolgte (Potapov et al. 2011b).

In vielen Fällen bildet sich die TK-Insuffizienz nach der LVAD-Implantation zu einem gewissen Grad zurück (Morgan et al. 2013). In Grenzfällen der Trikuspidalklappeninsuffizienz (moderat bis schwer) hat sich im eigenen Zentrum die bikavale Kanülierung bewährt mit der Möglichkeit, nach dem HLM-Abgang bei weiterhin bestehender moderater Insuffizienz (Grad II–III) und einer Beeinträchtigung der RV-Funktion eine Rekonstruktion der Trikuspidalklappe durchzuführen (Hetzer et al. 2010). Bei weiterhin bestehender RV-Insuffizienz wird im nächsten Schritt ein temporärer RVAD in gleicher Sitzung implantiert.

Eine RVAD-Implantation bei RV-Dysfunktion sollte frühzeitig durchgeführt werden. Die sekundäre Implantation auf der Intensivstation ist mit einer schlechteren Prognose verbunden. Durch den frühzeitigen temporären RVAD-Einsatz kann eine BiVAD-Implantation in der Mehrheit der Fälle vermieden werden (Loforte et al. 2010, 2013). Der Einsatz eines temporären RVAD erfolgt in der Regel über einen Zeitraum von 1–3 Wochen. Falls nach 3–4 Wochen keine Erholung des rechten Ventrikels eingetreten ist, sollte über eine dauerhafte Lösung nachgedacht werden. In diesem Fall kommen miniaturisierte implantierbare Pumpen zum Einsatz (Krabatsch et al. 2011a, Stulak et al. 2011).

### 8.1.4 Postoperative Therapie der rechtsventrikulären Dysfunktion

Die sekundäre Erhöhung des pulmonalen Widerstands wird durch die Stimulation generalisierter Inflammationsreaktionen nach ECLS, Transfusion von Blut und Blutprodukten sowie die Antagonisierung von Heparin mithilfe von Protamin ausgelöst (Cave et al. 1993, Fratacci et al. 1991, Wan et al. 1997). Hyperkapnie, Acidose und arterielle Hypoxie führen zur Konstriktion der pulmonalen Gefäße und können sich so auf die RV-Pumpfunktion auswirken (Viitanen et al. 1990). Prinzipiell sind kausale Therapieansätze bei Rechtsherzdysfunktion und pulmonaler Hypertension anzustreben, z. B. Thrombolyse oder Thrombektomie bei Lungenembolie, Angioplastie oder Bypassoperation bei Rechtsherzinfarkt und Behandlung von Gasaustauschstörungen.

Morgan et al. (2013) untersuchten, welchen Effekt die Entlastung des linken Ventrikels mithilfe des kontinuierlichen LVAD-Flusses auf den rechten Ventrikel hat. Sechsmonatige LVAD-Unterstützung resultierte in einer Reduktion des mittleren pulmonalarteriellen Drucks von 35±10,7 auf 22,8±7,6 mmHg ($p<0{,}001$). Dies ist vornehmlich auf die Reduktion des postkapillären Widerstands zurückzuführen, da der durchschnittliche pulmonalkapilläre Verschlussdruck um 11 mmHg abnahm. Der TPG blieb mit 12 mmHg unverändert.

Darüber hinaus existieren verschiedene medikamentöse Optionen zur symptomatischen Therapie. Eine Vielzahl i.v.-applizierbarer Vasodilatatoren aus verschiedenen Substanzgruppen wird zur Senkung erhöhter pulmonalvaskulärer Widerstände eingesetzt. Dieser Therapieansatz ist jedoch durch eine Reihe dosisabhängiger kardiozirkulatorischer Nebenwirkungen limitiert. So weisen die systemischwirksamen Vasodilatanzien keine selektiv-pulmonalen Gefäßtonusveränderungen auf. Der folglich ebenso verminderte systemvaskuläre Widerstand mit Abfall des arteriellen Blutdrucks kann die Organperfusion kritisch verschlechtern. Es droht eine Beeinträchtigung des koronaren Perfusionsdrucks mit der Gefahr der kardialen Dekompensation. Die für eine pulmonalarterielle Drucksenkung erforderliche Dosierung der i.v.-Therapie kann deshalb oft nicht erreicht werden. Eine Beeinflussung der hypoxischen pulmonalen Vasokonstriktion erhöht den Rechts-Links-Shunt und beeinträchtigt so die arterielle Oxygenierung. Während sich i.v.-Vasodilatatoren wegen ihrer systemischen Nebenwirkungen nur begrenzt zur Therapie der pulmonalen Hypertension und RV-Dysfunktion eignen, stellt die möglichst selektive pulmonalarterielle Drucksenkung über die Inhalation der Vasodilatatoren ein alternatives Therapieprinzip zur weitgehenden Vermeidung dieses Nebenwirkungsprofils dar. Des Weiteren sind die Aufrechterhaltung eines altersabhängig adäquaten myokardialen Perfusionsdrucks und die Unterstützung der myokardialen Funktion durch Einsatz von positiv-inotropen Substanzen entscheidende Therapieziele. Die inhalative Applikation von Vasodilatatoren zur Senkung der RV-Nachlast, also Senkung des pulmonalarteriellen Drucks, steigert deren lokale Effektivität und minimiert so systemische Nebenwirkungen. Dies erfolgt am besten durch NO-Inhalation (iNO). Die Therapie mit iNO erfordert aber komplexe Applikations- sowie Messapparaturen, und in der klinischen Praxis ist die kontinuierliche iNO-Applikation an eine Respiratortherapie gebunden.

Wie oben beschrieben, kann die Entlastung des linken Ventrikels langfristig zu einer Reduktion der RV-Nachlast führen, in der Akutphase müssen bei grenzwertiger RV-Funktion und ausbleibender Senkung der pulmonalarteriellen Drücke durch LV-Entlastung potente Pharmaka mit einer kurzen Dauer bis zum Wirkeintritt eingesetzt werden.

In der klinischen Anwendung alternativer Pharmaka zur selektiven pulmonalen Vasodilatation haben inhalierbare Prostanoide die größte Bedeutung erlangt. Inhalativ werden Prostazyklin (Prostaglandin $I_2$, $PGI_2$) und Prostaglandin $E_1$ ($PGE_1$) zur Therapie des pulmonalen Hypertonus und zur Verringerung von Ventilation-/Perfusion-Störungen verabreicht. Ein möglicher Vorteil des stabileren $PGI_2$-Analogons Iloprost ist die diskontinuierliche, beatmungsunabhängige Anwendung. Alternativ zur inhalativen Applikation können insbesondere in der chronischen Behandlung Endothelinrezeptorantagonisten oder Phosphodiesterase(PDE)-5-Inhibitoren eingesetzt werden, die eine pulmonalvaskuläre Wirkung zeigen. Im Jahr 1999 wurde erstmals darauf hingewiesen, dass der PDE-5-Inhibitor Sildenaphil den pulmonalvaskulären Druck bei nur geringfügig beeinflusstem arteriellen Systemdruck senkt. Arbeiten belegen, dass Sildenaphil den erhöhten pulmonalarteriellen Blutdruck in einem Umfang reduziert, der dem Effekt von Prostaglandinen und iNO gleichwertig ist (Ghofrani et al. 2002). Die Gabe von Sildenaphil scheint die hämodynamischen Effekte von iNO bei pulmonaler Hypertonie zu augmentieren; dies stimmt mit dem Konzept überein, dass diese Substanzen unterschiedliche regulatorische Systeme des vaskulären Tonus aktivieren (Atz et al. 2002). Zudem kann diese Kombination die schrittweise Entwöhnung von iNO erleichtern und „Rebound"-Phänomene abmildern.

Prophylaxe und Therapie der Rechtsherzinsuffizienz nach der LVAD-Implantation basieren auf den folgenden Aspekten, die unten besprochen werden:

- Optimierung des Volumenstatus/der Vorlast,
- Steigerung der Kontraktilität,
- Senkung der Nachlast,
- Aufrechterhaltung des Perfusionsdrucks,
- Aufrechterhaltung atrioventrikulärer Synchronizität,
- frühzeitige RVAD-Implantation.

### Optimierung des Volumenstatus/der Vorlast

Folgende hämodynamische Zielmesswerte sind anzustreben: ZVD 10(−12) mmHg und „left atrial pressure" (LAP)/ „pulmonary capillary wedge pressure" (PCWP) 12(−15) mmHg; hierbei ist die Balance zwischen LAP (PCWP) und ZVD sehr wichtig.

- Die Volumenbelastung sollte unter strenger Beachtung der Vorlastparameter, kontrolliert durch Messung von ZVD und pulmonalarteriellen Drücken sowie des LA-Drucks, oder durch Echokardiographie erfolgen.
- Besondere Aufmerksamkeit erlangt die Infusionstherapie (Basisinfusion von Kristalloiden zum Ausgleich des Flüssigkeitsbedarfs oder Volumentherapie mit Kolloiden zum Ausgleich von Volumenmangel und zur Vorlastoptimierung). Eine Infusionstherapie sollte bedarfsorientiert und unter Berücksichtigung von Komorbiditäten unter strikter Beachtung von Dosislimitierungen erfolgen. Das Volumenmanagement ist als zentraler Baustein der Intensivbehandlung für den Krankheitsverlauf des Patienten von großer Bedeutung. Bei der Wahl des Volumenersatzes ist nicht nur die Normalisierung der Hypovolämie-bedingten hämodynamischen Veränderungen zu berücksichtigen: Nebenwirkungen auf den Säure-Basen-Haushalt, das Gerinnungssystem, die Nieren- und Leberfunktion sind für die Wahl des Volumenersatzmittels ebenso von Bedeutung. Die Autoren bevorzugen aktuell ein kristalloidbetontes Standardinfusionsregime. Vor allem zur Minimierung postoperativer renaler Komplikationen durch ein hyperonkotisch bedingtes Nierenversagen sollte der Einsatz von Hydroxyethylstärke (HAES) eingeschränkt bleiben (Rioux et al. 2009). Aus physiologischen Überlegungen ergibt sich die Notwendigkeit, balancierte

kolloidale und kristalloide Lösungen zu verwenden.
- Zusätzlich zur Volumentherapie erfolgt die Modulation des peripheren Gefäßwiderstands durch Nitroglyzerin oder Natriumnitroprussid, um die hämodynamischen Zielmesswerte dauerhaft zu erreichen.
- Bei erhöhter Vorlast durch Hypervolämie und unzureichender Diurese wird die Volumenoptimierung durch frühzeitige Hämofiltration oder Hämodialyse erreicht.

### Steigerung der Kontraktilität

Eine Steigerung der RV-Kontraktilität erfolgt durch balancierte und meistens kombinierte Anwendung von:
- β-Adrenozeptor-Agonisten: Adrenalin, Dobutamin,
- Phosphodiesterase-3-Inhibitoren: Milrinon, Enoximon,
- Kalzium-Sensitizer: Levosimendan.

### Senkung der rechtsventrikulären Nachlast durch Optimierung der Beatmung

Die kontrollierte Beatmung ist das zentrale Element zur Sicherstellung einer ausreichenden Oxygenierung und Kohlendioxidelimination mit minimalen ventilatorassoziierten Komplikationen. Regelhaft ist die Beatmungstherapie bis zur hämodynamischen Stabilisierung des Patienten. Die druckkontrollierte Ventilation ist der Standardmodus im frühpostoperativen Beatmungskonzept. Auf der Grundlage aktueller Diskussionen werden die Anwendungen niedriger Tidalvolumina und limitierter inspiratorischer Beatmungsdrücke als Teil eines lungenprotektiven Beatmungskonzepts empfohlen. Lungenprotektive Beatmung im ursprünglichen Zusammenhang wird aber bei dem klinischen Bild des akuten Lungenversagens verwendet. Die Frage, wie bei lungengesunden Patienten eine protektive Beatmung durchgeführt werden soll, ist nach wie vor nicht befriedigend beantwortet.

Bei Druck- und Volumenlimitierung ist insbesondere Aufmerksamkeit auf die möglichen Folgen von Hyperkapnie und Acidose auf den pulmonalvaskulären Widerstand, den renalen Blutfluss und die myokardiale Funktion zu richten. Die kontrollierte mechanische Beatmung wirkt biventrikulär vorlastsenkend und auf den linken Ventrikel auch nachlastsenkend. Die RV-Nachlast wird in Abhängigkeit von den pulmonalen Bedingungen in unterschiedlicher und oft nicht vorhersehbarer Weise beeinflusst. Als Ziele bei der Beatmung der Patienten nach der LVAD-Implantation werden angestrebt:
- adäquate Oxygenierung,
- Vermeidung einer Hyperkapnie,
- strikte Vermeidung einer Acidose,
- moderate Beatmungsdrücke.

Generell werden die frühestmögliche Beendigung der Analgosedierung und die Entwöhnung vom Respirator angestrebt. Ein frühzeitiges respiratorisches Weaning ist insbesondere nach LVAD-Implantation von herausragender Bedeutung, da eine Überdruckbeatmung zu einer erhöhten Nachlast für den rechten Ventrikel führt. Hier müssen die Vorteile einer Therapie mit iNO, welche eine Überdruckbeatmung voraussetzt, gegenüber dem Vorteil der reduzierten RV-Nachlast beim extubierten Patienten gegeneinander abgewogen werden. Beim extubierten Patienten kann als Alternative Iloprost (Ventavis) via Vernebler verabreicht werden. Die Kriterien für eine Extubation unterscheiden sich nicht von denen, die für Patienten nach anderen kardiochirurgischen Eingriffen gelten.

### Medikamentöse Senkung der rechtsventrikulären Nachlast

Intravenös verabreichte Vasodilatatoren wie Nitroglyzerin oder Natriumnitroprussid eignen sich wegen ihrer systemischen Nebenwirkungen nur begrenzt. Eine mehr selektive Wirkung entfaltet Iloprost oder Sildenaphil. Beide Medikamente können i. v. verabreicht werden. Ilomedin kann auch inhaliert werden. Sildenaphil als ein PDE-5-Inhibitor steigert das Herzzeitvolumen (HZV) durch eine balancierte pulmonale und systemische Vasodilation. Sildenaphil verstärkt und verlängert die hämodynamischen Effekte von iNO (Atz et al. 2002; Lepore et al. 2005). Über die Inhibition der $PDE_1$ und $PDE_3$ erfolgt eine direkte Verbesserung der RV-Funktion (Nagendran et al. 2007). Patienten mit erhöhtem Risiko für eine

RV-Dysfunktion nach LVAD-Implantation wird bereits intraoperativ iNO verabreicht. Bei weiterhin bestehender pulmonaler Hypertonie im postoperativen Verlauf wird die Wirkung von iNO durch zusätzliche p.o.-Gabe von Sildenaphil (wahlweise auch i. v.) sowie Iloprost-Inhalationen unterstützt.

Es exisitieren keine etablierten Algorithmen zur Entwöhnung von der iNO-Therapie. Die Autoren verfolgen derzeit folgendes iNO-Entwöhnungskonzept:

- Bei stabiler Hämodynamik und beidseits gleichbleibenden Fühlungsdrücken wird NO 6–8 h nach der Operation von 40 auf 20 ppm reduziert.
- Falls die Hämodynamik weiterhin stabil bleibt und die Fühlungsdrücke sich weiterhin konstant verhalten, erfolgt die Reduktion auf 10 ppm in der nächsten Stunde.
- Bleibt die hämodynamische Situation weiterhin stabil, wird iNO um 2 ppm/h reduziert.

Wie auch bei anderen kardiochirurgischen Patienten, kann es während der Reduktion der letzten 1–2 ppm zu einem Rebound-Phänomen und einer pulmonalhypertonen Krise kommen. In diesem Fall sollte iNO wieder verabreicht und die Entwöhnung durch p.o.-Gabe von Sildenaphil (bis 3-mal 40 mg) oder inhalatives Iloprost unterstützt werden.

Bei Patienten mit weiterhin bestehender pulmonaler Hypertonie oder Zeichen einer RV-Dysfunktion wird Sildenaphil in absteigender p.o.-Dosierung über Monate nach LVAD-Implantation verabreicht. Die Dosisreduktion erfolgt unter echokardiographischer Kontrolle über einige Wochen.

### Behandlungsstrategie bei pulmonaler Hypertonie und Rechtsherzdysfunktion nach LVAD-Implantation (Adaptiert nach Boeken et al. 2012)

- Diagnosestellung/Verlaufskontrolle der pulmonalen Hypertonie und Rechtsherzdysfunktion mithilfe eines Pulmonaliskatheters (zentraler Venendruck [ZVD], „mean pulmonary artery pressure“ [MPAP], „pulmonary capillary wedge pressure“ [PCWP], Herzzeitvolumen [HZV], venöse Sauerstoffsätigung [$SvO_2$]) und transösophagealer Echokardiographie
- Verzicht auf Substanzen, die potenziell den pulmonalvaskulären Widerstand erhöhen (Ketamin, Histamin-freisetzende Muskelrelaxanzien [Mivacurium, Atracurium])
- Sicherstellung einer ausreichenden Oxygenierung (arterieller Sauerstoffpartialdruck [$paO_2$] 80 mmHg) durch Erhöhung der inspiratorischen Sauerstofffraktion ($FiO_2$)
- Behutsames Rekrutieren nichtventilierter Lungenbezirke, Anwendung eines moderaten Niveaus des positiven endexspiratorischen Drucks („positive end-expiratory pressure“ [PEEP] <10 mbar), Vermeidung hoher Spitzendrücke bei der Beatmung (Spitzendruck [„peak inspiratory pressure“, PIP, <35 mbar])
- Vermeidung einer respiratorischen Acidose, moderate Hyperventilation (Kohlendioxidpartialdruck [$pCO_2$] (30–)35 mmHg)
- Ausgleich einer bestehenden metabolischen Acidose/Alkalisierung mit Natriumbikarbonat
- Vorsichtige Volumentherapie unter strenger Kontrolle der Vorlastparameter/Optimieren der kardialen Füllungsdrücke (ZVD 10(–12) mmHg, PCWP 12(–15) mmHg) und frühzeitiger Einsatz von Nierenersatzverfahren zur Kontrolle der Volumensituation
- Einsatz von i. v. verabreichten Vasodilatatoren (Nitroglyzerin, Natriumnitroprussid, Prostazyklinanalogon Iloprost [Ilomedin®] mit Startdosis 2 ng/kgKG/min)
- Differenzierte Katecholamintherapie (bei RV-Dysfunktion und pulmonaler Hypertonie soll die Kontraktilität durch Dobutamin oder Adrenalin gesteigert werden, um einen ausreichenden Systemdruck und die Myokardperfusion zu sichern)
- Infusion von Inodilatatoren wie Phosphodiesterase-3-Inhibitoren, Kalzium-Sensitizer Levosimendan evtl. in Kombination mit Noradrenalin oder Vasopressin zur Aufrechterhaltung des rechtskoronaren Perfusionsdrucks
- Pharmakotherapie per Inhalation: Stickstoffmonoxid 10–40 ppm, Prostazyklin($PGI_2$)-Analogon Iloprost (Ventavis®) 4- bis 6-mal 5–10 µg
- Beginn einer iNO-Therapie bei pulmonalarterieller Hypertension und evidenter Rechtsherzdysfunktion bereits vor dem Abgang von der extrakorporalen Zirkulation

- Intraindividuelle iNO-Dosistitration für optimalen Therapieeffekt bei minimaler Dosis (Titrationsschritte: 5, 10, 20, 30, 40 ppm NO)
- Frühzeitige Kombination von iNO mit Phosphodiesterase-5-Inhibitor (Sildenaphil [Revatio®] 3-mal 20 mg p. o.] zur Augmentation hämodynamischer Effekte und Vermeidung von Rebound-Phänomenen
- Aufrechterhaltung atrioventrikulärer Synchronizität, medikamentös oder durch Kardioversion
- Aufrechterhaltung des Perfusionsdrucks mithilfe einer Arginin-Vasopressin-Infusion
- Frühzeitige Implantation eines „right ventricular assist device"

#### Aufrechterhaltung des Perfusionsdrucks

Die ergänzende Infusion von Arginin-Vasopressin (AVP) kann eine sinnvolle Alternative zur Behandlung von Patienten mit RV-Funktion darstellen („low dose": 1–3 IE/h). Die AVP-induzierte Senkung von Herzfrequenz und pulmonalarteriellem Druck könnte bei Patienten mit gestörter RV-Funktion vorteilhaft sein (Leather et al. 2002). Allerdings liegen nur tierexperimentelle Daten vor, so dass weitere Studien zum Vergleich von Vasopressoren auf die Lungenstrombahn nötig sind.

#### Aufrechterhaltung atrioventrikulärer Synchronizität

Der Beitrag des rechten Vorhofs zu RV-Kontraktion ist sehr wichtig. Bei Patienten mit präoperativ bestehendem Sinusrhythmus sollte postoperativ ein Sinusrhythmus angestrebt werden. Unmittelbar postoperativ ist eine Kardioversion Mittel der Wahl. Tritt das Vorhofflimmern später auf und wird die Hämodynamik dabei nicht wesentlich beeinträchtigt, ist eine aggressive medikamentöse Therapie mit nicht-negativ-inotrop wirkenden Präparaten innerhalb von 4–6 h vertretbar. Bei Misserfolg sollte eine Kardioversion durchgeführt werden.

Eine Kammertachykardie oder ein Kammerflimmern sollte umgehend durch Kardioversion bzw. Defibrillation behandelt werden.

#### Frühzeitige Implantation des RVAD

Wenn trotz adäquater Therapie der RV-Dysfunktion keine Verbesserung der Situation innerhalb von 2–3 h zu verzeichnen ist und weiterhin hämodynamische (ZVD >15 mmHg bei LAP <10 mmHg, MAD <55 mmHg, „cardiac index" [CI] <2,2 l/min/m$^2$ trotz Steigerung der inotropen Unterstützung), metabolische (Acidose, Anstieg der Schockparameter, Oligurie) und echokardiographische Zeichen (Ballonierung des rechten Ventrikels, Septum-Shift nach links, Zunahme der TK-Insuffizienz) eines RV-Versagens bestehen, sollte der temporäre Einsatz einer mechanischen RV-Unterstützung in Erwägung gezogen werden. Hierbei erscheint die frühzeitige im Vergleich zur zweizeitigen Implantation vorteilhafter (Loforte et al. 2013).

### 8.1.5 Weaning vom RVAD

Die Implantation eines temporären RVAD birgt im selben Moment die Frage der Explantation.

Die heute für diesen Einsatz verfügbaren Systeme sind nur für Tage (beispielsweise Impella®-RVAD) oder Wochen (TandemHeart™) zugelassen. Es existiert aktuell kein etablierter und in prospektiven randomisierten Studien untersuchter Algorithmus zur Entwöhnung von einem temporären RVAD. Die Autoren gehen nach folgendem RVAD-Entwöhnungskonzept vor (◘ Abb. 8.5): Der Patient wird über 7 Tage mithilfe eines an den körperlichen Bedarf angepassten LVAD- und RVAD-Flusses unterstützt. Liegen Katecholaminfreiheit, Euvolämie, ein stabiler kardialer Rhythmus und ein ausreichender Cardiac Index vor, beginnt die Flussreduktion am RVAD. Zu Beginn der Entwöhnung findet eine echokardiographische Untersuchung statt, die insbesondere das Vorhandensein und die Graduierung einer Trikuspidalklappeninsuffizienz, die geometrischen Verhältnisse und die Funktion des rechten Ventrikels sowie die Lage des Septums untersucht.

Ein Perikarderguss sollte ausgeschlossen sein.

Anschließend wird auf der Intensivstation täglich der RVAD-Fluss um 0,5 l/min reduziert, bis ein RVAD-Fluss von 2 l/min erreicht ist. Eine Reduktion findet nur dann statt, wenn LVAD-Fluss, MAD und ZVD konstant bleiben bzw. definierte Zielwerte dauerhaft nicht über- oder unterschreiten. Führt ein Fluss von 2 l/min zu einer stabilen hämodynamischen

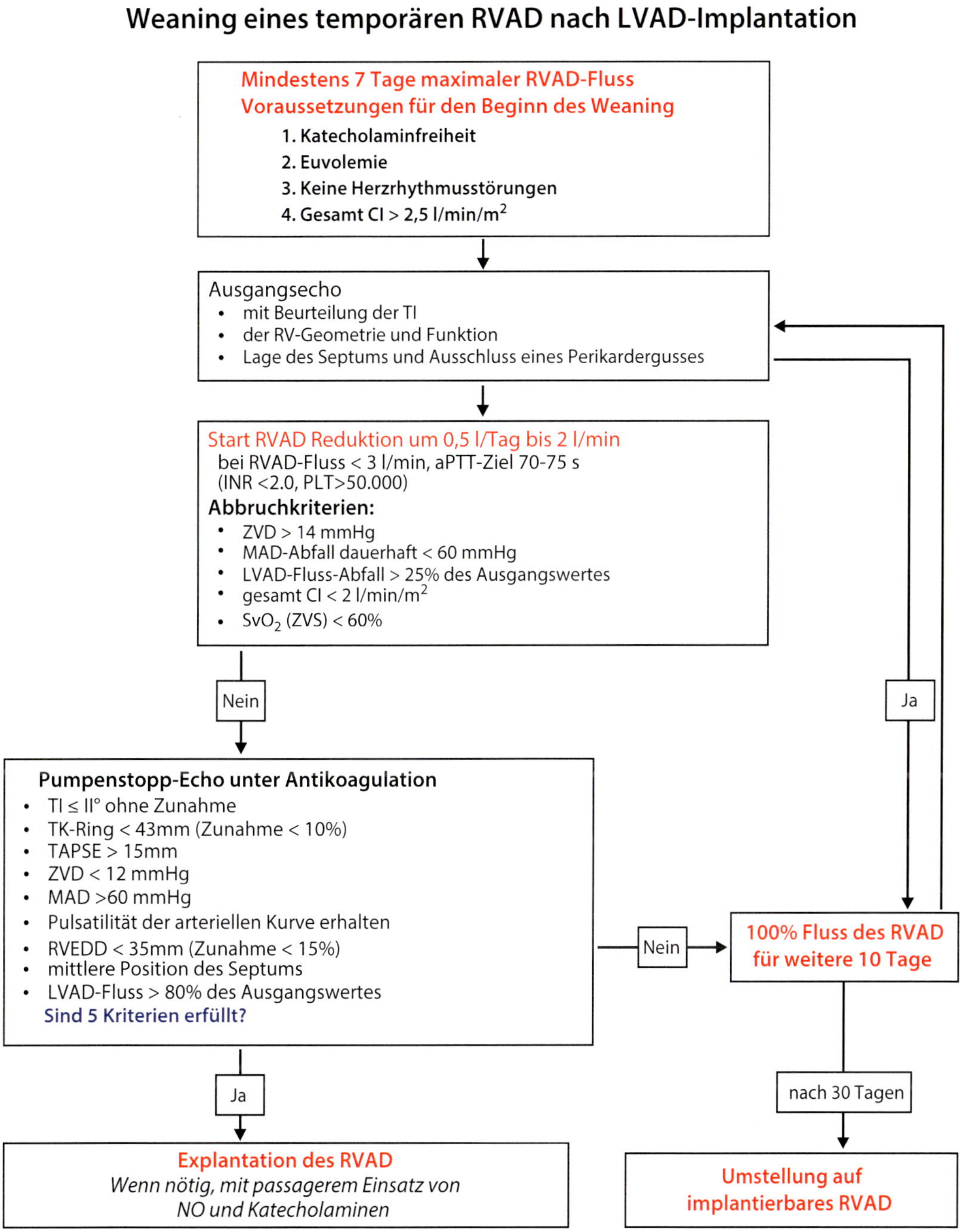

Weaning eines temporären RVAD nach LVAD-Implantation
Mindestens 7 Tage maximaler RVAD-Fluss
Voraussetzungen für den Beginn des Weaning
1. Katecholaminfreiheit
2. Euvolemie
3. Keine Herzrhythmusstörungen
4. Gesamt CI > 2,5 l/min/m²
Ausgangsecho
• mit Beurteilung der TI
• der RV-Geometrie und Funktion
• Lage des Septums und Ausschluss eines Perikardergusses
Start RVAD Reduktion um 0,5 l/Tag bis 2 l/min
bei RVAD-Fluss < 3 l/min, aPTT-Ziel 70-75 s
(INR <2.0, PLT>50.000)
Abbruchkriterien:
• ZVD > 14 mmHg
• MAD-Abfall dauerhaft < 60 mmHg
• LVAD-Fluss-Abfall > 25% des Ausgangswertes
• gesamt CI < 2 l/min/m²
• SvO2 (ZVS) < 60%
Nein
Ja
Pumpenstopp-Echo unter Antikoagulation
• TI ≤ II° ohne Zunahme
• TK-Ring < 43mm (Zunahme < 10%)
• TAPSE > 15mm
• ZVD < 12 mmHg
• MAD >60 mmHg
• Pulsatilität der arteriellen Kurve erhalten
• RVEDD < 35mm (Zunahme < 15%)
• mittlere Position des Septums
• LVAD-Fluss > 80% des Ausgangswertes
Sind 5 Kriterien erfüllt?
Nein
100% Fluss des RVAD für weitere 10 Tage
Ja
nach 30 Tagen
Explantation des RVAD
Wenn nötig, mit passagerem Einsatz von NO und Katecholaminen
Umstellung auf implantierbares RVAD


**Abb. 8.5** RVAD-Weaning-Konzept. (*aPTT* „activated partial thromboplastin time", *CI* „cardiac index", *INR* International Normalized Ratio, *LVAD* „left ventricular assist device", *MAD* mittlerer arterieller Blutdruck, *RV* rechtsventrikulär, *RVAD* „right ventricular assist device", *RVEDD* „right ventricular end-diastolic dimension", $S_vO_2$ venöse Sauerstoffsättigung, *TAPSE* „tricuspid annular plane systolic excursion", *TI* Trikuspidalklappeninsuffizienz, *TK* Trikuspidalklappe, *ZVD* zentraler Venendruck, *ZVS* zentralvenöse Sättigung)

Situation, schließt sich ein Pumpenstopp unter echokardiographischer Kontrolle und suffizienter Antikoagulation an. Beträgt während des RVAD-Pumpenstopps der ZVD <12 mmHg und der LVAD-Fluss >80 % des Ausgangswerts, liegt das Septum mittig und die arterielle Druckkurve pulsatil, so kann das RVAD explantiert werden. Weitere echokardiographische Zielwerte während des Pumpenstopps sind eine Trikuspidalklappeninsuffizienz ≤2, ein Trikuspidalklappen-Ring-Diameter <43 mm (bzw. Zunahme um <10 %), TAPSE >15 mm und/oder ein RVEDD <35 mm (bzw. Zunahme <15 %).

Wenn bei der Ausgangsechokardiographie eine höhergradige TK-Insuffizienz, eine schlechte RV-Funktion und -Geometrie und ein Septum-Shift nach links festgestellt werden, wird der RVAD-Fluss wieder auf den Ausgangswert erhöht und das RVAD für weitere 10 Tage (insgesamt 17 Tage) belassen. Hiernach wird erneut die Ausgangsechokardiographie durchgeführt. Sind nun die Voraussetzungen für ein RVAD-Weaning gegeben, wird, wie beschrieben vorgegangen. Ist nach insgesamt 30 Tagen der Unterstützung mithilfe eines temporären RVAD eine Entwöhnung weiterhin nicht möglich, wird ein dauerhaftes RVAD implantiert. Alle heute für einen langzeitigen Einsatz zugelassenen Systeme sind parakorporal und bieten eine deutlich eingeschränkte Lebensqualität. Eine Pumpe zur Langzeitunterstützung mit kontinuierlichem Blutfluss, wie z. B. das HeartWare Ventricular Assist Device® zur Rechtsherzunterstützung, würde dem Patienten im Vergleich zur herkömmlichen pulsatilen BiVAD-Unterstützung eine wesentlich höhere Lebensqualität bieten (Krabatsch et al. 2011b). Allerdings hat das HeartWare HVAD® für die Unterstützung des rechten Ventrikels keine Zulassung. In einer Arbeit an 46 Patienten mit temporärem RVAD konnten ca. 65 % der Patienten vom RVAD entwöhnt werden (Loforte et al. 2010). In einer weiteren Analyse von 45 LVAD-Patienten mit temporärem RVAD war die 6-Monate-Sterblichkeit mit 53 % im Vergleich zu Patienten mit alleiniger LVAD-Unterstützung (25 %) mehr als doppelt so hoch (Aissaoui et al. 2013). Das Erforschen von Biomarkern und Prädiktoren eines post LVAD-Implantation auftretenden RV-Versagens sowie das Erforschen von Biomarkern und Prädiktoren eines erfolgreichen Weanings vom temporären RVAD sind daher von immenser Bedeutung. Hierfür würde sich ein multizentrischer Ansatz aufgrund der relativ geringen Fallzahlen pro Zentrum eignen.

### 8.1.6 Spätdysfunktion des rechten Ventrikels

Ein weiteres, bisher wenig beachtetes Problem ist die sich spät entwickelnde RV-Dysfunktion.

Dabei treten allmählich die Symptome einer Herzinsuffizienz mit Zeichen einer venösen Stauung auf. Die Diagnose wird klinisch und durch Echokardiographie gestellt; hierbei muss die Aufmerksamkeit auf die Trikuspidalklappe und die geometrischen Befunde des rechten Ventrikels gerichtet werden. Eine Zunahme der Trikuspidalklappeninsuffizienz und des RV-Diameters bei adäquater diuretischer Therapie sprechen für die RV-Dysfunktion. Die Inzidenz ist noch unklar, aktuell bestehen die Maßnahmen in einer Steigerung der diuretischen Therapie, ggf. einer intermittierenden Dialyse und einer chronischen Dobutamin-Applikation über eine Pumpe. Ebenfalls möglich ist der Einsatz eines LVAD vom Typ HeartWare® HVAD oder HeartMate III™ mithilfe der medianen Sternotomie, wobei die Pumpe an den rechten Vorhof oder Ventrikel und an den Stamm der Pulmonalarterie angeschlossen wird (Cave et al. 1993, Puwanant et al. 2008). Die Implantation kann auch über eine rechtslaterale Thorakotomie im 4. ICR unter laufendem temporären RVAD erfolgen. Hierbei wird das rechte Atrium von Adhäsionen gelöst und der Fixationsring unter Echokontrolle an der Wand des rechten Atriums fixiert. Um den Anteil der Einflusskanüle auf 2–3 mm zu reduzieren, wird der Fixationsring des HeartMate III mit 5 Lagen Polytetrafluorethylenfilz verstärkt. Hiernach wird das temporäre RVAD kurz angehalten, die über eine Gefäßprothese an der A. pulmonalis implantierte Ausflusskanüle entfernt und die Gefäßprothese gekürzt. Dann wird die Kanüle erneut inseriert. Danach kann das RVAD wieder eingeschaltet werden, und eine stabile Hämodynamik ist wieder gewährleistet. Mittels eines möglichst proximal und distal entlang der Kanüle fixierten „Snugger" erreicht man einen ca 4 cm langen, blutleeren Bereich entlang der Gefäßprothese, der eine End-zu-Seit-Anastomose der Gefäßprothese mit dem Ausflussgraft des LVAD erlaubt. Nach retrogradem Auswaschen und

Starten des permanenten RVAD kann die Kanüle des temporären RVAD unter Zuziehen des proximalen Snuggers sicher entfernt werden. Bisher gibt es für die Implantation von zwei Assist Devices zur biventrikulären Unterstützung keine Zulassung. Es ist aber zu erwarten, dass mit zunehmender Zahl der Langzeitpatienten diese Fragestellung weltweit zunehmende Bedeutung erhalten wird.

### 8.1.7 Fazit für die Praxis

- Während vor der LVAD-Implantation die LV-Funktion im Fokus steht, ist es nach Implantation die rechtsventrikuläre Funktion.
- Bei Patienten im kardiogenen Schock mit Multiorganversagen sollte die Implantation eines BiVAD oder eines venoarteriellen ECMO-Systems durchgeführt werden.
- Die Vorhersage der RV-Dysfunktion mithilfe derzeitiger Risiko-Scores ist schwierig und hat in der Praxis kaum Bedeutung.
- Die Inzidenz beträgt etwa 10 %, die Mortalität ist hoch.
- Die beste, aber auch schwierigste Therapie des Rechtsherzversagens ist, es zu vermeiden.
- Die RVEDD-LVEDD-Ratio ist ein geeigneter, einfach zu erhebender Parameter mit geringer Interobser-Variabilität zur Vorhersage des post LVAD-Implantation auftretenden Rechtsherzversagens.
- Bei Patienten mit einer unter Therapie mit positiv-inotropen Substanzen persistierenden schweren Trikuspidalklappeninsuffizienz wird die BiVAD-Implantation empfohlen.

## 8.2 Gerinnungsmanagement bei VAD- und TAH-Patienten

*M. Morshuis, J. Gummert, U. Schulz, C. Özpeker, A. Koster*

### 8.2.1 Grundlegendes

Bei Patienten mit einem VAD/TAH erfolgt eine Gerinnungsaktivierung vor allem an den „nichtendothelialen" Oberflächen der Systeme. Zudem finden sich am Ventrikel akinetische Zonen mit vermindertem Blutstrom – besonders im Bereich der Inflow-Kanüle –, die eine Entstehung von Thromben begünstigen.

Neuere Daten deuten darauf hin, dass bei VAD/TAH-Patienten parallel zu dieser Thrombogenität vor allem Veränderungen des Profils des Blutstroms zur Ausbildung einer hämophilen Komponente im Sinne eines erworbenen v.-Willebrand-Jürgens-Syndroms führen können.

Ziel einer Therapie mit Antikoagulanzien bei VAD/TAH-Patienten ist es, angesichts dieser komplexen Veränderungen zum einen eine ausreichende Hemmung des Gerinnungssystems zu erzielen, um thromboembolische Komplikationen zu verhindern, zum anderen aber Blutungskomplikationen zu vermeiden.

Die Entwicklung eines „universellen" Standards für die Antikoagulation bei Patienten mit VAD/TAH ist schwierig, da die Systeme hinsichtlich der Flow-Eigenschaften und Fremdoberflächentextur unterschiedlich sind und zudem die Patientenpopulation sehr heterogen ist. Die Empfehlungen der Hersteller basieren häufig auf geringen Fallzahlen und sind oft nicht eindeutig (▣ Tab. 8.2).

Groß angelegte Studien im Bereich der perkutanen Koronarinterventionen zeigen eine große individuelle Variabilität hinsichtlich der Reaktion der Patienten auf die gerinnungshemmende Therapie, insbesondere auf die Thrombozytenaggregationshemmer Aspirin und Clopidogrel.

Da die Koagulationskaskade Teil der inflammatorischen Reaktion ist, hat eine Infektion starke Auswirkungen auf das Gerinnungssystem und den Effekt der medikamentösen Antikoagulation. Ein bereits medikamentös adäquat eingestellter Patient kann unter den Bedingungen einer Infektion „entgleisen" und sowohl Blutungskomplikationen als auch thromboembolische Komplikationen entwickeln.

Aufgrund dieser Überlegungen ist es fraglich, ob die Etablierung eines universellen Standard(antikoagulations)-Protokolls für verschiedene Systeme überhaupt möglich ist oder ob vielmehr eine individualisierte Antikoagulation, die über die Resultate differenzierter Labortests gesteuert wird, vorzuziehen ist.

Unabhängig davon erscheint es sinnvoll Patienten, in kurzfristigen Abständen hinsichtlich des

**Tab. 8.2** Herstellerangaben zur Antikoagulation für selektierte Systeme

| Device | Coumadin® | Thrombozytenaggregationshemmer | Fakultative Therapie |
|---|---|---|---|
| SynCardia temporary Total Artificial Heart | Abhängig vom TEG | Aspirin 40–80 mg | Dypiridamol 75–100 mg |
| Thoratec PVAD | INR 2,5–3,5 | Aspirin | Dypiridamol |
| DuraHeart™ LVAS | INR 2,5–3,5 | Aspirin (niedrig dosiert) | |
| HeartWare HVAD® | INR 2–3 | Aspirin 80 mg/geändert in 375 mg | Dypiridamol, Clopidrogel |
| HeartMate II™ | INR 2,0–3,0 | Aspirin 80–100 mg<br>Dipyridamol 75 mg | |
| Berlin Heart EXCOR® | INR 2,8–3,5 | Aspirin 50 mg | Dypiridamol, Clopidrogel |
| Berlin Heart INCOR® | INR 2,5–3 | Aspirin 75–500 mg | Dypiridamol, Clopidrogel |

*TEG* Thrombelastographie.

Effekts der Medikamente zu testen, um akuten Veränderungen in der Wirkung der Therapie Rechnung zu tragen.

Die nachfolgenden Abschnitte stellen vor allem problematische Aspekte der etablierten Antikoagulationsstrategien dar. Das Ziel ist es, den Leser hinsichtlich der komplexen Veränderungen des Gerinnungssystems bei VAD/TAH-Patienten zu sensibilisieren und auf Probleme der etablierten Antikoagulationsstrategien hinzuweisen.

Das HeartMate-II-System als Prototyp moderner Laminar-Flow-Systeme wird in diesem Zusammenhang ausführlicher diskutiert, da im Rahmen der multizentrischen FDA-Zulassungsstudie größere Patientenzahlen mit einem standardisierten Antikoagulationsprotokoll behandelt worden sind. Somit steht für dieses System ein valider Datensatz zur Verfügung, der sowohl Einblicke in die Effektivität von Antikoagulations-Protokollen als auch in Komplikationen gibt.

## 8.2.2 Heparine

Nachdem der Patient postoperativ auf der Intensivstation angekommen ist, erfolgt eine genaue Überwachung der Drainagemenge bzw. Blutungssituation. Wenn die Drainagemenge <50 ml/h beträgt, wird in der Regel eine Therapie mit unfraktioniertem Heparin (UFH) begonnen, bis eine PTT von 40–50 s erreicht ist.

In einer Single-Center-Studie mit 78 Patienten wurde postoperativ ein niedermolekulares Heparin (LMWH) verwendet und über die Anti-Faktor-Xa-Aktivität im Plasma (0,2–0,4 IU/ml) überwacht. Es wurden 4 (3 Patienten) ischämische Schlaganfälle und 6 Blutungskomplikationen (5 Patienten) beobachtet (Sandner et al. 2014).

### Heparinresistenz

UFHs und LMWHs entfalteten ihre Wirkung durch die Stimulation der Aktivität von Antithrombin. Wenn die Antithrombinkonzentration zu niedrig ist, kann der erwartete Effekt einer Heparintherapie auf die Parameter der funktionellen Labortests wie ACT oder aPTT ausbleiben, bzw. es können weitaus höhere Dosierungen notwendig werden, um einen entsprechenden therapeutischen Effekt zu erzielen. Ein längere Heparintherapie (3–5 Tage) erhöht aufgrund des gesteigerten Antithrombinverbrauchs das Risiko für eine derartige „Heparinresistenz". Eine Substitution des Antithrombins auf Plasmaspiegelwerte >70 % ist eine therapeutische Option (Spiess 2008). Bei Verwendung von chromogenen Anti-Faktor-Xa-Tests zur Überwachung der Heparintherapie ist zu beachten, dass einigen Tests in vitro Antithrombin zugesetzt wird. Demensprechend kann der

Zielspiegel zwar in vitro erreicht sein, in vivo aber wird aufgrund eines Antithrombinmangels kein hinreichend gerinnungshemmender Effekt erzielt (Wool 2013). Neben dem kritisch erniedrigten Antithrombinspiegel sind eine ausgeprägte Thrombozytose bzw. Hyperfibrinogenämie weitere Risikofaktoren für eine Heparinresistenz (Wool 2013).

## Heparin-induzierte Thrombozytopenie

Ein Risiko der Therapie mit Heparinen ist die Entwicklung einer Heparin-induzierten Thrombozytopenie (HIT). Die Komplexbildung von Heparin und Plättchenfaktor 4 (PF4) kann eine Bildung von Antikörpern zur Folge haben. Der Antigen-Antikörper-Komplex bindet an den Thrombozyten-FC-Rezeptor und aktiviert die Thrombozyten. Diese Aktivierung hat zur Konsequenz, dass Mikropartikel freigesetzt werden und massiv Thrombin generiert/aktiviert wird. Thromboembolische Komplikationen sind eine mögliche Folge (Greinacher 2015, Otis u. Zender 2010).

Eine HIT entsteht typischerweise zwischen Tag 4 und Tag 14 der Heparintherapie. Die Antikörper persistieren in der Regel ca. 40–100 Tage. Im Falle einer Reexposition können sich innerhalb weniger Tage neue Antikörper bilden.

Ein Verdacht auf HIT liegt vor, wenn die Zahl der Thrombozyten schnell auf 50 % des Ausgangswerts sinkt oder der Wert in der postoperativen Phase niedrig bleibt. Die HIT-Verdachtsdiagnose wird anhand klinischer Parameter (4T-Score) gestellt und durch Labortests bestätigt (Greinacher 2015). Verwendung finden ELISA-Tests, die PF4-Antikörper nachweisen, oder Funktionstests, die die Thrombozytenaktivierung im Patientenserum in Kombination mit Heparin und gewaschenen Spenderthrombozyten nachweisen können (Pouplard et al. 2007). ELISA-Tests sind sehr sensitiv. Durch die Verwendung von IgG-spezifischen ELISA-Tests (nur IgG-Antikörper führen zu einer HIT) wird die Sensitivität deutlich verbessert. Funktionstests sind sehr spezifisch, aber weniger sensitiv. Da sie mit einem hohen Aufwand verbunden sind, werden sie in wenigen Speziallaboren durchgeführt.

Eine HIT kann nach herzchirurgischen Eingriffen bei Verwendung von UFH bei 1–2 % der Patienten und bei Verwendung von LMWH bei ca. 0,5 % der Patienten festgestellt werden. Schwerwiegende Folgen einer HIT sind thromboembolische Ereignisse und/oder das Versagen einzelner Organsysteme bis hin zum Multiorganversagen. Die Mortalität dieser Komplikationen ist hoch.

Zwei groß angelegte Studien untersuchten die Inzidenz sowie die Folge einer HIT bei Patienten mit Unterstützungssystemen (Koster et al. 2007, Schenk et al. 2006). In beiden Studien betrug die HIT-Inzidenz ca. 10 %. Schenk et al. konnten einen signifikanten Anstieg der Thromboembolierate nachweisen, Koster et al. zeigten die Langzeitfolgen für die Patienten auf.

Wenn der Verdacht auf eine HIT besteht bzw. wenn die Diagnose feststeht, muss Heparin sofort abgesetzt und eine gerinnungshemmende Therapie mit einem alternativen Medikament etabliert werden. Alternativen sind die direkten Thrombininhibitoren (DTI) Argatroban und Bivalirudin (O'Brien u. Mureebe 2012, Warkentin et al. 2008) (◘ Tab. 8.3). Die meisten Erfahrungen im Rahmen einer Thromboseprophylaxe/-Therapie bei HIT-Patienten miit

◘ **Tab. 8.3** Intravenöse direkte Thrombininhibitoren

| | Art der Anwendung | Substanz | HWZ [min] | Eliminierung | Monitoring | Anfangsdosierung | Antidot |
|---|---|---|---|---|---|---|---|
| Argatroban | i. v. | Argininderivat | 40 | Hepatisch | aPTT | 0,2–0,5 µg/kg/min | Nein |
| Bivalirudin | i. v. | Peptid | 25 | Enzymatisch: 80 %<br>Renal: 20 % | aPTT | 0,1–0,05 mg/kg/min | Nein<br>Ggf. RRT |

*HWZ* Halbwertszeit, RRT „renal replacement therapy".

VAD-System wurden bislang mit Argatoban gesammelt (Pappalardo et al. 2012, Samuels et al. 2008). Die Ergebnisse zeigen, dass Argatroban auch bei diesen Hochrisikopatienten sicher eingesetzt werden kann.

Die direkten Thrombininhibitoren zeigen eine Interaktion mit dem INR. Nach Ansetzen einer Therapie mit Coumadin soll die DTI-Therapie 4–5 Tage weitergeführt werden. Der INR sollte an 2 aufeinanderfolgenden Tagen >4 sein, dann können die direkten Thrombininhibitoren ausgeschlichen oder abgesetzt werden (Alatari et al. 2012).

### 8.2.3 Coumadin®-Therapie ohne Überlappung mit Heparinen

Normalerweise wird eine Therapie mit Vitamin-K-Antagonisten (VKA) überlappend zu einer Therapie mit Heparinen (bzw. Argatroban) initiiert. Slaughter et al. (2010) berichten über 122 Patienten mit einem HeartMate-II-LVAD, die postoperativ direkt mit einem VKA versorgt wurden, ohne dass vorher eine überlappende Therapie mit Heparin erfolgte. Im Vergleich zu den mit Heparin versorgten Patienten war die transfusionspflichtige Blutungsrate signifikant niedriger. Die Thromboembolierate war nicht erhöht. Diese Strategie scheint eine attraktive Option in Hinblick auf die Vermeidung von Komplikationen einer Heparintherapie (z. B. Heparinresistenz oder HIT) zu sein, birgt jedoch (zumindest theoretisch) das Risiko einer Coumadin-induzierten Hautnekrose.

Coumadin verhindert die Carboxylierung der Vitamin-K-abhängigen Gerinnungsfaktoren (Faktor II, VII, IX, X) und ebenso die Carboxylierung der antikoagulativen Faktoren Protein S und Protein C. Die Halbwertszeit von Faktor VII, Protein S und Protein C ist kürzer als die der anderen Gerinnungsfaktoren. Die Folge ist ein hoher INR-Wert durch eine Reduktion von Faktor VII, aber ein hyperkoagulativer Status aufgrund niedriger Konzentration von Protein C/S ohne Reduktion der prothrombotischen Faktoren II und X. Bei Patienten mit einem Protein-C/S-Mangel oder einer Faktor-V-Leiden-Mutation könnte diese prothombotische Konstellation in der frühen Phase (Tag 3–4) der VKA-Therapie zur Thrombose in den Hautkapillaren mit entsprechenden Hautnekrosen führen. Die Inzidenz ist jedoch niedrig (0,01–0,1 %) und zeigt einen Zusammenhang mit hohen Anfangsdosen. Eine weitere Risikogruppe bilden die HIT-Patienten mit hoher Thrombinkonzentration, die zu früh (vor Normalisierung der Thrombozytenzahl) auf VKA wechseln (Chan et al. 2000).

Ein Screening für niedrige Protein-C- und -S-Konzentration wird routinemäßig nur bei Patienten durchgeführt, die thrombotische Komplikationen in der Vorgeschichte aufweisen. Daten zum Einfluss der HLM auf Protein C/S liegen kaum vor, außerdem kann die Synthesefunktion der Leber bei VAD-Patienten eingeschränkt sein (Savas et al. 2007). Wenn postoperativ direkt, ohne eine überlappende Heparinphase, mit VKA behandelt wird, erscheint eine genaue Überwachung der Therapie – insbesondere der Konzentrationen von Protein C und S – notwendig, um Coumadin-induzierten Hautnekrosen vorzubeugen.

### 8.2.4 Resistenz gegen aggregationshemmende Therapie

Die „Resistenz gegen aggregationshemmende Therapie" beschreibt die Situation, dass trotz einer Therapie mit Aggregationshemmern in den entsprechenden In-vitro-Labortests ein Effekt der Therapie entweder nur minimal oder gar nicht nachweisbar ist. Ursache hierfür können eine schlechte intestinale Absorption, eine Wechselwirkung mit anderen Medikamenten, ein schneller Turn-over der Thrombozyten oder genetisch veränderte Zielenzyme oder Rezeptoren sein (Feher et al. 2010). Die Inzidenz dieser Resistenzen variiert erheblich, da unterschiedliche Labortests Verwendung finden und es an einheitlichen Definition für das Vorliegen einer „Resistenz" mangelt (Tab. 8.4). In aktuellen Studien bei PTCA-Patienten betrug die durchschnittliche Resistenzrate gegen Aspirin 28 % (Odds Ratio = 3,85 für Thromboembolien) und 21 % gegen Clopidogrel (Odds Ratio = 8 für Thromboembolien) (Krasopoulos et al. 2008, Snoep et al. 2007). Diese Studien zeigen eine signifikante Assoziation einer „Resistenz" gegenüber den Aggregationshemmern mit der Inzidenz von thromboembolischen Komplikationen.

**Tab. 8.4** Eigenschaften von Tests zur Bestimmung der Thrombozyten-/v.-Willebrand-Faktor-Funktion. (Mod. nach Rechner 2011)

| Test | Methode | Monitoring |
|---|---|---|
| Light transmission aggregometry (LTA) (thrombozytenreiches Plasma)<br>Impedance multielectrode aggregometry (IMEA) (Vollblut; Multiplate) | Bestimmung der Thrombozytenaggregation | Evaluation der Clopidrogel-Therapie mit ADP-induzierter Thrombozytenaktivierung<br>Evaluation der Aspirin-Therapie mit Arachidonsäure-induzierter Thrombozytenaktivierung<br>Evaluation des v.-Willebrand-Faktor-Status mit Ristocetin-induzierter Thrombozytenaktivierung |
| PFA 100 | Formierung einer Thrombozytenaggregation unter Scherkräften<br>„In-vitro–Blutungszeit" | ADP/Kollagen-Cartridge zur Bestimmung des v.-Willebrand-Syndroms<br>Epinephrin/Kollagen-Cartridge zur Bestimmung der Response auf Aspirin-Therapie |
| Thrombelastographie mit TEG oder ROTEM | Viskoelastischer Test, welcher eine Impression der Koagulationszeit, Formation eines Gerinnsels und Stabilität eines Gerinnsels vermittelt<br>Tissue-factor-Aktivierung oder Kontaktaktivierung | Evaluierung des Koagulationsprozesses Thrombozyten-Fibrinogen-Interaktion und Fibrinolyse<br>Nicht spezifisch für Kontrolle eines Thrombozytenaggregationshemmers |

Die Datenlage bei VAD-Patienten bezüglich dieser Problematik ist sehr limitiert (Birschmann et al. 2014, Houer et al. 2003). Bei 15 Patienten mit einem parakorporalen System wurde der Effekt einer Therapie mit 250 mg Aspirin mittels Arachidonsäure-stimulierter Aggregation erfasst. Bei 6 Patienten (40 %) wurde eine persistierende In-vitro-Aggregation festgestellt. Nach Erhöhung der Dosis auf 500 mg war keine Aggregation mehr feststellbar. Bei 3 Patienten (20 %) trat dieses Ereignis jedoch wiederholt auf. Birschmann et al. (2014) untersuchten 20 Patienten mit einem HVAD- bzw. HeartMate-II-System. Mehr als 50 % dieser Patienten wiesen in differenzierten Aggregationstests eine nichteffektive In-vitro-Hemmung der Thrombozytenfunktion auf.

Aufgrund der hohen Inzidenz der Resistenz gegen Thrombozytenaggregationshemmer wie Aspirin und Clopidogrel erscheint eine genaue standardisierte Überwachung der Therapie insbesondere bei VAD-Patienten notwendig. Letztendlich ist aber in größeren klinischen Studien zu belegen, dass diese Annahme zutrifft. Inwieweit neuere Thrombozytenaggregationshemmer wie Prasugrel oder Ticragelor, die eine deutlich niedrigere Resistenzrate aufweisen (s. unten), ggf. auch bei VAD-Patienten vorteilhaft sind, muss ebenfalls in größeren klinischen Studien untersucht werden.

### 8.2.5 Der Einfluss der VAD-Systeme auf die Blutgerinnung

2008 berichtete Geisen et al. über den Verlust von hochmolekularen v.-Willebrand-Multimeren (HMvWM) bei VAD-Patienten (Geisen 2008). Diese Daten wurden in größeren Studien bestätigt. Hier konnte gezeigt werden, dass 100 % der Patienten mit einem HeartMate-II-System einen Verlust der HMvWM aufwiesen, der nach Explantation des Systems reversibel war (Meyer et al. 2010).

Seit langem ist bekannt, dass Scherkräfte zu einem Verlust der HMvWM führen. Hintergrund hierfür ist eine verstärkte Aktivierung der Metalloproteinase ADAMTS-13, die den Metabolismus des v.-Willebrand-Faktors erhöht. Eine hohe Inzidenz des erworbenem v.-Willebrand-Syndroms wurde bei

Patienten mit einer hochgradigen Aortenklappenstenose festgestellt (Casanato et al. 2011). Trotz mehrerer Studien ist immer noch unklar, ob der Verlust der Multimere zur Blutung führt oder ob das Risiko nur bei Patienten mit Angiodysplasien, besonders im gastrointestinalen Bereich, erhöht ist (Saxena u. Sharma 2009).

Laborchemisch ist in der Agagose-Gel-Elektrophorese ist ein Verlust der HMvWM nachweisbar. Auch die In-vitro-Blutungszeit im ADP-/Kollagen-Test des PFA-100 steigt. Dieser Test ist einer der Standardtests für einen erworbenes v.-Willebrand-Syndrom (Meyer et al. 2010, Steinlechner et al. 2009). Der Verlust der HMvWM führte in dieser Untersuchung zu einer erhöhten Blutungsneigung.

Die Auswirkung des v.-Willebrand-Syndroms wird kontrovers diskutiert. Einige Autoren erkennen eine Blutungsneigung aufgrund gestörter Thrombozytenaggregation, andere sprechen von einer erhöhten Thromboseneigung mit erhöhter Thrombinproduktion und thrombininduzierter Thrombozytenaggregation (Natorska et al. 2011, Panzer et al. 2010).

Ein Zusammenhang zwischen dem Verlust der HMvWM und einer hohen Blutungskomplikationsrate von 58 % bei 31 HeartMate-II-Patienten, bei denen zu 100 % ein Verlust von HMvWM diagnostiziert wurde, konnte von Uriel et al. (2010) gezeigt werden. Kloviate et al. (2009) konnten einen Zusammenhang zwischen der Abwesenheit der HMvWM, einer reduzierten Ristocetin-induzierten (v.-Willebrand-spezifisch) Thrombozytenaktivierung und vermehrten Blutungsereignissen bei 16 HeartMate-II-LVAD-Patienten erkennen.

Obwohl die Datenlage limitiert ist, zeigen aktuelle Ergebnisse, dass auch pulsatile Unterstützungssysteme zu einem erworbenen v.-Willebrand-Syndrom führen können. Größere Studien könnten potenzielle Unterschiede zwischen den verschiedenen VADs in Hinblick auf das v.-Willebrand-Syndrom aufdecken. Wichtig wäre, die Korrelation zwischen Laboruntersuchungen und klinischer Relevanz zu evaluieren. Wenn ein Verlust von HMvWM vorliegt, eine reduzierte Thrombozytenaggregation in Tests festgestellt wird und Blutungskomplikationen aufgetreten sind, ist ein Absetzen der Aspirin-Therapie zu überlegen (Kloviate et al. 2009).

Neue Ergebnisse geben einen Hinweis darauf, dass durch die Gabe von Doxycyclin eine Hemmung der Metalloproteinase ADAMTS-13 erfolgt und damit der „shear-stress"-bedingte Metabolismus des v.-Willebrand-Faktors vermindert wird (Bartoli 2015). Inwiefern diese Therapie klinisch relevant ist, muss in weiteren Studien geklärt werden.

### 8.2.6 Antikoagulation, Blutung und Thrombose bei Patienten mit HeartMate-II-Device

Das größte Datenkollektiv hinsichtlich Blutungs- und thromboembolischer Komplikationen bei Patienten mit einem VAD-System stammt aus dem „HeartMate-II-pivotal-Trial" und aus einer retrospektiven Single-Center-Studie (Boyle et al. 2009, Demirozu et al. 2011). Von den 469 der in den „HeartMate-II-pivotal-Trial" aufgenommenen Patienten konnten 331 entlassen werden und standen für die Analyse zur Verfügung. Die durchschnittliche Unterstützungsdauer betrug 272±201 Tage, die kumulative Unterstützungsdauer 246 Patientenjahre. Die gerinnungshemmende Therapie war nicht standardisiert, jedoch wurden die meisten Patienten mit Warfarin und Aspirin und/oder Dipyridamol versorgt.

Der Median des INR-Wertes betrug 2,1 zum Zeitpunkt der Entlassung und 1,9 nach 6 Monaten. Es wurden 8 ischämische Schlaganfälle (2,4 %) und 3 Pumpenthrombosen (0,9 %) beobachtet. Blutungsereignisse mit chirurgischer Intervention traten bei 4 Patienten auf (1,2 %) und subarachnoidale Blutungen bei 7 Patienten (2,1 %). Transfusionspflichtige Blutungsereignisse (>2 Erythrozytenkonzentrate) traten bei 51 Patienten auf (15,4 %). In den meisten Fällen betraf es gastrointestinale Blutungen (31 Patienten; 9,4 %) mit einer Ereignisrate von 0,23/Patienten/Jahr.

Die transfusionspflichtigen Blutungskomplikationen traten signifikant häufiger auf als thrombotische Ereignisse ($p<0{,}001$). Thromboembolische Komplikationen traten hauptsächlich auf, wenn der INR <1,5 war, wobei Blutungskomplikationen bei einem INR-Wert >2,5 vermehrt auftraten. Als Schlussfolgerung empfehlen die Autoren, einen INR-Wert zwischen 1,5–2,5 anzustreben.

Eine Single-Center-Studie zeigt eine retrospektive Analyse von 172 Patienten mit HeartMate II. Die gerinnungshemmende Therapie bestand aus Aspirin (81 mg/Tag), Dipyridamol (75 mg/3×/Tag) und Warfarin mit einem Ziel-INR 1,5–2,5 (Demirozu et al. 2011). Gastrointestinale Blutungen traten bei 32 Patienten (19 %) auf mit 53 Blutungsepisoden. Bei 10 Patienten (31 %) wurden arteriovenöse Malformationen festgestellt.

Eine zweite Single-Center-Studie berichtet über 45 Patienten mit einem HeartMate II. Die kumulative Unterstützungsdauer betrug 352 Monate. Gastrointestinale Blutungen wurden bei 6 Patienten (13,3 %) beobachtet, nur 1 Thromboembolie trat während der gesamten Beobachtungsdauer auf.

Diese Daten zeigen, dass die Thromboembolierate in den Laminar-flow-Unterstützungspumpen trotz niedriger INR-Einstellungen gering ist. Gastrointestinale Blutungskomplikationen können aufgrund arteriovenöser Malformationen auftreten. Das erworbene v.-Willebrand Syndrom spielt hierbei anscheinend eine wichtige Rolle. Die gerinnungshemmende Therapie mittels Thrombozytenaggregationshemmer muss weiter evaluiert werden.

#### Device-Thrombose: Systemwechsel versus Lysetherapie

Ob bei einer Systemthrombose des LVAD ein primärer Systemwechsel oder ein Versuch der medikamentösen Therapie (Fibrinolyse, Heparin plus Glycoprotein-IIb/IIIa-Hemmer, direkte Thrombinhemmer) erfolgen soll, ist Gegenstand einer intensiven Diskussion (Jennings u. Weeks 2015). In einer Analyse der Daten der US Mechanical Circulatory Research Network Registry des HVAD zeigte die medikamentöse Therapie bei 29 Episoden eine geringe Effizienz (48 %) und eine hohe kumulative Komplikationsrate (52 %), während der primäre Device-Austausch bei 7 Patienten ohne Komplikationen verlief (Stulak et al. 2015). In einer retrospektiven Single-Center-Studie bei 50 Patienten mit HeartMate II oder HVAD zeigte eine Lysetherapie (n=29) mit einen Bolus Tenecteplase (10 U/kgKG) oder Alteplase (1 mg/kgKG) im Vergleich zum Systemwechsel einerseits eine deutlich geringere Morbidität mit Verringerung des Krankenhausaufenthaltes, andererseits aber auch eine deutlich erhöhte 90-Tage- und 2-Jahres-Reinterventionsrate (Oezpeker et al. 2016).

### 8.2.7 Neue Antikoagulanzien und Thrombozytenaggregationshemmer

Neue direkte orale Antikoagulanzien (DOAK) werden zurzeit evaluiert bzw. halten breiten Einzug in die klinische Praxis (Mavrakanas u. Bounameaux 2011). Substanzen sind insbesondere der direkte Thrombininhibitor Dabigatran und die Faktor-Xa-Hemmer Rivaroxaban, Apixaban und Edoxaban.

Die Messung der Konzentration erfolgt inzwischen über spezielle Tests mittels Anti-Faktor-Xa-Aktivität bzw. im Falle von Dabigatran mit dem Haemoclot-Test. Für Dabigatran steht in Europa seit Anfang 2016 ein spezifisches Antidot kommerziell zur Verfügung. Für die Hemmer der Faktor-Xa-Aktivität besteht gegenwärtig keine Möglichkeit der Antagonisierung mittels Antidot.

Dabigatran hat eine Halbwertszeit von 14–17 h. Das Medikament wird über die Nieren eliminiert. Eine Zulassung besteht für die Prävention tief venöser Thrombose nach Hüft- oder Knieeingriffen und für Patienten mit Vorhofflimmern.

Rivaroxaban hat eine Halbwertszeit beträgt 9–12 h. Die Eliminierung findet über Leber und Nieren statt. Die Anti-Faktor-Xa-Aktivität kann direkt gemessen werden. Eine Zulassung besteht ebenso für die Prävention tief venöser Thrombose nach Hüft- und Knieoperationen, die Zulassung für Patienten mit Vorhofflimmern wird überprüft.

Neue vielversprechende Thrombozytenaggregationshemer werden momentan in klinischen Studien überprüft (Gaglia et al. 2010). Prasugrel ist ein Thienopyridin, welches die ADP-P2Y12-Rezeptoren der Thrombozyten irreversibel inhibiert. Eine Resistenz wurde kaum beobachtet. Die höhere Effizienz im Vergleich zu Clopidogrel wird begleitet durch eine höhere Blutungskomplikationsrate. Zugelassen ist dieses Medikament in Europa und in den USA für Patienten mit einem akuten Koronarsyndrom.

Ticagrelor ist ein reversibler Inhibitor des ADP-P2Y12-Rezeptors der Thrombozyten. In Europa besteht eine Zulassung für Patienten mit einem akuten Koronarsyndrom. Die Halbwertszeit beträgt 8–10 h. Die Effizienz war in kardiologischen Interventionsstudien im Vergleich zu Clopidrogel erhöht, Blutungskomplikationen traten trotz Reversibilität und relativ kurzer Halbwertszeit vermehrt auf.

### Einsatz der DOAK bei VAD-Patienten

Die direkten oralen Antikoagulanzien (DOAK) eignen sich zumindest theoretisch als Ersatz für eine VKA-Therapie bei VAD-Patienten. In einer ersten Studie bei 7 Patienten mit HeartMate-II-System zeigten Terrovitis et a. (2015), dass Dabigatran ein dem Coumarinen vergleichbares Effektivitäts- und Sicherheitsprofil aufwies. Dabigatran ist vor allem dadurch für die Patientengruppe der VAD-Patienten interessant, weil es derzeit das einzige DOAK ist, für das ein spezifisches Antidot, Idarucizumab (Praxbind), zugelassen ist (Tummala et al. 2016).

Die Datenlage ist nicht ausreichend, um eine Aussage bezüglich einer zusätzlichen Therapie mit Thrombozytenaggregationshemmern zu treffen.

## 8.2.8 Gerinnungsmanagement im Herz- und Diabeteszentrum Nordrhein-Westfalen

Der Gerinnungsstatus wird präoperativ bestimmt. Wenn der Patient mit Coumadin eingestellt ist, folgt eine Umstellung auf Heparin. Thrombozytenaggregationshemmer werden pausiert, wenn keine Koronarstent-Implantation vorliegt. Ein HIT-Screening wird durchgeführt.

Intraoperativ erfolgt eine Vollheparinisierung. Nach Beendigung der extrakorporalen Zirkulation erfolgt eine Antagonisierung mittels Protamin, eine ACT <150 s wird angestrebt. Wenn eine Thrombozytendysfunktion oder eine niedrige Thrombozytenzahl vorliegt, werden Thrombozytenkonzentrate verabreicht. Die Korrektur des INR wird mittels Fresh Frozen Plasma (FFP) oder/und Prothrombinkonzentrat (PPSB) vorgenommen. AT III sowie Fibrinogen werden ausgeglichen; um einer Fibrinolyse entgegenzuwirken, kann Tranexamsäure eingesetzt werden. Novoseven (rekombinanter humaner Blutgerinnungsfaktor VIIa) wird wegen des Risikos thromboembolischer Komplikationen nur als Reservemittel eingesetzt. Die Thrombelastometrie wird zur intraoperativen Überwachung des Gerinnungsstatus verwendet.

Nach Ankunft auf der Intensivstation wird die Drainagemenge genau überwacht. Bei erhöhter Drainagemenge erfolgt eine Kontrolle des Gerinnungsstatus. Wenn der Patient <50 ml/h drainiert, wird eine Heparintherapie gestartet. Zunächst wird eine Partial Thromboplastin Time (PTT) zwischen 40–50 s angestrebt, nach ca. 72 h eine PTT zwischen 50 und 60 s. Aspirin (100 mg) wird verabreicht, die Hemmung wird mittels Labortests kontrolliert. Bei Verdacht auf HIT wird die Heparin durch Argatroban ersetzt.

Nach Entfernung der Drainage kann eine Therapie mit Coumadin begonnen werden. Bei den LVAD-Patienten wird ein INR von 2–2,5 angestrebt, bei den Patienten mit BiVAD oder TAH ein INR von 2,5–3,5. Während des stationären Aufenthaltes werden die Patienten mit dem CoaguChek®-System (◘ Abb. 8.6) vertraut gemacht. Eine tägliche Messung ist vorgesehen, eine Übertragung an das Herz- und Diabeteszentrum erfolgt über ein automatisiertes Verfahren (◘ Abb. 8.7).

Die erste ambulante Kontrolle erfolgt 4 Wochen nach der Entlassung. Wenn keine besondere Indikation besteht, werden die Kontrollen in 3-monatlichem Turnus weitergeführt. Eine INR-Bestimmung sowie eine Messung der Thrombozytenfunktion werden durchgeführt.

Wenn Blutungskomplikationen auftreten, folgt eine Anpassung der gerinnungshemmenden Therapie. Als erster Schritt wird Aspirin abgesetzt. Bei persistierender Blutungsneigung erfolgt eine Reduktion der VKA-Therapie bis zu einem INR-Wert von 1,5–2,0.

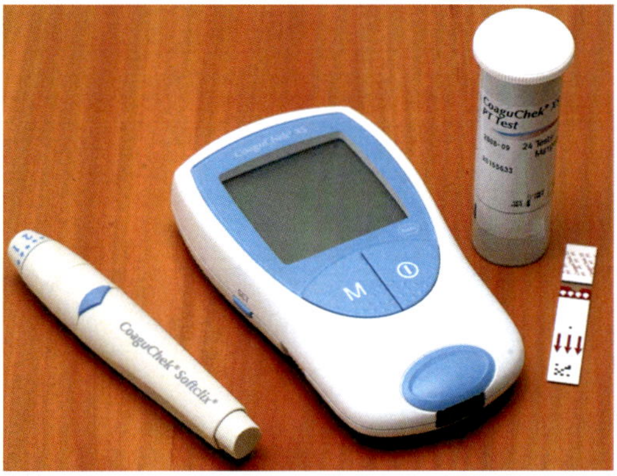


◘ **Abb. 8.6** CoaguChek®. (Mit freundlicher Genehmigung der Fa. Roche Diagnostics)

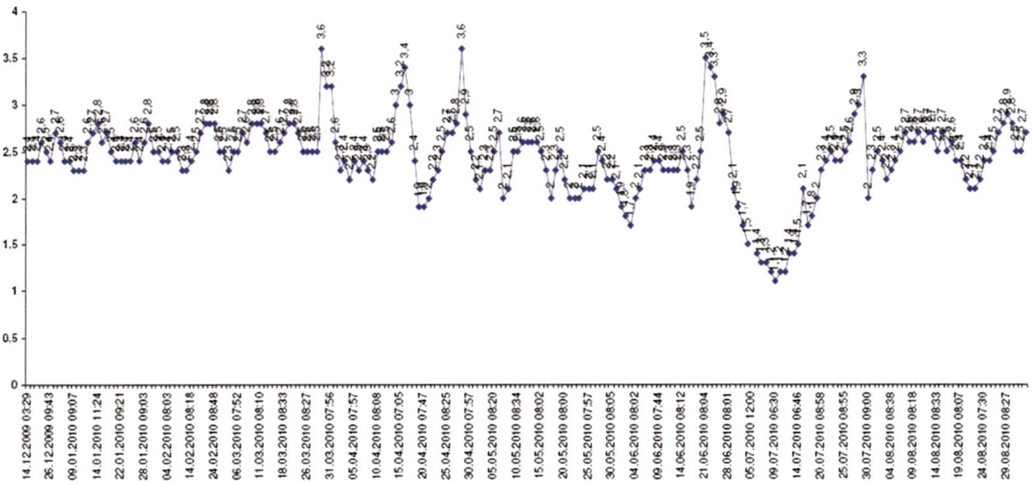


**Abb. 8.7** Von Patienten übertragene INR-Werte

Bei Auftreten von Device-Thrombosen erfolgt in der Regel zunächst der Versuch einer systemischen Lysetherapie (Oezpeker et al. 2016).

## 8.3 Herzrhythmusstörungen

*J. Litmathe*

### 8.3.1 Grundlegendes

Grundsätzlich gilt, dass mit zunehmendem Alter die Wahrscheinlichkeit kardialer Arrhythmien zunimmt. Dieses kann insbesondere für die häufigen Formen supraventrikulärer Rhythmusstörungen wie z. B. beim Vorhofflimmern beobachtet werden. So leiden etwa 10 % der über 80-jährigen mitteleuropäischen Bevölkerung an paroxysmalem oder permanentem Vorhofflimmern (Riley 2001). Auch nach herzchirurgischen Eingriffen werden – je nach zugrundeliegendem Eingriff, Alter des Patienten und Ausmaß der strukturellen Herzerkrankung – verschiedene Formen von Arrhythmien beobachtet (Passannante 2011). Dieses gilt vor allem auch für VAD-Patienten, bei denen neben der terminalen Herzinsuffizienz als Grundursache ganz besondere Voraussetzungen vorliegen, die ursächlich in Frage kommen. Im Folgenden sollen neben einer allgemeinen Einordnung gängiger postoperativer Arrhythmien diese spezifischen Aspekte und mögliche Therapieansätze beleuchtet werden.

### 8.3.2 Einteilung von Arrhythmien

Nicht nur für den herzchirurgisch postoperativen Bereich, sondern auch im Allgemeinen hat sich eine Einteilung zwischen supraventrikulären und ventrikulären Arrhythmien sowie bradykarden und tachykarden Rhythmusstörungen als praktisch erwiesen. Vor allem die Höhe des Erregungsbildungs- bzw. -leitungssystems ist hier von topographischem Interesse. Angefangen beim Sinusknoten als Impulsgeber bis hin zu den fein verzweigten Fasern innerhalb des Ventrikelmyokards können sich Ursachen von z. T. fokalen Arrhythmien ergeben. In gewisser Weise nehmen Störungen auf Höhe des AV-Knotens hierbei eine Sonderstellung ein. Tab. 8.5 zeigt eine arbeitspraktische Einteilung.

### 8.3.3 Ursachen

Neben strukturellen Herzerkrankungen gibt es eine Vielzahl z. T. auch akuter Veränderungen, die Rhythmusstörungen bedingen können. Bei den

**Tab. 8.5** Praktische Einteilung häufiger postoperativer Rhythmusstörungen

| Ursprung/ Beschaffenheit | Supraventrikulär | AV-junktional | Ventrikulär |
|---|---|---|---|
| Bradykard | Sinusbradykardie<br>Sick-Sinus-Syndrom<br>SA-Blockierungen<br>Bradykardes Vorhofflimmern/-flattern | AV-junktionaler Rhythmus mit Bradykardie<br>AV-Blockierungen | Idioventrikulärer Ersatzrhythmus<br>Intraventrikuläre Blockbilder (meist nicht frequenzwirksam) |
| Tachykard | Sinustachykardie<br>Tachykardes Vorhofflimmern/-flattern (Abb. 8.8)<br>Vorhoftachykardie ohne Block<br>Sonstige supraventrikuläre Tachykardie | AV-Knoten-Reentry-Tachykardien (Abb. 8.9) | Ventrikuläre Tachykardie<br>Kammerflattern<br>Kammerflimmern |

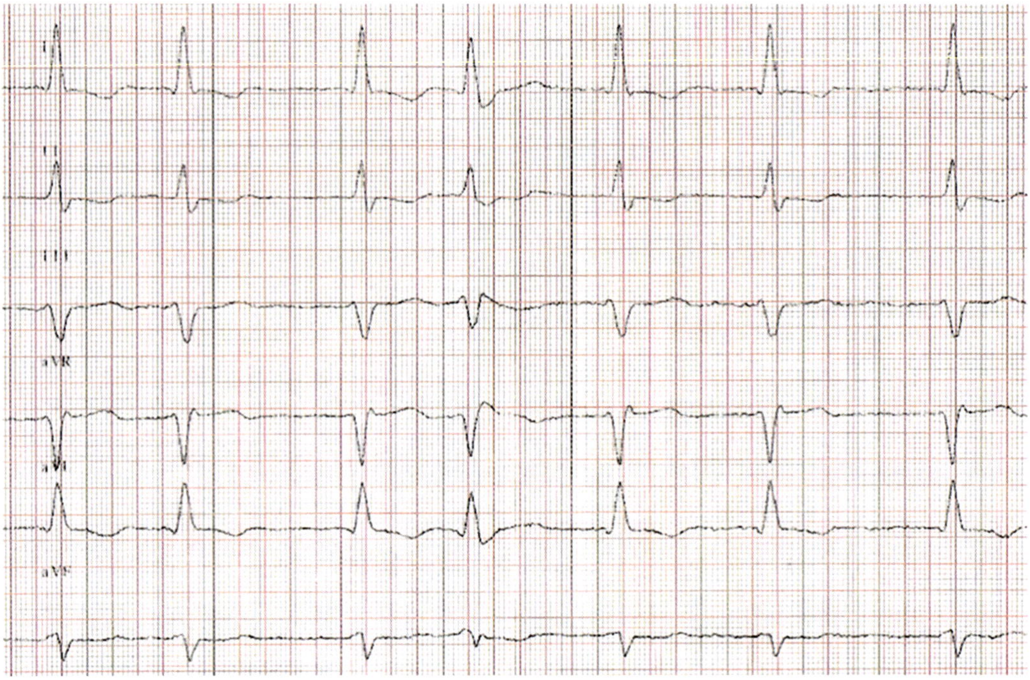


**Abb. 8.8** Typisches Beispiel postoperativen Vorhofflimmerns mit feinschlägigen Flimmerwellen auf P-Wellen Ebene und unregelmäßigen RR-Intervallen (nur Extremitätenableitungen)

chronischen Veränderungen finden sich häufig Mitralvitien, die mit einer linksatrialen Überdehnung einhergehen und chronisches oder paroxysmales Vorhofflimmern unterhalten können (Chandrashekhar et al. 2009). Bei chronisch geschädigtem Ventrikelmyokard, wie es klassischerweise bei terminal herzinsuffizienten Patienten vorliegt, sind ventrikuläre Autonomien wie ventrikuläre Tachykardien nicht selten. Grundsätzlich ist das Vorliegen von Narbengewebe als ursächlich anzusehen für die

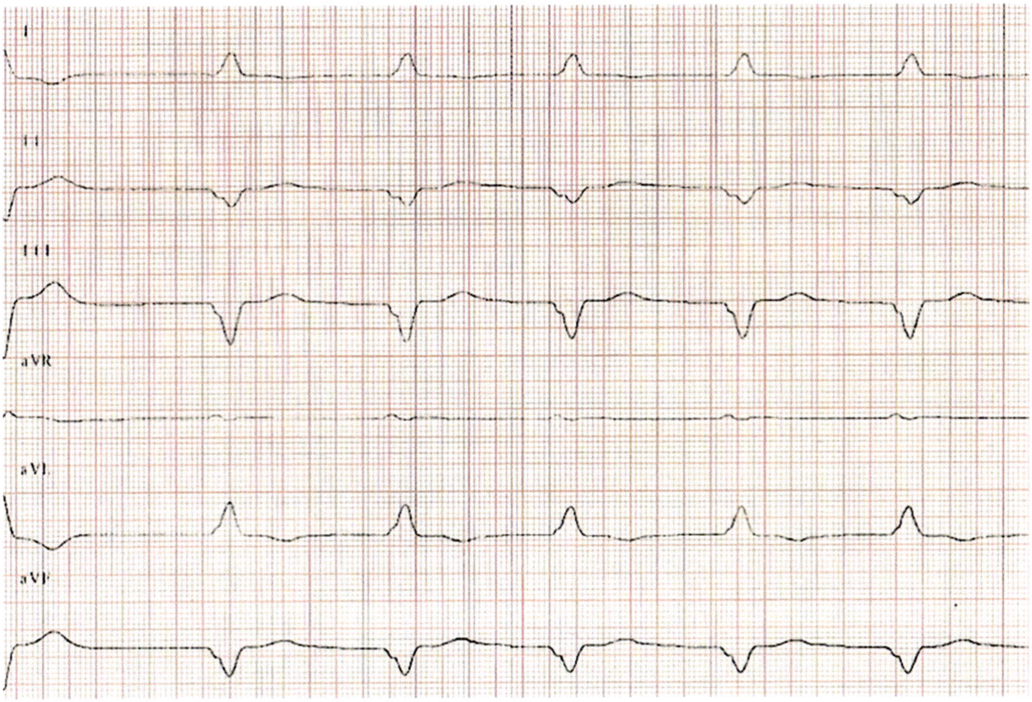

**Abb. 8.9** AV-Knotenrhythmus, typischerweise ohne Nachweis von P-Wellen, die sich häufig bei gleichzeitiger retrograder Vorhoferregung im QRS-Komplex verbergen (nur Extremitätenableitungen)

Ausbildung von kreisenden Erregungen, die dann i. d. R. tachykarde Entgleisungen auf unterschiedlicher Höhe induzieren (Niebauer et al. 2001).

Gerade bei Patienten mit implantierten VAD-Systemen steht somit das chronisch geschädigte Ventrikelmyokard ursächlich im Vordergrund. Es darf jedoch auch postuliert werden, dass zusätzliches Narbengewebe durch die Implantation selbst begünstigt werden kann (s. unten) Weiterhin sind je nach etwaig additiv durchgeführtem Eingriff – z. B. Mitralklappeneingriffe mit oder ohne Aortenklappenersatz – Risikofaktoren für postoperative AV-Blockierungen vorhanden (Litmathe et al. 2006). Aber auch einfache Ursachen wie Störungen des Elektrolythaushaltes z. B. im Rahmen des akuten Nierenversagens müssen stets als Möglichkeiten erwogen werden und sind in der klinischen Praxis weit verbreitet. Zu den vermeintlich einfachen, aber häufig verkannten Ursachen zählen u. a. Vagusreize, wie sie z. B. im Rahmen einer postoperativen Darmparalyse bzw. deren Therapie beobachtet werden können. Manchmal sind schon mechanische Phänomene wie ein stark überblähtes Abdomen ausreichend. Letztlich können sich aus der perioperativen Medikation (β-Blocker, Kalziumantagonisten) Konsequenzen ergeben. Nicht zu unterschätzen sind auch artifizielle, durch passagere Schrittmacherimpulse induzierte Phänomene mit teilweise deletären Auswirkungen (Abb. 8.10). Tab. 8.6 gibt zusammenfassend die wesentlichen Aspekte wieder.

### 8.3.4 Diagnostik/Therapie

In den meisten Fällen ist das Oberflächen-EKG ausreichend, um die Art der jeweils zugrundeliegenden Arrhythmie zu detektieren. In Fällen von Vorhofflimmern kann bei normofrequenten und pseudorhythmischen Verhältnissen die Diagnose erschwert sein, so dass ein Ösophagus-EKG notwendig ist. Ein Patient nach Assist-Device-Implantation wird sich ohnehin in der frühpostoperativen Phase für mindestens 48 h an einer Monitorüberwachung befinden. Nur in selteneren Fällen ist ein zusätzliches

**Tab. 8.6** Häufige Ursachen postoperativer Arrhythmien

| Art der Rhythmusstörung | Häufige Ursache |
|---|---|
| Sinusbradykardie | Medikamentös (β-Blocker, Verapamil) |
| | Vorbestehende Sinusknotenerkrankung |
| | Vagusreize |
| AV-Blockierungen | Nach (zusätzlichen) Eingriffen an Mitralund/oder Aortenund Trikuspidalklappe |
| Vorhofflimmern-/flattern | Elektrolytstörungen |
| | Vorbestehende Mitralvitien |
| | Vorbestehendes paroxysmales Vorhofflimmern |
| Ventrikuläre Extrasystolen | Elektrolytstörungen |
| | Vagusreize |
| Ventrikuläre Tachykardien | Elektrolytstörungen |
| | Struktureller Myokardschaden bei terminaler Herzinsuffizienz (Rosenbaum et al. 2016) |
| | Induziert durch passageren Schrittmacher (Abb. 8.10) |
| | Narbenbildung nach LV-Assist-Implantation (Rosenbaum et al. 2016) |
| Kammerflattern | Akute Myokardischämien |
| | Device-Fehllage |
| Kammerflimmern | Akute Myokardischämien |
| | Device-Fehllage |

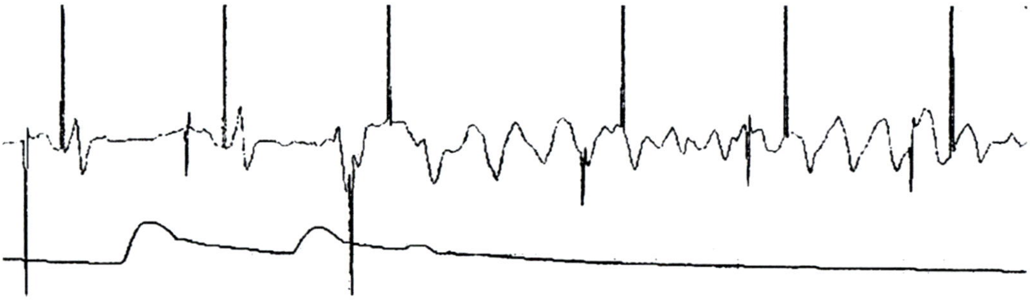

**Abb. 8.10** Schrittmacherinduziertes Kammerflimmern

Holter-Monitoring oder gar eine elektrophysiologische Untersuchung notwendig. Im Folgenden sollen die typischen Charakteristika und die gegenwärtigen Therapiestandards der vorgenannten wichtigsten Rhythmusstörungen kurz beleuchtet werden.

## 1. Sinusbradykardie

**EKG-Kriterien** Frequenz unter 60 bpm, ansonsten normaler Sinusrhythmus.

**Therapie** Auslassen bradykardisierender Medikamente (z. B. β-Blocker, Verapamil, Amiodaron), kurzfristige Erfolge bei erheblicher Bradykardie mit Atropin (0,5–1 mg i. v.), ggf. Orciprenalin per Spritzenpumpe (0,1 µg/kg/min.). In wenigen Fällen kann eine passagere Schrittmachereinschwemmung über eine transvenöse Schleuse nötig sein bzw. mittelfristig und je nach Grunderkrankung auch eine dauerhafte Schrittmacherimplantation. Dies erfolgt aufgrund der Herzinsuffizienz bei Assist-Patienten häufig bereits im Vorfeld im Sinne einer prophylaktischen Defibrillatorimplantation.

Die frühpostoperative Nutzung passagerer epimyokardialer Elektroden ist oftmals hilfreich.

## 2. AV-Blockierungen

- **Grad I**

**EKG-Kriterien** Verlängerung des PQ-Intervalls über 200 ms, normale P-Wellen und QRS-Komplexe.

**Therapie** Auslassen bradykadisierender Medikation nach Möglichkeit, ansonsten meist keine spezifische Therapie notwendig.

- **Grad II mit Wenckebach-Periodik**

**EKG-Kriterien** Zunehmende Verlängerung des PQ-Intervalls, bis ein QRS-Komplex ausfällt.

**Therapie** Je nach Klinik ähnlich wie bei 1.

- **Grad II mit festem Überleitungsverhältnis (Mobitz-Block)**

**EKG-Kriterien** Jeder zweite oder dritte oder vierte Vorhofimpuls wird nicht übergeleitet.

**Therapie** Prognostisch kann eine permanente Schrittmacherimplantation nötig werden. Ggf. passagerer Schrittmacherschutz, Nutzung epimyokardialer Elektroden.

- **Grad III**

**EKG-Kriterien** Totale AV-Dissoziation.

**Therapie** Akut können Atropin und/oder Orciprenalin hilfreich sein, abhängig von der Kammerersatzfrequenz ist häufig eine notfallmäßige Schrittmachereinschwemmung notwendig. Frühpostoperative Nutzung epimyokardialer Elektroden.

## 3. Vorhofflattern

**EKG-Kriterien** Flatterwellen anstelle von P-Wellen, häufig festes Überleitungsverhältnis (z. B. 2:1, 3:1 oder 4:1). Häufiger bei Pateinten mit struktureller Herzerkrankung.

**Therapie** Akute Frequenzkontrolle mit Digitalis (Aufsättigung) und Verapamil (2–5 mg verdünnt langsam unter Monitorkontrolle i. v.) möglich. Gute Ansprechbarkeit auf atriale Überstimulationsversuche mit Hilfe der postoperativ eingebrachten epimyokardialen passageren Elektroden. Elektrolytoptimierung. Elektrische Kardioversion mit 100–200 J biphasisch, anterior-posteriorer Stromfluss lohnenswert. Bei mehrfachen erfolglosen Versuchen Aufsättigung mit Amiodaron (je 900 mg/24 h über 10 Tage, danach Erhaltungsdosis 200 mg/Tag; regelmäßige EKG-Kontrollen zur $QT_c$-Zeit-Kontrolle!) oder zunächst 150–300 mg als Kurzinfusion i. v., danach erneuter Versuch der Kardioversion. Eine Antikoagulationsindikation besteht oft schon durch das implantierte Kunstherz. Ansonsten ist bei mehr als 48 h bestehender Arrhythmie eine TEE zum Ausschluss atrialer Thromben obligat.

## 4. Vorhofflimmern

**EKG-Kriterien** Meist feinschlägige Flimmerwellen anstelle der P-Wellen, häufig absolute Arrhythmie, d. h. unregelmäßige RR-Abstände (Abb. 8.8).

Strukturelle Herzerkrankung nicht zwingend (sog. „lone AF").

**Therapie** Ähnlich wie bei Vorhofflattern, allerdings weniger gute Ansprechbarkeit auf atriale Überstimulation, bei Versagen von Amiodaron mittelfristig Propafenon erwägen.

## 5. Ventrikuläre Tachykardie

**EKG-Kriterien** Monomorph oder polymorph deformierte QRS-Komplexe, keine P-Wellen.

**Therapie** Elektrische Kardioversion (100–200 J biphasisch) je nach Kreislauflage, akut 150–300 mg Amiodaron i. v., ggf. Aufsättigung, häufig gute Ansprechbarkeit auf Elektrolytoptimierung.

## 6. Kammerflattern/Kammerflimmern

**EKG-Kriterien** Typische Flatter- bzw. Flimmerwellen, Sonderform des Flimmerns: Torsade de pointes.

**Therapie** Sofortige Kardioversion bzw. Defibrillation (bis 360 J biphasisch) bis zum Erfolg. Sofortige

Gabe von 300 mg Amiodaron i. v., weitere Aufsättigung 900 mg/24 h über 10 Tage, danach Erhaltungsdosis; EKG-Kontrollen (s. oben), bei Therapieversagen Lidocain erwägen (akut 100 mg i. v., ggf. wiederholen). Elektrolytoptimierung.

### 8.3.5 ICD-Träger, die mit einem Assist Device versorgt wurden

In einer aktuellen Untersuchung von Rosenbaum und Kollegen (2016) wurden rhythmuswirksame Ereignisse bei 178 Patienten untersucht, die bereits ICD-Träger waren und mit einem linksventrikulären Unterstützungssystem versorgt wurden. Hierbei zeigt sich, dass die Rate perioperativer ventrikulärer Arrhythmien und damit verbundene Schockabgaben im Vergleich zu kardiochirurgischen Kontrollpatienten erhöht war, was auf implantationsassoziierte Ursachen (Narbenbildung) oder eine Verschlechterung der ohnehin bestehenden Myopathie im Vorfeld des Eingriffs hindeuten könnte; allerdings waren weder die Inzidenz von ventrikulären Arrhythmien noch die Schockabgabe selbst ausschlaggebend für die Prognose nach der Implantation.

Nach der Implantation kann es im Langzeitverlauf selbst zu – unbemerkten – Arrhythmien kommen, da die Kreislaufreaktion bei artefiziell unterstützten Ventrikeln vergleichsweise gering ausfällt. So sind Einzelfälle von anhaltenden ventrikulären Tachykardien beschrieben, die als Zufallsbefund bzw. nach Schockabgabe durch den ICD im Oberflächen-EKG detektiert wurden (Fitzigibbon et al. 2016).

### 8.3.6 Reanimation bei Kunstherzpatienten

Im Jahre 2005 wurden durch die Zusammenarbeit des European Resuscitation Council (ESR) und des International Liaison Committee on Resuscitation (ILCOR) neue und allgemeingültige Reanimationsrichtlinien publiziert (European Resuscitation Council 2005). Diese wurden 2010 erstmals revidiert (European Resuscitation Council 2010). Eine erneute Revision fand im angestrebten Fünf-Jahres-Turnus 2015 statt, sie brachte allerdings wenig Neuerungen (European Resuscitation Council 2015). In Abwandlung dieser Richtlinien muss für den Kunstherzpatienten die Kardiokompression zwingend unterlassen werden, da sich hierdurch die Gefahr ergibt, implantierte Systeme zu dislozieren und auf diese Weise fatale Situationen provoziert werden können. Bei intakten Unterstützungssystemen muss Kammerflimmern nicht zwingend mit einem Kreislaufzusammenbruch einhergehen. Hier ergeben sich häufig selbst auf Intensivstationen Fehlinterpretationen in den Analysen des EKG-Monitorings bzw. der zwar vorhandenen, aber nicht pulsatilen Druckkurve.

## 8.4 Infektionsprophylaxe

*A. Assmann, A. Kraft*

### 8.4.1 Bedeutung von Infektionen bei VAD-Patienten

Infektionen gehören zu den häufigsten Komplikationen nach Implantation eines Ventricular Assist Device (VAD). Bedingt durch zunehmend längere Zeitspannen mechanischer Kreislaufunterstützung (MKU) steigt die Wahrscheinlichkeit einer Infektion für den einzelnen Patienten, obgleich die meisten Inflammationserkrankungen binnen der ersten 90 Tage nach VAD-Implantation auftreten. Die Inzidenz einer Infektion variiert in Abhängigkeit von der zugrunde gelegten Studie zwischen 13 und 188 %, wobei im Erkrankungsfall mit einer Mortalität von 5–30 % zu rechnen ist. In der multizentrischen REMATCH-Studie (Dembitsky et al. 2004) wurden Septitiden als häufigste Todesursache bei VAD-Patienten beobachtet.

Trotz der offensichtlichen epidemiologischen wie ökonomischen Bedeutung von VAD-Infektionen existieren bislang keine Leitlinien für Prävention und Prophylaxe. Ursächlich für diesen Mangel an Konsensus-Empfehlungen mag nicht zuletzt die bislang Evidenz-schwache Datenlage sein. So finden sich in der aktuellen Literatur überwiegend Berichte über Infektionsraten im Lichte eines vor Ort definierten Präventionsmanagements, jedoch keine prospektiven, randomisiert kontrollierten Therapiestudien zur komparativen Evaluation verschiedener antiinfektiver Regime.

In Ermangelung evidenzbasierter Leitlinien stellt dieser Artikel eine Zusammenschau der aktuellen Literatur zum Thema Infektionsprävention bei VAD-Patienten dar.

## 8.4.2 Infektionsprävention bei VAD-Patienten

### Allgemeine Maßnahmen

Eine ebenso früh einsetzende wie gut kontrollierbare Maßnahme zur Infektionsprävention bei VAD-Patienten ist die richtige Patientenselektion.

> **Eine floride Infektion ist als Kontraindikation für die Implantation eines VAD-Systems zu betrachten.**

Zu den präoperativen Risikofaktoren für eine spätere Infektion zählen weiterhin ein schlechter Ernährungszustand, die Applikation immunsuppressiver Medikamente, Beatmungspflichtigkeit und liegende Katheter. Soweit möglich, sollten diese Faktoren vor einer VAD-Implantation beseitigt werden.

In der perioperativen Phase der Installation einer MKU sollte eine engmaschige Überwachung der Inflammationsparameter (Leukozyten, C-reaktives Protein, Körpertemperatur, ggfs. Procalcitonin) erfolgen. Ab einer Körpertemperatur von 38,5 °C oder bei signifikanten Erhöhungen der Laborwerte über die lokalen Normwerte hinaus ist die Abnahme von Blut-, Urin- und Sputumkulturen indiziert. Ebenso regelmäßig kontrolliert und bei Bedarf frühzeitig therapiert werden sollte der Blutzuckerspiegel der Patienten, da eine anhaltende Hyperglykämie postoperative Wundinfektionen begünstigt.

Alle temporären Fremdmaterialien (z. B. Beatmungstuben, Wunddrainagen, Dauerblasenkatheter sowie venöse und arterielle Gefäßkatheter) müssen postoperativ so schnell wie möglich wieder entfernt werden.

Darüber hinaus sind ein schneller Kostaufbau und eine frühzeitige Mobilisation im Sinne einer raschen postoperativen Rekonvaleszenz von Bedeutung. Bei der Mobilisation sollte allerdings beachtet werden, dass diese nicht zur Bewegung der VAD-Driveline an ihrer Insertionsstelle in den Körper führt und somit das Einwachsen von Gewebe in die Driveline beeinträchtigt.

Mittel- und langfristig kommt der Vorbeugung auch kleinerer Verletzungen insbesondere im Zahn-, Mund- und Hautbereich eine wichtige Rolle zu, um eine Bakteriämie bzw. eine Fungämie zu verhindern.

### Intraoperative Infektionsprävention

Während einer VAD-Implantation gelten im Hinblick auf streng aseptische Arbeitsweise grundsätzlich die gleichen Regeln wie für andere Herzoperationen, wobei sie jedoch angesichts der großen zu implantierenden Fremdmaterialmenge mit besonderer Aufmerksamkeit beachtet werden sollten. Eine ausführliche Aufstellung empfohlener intraoperativer Maßnahmen findet sich in einer auf multizentrischen Erfahrungen basierenden Arbeit von Chinn et al. (2005).

Im Falle abdominell zu implantierender VAD-Aggregate trägt die Separation von den Abdominalorganen durch eine PTFE-Membran oder Omentalgewebe dazu bei, Tascheninfektionen vorzubeugen. Systeme, die aufgrund ihrer geringen Größe keine abdominale Tasche benötigen, sondern intrathorakal verbleiben können, reduzieren infolge der geringeren Fremdoberfläche ebenfalls das lokale Infektionsrisiko. Alle VAD-Aggregate sollten an ihrem Implantationsort sicher fixiert und lokale Flüssigkeitsakkumulation durch Wunddrainagen und sorgfältige Blutstillung verhindert werden. Nicht nur das Aggregat, sondern auch im Besonderen der perkutane Anteil der Driveline muss immobilisiert werden.

### Prophylaktische Antiinfektiva

VAD-Infektionen werden häufig durch nosokomiale Erreger – vor allem durch Staphylokokken – sowie Keime der Hautflora verursacht. Darüber hinaus ist eine wachsende Zahl an Infektionen mit multiresistenten Keimen zu verzeichnen. Besonders multiresistente Staphylokokken und Enterobakterien sowie Pseudomonaden stellen eine große therapeutische Herausforderung dar. Um bei plötzlich auftretenden Bakteriämien eine manifeste Infektion zu vermeiden, ist eine adäquate Prophylaxe durch Antibiotika notwendig. Dies gilt sowohl für die primäre Implantation als auch für spätere invasive Eingriffe bei VAD-Trägern.

Wichtig für die Vorbeugung intraoperativ erworbener Infektionen ist das Vorliegen einer hohen Antibiotika-Gewebekonzentration bereits zum Zeitpunkt des Hautschnittes. Mit fortschreitender Dauer der Operation und bei erhöhtem Blutverlust sollte eine erneute intravenöse Applikation antibiotischer Substanzen erfolgen. Die postoperative Fortführung der Therapie über eine Zeitspanne von 24–48 h dient nachweislich der Prophylaxe von Infektionen nach herzchirurgischen Eingriffen (Lador et al. 2011), während eine prophylaktische Antibiotikabehandlung für mehr als 48 h keine weitere Senkung der Infektionsraten bewirkt, jedoch die bakterielle Resistenzentwicklung fördert.

Was die Wahl des richtigen Antibiotikums im Rahmen einer VAD-Implantation betrifft, so stehen deutlich differierende Empfehlungen zur Verfügung. Während manche Quellen ein Breitspektrum-Cephalosporin für ausreichend erachten, kommen in anderen Zentren in Anlehnung an die REMATCH-Studie Vancomycin plus Chinolon oder Rifampicin zum Einsatz. Auch für die Eradikation nasal lokalisierter Staphylokokken gibt es eine studienbasierte Empfehlung von Eiff et al. (2001). Darüber hinaus sollte insbesondere bei immunsupprimierten Patienten mit hohem Risiko für eine Pilzbesiedlung ein Fungizid wie z. B. Fluconazol erwogen werden. Letztlich entscheidend für eine erfolgreiche prophylaktische Antiinfektivatherapie ist die Adaptation der zu applizierenden Substanz(en) an das lokale – insbesondere das gramnegative – Keimspektrum, so dass die Medikamentenwahl stets in Absprache mit den zuständigen Mikrobiologen erfolgen sollte.

**Im Rahmen forciert Bakteriämie-erzeugender Interventionen oder Operationen (z. B. invasive dentale, urologische, gastroenterologische oder HNO-Eingriffe) sind VAD-Träger als Hochrisikopatienten mit einer Endokarditisprophylaxe auszustatten.**

Gemäß den aktuellen, eher restriktiven Leitlinien der European Society of Cardiology (ESC) wird für traumatische Dentalinterventionen 30–60 min präprozedural eine Antibiose mit Amoxicillin oder Ampicillin (2 g p. o. oder i. v.), alternativ mit einem Cephalosporin oder bei Betalaktam-Allergie mit Clindamycin (600 mg p. o. oder i. v.) empfohlen (Habib et al. 2009). Bei Eingriffen an Respirations-, Gastrointestinal- oder Urogenitaltrakt sollte im Falle einer Betalaktam-Allergie Vancomycin appliziert werden.

## Lokale Maßnahmen an den Insertionsstellen

Häufige Eintrittspforten für lokale VAD-Infektionen sind die Insertionsstellen perkutaner Kabel und Kanülen. Um die Aszension von Keimen entlang der Driveline in den Thorax zu erschweren, sollte eine lange subkutane Tunnelung durchgeführt werden. Weiterhin kann das Infektionsrisiko reduziert werden, wenn sich nur der Silikonteil der Driveline oberhalb des Hautniveaus befindet und somit der Veloursanteil nicht mit der keimbelasteten Umwelt in Kontakt kommen kann (Singh et al. 2014). Vermutlich favorisiert die poröse Struktur des Velours die Kolonisation mit Bakterien. Die porösen Kunststoffbeschichtungen der Drivelines dienen andererseits der Invasion von Empfängergewebe, wodurch ein dichter Verschluss der Insertionsstelle erreicht werden soll. Ein stabiles Einwachsen von Gewebe in die Driveline kann jedoch nur bei konstanter Lage derselben geschehen, so dass die sichere Fixation an der Haut durch sterile Pflaster oder nach Mobilisation durch spezielle Gürtel von großer Bedeutung ist. Da sich auch bei sorgfältiger Handhabung Insertionskanäle ohne Gewebebrücke zur dann mobilen Driveline bilden können, wurde eine Driveline entwickelt, welche von selbst langsam, aber kontinuierlich aus dem Körper wandert, die Kanalbildung hemmt und somit eine aszendierende Infektion erschwert (Affeld et al. 2011). Die klinische Evaluation dieser Erfindung und ein Vergleich zur o. g. Technik der Internalisation des Veloursanteils stehen allerdings noch aus.

**Die Driveline-Insertionsstelle sollte grundsätzlich mit sterilen, trockenen Verbänden bedeckt und vorhandene Hautkrusten belassen werden, um die Barriere gegen potenzielle Erreger nicht zu schwächen.**

Eine sorgfältige Händedesinfektion sowie das Tragen von sterilen Einmalhandschuhen sind bei Verbandwechseln obligat. Vor dem Duschen sollten VAD-Patienten die Insertionsstelle mit einer wasserdichten Folie abkleben; Vollbäder sind zu vermeiden.

Bei Sekretion aus den Insertionsstellen ist eine Probengewinnung für mikrobiologische Analysen indiziert, außerdem die lokale Desinfektion mit Chlorhexidin, Octenidin oder wässriger PVP-Iod-Lösung, jeweils am besten in Kombination mit Alkohol.

#### Surveillance

Um in Zukunft eine differenzierte Prävention und Therapie von Infektionen bei VAD-Patienten zu ermöglichen, muss zuerst eine umfassendere Datenlage mit einem höheren Evidenzniveau generiert werden. Hierzu empfehlen sich multizentrische Therapiestudien mit randomisiert kontrolliertem Ansatz, welche sowohl die Effektivität als auch ökonomische Aspekte verschiedener Präventionsmaßnahmen gegeneinander abwägen. Weiterhin sind flächendeckende Surveillance-Systeme notwendig, die alle Arten von Infektionen bei VAD-Trägern systematisch erfassen und kategorisieren. Eine Konsensus-Empfehlung der International Society for Heart and Lung Transplantation (ISHLT) beinhaltet eine Unterteilung in drei Gruppen (Hannan et al. 2011):

- VAD-spezifische Infektionen (Pumpen-, Kanülen-, Taschen- und Driveline-Infektionen),
- VAD-bezogene Infektionen (infektiöse Endokarditiden, Blutstrominfektionen, Mediastinitiden) und
- nicht VAD-bezogene Infektionen.

Außerdem sollten vor allem die zeitliche Komponente der Infektionen und die gerätespezifischen Unterschiede der Häufigkeiten und Muster verschiedener Infektionstypen erfasst werden. Alle genannten Maßnahmen sind dazu geeignet, die Aufmerksamkeit für die Problematik der VAD-Infektionen zu erhöhen, um schließlich eine Optimierung der Erkrankungsprävention erzielen zu können.

## 8.5 Weaning vom VAD

*M. Dandel, E. Potapov, T. Krabatsch, R. Hetzer*

### 8.5.1 Grundlegendes

Bei katecholaminpflichtiger terminaler Herzinsuffizienz (HI) ist die VAD-Implantation eine bewährte und effiziente lebensrettende Therapiemaßnahme. Nach Erfüllung seiner primären Funktion als lebensrettende Therapie, ermöglicht das VAD die Überbrückung der Wartezeit bis zur Herztransplantation (HTX), oder es bleibt eine permanente Therapie für Patienten, die aus unterschiedlichen Gründen (Alter, Tumorerkrankungen etc.) nicht transplantiert werden können.

Vor 1995 gab es schon erste Hinweise auf mögliche Myokarderholung unter längerer mechanischer Entlastung, insbesondere bei Patienten mit akuter HI. Da diese Beobachtungen jedoch meist unter laufender VAD-Unterstützung gemacht wurden, waren keine Aussagen über das Ausmaß und die Stabilität dieser kardialen Verbesserung auch ohne mechanische Unterstützung möglich.

Anfang 1995 wurde im Deutschen Herzzentrum Berlin (DHZB) weltweit erstmals bei einem Patienten mit idiopathischer dilatativer Kardiomyopathie (IDCM) ein linksventrikuläres VAD (LVAD) ausgebaut, nachdem unter 5 Monate langer Unterstützung des linken Ventrikels eine normale Größe und eine grenzwertig normale Ejektionsfraktion (EF) erreicht hatte, obwohl vor der LVAD-Implantation der enddiastolische LV-Diameter (LVEDD) und die LVEF bei 72 mm bzw. 15 % lagen und die Erkrankungsdauer 4 Jahre überschritten hatte. Dieser Patient überlebte danach weitere 17 Jahre, ohne dass eine HTX oder eine erneuten VAD-Implantation notwendig wurde. Nachdem im gleichen Jahr weitere 3 IDCM-Patienten im Herzzentrum Berlin erfolgreich vom LVAD entwöhnt worden waren, wurde klar, dass unter Entlastung eine Myokarderholung, die eine LVAD-Explantation erlauben könnte, tatsächlich auch bei Patienten mit chronischer Kardiomyopathie als Ursache der HI möglich ist. Das Weaning vom VAD blieb trotzdem noch lange umstritten, bis vor 10 Jahren auch die Londoner Harefield-Gruppe die guten Explantationsergebnisse bei IDCM bestätigen konnte (Birks et al. 2006). Heute gilt die kardiale Erholung unter VAD-Entlastung als erwiesen und die bisherigen Erkenntnisse, insbesondere jene der Berliner und Londoner Forschungsgruppen, werden jetzt auch in anerkannte Fachlehrbücher (z. B. „Braunwald's Heart Disease") miteinbezogen.

## 8.5.2 Myokarderholung unter mechanischer Ventrikelentlastung

Die kardialen Umbauprozesse („Remodeling") bei HI umfassen pathologische strukturelle und funktionelle Veränderungen der Myozyten mit zunehmender Einschränkung ihrer Kontraktilität und gestörter Antwort auf β-Rezeptoren-Stimulation, Absterben der Myozyten (Apoptose, Nekrose, Autophagie) sowie pathologische Veränderungen der extrazellulären Matrix (Degradierung, „replacement"-Fibrose). Dieses führt auf Ventrikelebene zu pathologischen Veränderungen von Größe, Geometrie und Funktion. Die hohe Wandspannung aufgrund der Ventrikeldilatation beeinträchtigt die Koronarperfusion, erhöht die Expression dehnungsaktivierbarer Gene (Angiotensin II, Endothelin, Tumornekrosefaktor-α) und erhöht den oxidativen Stress mit Aktivierung proinflammatorischer Gene (Tumornekrosefaktor-α, Interleukin-1β) durch exzessive Bildung von freien Radikalen, was letztendlich zu weiterer Verschlechterung der Herzfunktion beiträgt.

Die VAD-Entlastung kann eine Umkehr der kardialen Umbauprozesse („reverse remodeling") durch Reduzierung oder zum Teil auch Beseitigung der Abnormalitäten in den Myozyten und dem extrazellulären Matrixbereich einleiten, die, gefolgt von einer Rückbildung der Ventrikeldilatation mit gleichzeitiger Verbesserung der Pumpfunktion, bei einigen Patienten sogar ein Weaning vom VAD ermöglicht. Unter VAD-Entlastung findet die Myokarderholung auf verschiedenen Ebenen in sehr unterschiedlichem Ausmaß statt. Nach VAD-Implantation zeigt das initial schwerstgeschädigte Myokard oft relevante Fähigkeiten, sich auf zellulärer und molekularer Ebene weitgehend zu erholen. Auf Organebene tritt jedoch ein relevantes „reverse remodeling" der Herzkammer mit wesentlicher Verbesserung der Ventrikelfunktion deutlich seltener auf. Schließlich erreicht die Verbesserung der Herzfunktion auf klinischer Ebene noch viel seltener das Ausmaß und die genügende Stabilität, um eine VAD-Explantation zu ermöglichen. Ein „reverse remodeling" ist unentbehrlich für die Verbesserung der Herzfunktion, führt aber nur selten zu einer klinisch relevanten kardialen Erholung. Gegenwärtig sind jedoch weder die Komponenten der „reverse remodeling"-Prozesse, die dafür notwendig sind, noch das Mindestniveau an „reverse remodeling", das eine stabile kardiale Erholung voraussetzt, bekannt.

### „Reverse remodeling" auf molekularer und zellulärer Ebene

Unter VAD-Entlastung wurde meist ein Rückgang der Myozytenhypertrophie nachgewiesen, jedoch ohne eindeutige Hinweise auf eine Assoziation zwischen klinisch relevanter kardialer Erholung und Reduzierung der Hypertrophie. Bei längerer Ventrikelentlastung kann es – nach initialer Normalisierung der Myozytengröße und Verbesserung der Kontraktilität – im späteren Verlauf zu einer Myozytenatrophie mit Reduzierung der Kontraktilität und Zunahme der Fibrose kommen (Oriyanhan et al. 2007).

Nach VAD-Implantationen wurden auch ein Rückgang der pathologischen Veränderungen von sarkomerischen, nichtsarkomerischen und membranassoziierten Proteinen sowie eine Verbesserung der Mitochondrienfunktion festgestellt. Bei Patienten mit kardialer Verbesserung unter Entlastung konnte eine Zunahme von Troponin C und T, Myosin und Aktin nachgewiesen werden (Latif et al. 2007). Nach VAD-Implantation zeigten die Kardiomyozyten einen verbesserten Kalziummetabolismus (schnellerer sarkolemmaler $Ca^{2+}$-Einstrom, höherer $Ca^{2+}$-Gehalt im sarkoplasmatischen Retikulum etc.), und es wurde auch eine Assoziation zwischen klinisch relevanter kardialer Erholung und Verbesserung der sarkoplasmatischen Kalziumhomöostase festgestellt. Unter Ventrikelentlastung konnte auch eine Verbesserung der Myozytenkontraktilität mit gesteigerter Relaxation sowie eine Normalisierung der β-adrenergen Rezeptorendichte und Verbesserung der Antwort auf β-Rezeptoren-Stimulation nachgewiesen werden. Die positiven Auswirkungen der Ventrikelentlastung auf Kalziummetabolismus und Kontraktilität der Kardiomyozyten scheinen ihren Höhepunkt während der ersten 4 Monate nach der LVAD-Implantation zu erreichen, um dann später, mit zunehmender Entlastungsdauer, erneut zu pathologischen Veränderungen zurückzukehren (Hall et al. 2011). Dieser Feststellung entspricht unsere Beobachtung, dass bei mehr als 6-monatiger Ventrikelentlastung vor LVAD-Explantation die Wahrscheinlichkeit eines HI-Rezidivs signifikant größer ist als nach kürzerer Unterstützungsdauer.

Hauptsächlich durch Hochregulierung der Matrixmetaloproteinasen (MMP) und Downregulierung ihrer Inhibitoren (TIMPD) kommt es bei HI zu Veränderungen in der extrazellulären Matrix mit Begünstigung der Ventrikeldilatation. Unter Ventrikelentlastung wird dieser Prozess rückgängig gemacht und durch Wiederherstellung des Kollagennetzwerks eine Verbesserung der Ventrikelgeometrie eingeleitet (Bruggink et al. 2006, Hall et al. 2011).

Unter LVAD-Entlastung wurden auch Veränderungen in der myokardialen Genexpression festgestellt, die eine bedeutende Rolle in der Verbesserung des zellulären Kalziummetabolismus und der Antwort auf β-adrenerge Stimulation spielen könnten (Hall et al. 2011). Außerdem wurde auch eine Zunahme der Transkription antiapoptotischer Gene und eine Abschwächung der DNA-Fragmentierung festgestellt.

Nach VAD-Implantation fand man auch Hinweise auf eine verbesserte zelluläre Antwort auf oxidativen Stress (z. B. Abnahme der Expression des durch Stress induzierbaren Proteins Metallothionein) (Baba u. Wohlschlaeger 2008). Die bei HI gestörte Expression des antiapoptotischen Proteins Bcl-2 und des Reparatur-/Proliferationsmarkers „proliferating cell nuclear antigen“ war unter LVAD-Entlastung ebenfalls rückläufig (Ambardekar u. Buttrick 2011).

Weder die Verbesserung der strukturellen und mechanischen Parameter der Myozyten noch die Normalisierung der Signalübertragung über β-Rezeptoren zeigten sich bisher prädiktiv für eine Erholung der Herzfunktion, die eine VAD-Explantation erlauben könnte. Der Nachweis derartiger Verbesserungen könnte jedoch in grenzwertigen Situationen bei Weaning-Entscheidungen hilfreich sein.

### Klinisch relevante kardiale Erholung

Eine klinisch relevante Erholung der Ventrikelfunktion, die eine VAD-Explantation ohne Gefahr eines Frührezidivs der HI ermöglichen könnte, wurde wesentlich seltener als die Myokarderholung auf Zell- oder Molekularebene beobachtet. Das Erholungspotenzial scheint u. a. von der Dauer der Herzerkrankung und dem Ausmaß der Fibrose vor VAD-Implantation sowie von der Ätiologie der myokardialen Schädigung abhängig zu sein. Während im DHZB über 45 % der VAD-Explantationen bei IDCM-Patienten durchgeführt wurden und auch die Londoner „Harefield“-Gruppe viele IDCM-Patienten vom VAD entwöhnen konnte, wurden in anderen Zentren die VAD-Explantationen vorwiegend bei Patienten nach akuter Myokarditis und nach Postkardiotomie-HI durchgeführt (Birks et al. 2006, Ferrar et al. 2002, Müller et al. 1997).

Bezüglich der Häufigkeit klinisch relevanter Erholungen gibt es sehr unterschiedliche Daten. Das lässt sich hauptsächlich durch große Unterschiede zwischen verschiedenen Zentren bezüglich Weaning-Kriterien, medikamentöser Therapie während der VAD-Entlastung und Patientenauswahlkriterien für VAD-Implantationen erklären. Dazu kommen noch die Unterschiede zwischen den in verschiedenen Zentren entwöhnten Patienten bezüglich der Ätiologie der HI. Bei Patienten mit IDCM und chronischer Myokarditis liegt die Erholungsrate zwischen 10 und 20 %, obwohl Birks et al. (2006 u. 2011) über wesentlich höhere Erholungsraten berichtet haben. Bei chronisch ischämischer Kardiomyopathie zeigten sich bisher nur sehr geringe Erholungsraten, meist lagen sie unter 1 %. Nach LVAD-Implantation scheint die Erholungsrate auch von dem VAD-Typ abhängig zu sein. Bei pulsatilen Systemen wurde meist eine höhere Erholungsrate als bei Axialpumpen festgestellt. Es scheint, dass die Entlastung durch pulsatile Systeme optimalere Bedingungen für eine kardiale Erholung liefern könnte. Da jedoch keine direkten Vergleichsstudien zwischen nichtpulsatilen und pulsatilen Systemen existieren, ist diese Annahme umstritten.

Die Wahrscheinlichkeit eines HI-Rezidivs im 1. Jahr nach der VAD-Explantation liegt bei $<15$ % (Birks et al. 2006, Ferrar et al. 2002, Hetzer et al. 1999). Bei Patienten mit kardialer Erholung nach IDCM und chronischer Myokarditis ergab die größte und zeitlich längste Studie dieser Art (Dandel et al. 2011) HI-rezidivfreie Überlebenswahrscheinlichkeiten von 73,6 % und 66 % für die ersten 3 bzw. 5 Jahre nach VAD-Explantation, obwohl vor der Explantation nur 8,7 % dieser Patienten eine LVEF >50 % hatten (◘ Abb. 8.11a). Wir fanden keine Unterschiede im 3- und 5-Jahresüberleben ohne HI-Rezidiv zwischen den von pulsatilen und den von nichtpulsatilen Systemen entwöhnten Patienten.

## 8.5.3 Weaning von ventrikulären Unterstützungssystemen

Nachdem die Möglichkeit einer langfristig stabilen kardialen Erholung am VAD jahrelang umstritten war und die elektive VAD-Explantation allgemein als zu riskant für die Patienten galt, wurde diesem Thema in den letzten Jahren, nach Veröffentlichung der ersten Langzeitergebnisse (Dandel et al. 2005), zunehmend mehr Aufmerksamkeit geschenkt. Zwischen März 1995 und Mai 2015 wurden im DHZB insgesamt 116 erwachsene Patienten von ihrem Langzeit-VAD entwöhnt, das initial als Überbrückung zur Transplantation dienen sollte (102 LVAD- und 14 BiVAD-Explantationen). Bei 66 (56,9 %) dieser Patienten war eine chronische nichtischämische Kardiomyopathie die Ursache der Herzinsuffizienz vor der VAD-Implantation.

### Langzeitergebnisse nach VAD-Explantation

Die Hälfte der vor 2005 im Herzzentrum Berlin vom LVAD entwöhnten Patienten mit IDCM als Grunderkrankung vor LVAD-Implantation und einer LVEF ≥45 % vor LVAD-Explantation haben mittlerweile eine ≥10 Jahre lange postoperative kardiale Stabilität erreicht. Bei IDCM als Grunderkrankung liegt gegenwärtig der längste rezidivfreie

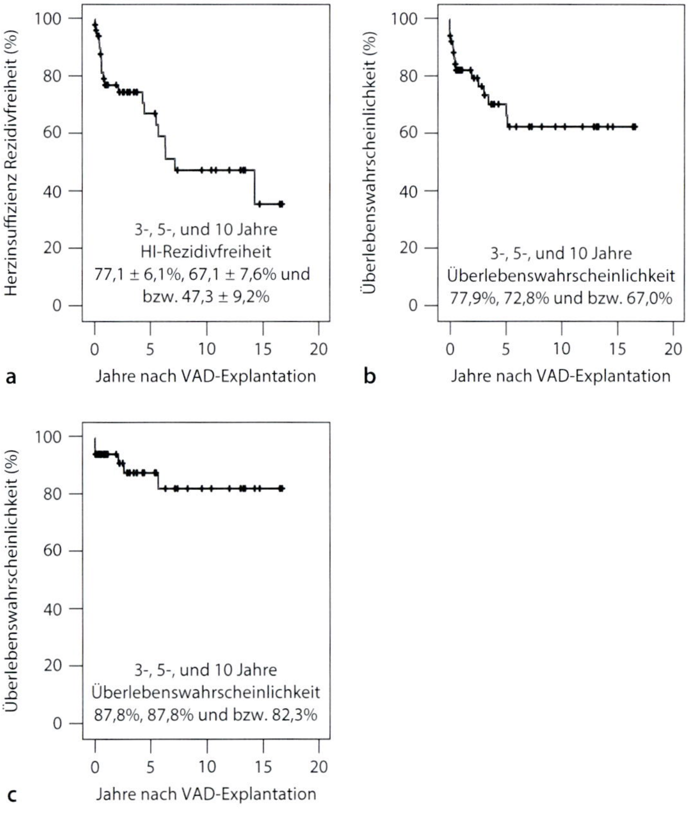


◘ **Abb. 8.11** a–c Langzeitergebnisse nach VAD-Explantation bei IDCM-Patienten (DHZB 2011). **a** Freiheit von Herzinsuffizienz (HI)-Rezidiv, **b** Langzeitüberleben nach VAD-Explantation unabhängig von der Todesursache, **c** Langzeitüberleben nach VAD-Explantation bei Nichteinbeziehung anderer Todesursachen als HI-Rezidiv oder Komplikationen in Verbindung mit der Explantation. (Aus Dandel et al. 2012)

Verlauf nach LVAD-Explantation bei 21 Jahren. Bei diesem Patienten (LVEDD 70 mm und LVEF 15 % vor LVAD-Implantation) erfolgte die Explantation (Mai 1995, DHZB) nach Normalisierung der LV-Diameter und Verbesserung der LVEF auf 45–46 %. Die LVEF stieg nach LVAD-Explantation weiter bis auf 55±5 %, und der mittlerweile 63 Jahre alte Patient ist auch gegenwärtig beschwerdefrei und voll berufstätig. Mit der Option einer HTX oder einer erneuten VAD-Implantation bei HI-Rezidiv erreichten unsere Patienten mit terminaler chronischer nichtischämischer Kardiomyopathie vor VAD-Implantation eine 5- und 10-Jahres-Lebenserwartung nach VAD-Explantation von 71,4 % bzw. 65,7 % (◘ Abb. 8.11b). Bei Nichteinbeziehung jener, die wegen anderer Ursachen als HI-Rezidiv oder Komplikationen in Verbindung mit der Explantation verstarben, lag die 5-Jahres-Überlebenswahrscheinlichkeit sogar bei 88,4 % (◘ Abb. 8.11c). Dies zeigt, dass bei entsprechender Erfahrung in der Beurteilung der kardialen Erholung eine VAD-Explantation sogar bei unvollständiger Erholung aufgrund des guten Benefit-Risiko-Verhältnisses durchaus sinnvoll sein kann.

## Beurteilung der kardialen Erholung

> **Grundsätzlich ist eine korrekte Beurteilung der kardialen Erholung nur während vollständiger Unterbrechung der Ventrikelunterstützung („Pumpenstopp") möglich.**

Vor dem ersten Pumpenstopp (P-Stopp) sollte eine Pumpenreduktion (Reduzierung der Drehzahl) vorgenommen werden, um zu beurteilen, ob ein P-Stopp überhaupt möglich und sinnvoll ist.

> **Wegen potenzieller Gefahr einer Thrombenbildung während der P-Stopps (in Pumpe und/oder Kanülen) muss die Antikoagulation kurzfristig erhöht und die Untersuchung zeitlich beschränkt werden. Vor dem P-Stopp wird ein i.v.-Bolus Heparin empfohlen (60–100 IE/kgKG, in Abhängigkeit vom INR-Wert).**

Patienten mit Heparin-induzierter Thrombozytopenie sollten eine Infusion mit Argatroban (synthetischer direkter Thrombininhibitor) erhalten (2 µg/kgKG/min; Start ca. 1 h vor P-Stopp). Die Dauer einzelner Stopps sollte 15 min nicht überschreiten. Wir bevorzugen mehrere kurze Stopps (maximal 5 min). Bei längeren Stopps sollten zwischendurch einige Pumpenschläge interkaliert werden. Bei entsprechender Vorsicht scheint das Risiko der P-Stopps sehr gering zu sein (Birks et al. 2012).

> **LV-Axialpumpen ermöglichen wegen retrograden Blutflusses über die angehaltene Pumpe in den linken Ventrikel oft keine optimale Beurteilung der Herzfunktion während der Stopps.**

Der systemische diastolische Blutdruck fällt oft so weit, dass der linke Ventrikel bei der geringen Nachlast auch bei unzureichender Erholung zufriedenstellende Kontraktionsbewegungen aufweisen kann.

### ▪ Echokardiographische Evaluierung der kardialen Erholung

Die Echokardiographie ist maßgebend für die Beurteilung der Erholung. In einer ersten Phase erlauben regelmäßige „Echo-Screenings" bei normaler VAD-Funktion die Patientenauswahl für P-Stopps.

> **P-Stopps sind erst dann sinnvoll, wenn sich bei Verbesserung der Wandbewegung der LVEDD auf <55 mm (bzw. 55–60 mm bei einer Körperoberfläche ≥1,8 $m^2$) verkleinert hat.**

Genaue Beurteilungen der Ventrikelfunktion, egal ob in Ruhe oder unter Belastung, sind prinzipiell nur ohne VAD-Unterstützung möglich. Idealerweise sollte der P-Stopp weder die Vor- noch die Nachlast des Ventrikels verändern. Diese Bedingungen sind bei Axialpumpen-Stopp nur teilweise erfüllbar, und die Reduzierung der Pumpendrehzahl bis zum Ausgleich zwischen anterogradem und retrogradem Fluss (Nettofluss ≈ 0) scheint oft besser zu sein als ein kompletter P-Stopp. Beim HeartMate-II-LVAD soll für eine zuverlässige Beurteilung sogar eine Drehzahlreduzierung auf 6.000 U/min genügen (Birks et al. 2012). In apikalen Schnittebenen (apikaler 4-Kammer-Blick und apikale Längsachse) ermöglichen Farb- und gepulster Doppler die Beurteilung der Blutflussrichtung im Bereich der Einflusskanüle und somit auch die optimale Reduzierung der Pumpendrehzahl bis zum Erreichen eines Nettoflusses nahe von Null. Bei biventrikulärer Unterstützung sollte die rechtsventrikuläre Pumpe ca. 30 s vor der LV-Pumpe angehalten werden, um anschließend – bei beidseitigem P-Stopp – die Herzfunktion optimal beurteilen zu können.

Bei genügender Erfahrung ist eine Beurteilung in Ruhezustand ausreichend, um sich bezüglich einer eventuellen VAD-Explantation zu entscheiden. Dies hat den Vorteil, dass eine physiologische Belastung stattfindet ohne das Risiko einer möglichen, für den Erholungsprozess schädlichen myokardialen Erschöpfung. Nachteilig ist dabei jedoch die fehlende Information bezüglich inotroper Reserven und kardialer Anpassung an Stress. Während der Erholung ist es sinnvoll, die Pumpendrehzahl zu verändern, entweder um die Entlastung zeitweilig zu verbessern oder um nach maximaler Erholung zu überprüfen, ob der Ventrikel auch unter leichter Belastung stabil bleibt (Dandel et al. 2014). In ◘ Tab. 8.7 sind die wichtigsten echokardiographischen Parameter zur Beurteilung der Erholung zusammengefasst.

Die Dobutamin-Stressechokardiographie hat sich aufgrund der geringen Zahl der danach explantierten Patienten, der kurzen Verlaufsbeobachtungszeiten nach dem Weaning und der möglichen negativen Auswirkungen auf die Myokarderholung bisher wenig durchgesetzt. Eine Echokardiographie bei P-Stopp, während körperlicher Belastung (Fahrradergometrie), könnte theoretisch wertvolle Informationen bezüglich der inotropen Reserve bringen, es gibt jedoch diesbezüglich keine Daten.

#### ▪ Rechtsherzkatheter

> **Der Rechtsherzkatheter-P-Stopp (P-Stopp-RHK) ist vor jeder VAD-Explantation notwendig.**

◘ **Tab. 8.7** Wichtigste echokardiographische Parameter für die Beurteilung der kardialen Erholung

| Echokardiographische Methode | Bei Pumpenstopp gemessene und aus Messungen abgeleitete Parameter |
|---|---|
| 2D-Echokardiographie | Linksventrikulärer enddiastolischer und endsystolischer Diameter (LVEDD und LVESD) |
| | Ventrikelseptum- und LV-Hinterwanddickenzunahme (%) |
| | Linksventrikuläre Ejektionsfraktion (LVEF) |
| | Linksventrikuläre enddiastolische relative Wanddicke ($RWT_{ED}$) |
| | Linksventrikulärer Spherizitätsindex (Achsenverhältnis: kurze Achse/Längsachse) |
| | Rechtsventrikulärer enddiastolischer Diameter (RVEDD) |
| | Rechtsventrikuläre Ejektionsfraktion (RVEF) |
| Fluss-Doppler | Schlagvolumen (SV) |
| | Systolischer pulmonalarterieller Druck (PAPs) |
| | Transmitrales Flussgeschwindigkeitsprofil (E-Welle, A-Welle, E/A-Verhältnis und isovolumetrische Relaxationszeit) |
| Gewebe-Doppler | Systolische maximale Wandgeschwindigkeit (Sm) an der basalen Hinterwand |
| 2D-Strain Imaging [a] | Global Strain (radial, zirkumferenziell und longitudinal) |
| | Global Strain-Rate (radial, zirkumferenziell und longitudinal) |
| | Asynchronie- und Dyssynergie-Index |

[a] Ein Beispiel für den potenziellen Wert dieses Verfahrens zur Beurteilung der LV-Erholung wird in ◘ Abb. 8.12 gezeigt.

Im DHZB wird der P-Stopp-RHK im OP-Saal ca. 1 h vor jeder geplanten VAD-Explantation durchgeführt, und innerhalb von 15 min werden die hämodynamischen Parameter mehrmals gemessen. Bei grenzwertigen Echo-Daten ist ein P-Stopp-RHK schon vorher notwendig, damit prinzipielle Weaning-Entscheidungen getroffen werden können. Um bei Axialpumpen den Rückfluss zu verhindern, wird vor allen P-Stopp-Messungen der LVAD-Outflow-Graft durch einen über die Femoralarterie eingeführten aufblasbaren Ballon verschlossen.

#### Spiroergometrie und 6-Minuten-Gehtest

Diese Belastungstests können zur Beurteilung der inotropen Reserve dienen. Die Londoner Harefield-Gruppe führt bei Weaning-Kandidaten, die den 15-min-P-Stopp tolerieren, anschließend einen 6-min-P-Stopp-Gehtest durch und beurteilt am Ende sämtliche Echo-Parameter, Blutdruck und Herzfrequenz (Birks et al. 2012). Bei Weaning-Entscheidungen zieht diese Gruppe auch die maximale Sauerstoffaufnahme ($VO_2max$) in Betracht. Da der Erholungsprozess vor VAD-Explantation nicht immer abgeschlossen ist und nach langer Ventrikelentlastung schon allein der P-Stopp eine erhebliche Belastung für das Myokard sein kann, wurden im DHZB keine Belastungstests vor der Explantation durchgeführt. In grenzwertigen Einzelfällen könnten derartige Tests jedoch sinnvoll sein.

### Förderung der kardialen Erholung nach VAD-Implantation

Während nach der LVAD-Implantation der Renin-Plasmaspiegel und dadurch auch die Angiotensin-II- und Aldosteron-Spiegel fallen, stiegen im entlasteten Myokard die Werte von Angiotensin II und Norepinephrin an; beide besitzen fibrosefördernde Wirkungen (Erhöhung der „Myokard-Stiffness“). ACE-Hemmer können das myokardiale Angiotensin II und die Angiotensin-II-induzierte Sympathikusaktivierung reduzieren und – in Kombination mit Ventrikelentlastung – das Remodeling der extrazellulären Matrix verhindern, teilweise auch rückgängig machen. Zur myokardialen Erholungsförderung nach einer VAD-Implantation werden ACE-Hemmer, Aldosteron-Antagonisten, Angiotensin-II-Rezeptor-Antagonisten und β-Blocker empfohlen. Die Dosierung erfolgt individuell, in Abhängigkeit von Toleranz, Blutdruck und Herzfrequenz (Ziel: 55–60 bpm). Die mit dem „Harefield Protocol“ (Birks et al. 2006) unter Clenbuterol ($\beta_2$-Agonist) erzielten enormen Erholungsraten von 73 % konnten nicht bestätigt werden. George et al. (2006) konnten mit Clenbuterol keinen einzigen Patienten entwöhnen, und in einer Multicenter-Studie erlaubte das „Harefield-Protocol“ bei initial 17 eingeschlossenen Patienten nur eine einzige LVAD-Explantation (Birks et al. 2012). Eine mögliche Förderung der Myokarderholung unter Axialpumpen durch Entwicklung automatischer Kontrollstrategien der LV-Afterload-Impedanz – zwecks Optimierung der Entlastung und Ermöglichung eines kontrollierten „Myokard-Trainings“ – könnte die Erholungsraten in Zukunft verbessern.

### Vorhersage der Langzeitstabilität der Myokarderholung

Mit zuverlässigen Echo-Daten und Einbeziehung der Erkrankungsdauer vor VAD-Implantation ist unmittelbar vor VAD-Explantation die Langzeitstabilität der Myokarderholung ohne VAD-Unterstützung oft gut vorhersehbar. Bei unseren Patienten mit LVEF ≥45 %, stabiler LV-Größe von ≤55 mm und HI-Dauer vor VAD-Implantation unter 5 Jahren ließ sich eine Sensitivität von 90 % bzw. 78,6 % und eine Spezifität von 84,6 % bzw. 83,8 % für eine kardiale Stabilität von ≥5 bzw. ≥7 Jahren (positiv prädiktiver Wert 90 % bzw. 78,8 %) errechnen (◘ Tab. 8.8).

### Weaning-Kriterien

Unsere in 20 Jahren gesammelten Erfahrungen zu den Voraussetzungen für eine zuverlässige LVAD-Explantation sind in ◘ Tab. 8.9 zusammengefasst.

> **Neben stabiler LVEF ≥45 % sind auch eine normale und stabile LV-Größe und -Geometrie nach maximaler Erholung sowie eine Stabilität der LV-Größe und -Geometrie während der letzten P-Stopps vor der Explantation wichtig.**

Wenn möglich, sollte auch bei guter Erholung die Explantation erst nach maximaler Erholung

**Tab. 8.8** Echokardiographische Vorhersage der kardialen Langzeitstabilität nach VAD-Explantation bei Patienten mit chronischer Kardiomyopathie vor VAD-Implantation [a]

| Ausgewählte Parameter und „cut-off"-Werte | Vorhersage der Herzinsuffizienz-Rezidivfreiheit | | | | | |
|---|---|---|---|---|---|---|
| | für ≥5 Jahre | | | für ≥7 Jahre | | |
| | Sensitivität [%] | Spezifiät [%] | Prädiktiver Wert [%] | Sensitivität [%] | Spezifität [%] | Prädiktiver Wert [%] |
| **LVEF ≥50 %** [b] | 55,0 | 92,3 | 91,7 | 57,1 | 77,8 | 66,7 |
| **LVEF ≥50 %** [b] bei **LVEDD ≤55 mm** [b] | 55,0 | 100 | 100 | 57,1 | 83,3 | 72,7 |
| **LVEF ≥50 %** [b] bei **LVEDD ≤55 mm** [b] **HI-Dauer ≤5 Jahre** | 50,0 | 100 | 100 | 57,1 | 88,9 | 80,00 |
| **LVEF ≥45 %** [b] | 95,0 | 61,5 | 79,4 | 100 | 50,00 | 60,9 |
| **LVEF ≥45 %** [b] plus **LVEF-Stabilität** vor Explantation [c] | 90,0 | 76,9 | 85,7 | 92,9 | 61,1 | 65,00 |
| **LVEF ≥45 %** [b] bei **LVEDD ≤55 mm** [b] | 95,0 | 76,9 | 86,4 | 100 | 61,1 | 66,7 |
| **LVEF ≥45 %** [b] bei **LVEDD ≤55 mm** [b] plus **LVEDD-Stabilität** vor Explantation [c] | 80,0 | 92,3 | 94,1 | 78,6 | 72,2 | 68,8 |
| **LVEF ≥45 %** [b] bei **LVEDD ≤55 mm** [b] plus **LVEF-** und **LVEDD-Stabilität** vor Explantation [c] | 80,0 | 92,3 | 94,1 | 78,6 | 71,4 | 73,3 |
| **LVEF ≥45 %** [b] plus **HI-Dauer ≤5 Jahre** | 90,0 | 76,9 | 85,7 | 100 | 72,2 | 73,7 |
| **LVEF ≥45 %** [b] bei **stabilem** [c] **LVEDD ≤55 mm** plus **HI-Dauer ≤5 Jahre** | 85,0 | 100 | 100 | 78,6 | 83,3 | 78,6 |
| **LVEF ≥45 %** [b] **ohne Verschlechterung während des 1. Monats nach Explantation** [d] | 90,0 | 84,6 | 90,0 | 92,9 | 61,1 | 65,0 |

LVEF linksventrikuläre Ejektionsfraktion, LVEDD linksventrikulärer enddiastolischer Diameter, HI Herzinsuffizienz.
[a] Ergebnisse der Datenauswertung von 53 entwöhnten Patienten (Dandel et al. 2012).
[b] Messung bei letztem Pumpenstopp (P-Stopp) vor VAD-Explantation.
[c] Nicht mehr als 10 % Verschlechterung bis zur VAD-Explantation im Vergleich zum besten P-Stopp-Wert.
[d] Nicht mehr als 10 % Verschlechterung im Vergleich zur LVEF bei VAD-Explantation.

**Tab. 8.9** Hauptkriterien für Weaning vom LVAD [a]

| Untersuchung | Parameter and davon abgeleitete Messungen während des letzten Pumpenstopps vor LVAD-Explantation [b] |
|---|---|
| Echokardiographie | Linksventrikulärer enddiastolischer Diameter (LVEDD) ≤55 mm |
| | Linksventrikuläre Ejektionsfraktion (LVEF) ≥45 % |
| | Stabile LVEF ab maximaler Verbesserung |
| | Stabiler LVEDD ab maximaler Verbesserung und während des finalen P-Stopps |
| | Stabiles Schlagvolumen während des finalen P-Stopps |
| | Maximale systolische Wandgeschwindigkeit (Sm) ≥8 cm/s, stabil ab maximaler Verbesserung und während des finalen P-Stopps |
| | Keine oder <Grad-II-Regurgitation an der Mitral- und/oder Aortenklappe |
| | Keine rechtsventrikuläre Dilatation (RVOT-Diameter <35 mm, Verhältnis kurze/lange Achse <0,6) |
| | Keine oder maximal Grad-II-Regurgitation und Trikuspidal- und/oder Pulmonalklappe |
| | Stabile rechtsventrikuläre Größe, Geometrie und Funktion während der P-Stopps |
| | Kein Neuauftritt bzw. keine Zunahme einer Regurgitation an der Trikuspidalklappe während der P-Stopps |
| Rechtsherzkatheter | Herzindex >2,6 $l/min/m^2$ |
| | Pulmonalkapillardruck (Mittel) <13 mmHg |
| | Rechtsatrialer Druck (Mittel) <10 mmHg |
| Elektrokardiographie | Sinusrhythmus |
| | Herzfrequenz (HF) <90/min |
| | Nicht mehr als 25 % Anstieg der HF während der Pumpenstopps |
| Arterieller Blutdruck | Mitteldruck ≥65 mmHg |

[a] Diese Kriterien gelten im DHZB als aufgrund der bisher gesammelten Erfahrung (Dandel u. Hetzer 2015).
[b] Messungen gelten für Ruhebedingungen, ohne inotrope Unterstützung.
[c] Seit 2005 wird für Weaning-Entscheidungen auch das „Speckle-Tracking Strain Imaging" (Strain-Synchronie und die Synergie-plus-Strain-Rate, einschließlich deren Stabilität, ab der maximalen Verbesserung und während der letzten P-Stopps) miteinbezogen (Beispiel Abb. 8.12).

stattfinden, d. h. wenn während einer Zeitspanne von 2–4 Wochen keine weitere Verbesserung nachweisbar ist. Falls in dieser Zeit eine relevante Größenzunahme und/oder ein LVEF-Abfall eintreten, wäre auch bei immer noch akzeptabler LVEF von ≥45 % bzw. einem LVEDD ≤55 mm eine Explantation mit relativ hohem Risiko verbunden. Die Weaning-Kriterien der „Harefield-Gruppe" enthalten weniger Echo-Parameter, es werden aber Ergebnisse des 6-min-Gehtests (Beziehung zwischen Herzfrequenz und Blutdruck) und die $VO_2$max (optimal: >16,0 l/kg/min) in Betracht gezogen.

### Risikofaktoren für ein Herzinsuffizienz-Frührezidiv nach Weaning

Nahezu 100 % prädiktiv für ein HI-Frührezidiv nach Explantation (Dandel et al. 2008) sind:

- eine vor Explantation gemessene P-Stopp-LVEF <40 %,
- eine P-Stopp-LVEF <45 % bei Patienten mit einer Krankengeschichte von >5 Jahren vor VAD-Implantation,
- eine P-Stopp-LVEF ≤50 % bei großem LVEDD (>55 mm) und langer HI-Dauer (>5 Jahre) vor VAD-Implantation.

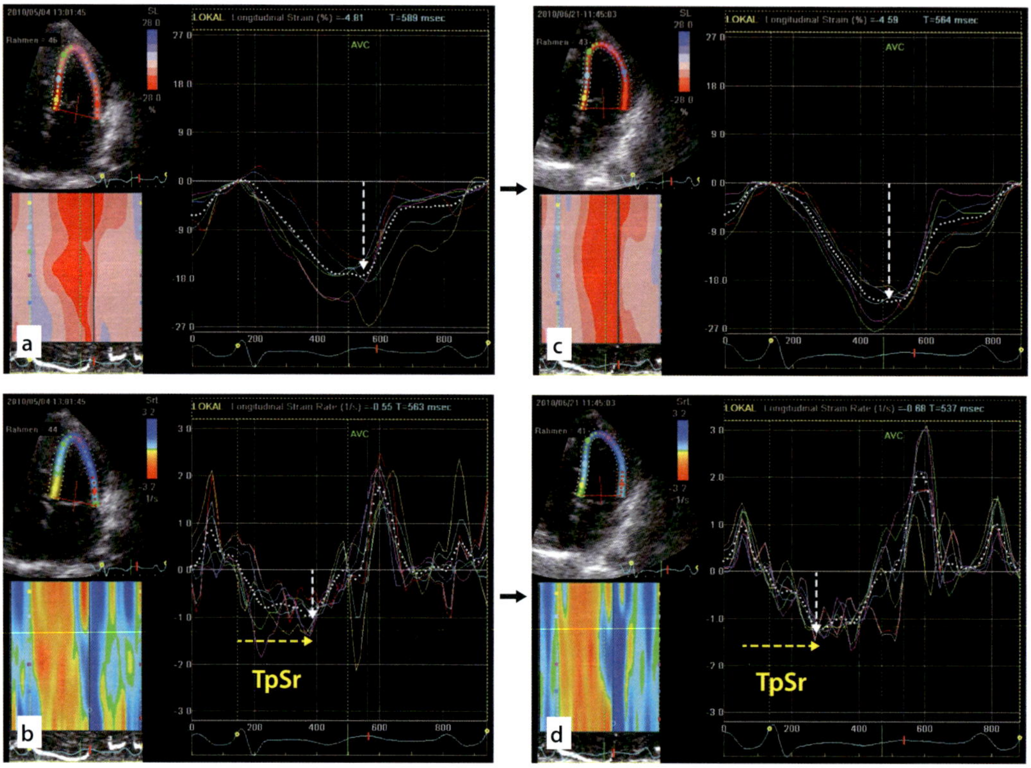


**Abb. 8.12a–d** Im 2D-Strain-Imaging nachweisbare weitere Verbesserung der LV-Funktion unter LVAD-Entlastung nach maximaler LVEF-Verbesserung. Die longitudinalen globalen Stran (SL)- und Strain-Rate (SrL)-Werte zeigten zum Zeitpunkt der maximalen LVEF-Verbesserung leicht verminderte Werte von 17 % bzw. 1/s (**a**, **b**). Nach weiterer Entlastung zeigte der P-Stopp nach 4 Wochen – bei gleichbleibender LVEF von 50 % – normale SL- und SrL-Werte (22 % bzw. 1,25 s) bei gleichzeitiger Verbesserung der intraventrikulären Synchronie (**c**, **d**). Ein besonderer Hinweis auf die Verbesserung der systolischen Funktion ist die Verkürzung der Zeit von Beginn der Myokarddeformierung bis zum Erreichen der maximalen Deformierungsgeschwindigkeit („time to peak strain-rate", TpSr)

Relevante Risikofaktoren für HI-Frührezidiv auch bei LVEF ≥45 % (Dandel et al. 2012, 2014) sind:

- schlechte LV-Geometrie und/oder niedrige systolische maximale Wandgeschwindigkeit (Sm),
- instabile LV-Größe, -Geometrie und -Funktion vor LVAD-Explantation nach maximaler Erholung und/oder während der letzten P-Stopps vor Explantation.

Ein Risikofaktor für HI-Rezidiv, jedoch allein keine Kontraindikation für VAD-Explantation, ist eine sehr lange Unterstützungsdauer (>6 Monate) bis zur maximalen Erholung.

## Vorhersage einer Myokarderholung unter mechanischer Entlastung

Vor VAD-Implantation ist die Vorhersage einer eventuellen Erholung unter VAD nicht möglich. Die Erholungsrate ist zwar höher bei kleinerem LVEDD, weniger Hypertrophie und weniger Myokardfibrose vor VAD-Implantation, jedoch sind diese Parameter ungenügend prädiktiv, um elektive VAD-Implantationen mit dem primären Ziel der Erholung zu wagen. Unter Entlastung ist ein „Reverse-Remodeling" mit LVEF ≥45 %, welches eine LVAD-Explantation mit gutem Langzeitergebnis erlaubt, auch bei einem Präimplantations-LVEDD >70 mm nicht ausgeschlossen. Obwohl jüngere Patienten mit kürzerer

Krankengeschichte bessere Erholungsraten zeigen, sind junges Alter und kürzere HI-Dauer wenig prädiktiv für eine Erholung. Eine HI-Dauer von >5 Jahren schließt eine Erholung nicht aus, jedoch zeigte sich diese nach VAD-Explantation meist nur von kurzer Dauer.

## 8.5.4 VAD-Explantation

Grundsätzlich sollte bei einer VAD-Explantation das meist unvollständig erholte Myokard möglichst wenig traumatisiert und jede Volumen- oder Druckbelastung strengstens vermieden werden.

> **Wenn möglich, sollte die Explantation auf dem schlagenden Herzen durchgeführt werden. Intra- und postoperative Volumengaben sollten, soweit notwendig, nur sehr vorsichtig durchgeführt werden.**

Um das chirurgische Trauma auf ein Minimum zu reduzieren, sind wir im DHZB während der Explantationen stets bestrebt, die Kanülen nicht vollständig zu entfernen, sondern diese nach entsprechendem Verschluss teilweise im Thorax zu belassen. Da die systemisch-arteriellen Blutdruckwerte während der mechanischen Ventrikelentlastung meist relativ niedrig sind, besteht unmittelbar nach Explantation bei normaler Nierenfunktion keine Notwendigkeit, den arteriellen Mitteldruck über 65–70 mmHg anzuheben. Katecholamine, wenn zwingend notwendig, sollten grundsätzlich in minimal notwendiger Dosierung verabreicht werden.

### Chirurgische Technik der LVAD-Explantation

In den meisten Fällen kann die Explantation eines LVAD durch minimalinvasiven Zugang erfolgen. Präoperativ sollte ein intraventrikulärer Thrombus mittels Echokardiographie und Computertomographie ausgeschlossen werden.

Bei HeartMate II und INCOR erfolgt ein Schnitt direkt über die Pumpe im 6. oder 7. Interkostalraum. Der Rippenbogen wird durchtrennt und mittels Rultract Retractor (Rultract Inc, Cleveland, OH) angehoben. Die Pumpe wird teils scharf, teils stumpf präpariert und die Verbindung mit dem Ausflussgraft dargestellt. Der Ausflussgraft selbst wird nach distal für ca. 2–3 cm freigelegt und vom Knickschutz befreit, um Platz für eine Ligatur oder eine Klemme zu schaffen (◘ Abb. 8.13).

Anschließend werden die Spitze des linken Ventrikels und die Einflusskanüle dargestellt. Dabei kann ein Mercedes Thoraxsperrer (Aesculap, Tuttlingen) zusätzlich hilfreich sein. Zu diesem Zeitpunkt werden die Femoralgefäße präpariert und für einen Anschluss an die Herz-Lungen-Maschine (HLM) vorbereitet, die HLM bleibt auf Stand-by. Der Ausflussgraft wird legiert, danach werden die Ligaturen des Einflussstutzens durchtrennt und der Stutzen aus der Fassung entfernt. Die Fassung wird mit einem speziell dafür vorgesehenen und individuell angefertigten Titanverschluss (Fittkau Metallbau, Berlin) abgedichtet und mit Ligaturen gesichert (PMID: 20705484). Anschließend wird der Ausflussgraft durchtrennt, legiert und übernäht. Die Wunde wird in üblicher Weise verschlossen.

Bei HeartWare HVAD erfolgt die Explantation in gleicher Weise, wobei die Schraube der Fixationsvorrichtung (Ring) gelockert, die Pumpe dann entfernt und mit einem speziell dafür vorgesehenen und individuell angefertigten Verschluss der gleichen Firma die Fixationsvorrichtung eingebracht und mit der Schraube fixiert wird (PMID: 21055968). Die Operation ist in ◘ Abb. 8.14 dargestellt. Bei INCOR werden beide Silikonkanülen geklemmt, die Pumpe

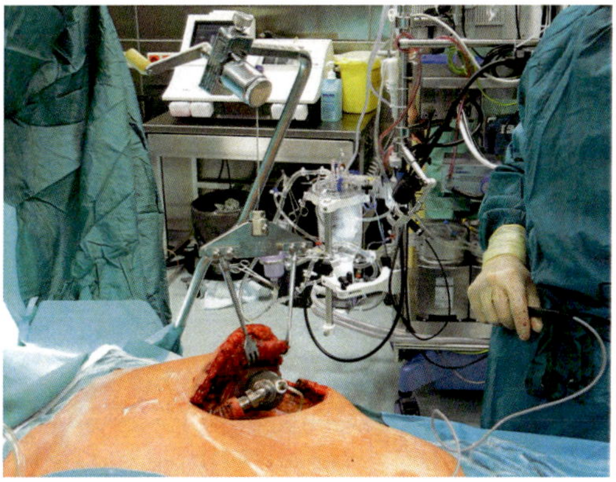

◘ **Abb. 8.13** Einsatz von Rultract zum Darstellen der HeartMate II (ähnlich auch INCOR oder HeartWare HVAD) bei der Explantation. Pumpe und Ausflussgraft sind ausreichend mobilisiert. Die HLM ist im Hintergrund im Stand-by-Modus

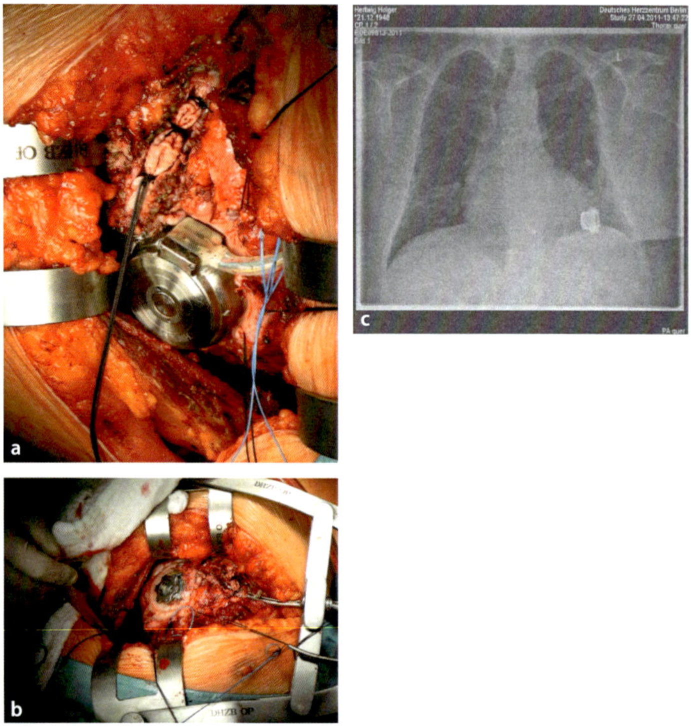

**Abb. 8.14** **a** HeartWare-Pumpe in situ (links laterale Thorakotomie im 6. ICR) und legierter Ausflussgraft, **b** Titanverschluss bereits eingebracht und fixiert, **c** postoperatives Röntgenbild. (Aus Dandel et al. 2012)

entfernt und die Kanülen mit einem Verschluss aus dem „Weaning Kit" abgedichtet.

### 8.5.5 Zusammenfassung und Ausblick

Weaning vom VAD ist eine klinische Option nicht nur bei Myokarditis, sondern auch bei IDCM, und kann – auch nach unvollständiger Erholung – bei 2 von 3 Patienten ein transplantationsfreies Überleben von >5 Jahren ermöglichen. Bei Nichteinbeziehung von Patienten, die wegen anderer Ursachen als HI-Rezidiv oder Komplikationen in Verbindung mit der VAD-Explantation sterben, kann mit der Option der HTX die 5-Jahres-Überlebenswahrscheinlichkeit 88 % überschreiten. Nach VAD-Implantation erlaubt die Echo-Beurteilung unter P-Stopp (unter Einbeziehung der P-Stopp-RHK-Daten und Dauer der Erkrankung vor Implantation) die Identifizierung von Patienten, bei denen die stattgefundene Erholung eine VAD-Explantation mit anschließend stabiler Herzfunktion über >5 Jahre ermöglicht. Die durch Ventrikelentlastung geförderte Myokarderholung auf molekularer und zellulärer Ebene ist für eine kardiale Erholung, die eine VAD-Explantation ermöglichen könnte, nicht prädiktiv. Sie könnte jedoch eine Plattform für zukünftige adjuvante Therapien (pharmakologisch, Zelltherapie, Gentherapie) werden, die ihrerseits die Zahl der Weaning-Patienten erhöhen könnten.

Die Anwendung der VAD-Entlastung als therapeutische Strategie zur Förderung der Myokarderholung zwecks Ermöglichung eines beschwerdefreien Langzeitüberlebens nach VAD-Explantation, ohne Notwendigkeit einer HTX, bleibt auch in Zukunft die wahrscheinlich attraktivste potenzielle Indikation für das VAD. Bisher war jedoch eine prospektive Identifikation der Patienten, die von einer elektiven VAD-Implantation mit dem primären Ziel der Myokarderholung („bridge to myocardial recovery") profitieren, nicht möglich. Dies könnte sich in Zukunft vielleicht durch weitere Erkenntnisse auf molekularer und zellulärer Ebene ändern.

Um die vielen noch offenen Fragen bezüglich der Myokarderholung unter mechanischer Ventrikelentlastung in Zukunft beantworten zu können, wurde Anfang 2016 in den USA unter der Schirmherrscgaft des National Health Instutute (NIH) eine Arbeitsgruppe gegründet („Working Group focused on myocardial recovery and unloading"), die gemeinsam mit europäischen Experten weitere Studien planen und koordinieren soll.

## 8.6 Patientenmanagement („VAD-Koordination") und Rehabilitation

*D. Röfe, U. Schulz*

Ein wesentlicher Bestandteil der erfolgreichen VAD-Unterstützung ist ein qualifiziertes und interdisziplinäres Patientenmanagement. Eine optimale Betreuung vor, während und nach der Operation, während der Rehabilitation und nach der Entlassung aus der Klinik führt in der Regel dazu, das Komplikationen früher erkannt oder vermieden werden und die Gesamtüberlebensraten sich verbessern (Pamboukian et al. 2011). Möglicherweise ist dieser Effekt nicht nur durch bessere Betreuung, sondern auch durch eine bessere Patientenselektion zu erklären.

Eine Übersicht über die Zusammensetzung dieses interdisziplinären Teams gibt ◻ Abb. 8.15. Einen zentralen Punkt nehmen in unserer Erfahrung die VAD-Koordinatoren ein, die als Schlüsselposition die Beteiligung aller anderen Disziplinen koordinieren und den direkten Ansprechpartner für Patienten, Angehörige und kooperierende Spezialisten der eigenen und externen Kliniken bilden. Dies entspricht auch den Empfehlungen der International Society for Heart & Lung Transplantation (ISHLT) für eine leitliniengerechte Betreuung.

Technische Verbesserungen, lange Wartezeiten und eine wachsende Zahl von Patienten, bei denen das VAD die definitive Langzeittherapie („Destination Therapy") darstellt, stellen wachsende Herausforderungen an das Team. Spezielle Anforderungen für einzelne Patientengruppen (Kinder, TAH-Patienten, „Out-of-hospital-Patienten", DT-Patienten etc.) erhöhen die Anforderungen an das Betreuungsprogramm.

### 8.6.1 Prä- und intraoperative Betreuung

Eine ausführliche Information der Patienten über die Device-spezifischen Besonderheiten, die Demonstration der Hardware und oft das Herstellen

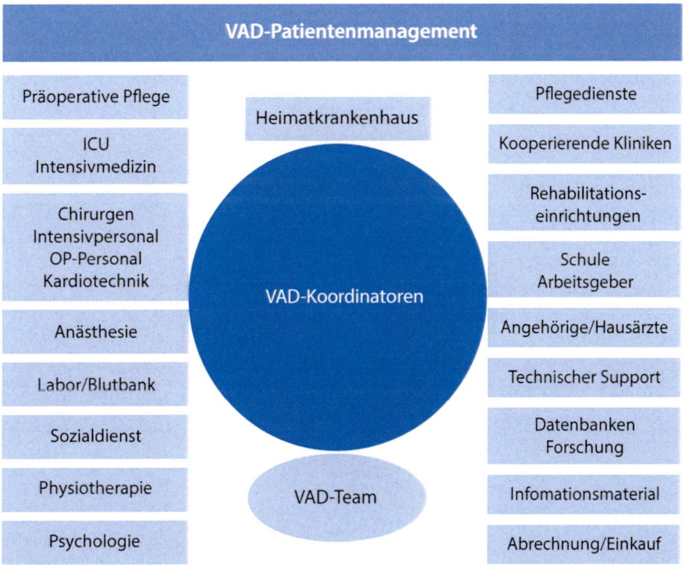

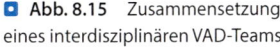

◻ Abb. 8.15 Zusammensetzung eines interdisziplinären VAD-Teams

eines Kontakts mit einem bereits implantierten Patienten erleichtern Patienten und Angehörigen die Entscheidungsfindung vor der Operation. Neben dieser informativen Funktion übernehmen die Koordinatoren die technische Betreuung des Device während der Implantation. Sie begleiten den Patiententransfer auf die weiterversorgende Intensivstation und stellen dort, in Zusammenarbeit mit den Chirurgen und Intensivmedizinern, eine optimale Funktion des VAD-Systems sicher. Bei nichtbehebbaren Störungen sind sie für einen raschen Austausch der externen Komponenten verantwortlich.

### 8.6.2 Patientenschulung, Medikation und Device-Management

Bereits mit Verlegung des Patienten auf die Intermediate-Station beginnt ein intensives Schulungs- und Betreuungsprogramm. Im Mittelpunkt stehen die jeweiligen systemspezifischen Besonderheiten des VAD. Technische Schulung, Informationen zum Gerinnungsmanagement und ein intensives Training des Verbandswechsels mit Patient und Angehörigen sind die wesentlichen Inhalte des etwa 3–4 Wochen dauernden Nachsorgeaufenthaltes. Der Patient erhält Informationen zu seiner individuellen Medikation, es wird eine INR-Selbstkontrollschulung durchgeführt und ein individuelles, heimatnahes Notfallsystem implementiert, um die Entlassung nach Hause zu unterstützen.

Zum frühestmöglichen Zeitpunkt wird, falls nötig, auf einen mobilen Driver gewechselt. Flankiert von einer intensiven physiotherapeutischen Betreuung, ermöglicht dieses Konzept vielen Patienten den direkten Weg nach Hause. Eine intensive Einbeziehung von Angehörigen, Hausärzten und Sozialarbeitern ist essenziell (Andrus et al. 2003, Richenbacher u. Seemuth 2001). Auch die erste Entlassung nach Hause wird durch die Koordinatoren unterstützt. Sie begleiten den Patienten und stellen in der Wohnung die notwendigen technischen Voraussetzungen für den Betrieb des VAD sicher (Stromversorgung, Back-up-Geräte, besondere 24-h-Versorgungsstruktur bei TAH).

Der vor Ort weiterbehandelnde Arzt wird im Rahmen dieses Besuches ebenfalls informiert und ein bereits im Vorfeld abgesprochenes Notfalltraining der Ansprechpartner durchgeführt. Sollte eine Weiterbehandlung in einer Rehabilitationsklinik nötig sein, halten die Koordinatoren den Kontakt und führen regelmäßige Besuche durch. Auch für diese nachversorgenden Bereiche und für Patient und Angehörige stellen sie eine 24-h-Notfallerreichbarkeit sicher. Durch diese Infrastruktur wird eine intensive und sichere Betreuung der Patienten auch außerhalb der implantierenden Klinik sichergestellt (El-Banayosy et al. 2001).

### 8.6.3 Überwachung und Vermeidung von Komplikationen

Auch nach der perioperativen Phase und der Entlassung aus der stationären Behandlung ist eine intensive und interdisziplinäre Betreuung und Überwachung zur Vermeidung und Behandlung Device-spezifischer Komplikationen zwingend erforderlich (Wilson et al. 2009). Dies beinhaltet das Monitoring der System- (Estep et al. 2010, Kiernan et al. 2011) und Rechtsherzfunktion (Lam et al. 2009) und einer eventuell bestehenden pulmonalen Hypertonie (Zimpfer et al. 2007), die Prüfung eventueller Weaning-Optionen (Cavanaugh et al. 2010, Maybaum et al. 2008), die Überwachung von Rhythmusstörungen (Bedi et al. 2006) und die Kontrolle der sekundären Organfunktionen (Radovancevic et al. 2007) – insbesondere der Leber- (Wadia et al. 2005) und Nierenfunktion (Sandner et al. 2009) – sowie der technischen Funktion des VAD. Eine wichtige Rolle hierbei spielt die Echokardiographie (Topilsky et al. 2011). Besondere Relevanz erhält diese bei der Beurteilung der Pumpfunktion im Rahmen von Weaning-Versuchen. Hierbei spielen die echokardiographischen Parameter und die Einstellung der VAD-Parameter eine entscheidende Rolle.

## Echokardiographische Verlaufs- und Weaning-Parameter (mod. nach Estep et al. 2010)

**Verlaufskontrollen**

- Perikarderguss mit und ohne Tamponadezeichen
- Rechtsherzfunktion (RV-Größe; systolische RV-Funktion; erhöhter RA-Druck; TI)
- Inadäquate Füllung des linken Ventrikels (kleine LV-Dimensionen)
- LVAD-induzierte Rhythmusstörungen (leerer linker Ventrikel mit mechanischer Irritation des Septums)
- LVAD-bezogene Aorteninsuffizienz
- Intrakardiale Thromben
- Flussanomalien bei pulsatilen und nichtpulsatilen Pumpen
- Kinking oder komplette Thrombose der Kanüle (Verlust des Dopplersignals)
- Hypertensive Krise bei nichtpulsatilen Pumpen (minimale Öffnung der Aortenklappe, dilatierter LV, Zunahme der Mitralinsuffizienz, Peak-outflow-Geschwindigkeit >2 m/s)
- Impeller-Stillstand bei nichtpulsatilen Pumpen (dilatierter LV, akute Flussumkehr der Inflow-Kanüle, Zunahme der Mitralinsuffizienz, Abnahme des Schlagvolumens im RVOT)

**Einfache Weaning-Parameter (positiv vs. negativ)**

- Dobutamin-Stress-Echokardiographie (Khan et al. 2003, Maybaum et al. 2007)
- LV-EF 48–9 % vs. 27–11 % vs. LV-EF 60–10 % vs. 40–13 %
- LVEDD 4,68–1,1 cm vs. 5,48–0,5 cm
- LVSD 3,43–0,9 cm vs. 4,63–0,6 cm
- „off-pump"-Echo (Dandel et al. 2008, George et al. 2007)
- LV-EF 63,9–6,9 % vs. 30–17,9 %; LV-EF 48,9–1,0 % vs. 42,6–1,6 %
- LV-EF-Veränderung –4,2–1,2 % vs. –16,2–4,5 %
- LVEDD 5,65–0,82 cm vs. 6,0–1,05 cm; LVEDD 4,9–1,1 cm vs. 5,6–1,2 cm
- LVEDD-Veränderung 5,0–1,5 % vs. 19,9–4,5 %
- LVSD 4,0–0,66 cm vs. 5,32–1,23 cm
- RWT 0,41–0,01 vs. 0,33–0,01

*LV-EF* „left ventricular ejection fraction", *LVEDD* „left ventricular end-diastolic diameter", *LVSD* „left ventricular end-systolic diameter", *RWT* „relative wall thickness"

Ein regelmäßiges immunologisches Monitoring (John et al. 2003), die Kontrolle der Hämolyseparameter sowie – besonders bei nichtpulsatilen Devices – die Kontrolle auf gastrointestinale Blutungen (Crow et al. 2009, Kushnir et al. 2012) gehören ebenfalls in den Aufgabenbereich. Eine entsprechende endoskopische Diagnostik- und Therapieoption sollte vorhanden oder kurzfristig verfügbar sein.

Bei nichtkardialen Operationen (Garatti et al. 2009, Morgan et al. 2012) werden die VAD-Patienten nach Möglichkeit durch einen Koordinator begleitet.

Alle diese Maßnahmen dienen auch dem Zweck, die Transplantabilität des Patienten wiederherzustellen oder zu erhalten. In einigen Fällen kann das VAD-System auch als „Bridge to Candidacy" bis zur endgültigen Entscheidung über die mögliche Transplantation genutzt werden (Choong et al. 2005, Elhenawy et al. 2011).

## Prophylaxe und Therapie von Infektionen

Aufgrund der Häufigkeit spielt die Betreuung bei der Vermeidung und Behandlung von Driveline- und Device-Infektionen eine zentrale Rolle in der Nachsorge (Gordon et al. 2006). Eine intensive Schulung von Patienten, Angehörigen und Pflegedienst in der Überwachung der Driveline-Austrittsstelle und absolute Sterilität bei der Durchführung eines standardisierten Wundverbandes kann die Häufigkeit von Infektionen drastisch senken (Holman et al. 2003, Hozayen et al. 2012, Tjan et al. 2000).

**Neurologische Defizite und Komplikationen** Obwohl sich vorher bestehende neurologische Defizite unter der effektiven Unterstützung oft verbessern, sind andererseits neurologische Komplikationen oft schwerwiegend und verlaufsbestimmend. Neben einer intensiven Überwachung der Antikoagulation zum Ausschluss von Blutungen oder thromboembolischen Ereignissen gehört die Überwachung der gesamten neurokognitiven Situation in den Aufgabenbereich des Nachsorgeteams.

**Quality of Life, Psychologie und ethische Überlegungen** Trotz der unvermeidbaren Komplikationen der Device-Therapie und der aktuell nicht vermeidbaren externen Driveline verbessert sich nach einer VAD-Implantation die Lebensqualität der Patienten signifikant (Allen et al. 2010, Grady et al. 2004). Dies betrifft insbesondere die Möglichkeit der Wiederaufnahme normaler körperlicher Aktivität und die Unabhängigkeit auf fast allen Ebenen (Morales et al. 2000, Samuels et al. 2004).

## Rehabilitation und körperliches Training

Die in der frühen postoperativen Phase begonnenen Überwachungen, Schulungen und aktivierenden Maßnahmen werden in der Rehabilitationsklinik fortgesetzt. Dies setzt eine entsprechende Erfahrung und Infrastruktur der Einrichtung voraus. Neben der Mobilisation und der weiteren Verbesserung der körperlichen Belastbarkeit sollte auch der Ernährungsstatus optimiert werden. Aus einem oft schlechten präoperativen Zustand heraus ist eine persistierende Malnutrition ein erheblicher Risikofaktor (Dang et al. 2005).

Körperliches Training ist auch mit VAD-Systemen möglich und sinnvoll (Jaski et al. 1993). Abhängig vom Ausgangsstatus des Patienten spielt die körperliche Erholung und Selbstständigkeit eine große Rolle, nicht nur in der Rehabilitationsphase. Die Wiedergewinnung der eigenständigen Mobilität ist einer der wesentlichsten Wünsche und Motivationsfaktoren des Patienten bei der Entscheidung für ein mechanisches Unterstützungssystem (Stewart et al. 2009). Zusätzliche Verfahren, wie z. B. elektrische Muskelstimulation, können auch bei VAD-Patienten genutzt werden (Kamiya et al. 2012). Die Verwendung sollte aber mit dem Betreuungsteam abgestimmt sein.

Prinzipiell sind auch bei Patienten mit VAD-Systemen Belastungstrainings durchführbar (James et al. 1998, Uchida et al. 1987). Es empfiehlt sich der Einsatz ausdauerorientierter Verfahren. Insbesondere bei TAH-Patienten kann die hämodynamische Antwort auf die körperliche Belastung verzögert und abgeschwächt ausfallen, die Belastung an sich ist aber in Maßen unkritisch. Es empfiehlt sich eine eher niedrige Anfangsbelastung mit einer regelmäßigen Wiederholung (z. B. 3- bis 5-mal/Woche 5–10 min aerobes Training) mit einer stufenweisen Steigerung. Bei TAH-Patienten muss ein zusätzlicher geschulter Mitarbeiter für die Überwachung der Konsole bereitgestellt werden (Kohli et al. 2011).

**Bestandteile der Rehabilitationsverfahren bei VAD-Patienten**

- Bettgymnastik
- Massage/Lymphdrainage
- Passives/aktives Muskeltraining durch Bettfahrrad/MotoMed
- Rückenschule
- Hockergymnastik
- Treppensteigen
- Fahrradergometer/Laufband
- Entspannungsübungen
- Schulungen zu VAD-Besonderheiten, zur Ernährung und zur Transplantation
- Anleitung in den Selbstmessverfahren (Blutdruck, Puls, Gewicht, INR)
- Device-spezifisches Handling- und Notfalltraining
- Spezielle Zusatzkomponenten (Neurologie, Orthopädie, Psychologie etc.) bei Bedarf

Bei der Wiederherstellung einer guten Belastbarkeit scheint, unabhängig vom verwendeten Device, präoperatives Übergewicht der Patienten eine untergeordnete Rolle zu spielen. Eine ausgeprägte (kardiale) Kachexie ist jedoch ein Risikofaktor (Brewer et al. 2012, Butler et al. 2005). Insgesamt kommt es bei fast allen durch Training zu einer Verbesserung der Leistungsfähigkeit und damit zu einer verbesserten Lebensqualität (Grady et al. 2001). Das Ausmaß der Verbesserung entspricht dem, was auch nach einer Herztransplantation erwartet wird (de Jonge et al. 2001). Wichtig ist die mentale Vorbereitung auf die häusliche Selbstständigkeit und die genaue Absprache der Zuständigkeiten in der „Out-of-hospital-Situation".

### 8.6.4 Zusammenfassung

Insgesamt stellt die Versorgung von VAD-Patienten hohe Anforderungen an die Professionalität, Motivation und Interaktionsfähigkeit der Teammitglieder. Eine optimale interdisziplinäre Betreuung gewährleistet jedoch ein hohes Maß an Patientensicherheit und verbessert die Ergebnisse nachhaltig. Insbesondere im ambulanten Betreuungsbereich ist durch die Bindung an die Team-Ansprechpartner eine zusätzliche Sicherheitsoption für den Patienten gewährleistet, die den Wechsel in die heimatnahe oder häusliche Versorgung auch mental erleichtert. Durch die zentralisierte Zuständigkeit wird die notwendige Qualitätssicherung vereinfacht und den Patienten sowohl in Routinefragen als auch in Notfallsituationen ein fachkundiger Ansprechpartner angeboten.

## 8.7 Psychologische Aspekte, Diagnostik und Therapie

*K. Tigges-Limmer, Y. Brocks, Y. Winkler, M. Morshuis, E. Rehn, J. Gummert*

### 8.7.1 Das Leben on Device – eine Grenzerfahrungen im Jasper'schen Sinne

> „Es gibt Situationen, in denen Existenz sich unmittelbar verwirklicht. Das sind letzte Situationen, die nicht verändert oder umgangen werden können, Grenzsituationen: Tod, Leiden, Kampf, Schuld. Nur in ihnen kann sich das Ganze der Existenz verwirklichen. Indem wir in eine solche Situation mit offenen Augen eintreten, werden wir ganz wir selbst."
> Karl Jaspers (1883–1969)

Die Implantation eines VAD bedeutet sowohl für den Patienten als auch für seine Angehörigen nicht nur eine somatische, sondern auch eine große psychische Herausforderung.

Oftmals geht der Implantation eine lange Herzerkrankungszeit voraus mit eventuell anderen Herzoperationen, Kathetereingriffen oder ICD-Implantationen. Unter diesen Bedingungen entwickeln viele Patienten bereits vor der Implantation im Rahmen ihrer langen Erkrankung psychische Reaktionen wie Depressionen oder Angststörungen. Die Erfahrung, schwer krank, oft schon nah am Tod, in der Leistungsfähigkeit eingeschränkt und inaktiver als gewollt sein zu müssen, kann für den Einzelnen eine Grenzerfahrung im Jasper'schen Sinne bedeuten. Die Patienten erleben sich in einer ausweglosen, nicht umgänglichen Situation, oft mit Todesängsten verknüpft, sie erleben Leiden und die Erfahrung des Kämpfens für ihr Überleben oder für eine bessere Lebensqualität. Damit sie aus dieser Grenzerfahrung im idealen Fall eine sich selbst aktualisierende, sich zur Gänze bringende Erfahrung machen können, gebietet es sich dringend, die psychische Situation der Patienten in den Prozess der VAD-Versorgung mit einzubeziehen.

### 8.7.2 Präoperative psychologische Diagnostik von LVAD-Patienten

In Anlehnung an ein HTX-Screening (Scheld et al. 2002) empfiehlt es sich, ein präoperatives Screening vor der VAD-Implantation durchzuführen. Das psychologische Explorationsgespräch ist in der Regel der erste Kontakt zwischen Psychologen eines VAD-Zentrums und dem Patienten.

Das Evaluationsgespräch dient zum einen dazu, psychologische/psychiatrische Kontraindikationen zu identifizieren und zum anderen ein vertrauensvolles Verhältnis zum Patienten aufzubauen. Der Patient wird zu psychiatrischen Vorerkrankungen (Psychosen, Schizophrenien, schwere Depressionen, akute Suizidalität) befragt, die eine absolute Kontraindikation zur Implantation bedeuten können. Persönlichkeitsstörungen, mittelschwere Depressionen, schwere Angststörung bedeuten eine relative Kontraindikation.

Daneben wird eine eingehende Suchtmittelanamnese erhoben. Alkohol-, Drogen-, Nikotin- und Medikamentenmissbrauch sowie -abhängigkeit gelten als relative Kontraindikation und müssen im Einzelfall auf den Behandlungsverlauf geprüft werden. Bei allen psychiatrischen und psychischen Erkrankungen sind insgesamt der Verlauf der Erkrankungen und deren Behandlungen von Bedeutung.

Von großem Interesse ist eine Einschätzung der Adhärenz. Hier wird eruiert, ob der Patient fähig, willens und in der Lage ist, einem komplexen Medikamentenregime und der INR-Messung zu folgen. Ein besonderes Augenmerk gilt hier der bisherigen Medikamenteneinnahme, dem allgemeinen Gesundheitsverhalten und der Bindungsfähigkeit zu Ärzten.

Von Bedeutung sind ferner Qualität und Quantität der sozialen Unterstützung: Familienangehörige und Freunde können den VAD-Prozess ebenso unterstützen wie hemmen. Mögliche Konfliktfelder, aber auch Stärken des Familiensystems werden ausgelotet. Eine komplett fehlende oder konfliktreiche soziale Unterstützung kann eine relative Kontraindikation zur LVAD-Implantation sein. Zumindest bedeutet die soziale Unterstützung ein Outcome-Einfluss (Dudzinski 2006).

Im weiteren Verlauf werden Coping-Strategien eruiert. Die Bewältigung bisheriger Lebenskrisen, bestehende Stressverarbeitungsmechanismen, die subjektive Krankheitstheorie des Patienten und sein genauer Informationsstand bezüglich der Herzerkrankung stehen im Vordergrund. So resultiert fehlendes Wissen nicht automatisch aus schlechter Aufklärung, sondern kann auch ein Hinweis auf vermeidende, ignorierende oder ängstliche Grundmuster sein. Ferner sind auch Hobbys, Werte und innere Ressourcen von großem Interesse, weil diese Teile einer Bewältigungsstrategie für die kommende VAD-Implantation bedeuten können.

Zusätzlich werden kognitive Beeinträchtigungen wie Störungen der Aufmerksamkeit, der Konzentration und der Gedächtnisleistung erfasst, insbesondere, falls sie den Alltagsumgang mit dem Device beeinträchtigen könnten. Bei Verdacht auf kognitive Störungen sollte sich idealerweise präoperativ schon eine neuropsychologische Diagnostik anschließen. Eine neuropsychologische Diagnostik postoperativ wäre aufgrund von Störvariablen (Medikation, Schmerzen, Delir) erschwert und für die Patienten eine zusätzliche Belastung. Bei Patienten mit anterioren Amnesien nach Hypoxie beeinflussen jeweils das Ausmaß der Störung und die verbleibende Fähigkeit zur Konsolidierung sowie bisherige Kompensationsmöglichkeiten und die soziale Einbindung die neuropsychologische Stellungnahme. Auch mögliche Veränderungen des Sehens sollten Beachtung finden. Des Weiteren ist die Diagnostik nach ischämischen oder hämorrhagischen Hirninfarkten sinnvoll, da auch andere kognitive Defizite wie z. B. Störungen der Wahrnehmung, der Sprache oder exekutiver Funktionen (Planung, Flexibilität) zum Erlangung der Selbständigkeit am VAD hinderlich seien können bzw. spezielle therapeutische oder pflegerische Hilfen benötigen. Auch organisch bedingte Störungen des Verhaltens (Impulsivität, Aggressivität, starke Rückzugstendenzen etc.) und deren Auswirkungen im Alltag müssen Beachtung finden. Die Störungseinsicht des Patienten ist hierbei maßgeblich. Die Ergebnisse der Diagnostik können also insbesondere im postoperativen Verlauf die Erlangung der Selbständigkeit, Selbstsicherheit und Normalität vereinfachen, da Störungen des Denkens oder der Wahrnehmung alle Bereiche der medizinischen Behandlung betreffen – z. B. Pflege, Mobilisierung, VAD/INR-Schulungen, Stellung/Einnahme der Medikation etc. – beeinflussen.

Natürlich stellen progressive neurologische Erkrankungen wie Demenzen z. B. vom Alzheimer-Typ aufgrund der mnestischen Defizite oder frontotemporale Demenzen aufgrund der exekutiven Störungen absolute Kontraindikationen dar und sollten daher insbesondere bei älteren Patienten in der neuropsychologischen Untersuchung besondere Beachtung finden.

Die Patienten werden weiter nach ihrer subjektiven Krankheitstheorie und damit nach ihren ganz persönlichen Gründen und Überzeugungen, warum sie erkrankt sind, befragt. Falls hier die Krankheit als Strafe oder Schuldzuweisung betrachtet wird, kann das Angebot einer „Ent"-Schuldigung gemacht werden, einer (hypnotherapeutisch) angeleiteten Auseinandersetzung mit schuldhaften erlebten Anteilen des Verhaltens, der Persönlichkeit oder eigener biographischer Erlebnisse. Dies sprengt allerdings den Rahmen der Exploration und könnte in einem weiteren ambulanten Setting bei vorhandenem Patientenauftrag bearbeitet werden.

Von großem psychologischem Interesse sind die Einstellung des Patienten zur und seine Erwartungen an die LVAD-Implantation. Welche persönlichen Gründe gibt es für das System, existiert ein sozialer Druck zur Implantation, und welche emotionalen Vorstellungen verbindet der Patient mit der Implantation einer Maschine am Herzen? Wie fand die Entscheidungsfindung statt, ist sie tatsächlich abgeschlossen, gibt es Zweifel an der Implantation?

An dieser Stelle muss deutlich betont werden, dass es im psychologischen Kontakt kein Drängen oder Rat für oder gegen eine LVAD-Implantation geben darf, der Patient sollte hier einen freien Raum für sich finden dürfen, auch Zweifel und Bedenken zu äußern. Viele Patienten empfinden den Konflikt, sich für oder gegen ein System zu entscheiden, oft als Konflikt zwischen Gefühl und Vernunft.

Falls sich ein Patient für eine LVAD-Implantation entschieden hat, scheint es bedeutend zu sein, wie er sich ein Leben mit dem System vorstellen kann, welche Hoffnungen und Ziele er damit verbindet und ob eine Zukunftsorientierung vorhanden ist. Auch diese Ziele müssen wertfrei eruiert werden.

Weiterhin steht die affektive Situation des Patienten im Fokus. Insbesondere Ängste vor der Operation, dem Tod, vor Schmerzen, möglichen Komplikationen und vor dem System brauchen Raum. Daneben können psychogene Schlafstörungen, reaktive Depressionen, weitere Belastungen wie Schulden, Konflikte, Gerichtsverfahren oder sexuelle Probleme thematisiert werden. Abschließend wird der Patient um eine Selbstbeschreibung mit besonderem Blick auf eigene Stärken gebeten. Somit sollen Ressourcenprozesse schon aktiviert werden (Storch u. Krause 2007).

Neben dem Vertrauensaufbau und dem Informationsgewinn gilt es auch, Angehörige als Patienten zweiter Ordnung frühzeitig einzubeziehen. Die Gespräche können durch psychologische Testverfahren, Fragebögen und Zweitkonsile ergänzt werden. Im Anschluss an die Gespräche erfolgt ein schriftlicher psychologischer Befund und im günstigsten Fall eine Darstellung des Patienten in einer interdisziplinären VAD-Konferenz.

Angesichts der Fülle der Themen und Bereiche auf der einen Seite und einer oft skeptischen Haltung vieler Patienten auf der anderen Seite kann die Phase der Exploration konfliktbeladen sein:

1. Viele Patienten fühlen sich auf dem Prüfstand (sind es tatsächlich auch) und stellen sich in den Evaluationsgesprächen psychisch stabiler dar als sie es sind. Insbesondere ein möglicher Suchtmittelabusus wird oft zu verschleiern versucht. Gleichzeitig wird die somatische Belastung der Herzerkrankung in ihrer Alltagsbeeinträchtigung überbetont.
2. Auch für die Psychologen gibt es zu bewältigende Konflikte. Der Prozess, ein vertrauensvolles Verhältnis zum Patienten aufzubauen, kann durch die Diagnostik von relativen oder absoluten Kontraindikationen gehemmt werden. Andererseits können immer nur Wahrscheinlichkeitsaussagen bezüglich menschlichen Verhaltens gegeben werden, keine sicheren Prognosen. Eigene Schuldgefühle und eventuelle Mitverantwortung an einer möglichen Nichtversorgung und damit am Tod des Patienten stellen mögliche Konflikte dar. Hier erscheint es wichtig, zum einen emotional tragfähig in das Behandlungsteam integriert zu sein, zum anderen sich für Supervisionsprozesse zu öffnen und einen selbstfürsorglichen Kontakt zu sich zu haben.

Ein Sonderfall ist die Notfallimplantation eines VAD, in der sich der Patient nicht selbst entscheiden konnte für das System, sondern im Sinne der Lebensrettung andere für ihn entschieden haben. Ein erster Schrecken und große Unsicherheiten sind normal und wahrscheinlich auch eine angemessene Reaktion auf eine außergewöhnliche Situation. Hier ist es wichtig, dass das geschulte Personal (Pflege, Ärzte, VAD-Koordinatoren) viel äußere Sicherheiten vermittelt, bis eine innere Sicherheit gewachsen ist und sich Körper, Geist und Seele an die neue Situation gewöhnt haben. Insgesamt erscheint es hilfreich, im Nachgang eine ganz persönliche Entscheidung für sich selbst zu treffen und zu bewerten, wie das System zum eigenen Leben passt.

### 8.7.3 Verschiedene VAD-Behandlungsziele bedeuten unterschiedliche psychische Auswirkungen auf die Patienten

#### BTT – Bridge to Transplantation

Ausgehend von dem seit Jahren bestehenden Organmangel und einer Zunahme möglicher Empfänger muss mit Sorge beobachtet werden, wie sich aufgrund der Ressourcenknappheit eine Zunahme der Wartezeiten auf ein Herz entwickelt hat. Die Anzahl der Patienten, die die Wartezeit auf der HU-Liste nicht schaffen, sondern zur Lebensrettung ein VAD-System bekommt, steigt stetig (Tossmann et al. 2009). Neben der lebensrettenden Funktion des VAD kann auch der zirkulatorischen Unterversorgung anderer Organe vorgebeugt werden. Das VAD-System soll dem Patienten somit helfen, in eine transplantable Verfassung zu kommen (Albert et al. 2012). Emotional reagieren die Patienten oft ambivalent auf diese Implantation. Zum einen berichten sie von einer ersten Erleichterung – ausgelöst durch die Tatsache, das Überleben gesichert zu sehen und weniger Luftnot, Schmerzen und Schwäche zu erleben. Zum anderen berichten sie später von dem Gefühl einer großen emotionalen Enttäuschung, subjektiv so kurz vor dem neuen Herzen den Umweg über das Device gehen zu müssen. Wenn diese Enttäuschung einen angemessenen Raum der psychischen Bewältigung bekommt, können die Patienten das Bild des Device als Brücke zum neuen Herzen besser annehmen. Die Lebensqualität „on device" der Patientengruppe BTT ist, verglichen mit den nun folgenden Gruppen, am besten (Slaughter et al. 2011). Durch die Hoffnung auf die HTX und das Wissen um die Übergangslösung des Systems scheinen für die Patienten die Vorteile des Systems besser zugänglich zu sein und die Belastungen entsprechend besser assimiliert werden zu können.

#### DT – Destination-Therapie

Die Voraussetzung der LVAD-Implantation als Destination-Therapie ist eine andere. Die Patienten sind in der Regel älter, haben oft eine längere Herzinsuffizienz-Krankengeschichte oder leiden an einer Komorbidität, die eine Transplantation nicht möglich macht (Dudzinski 2006). Sie sind unmittelbar oder mittelfristig mit einer objektiven Todesbedrohung konfrontiert. Das VAD kann in den letzten Lebensmonaten oder Jahren eine deutliche Verbesserung der Lebensqualität bedeuten, jedoch besteht trotzdem die Gefahr einer hohen psychischen Belastung (Modica et al. 2015). Eine sorgfältige Aufklärung über Chancen und Risiken des Systems am Lebensende ist hier obligat. Eine psychologische Exploration und Evaluation sollte hier unbedingt erfolgen. Neben dem Ausschluss einer schweren psychischen Störung (schwere Depression, akute Suizidalität, akute Psychose, Demenz), der Einleitung einer psychologischen und/oder psychiatrischen Behandlung bei moderaten psychischen Störungen (moderate Depression, Ängste, posttraumatische Belastungstörung (PTBS), Panikstörungen, Schlafstörungen, kognitive Störungen) erscheint es bedeutsam zu sein, mit den Patienten über ihre Wünsche an die verbleibende Lebenszeit ins Gespräch zu kommen. Dies setzt eine empathische, behutsame Gesprächsführung voraus, denn die Patienten reflektieren dabei auch ihre Todesängste und -vorstellungen. Nach erfolgreicher OP reagieren diese Patienten oft emotional mit Freude und Erleichterung, die auch aus der Tatsache genährt ist, der unmittelbaren Todesbedrohung entkommen zu sein. Bei gutem Genesungsverlauf wird die nun folgende Zeit oft als geschenkte Lebenszeit betrachtet, die bewusst wahrgenommen und genossen wird. Im klinischen Alltag kann allerdings beobachtet werden, dass von diesen Patienten unvorhersehbare Komplikationen, Rückschritte oder prolongierte Genesungsverläufe mit psychischen Belastungsreaktionen beantwortet werden und Anlass zu einer Krisenintervention geben. Die drohende Gefahr, dass die erhoffte Lebensqualität am Lebensende ausbleibt, wird sofort benannt. Viele Patienten neigen dann zu vorschneller Bilanzierung der Implantation und räumen sich wenig Geduld für den Genesungsprozess ein.

Nach der Entlassung und Überführung in das Out-of-Hospital-Programm scheint die nun folgende Lebensqualität dicht ans das komplikationsfreie Funktionieren des Systems geknüpft zu sein (Dudzinski 2006). Die Schlüsselkategorie der erlebten Autonomie – definiert als freie Alltagsaktivität – ist hier bedeutsam. Die Frage, wie lange das Device gut weiterfunktioniert, nimmt mit der Zeit am LVAD zu. Die Todesbedrohung rückt wieder in den Vordergrund. Die Patienten befinden sich in der Ambivalenz, den Tod zum einen zu verdrängen und zum anderen die Todesängste zu bewältigen. Die Patienten mit LVAD treten dann in die palliative Phase ihrer Erkrankung ein, die einige Besonderheiten mit sich bringt. Das Sterben geht nicht nur von einem inneren Abbauprozess aus, sondern hängt auch von einer externen Maschine ab. Die meisten Sterbenden wünschen sich ein Sterben zuhause (Leppert et al. 2005). Mit einem LVAD braucht es hierfür besondere Unterstützung der Familie und der Behandler. Verlegungen auf Palliativstationen oder in Hospize können oft wegen fehlenden Erfahrungen dieser Institutionen mit den Devices nicht stattfinden. Wenn das Sterben im Implantationskrankenhaus geschieht, sieht sich das Behandlungsteam mit einer Situation konfrontiert, die von der gewohnten Versterbesituation herzchirurgischer Patienten abweicht. Palliative Patienten mit LVAD sind oft wach, klar, ansprechbar, emotional belastet und erleben sich mit speziellen schmerzreduzierenden, symptomreduzierenden, psychischen, sozialen, spirituellen Bedürfnissen überflutet. Die Zusammenarbeit mit einem Palliativ-Team bietet sich hier gut an (Pantilat u. Steimle 2004).

Einzelfälle von Suizid von Patienten mit LVAD als Destination-Therapie sind beschrieben (Tigges-Limmer et al. 2010). In der Fachliteratur ist eine Diskussion entstanden darüber, ob der Terminus „destination therapy“ nicht ersetzt werden sollte durch den Begriff der Langzeitunterstützung („chronicle or long term support“). Der letztgenannte Begriff soll weniger bedrohlich und negativ besetzt sein. Wichtig erscheint es, Patienten im letzten Stadium ihrer chronischen Herzerkrankung offen über die Unterstützung des VAD-Systems bis zum Tod aufzuklären und nicht in falschen, wenngleich auch gut gemeinten Hoffnungen zu belassen über ein Weaning des Systems oder eine irgendwann unwahrscheinliche TX. Dann wird die Auswahl des Begriffs zweitrangig sein.

## BTD – Bridge to Decision

Eine spezielle Patientengruppe sind die Patienten, die ein Device implantiert bekommen müssen, ohne das weitere Ziel zu kennen. Die Gründe für eine Implantation sind vielfältig (Chapman et al. 2007). Die mögliche Erholung des Herzens steht hier im Vordergrund für die Patienten. Patienten setzen sich besonders mit Anteilen der eigenen Lebensführung auseinander, die auf die Erkrankung Einfluss hatten. Eine sorgfältige Eruierung der subjektiven Krankheitstheorie scheint hier unabdingbar. Die Reflexion eines selbstschädigendes Verhalten als übliches KHK-Risikoverhalten – wie Nikotinabusus, Alkoholabusus, fett- und salzreiche Ernährung, emotionale Überlastung, fehlender Stressabbau, fehlende sportliche Aktivität – treten hier in den Vordergrund (Cullen u. Assmann 2000). Auf der anderen Seite beschreiben Patienten Phantasien bezüglich einer möglichen Bestrafung des Schicksals durch die LVAD-Implantation für ein persönliches Fehlverhalten. Die psychosomatische Bedeutung des Herzens wird hier besonders deutlich verknüpft mit der subjektiven Überzeugung, dass lebenskritische Ereignisse „ans Herz gegangen“ sind. Das Herz wird hier als Motor des Lebens betrachtet, der den Organismus in Gang hält (Salm u. Davies-Osterkamp 1984). Dabei finden nicht nur verhaltensbezogene Risikofaktoren einer KHK (z. B. Nikotinabusus, Übergewicht, Bewegungsmangel, vermeidende Copingstrategien), sondern auch kardial eher unabhängige Stressoren Einfluss in die subjektive Krankheitstheorie (z. B subjektiv unethisches Verhalten, Vertrauensbrüche etc.).

Wenn es zur erfolgreichen Explantation des Systems kommen kann, berichten Patienten wiederum von Ambivalenzen. Auf der einen Seite haben sie Angst vor der erneuten Operation und der Sorge, ob ihr Herz auch wirklich ohne das System auskommt. Auf der anderen Seite sehen sie einer Zukunft ohne LVAD und der Chance des Überwindens einer schweren Erkrankung mit Hoffnung entgegen. Welchen Einfluss das Weaning des Systems auf die langfristige psychische Gesundheit der Patienten hat, ist bislang unerforscht.

### 8.7.4 Psychologische Aspekte der Langzeitunterstützung am LVAD

Linksventrikuläre Systeme werden von den Patienten als am geringsten invasiv wahrgenommen. Im Sprachgebrauch wird oft von einer „kleinen Pumpe“ berichtet. Dieser Vergleich findet in direkter Relation zu BiVADs oder TAHs statt. Außerhalb der Kohorte der Krankenhaus-Pumpenpatienten nehmen die Patienten Reaktionen des Umfelds wahr, die der Besonderheit der Herzunterstützung Rechnung trägt. Nichtpulsative Pumpen werden häufig mit Irritationen wahrgenommen, die Erfahrung, ohne fühl- und sichtbaren Herzschlag zu sein, des Erlebens beraubt, den Takt- und Rhythmusgeber Herz während der Arbeit wahrnehmen zu können – all das drückt dich psychologisch in dieser Irritation aus. Die Driveline als sichtbare Verbindung zwischen intrakorpuraler Pumpe und extrakorporaler Energieversorgung rückt nicht nur in den hygienischen Blick der Patienten. Anders als bei anderen am Herzen liegende Maschinen (z. B. ICD) kann das LVAD-System durch die Außenpräsenz nicht vergessen, verdrängt oder aus dem Blick genommen werden. Die Abhängigkeit des Lebens von einer Maschine zeigt sich durch eine Rund-um-die-Uhr-Präsenz. Viele Patienten beschäftigen sich nicht nur mit dem Funktionieren der Pumpe, sondern auch intensiv mit der Pumpentaschengestaltung. Neben rein pragmatischer Notwendigkeit wird hier der Versuch einer Einflussnahme, des Ringens über Kontrolle und Mitgestaltung in einem Prozess deutlich, der durch Fremdsteuerung und Fremdkontrolle imponiert. Einige Patienten berichten davon, zum Experten für ihr System zu werden. Sie demonstrieren ambulanten Ärzten und weiterem medizinischem Personal ihr Device fast stolz und erfahren eine Rückmeldung des Besonderen. Der Prozess einer kurzfristigen Selbstwerterhöhung wird hier deutlich. Im weiteren Verlauf hängt das Ausmaß der Lebensqualität am LVAD von multivariaten Faktoren ab. Es scheint Hinweise darauf zu geben, dass die Lebensqualität am LVAD mit dem Ausmaß der wahrgenommenen Autonomie in dichtem Zusammenhang steht (Struber et al. 2009). Weiterführende Studien fehlen hierzu bislang.

Die psychische und psychiatrische Befindlichkeit aller LVAD-Patienten gilt als unterbewertet und unterschätzt (Eshelman et al. 2009), wobei es zurzeit keine zuverlässigen Prävalenzdaten gibt. In einer ersten Erfassung von Baba et al. 2006 haben 64 % der VAD-Patienten mindestens eine psychologisch/psychiatrische behandlungsbedürftige Diagnose. Während der ersten zwei Wochen nach einem Eingriff litten 41,3 % der Patienten an einem Delir oder einer kurzen psychotischen Störung, 28,4 % an affektiven Störungen aufgrund eines medizinischen Krankheitsfaktors und 19,6 % an Anpassungsstörungen (Albert et al. 2002). Wichtig in diesem Zusammenhang erscheint, dass bei allen chronischen Herzerkrankungen eine psychische Störung direkten Einfluss auf die Morbidität und Mortalität hat (Eshelman et al. 2009). Im Langzeitverlauf scheinen Patienten neue Ängste zu entwickeln, und die Depressivität steigt mit der Laufzeit (Bunzel et al. 2005, Kugler et al. 2014) und könnte assoziiert sein mit einer posttraumatischen Belastungsstörung (Bunzel et al. 2005). Alarme und fehlerhaftes technisches Equipment können zu Stressreaktionen wie Schlafstörungen und eingeschränkte Tagesaktivitäten führen (MacIver u. Ross 2012, Meyer et al. 2010). Zudem beschreiben Patienten im Langzeitverlauf eine geringere soziale Reintegration, finanzielle und soziale Einbußen (Eshelman et al. 2009). Allen Patienten gemeinsam ist die neue Herausforderung, ein Herzunterstützungssystem so in ihr Körperschemabild zu integrieren, dass sie es schlussendlich dem Körper zugehörig assimilieren. Dies gelingt den Patienten je nach Persönlichkeit, Vorerfahrungen, sozialer Unterstützung und Ausmaß der präoperativen psychischen Störung unterschiedlich. Über die genauen Einflussfaktoren dieses Assimilierungserlebens fehlen bislang Studien. Patienten beschreiben unterschiedliche Bilder zur Bewältigung der außergewöhnlichen Situation im klinischen Alltag. Im günstigsten Falle wird eine Gewöhnung an das System beschrieben, die es im Alltag manchmal „vergessen" lässt – im Sinne einer Habituation. Warum manche Patienten dieses Stadium nicht erreichen, sondern sich im Laufe der Zeit eher der Limitation der Device bewusst werden oder sich zunehmend gestört und beeinträchtigt fühlen, ist bislang unerforscht. Im klinischen Alltag wird deutlich, dass die Schlüsselkategorie der Zufriedenheit die erlebte Unabhängigkeit und wahrgenommene Kontrolle zu sein scheint (Struber et al. 2009).

Die psychische Bewältigung systembedingter Komplikationen braucht besondere Aufmerksamkeit. Besonders gefürchtet bei den Patienten sind Komplikationen, die ihre Hirnleistungsfähigkeit beeinträchtigen, wie intrakranielle Blutungen oder Insulte (Bunzel 2012). Fatal erscheint, dass mit den

Komplikationen auch die Bewältigungsmöglichkeiten durch die Hirnleistungseinbußen beeinträchtigt werden. Wenn bei Patienten eine Komplikation mit neurologischen Defiziten auftritt, scheint neben einer genauen neurologischen Diagnostik und Behandlung auch die neuropsychologische Diagnostik und Behandlung wichtig zu sein. Je frühzeitiger eine neuropsychologische Behandlung mit dem Fokus auf eine Förderung der Motivation, des Antriebs, der Wahrnehmung und der höheren kognitiven Funktionen wie Aufmerksamkeit, Gedächtnis und Exekutivfunktionen erfolgt, desto günstiger scheint auch die emotionale Bewältigung der Komplikationen. Eine Kombination von neuropsychologischer und psychotherapeutischer Behandlung ist hierbei unbedingt erforderlich.

Weitere gefürchtete Komplikationen wie gastrointestinale Blutungen oder Driveline-Infektionen beeinträchtigen die Patienten massiv in ihrer Lebensqualität, wenn sie mit Schmerzen, vermehrten Krankenhausaufenthalten oder invasiven Behandlungen verbunden sind. Einige Patienten berichten von einem „betrogenem Lebensgefühl", sie haben sich zunächst für eine LVAD-Implantation entschieden und erleben den Preis, den sie durch die „eingekauften" Komplikationen subjektiv bezahlen müssen, als zu hoch. Eine generelle Unzufriedenheit und Klagsamkeit kann hier beobachtet werden.

### 8.7.5 Psychotherapeutische Behandlung während des Lebens mit LVAD: eine Erhöhung der subjektiven Lebensqualität

Die Grundlage jeglicher psychotherapeutischen Co-Behandlung in der Herzchirurgie ist die Schweigepflicht des Behandlers, die Freiwilligkeit des Patienten und die zugesicherte Kompetenz. Die therapeutische Grundlage sollte die empathische, kongruente, echte, respektvolle und wertschätzende Haltung dem Patienten gegenüber sein.

Inhaltlich empfiehlt sich in der therapeutischen Arbeit eher eine Zukunfts- und Ressourcen-orientierte Herangehensweise.

Besonders bedeutsam erscheint die Fokussierung auf die emotionale Akzeptanz der Maschine am Herzen. Hier empfiehlt es sich, sich genau auf die Sichtweise des individuellen Patienten einzulassen und wenig Vorgaben zu machen. Einzelne bevorzugen die Sichtweise eine „Freundes, Unterstützers, Bewachers oder Begleiters" am Herzen, was auch durch die Produktnamen der Systeme suggeriert wird. Andere Patienten lehnen diese Sichtweisen ab und sollten dann auch nicht dahin gedrängt werden. Sie bevorzugen autonome, eigene Bilder oder Einstellungen. Im klinischen Alltag wird ein geschlechtsspezifischer Unterschied bei der emotionalen Bewältigung des LVAD deutlich. Während sich männliche Patienten zunächst oft intensiv für die Technik der LVAD interessieren, das genaue Funktionieren erfragen und Alarmfunktionen provozieren, berichten Patientinnen zunächst eher von einem inneren Respekt vor der Technik, einer Berührungsscheu bezüglich der Konnektionen. Einige Frauen bewältigen die Annahme des Systems, indem sie ihm einen persönlichen Namen geben. Durch diesen emotionalen Zugang zur Technik scheinen sie die emotionale Annahme zu erleichtern. Der Terminus „die Pumpe" wird als zu unpersönlich, distanziert und fremd erlebt, durch die persönliche Taufe des Systems beginnt die emotionale Annahme der Unterstützung. Da Frauen dazu neigen, ihr Selbstwertgefühl durch die körperliche Attraktivität zu definieren und zu erhöhen (Parker et al. 1995), könnte hier die Hypothese postuliert werden, dass das persönliche Benennen des Device der Beginn der Integration in das Körperbild ausmacht – ähnlich wie z. B. Tumoren mit einem Namen versehen werden. Weiterhin bietet sich im therapeutischen Handeln eine Fokussierung auf eine „carpe diem"-Haltung an. Es gilt, den Patienten in der Form zu fördern, dass er eine bewusste, eher positiv konnotierte Haltung der geschenkten Zeit durch das Device gegenüber einnimmt. Vorsicht gebietet sich allerdings, dies als implizite oder explizite Forderung des Therapeuten zu formulieren. Dankbarkeit einzufordern erzeugt eher Reaktanz.

Bei gesteigerter Angst, innerer Unruhe oder zunehmender Spannung mit LVAD empfehlen sich bewährte und gut evaluierte Entspannungstechniken, wie autogenes Training, progressive Muskelentspannung (PMR) oder hypnotherapeutische Entspannungstrancen. Beim PMR empfiehlt es sich, zunächst auf Anspannung und Entspannung des Ober- und Unterbauches zu verzichten, um eine Reizung und Fokussierung auf die Driveline zu verhindern. Beim autogenen Training (ohne Herzstufe) und der hypnotherapeutischen Trance müssen Geräusche und Vibrationen utilisiert, das heißt nutzbar gemacht werden für eine vollständige Tiefenentspannung.

Bei der Behandlung von Depressionen mit LVAD bieten sich klassische Interventionen an (Hautzinger 1998) mit besonderem Augenmerk auf die zu bewältigende Trauer über die verlorene Gesundheit und die erlebte Abhängigkeit vom Device, von Familienangehörigen und von Institutionen. Gegebenenfalls kann die Behandlung mit einem Antidepressivum und/oder Benzodiazepinen ergänzt werden, wobei Interaktionen mit allen weiteren Medikamenten beachtet werden müssen (Laux u. Dietmaier 2013).

Auch bei der Behandlung einer PTBS nach einer VAD-Implantation kann auf bewährte evaluierte Interventionen zurückgegriffen werden (Albrecht 2014). Zu beachten ist allerdings, dass die als traumatisch erlebte Situation als nicht abgeschlossen gilt, sondern sich durch das Leben „on device" möglicherweise fortsetzen kann. Insofern existiert hier eine Besonderheit in der Traumabehandlung, die diese erschweren kann.

Unbedingt nötig erscheint es, die Angehörigen der Patienten in den Behandlungsprozess zu integrieren. Die Implantation eines VAD bedeutet nicht nur eine veränderte psychosoziale Situation für den Patienten, sondern für dessen gesamte Familie. Zudem sind die Familienangehörigen „primary caregivers", das heißt, sie geben den Patienten Liebe, Mut, Sorge, Pflege, Unterstützung, Ängste etc. Gleichzeitig sind sie selbst außergewöhnlich belastet durch die Implantation. Nach einer Untersuchung von Bunzel et al. (2005) leiden 25 % aller Partnerinnen unter einer posttraumatischen Belastungsstörung nach Implantation eines VAD bei ihrem Ehemann. Viele Partner fühlen sich in ihrer eigenen Lebensqualität tief beschnitten und eingeschränkt durch die Herzunterstützungsysteme. Sie entwickeln Schuldgefühle, Ängste und depressive Reaktionen (Brouwers et al. 2015). Zudem können Familienangehörige eine Belastungsquelle für das gesamte Behandlungsteam werden (Bunzel et al. 2005). Von daher erscheint es ausgesprochen sinnvoll, den Angehörigen eine psychotherapeutische Mitbehandlung anzubieten.

### 8.7.6 Herausforderungen für den Psychologen bei der Versorgung von LVAD-Patienten

Insgesamt bedeutet die psychotherapeutische Behandlung der VAD-Patienten auch eine besondere Herausforderung für die Psychotherapeuten. Eine zunächst somatische Sicht auf den Patienten erscheint unbedingt notwendig. Umfassendes medizinisches Wissen, welches eigentlich in dem Berufsbild nicht üblich ist, muss vorausgesetzt werden. Gleichzeitig müssen die Therapeuten im Umgang mit den verschiedenen Systemen geschult werden, so dass sie im Notfall eingreifen und Batterien oder Controller wechseln könnten. Daneben müssen sie bei aller psychotherapeutischen Kompetenz die Co-Behandlerrolle akzeptieren und sich selbst teilweise ohnmächtig dem Device oder diversen Komplikationen ausgeliefert erleben. Unbedingt notwendig dabei ist eine Integration des Psychotherapeuten in das gesamte Behandlerteam. Auf der anderen Seite kann es als sehr befriedigend erlebt werden, die Patienten in der Ausnahmesituation emotional zu begleiten, bewährte psychologische Interventionen an das Leben mit VAD anzupassen und Patienten insgesamt bei dem Prozess ihrer Selbstaktualisierung im Jasper'schen Sinne zu begleiten und zu führen.

## Literatur

#### Zu 8.1

Adamson RM, Dembitsky WP, Baradarian S, et al. (2011) Aortic valve closure associated with HeartMate left ventricular device support: technical considerations and long-term results. J Heart Lung Transplant 30: 576–582

Aissaoui N, Morshuis M, Schoenbrodt M, et al. (2013) Temporary right ventricular mechanical circulatory support for the management of right ventricular failure in critically ill patients. J Thorac Cardiovasc Surg 146: 186–191

Argenziano M, Choudhri AF, Moazami N, et al. (1998) Randomized, double-blind trial of inhaled nitric oxide in LVAD recipients with pulmonary hypertension. Ann Thorac Surg 65: 340–345

Atluri P, et al. (2013)Predicting right ventricular failure in the modern, continuous flow left ventricular assist device era. Ann Thorac Surg 96: 857–863

Atz AM, Lefler AK, Fairbrother DL, et al. (2002) Sildenaphil augments the effect of inhaled nitric oxide for postoperative pulmonary hypertensive crises. J Thorac Cardiovasc Surg 124: 628–629

Auer J (2013) What does the liver tell us about the failing heart? Eur Heart J 34: 711–714

Baum C, Seiffert M, Treede H, et al. (2013) Concomitant transcatheter aortic valve and left ventricular assist device implantation. ASAIO J 59: 90–92

Baumwol J, Macdonald PS, Keogh AM, et al. (2011) Right heart failure and „failure to thrive" after left ventricular assist device: clinical predictors and outcomes. J Heart Lung Transplant 30: 888–895

Boeken U, Assmann A, Born F, Schmid C (Hrsg) (2012) Mechanische Herz-KreislaufUnterstützung, 1. Aufl. Springer, Berlin Heidelberg New York Tokio

Cave AC, Manché A, Derias NW, Hearse DJ (1993) Thromboxane A2 mediates pulmonary hypertension after cardiopulmonary bypass in the rabbit. J Thorac Cardiovasc Surg 106: 959–967

Cohn WE, Frazier OH (2011) The sandwich plug technique: simple, effective, and rapid closure of a mechanical aortic valve prosthesis at left ventricular assist device implantation. J Thorac Cardiovasc Surg 142: 455–457

Cohn WE, Demirozu ZT, Frazier OH (2011) Surgical closure of left ventricular outflow tract after left ventricular assist device implantation in patients with aortic valve pathology. J Heart Lung Transplant 30: 59–63

D'Ancona G, Pasic M, Buz S, et al. (2012) TAVI for pure aortic valve insufficiency in a patient with a left ventricular assist device. Ann Thorac Surg 93: e89–e91

Dranishnikov N, Stepanenko A, Potapov EV, et al. (2012) Simultaneous aortic valve replacement in left ventricular assist device recipients: single-center experience. Int J Artif Organs 35: 489–494

Fratacci MD, Frostell CG, Chen TY, et al. (1991) Inhaled nitric oxide. A selective pulmonary vasodilator of heparin-protamine vasoconstriction in sheep. Anesthesiology 75: 990–999

Fukamachi K, McCarthy PM, Smedira NG, et al. (1999) Preoperative risk factors for right ventricular failure after implantable left ventricular assist device insertion. Ann Thorac Surg 68: 2181–2184

Ghaferi AA, Hutchins GM (2005) Progression of liver pathology in patients undergoing the Fontan procedure: chronic passive congestion, cardiac cirrhosis, hepatic adenoma, and hepatocellular carcinoma. J Thorac Cardiovasc Surg 129: 1348–1352

Ghofrani HA, Wiedemann R, Rose F, et al. (2002) Combination therapy with oral sildenaphil and inhaled iloprost for severe pulmonary hypertension. Ann Intern Med 136: 515–522

Grant AD, et al. (2012) Indepedent and incremental role of quantitative right ventricular evaluation for the prediction of right ventricular failure after left ventricular assist device implantation. J Am Coll Cardiol 60: 521–528

Griffith KE, Jenkins E, Stulak J, et al. (2012) Long-term use of the CentriMag® Ventricular Assist System as a right ventricular assist device: a case report. Perfusion 27: 65–70

Hetzer R, Krabatsch T, Stepanenko A, et al. (2010) Long-term biventricular support with the heartware implantable continuous flow pump. J Heart Lung Transplant 29: 822–824

Hetzer R, Komoda T, Delmo Walter EM (2013) How to do the double orifice valve technique to treat tricuspid valve incompetence. Eur J Cardiothorac Surg 43: 641–642

Hsu P-L, Parker J, Egger C, et al. (2012) Mechanical circulatory support for right heart failure: current technology and future outlook. Artif Organs 36: 332–347

Kirklin JK, Naftel DC, Stevenson LW, et al. (2008) INTERMACS database for durable devices for circulatory support: first annual report. J Heart Lung Transplant 27: 1065–1072

Kormos RL, Gasior TA, Kawai A, et al. (1996) Transplant candidate's clinical status rather than right ventricular function defines need for univentricular versus biventricular support. J Thorac Cardiovasc Surg 111: 773–782 (discussion 782–783)

Krabatsch T, Schweiger M, Stepanenko A, et al. (2011a) Improvements in implantable mechanical circulatory support systems: literature overview and update. Herz 36: 622– 629

Krabatsch T, Potapov E, Stepanenko A, et al. (2011b) Biventricular circulatory support with two miniaturized implantable assist devices. Circulation 124: S179–S186

Krishan K, Nair A, Pinney S, et al. (2012) Liberal use of tricuspid-valve annuloplasty during left-ventricular assist device implantation. Eur J Cardiothorac Surg 41: 213–217

Kukucka M, Stepanenko A, Potapov E, et al. (2011a) Right-to-left ventricular end-diastolic diameter ratio and prediction of right ventricular failure with continuous-flow left ventricular assist devices. J Heart Lung Transplant 30: 64–69

Kukucka M, Potapov E, Stepanenko A, et al. (2011b) Acute impact of left ventricular unloading by left ventricular assist device on the right ventricle geometry and function: effect of nitric oxide inhalation. J Thorac Cardiovasc Surg 141: 1009–1014

Leather HA, Segers P, Berends N, et al. (2002) Effects of vasopressin on right ventricular function in an experimental model of acute pulmonary hypertension. Crit Care Med 30: 2548–2552

Lee S, Kamdar F, Madlon-Kay R, et al. (2010) Effects of the HeartMate II continuousflow left ventricular assist device on right ventricular function. J Heart Lung Transplant 29: 209–215

Lepore JJ, Maroo A, Bigatello LM, et al. (2005) Hemodynamic effects of sildenaphil in patients with congestive heart failure and pulmonary hypertension: combined administration with inhaled nitric oxide. Chest 127: 1647–1653

Loforte A, Montalto A, Lilla Della Monica P, Musumeci F (2010) Simultaneous temporary CentriMag right ventricular assist device placement in HeartMate II left ventricular assist system recipients at high risk of right ventricular failure. Interact Cardiovasc Thorac Surg 10: 847–850

Loforte A, Stepanenko A, Potapov EV, et al. (2013) Temporary right ventricular mechanical support in high-risk left ventricular assist device recipients versus permanent biventricular or total artificial heart support. Artif Organs 37: 523–530

Maltais S, Topilsky Y, Tchantchaleishvili V, et al. (2012) Surgical treatment of tricuspid valve insufficiency promotes early reverse remodeling in patients with axial-flow left ventricular assist devices. J Thorac Cardiovasc Surg 143: 1370–1376

Matthews JC, Koelling TM, Pagani FD, Aaronson KD (2008) The right ventricular failure risk score a pre-operative tool for assessing the risk of right ventricular failure in left ventricular assist device candidates. J Am Coll Cardiol 51: 2163–2172

May-Newman K, Hillen B, Dembitsky W (2006) Effect of left ventricular assist device outflow conduit anastomosis location on flow patterns in the native aorta. ASAIO J 52: 132–139

McKellar SH, Deo S, Daly RC, et al. (2012) Durability of central aortic valve closure in patients with continuous flow left ventricular assist devices. J Thorac Cardiovasc Surg 147: 344–348

Mikus E, Stepanenko A, Krabatsch T, et al. (2011) Reversibility of fixed pulmonary hypertension in left ventricular assist device support recipients. Eur J Cardiothorac Surg 40: 971–977

Morgan JA, Paone G, Nemeh HW, et al. (2013) Impact of continuous-flow left ventricular assist device support on right ventricular function. J Heart Lung Transplant 32: 398–403

Nikolaou M, Parissis J, Yilmaz MB, et al. (2013) Liver function abnormalities, clinical profile, and outcome in acute decompensated heart failure. Eur Heart J 34: 742–749

Oz MC, Argenziano M, Catanese KA, et al. (1997) Bridge experience with long-term implantable left ventricular assist devices. Are they an alternative to transplantation? Circulation 95: 1844–1852

Parikh KS, Mehrotra AK, Russo MJ, et al. (2013) Percutaneous transcatheter aortic valve closure successfully treats left ventricular assist device-associated aortic insufficiency and improves cardiac hemodynamics. JACC Cardiovasc Interv 6: 84–89

Piacentino V 3rd, Williams ML, Depp T, et al. (2011) Impact of tricuspid valve regurgitation in patients treated with implantable left ventricular assist devices. Ann Thorac Surg 91: 1342–1346 (discussion 1346–1347)

Potapov EV, Sodian R, Loebe M, et al. (2001) Revascularization of the occluded right coronary artery during left ventricular assist device implantation. J Heart Lung Transplant 20: 918–922

Potapov EV, Loforte A, Weng Y, et al. (2008a) Experience with over 1000 implanted ventricular assist devices. J Card Surg 23: 185–194

Potapov EV, Stepanenko A, Dandel M, et al. (2008b) Tricuspid incompetence and geometry of the right ventricle as predictors of right ventricular function after implantation of a left ventricular assist device. J Heart Lung Transplant 27: 1275–1281

Potapov EV, Schweiger M, Stepanenko A, et al. (2011) Tricuspid valve repair in patients supported with left ventricular assist devices. ASAIO J 57: 363–367

Potapov EV, Kaufmann F, Stepanenko A, et al. (2012) Pump exchange for cable damage in patients supported with HeartMate II left ventricular assist device. ASAIO J 58: 578–582

Potapov EV, Stepanenko A, Kaufmann F, et al. (2013) Thrombosis and cable damage in the HeartWare pump: clinical decisions and surgical technique. ASAIO J 59: 37–40

Potapov EV, Kukucka M, Falk V, et al. (2016) Biventricular support employing two HearMate 3 pumps (publication in progress)

Puwanant S, Hamilton KK, Klodell CT, et al. (2008) Tricuspid annular motion as a predictor of severe right ventricular failure after left ventricular assist device implantation. J Heart Lung Transplant 27: 1102–1107

Raina A, Vaidya A, Gert ZM, et al. (2013) Marked changes in right ventricular contractile pattern after cardiothoracic surgery: implications for post-surgical assessment of right ventricular function. J. Heart Lung Transplant 32: 777–783

Rioux J-P, Lessard M, De Bortoli B, et al. (2009) Pentastarch 10 % (250 kDa/0.45) is an independent risk factor of acute kidney injury following cardiac surgery. Crit Care Med 37: 1293–1298

Saeed D, Kidambi T, Shalli S, et al. (2011) Tricuspid valve repair with left ventricular assist device implantation: is it warranted? J Heart Lung Transplant 30: 530–535

Stulak JM, Dearani JA, Burkhart HM, et al. (2010) The increasing use of mechanical pulmonary valve replacement over a 40-year period. Ann Thorac Surg 90: 2009–2014

Stulak JM, Griffith KE, Nicklas JM, Pagani FD (2011) The use of the HeartWare HVAD for long-term right ventricular support after implantation of the HeartMate II device. J Thorac Cardiovasc Surg 142: e140–e142

Stulak JM, Cowger J, Haft JW, et al. (2013) Device exchange after primary left ventricular assist device implantation: indications and outcomes. Ann Thorac Surg 95: 1262–1267

Valsangiacomo Buechel ER, Mertens LL (2012) Imaging the right heart: the use of integrated multimodality imaging. Eur Heart J 33: 949–960

Van Deursen VM, Damman K, Hillege HL, et al. (2010) Abnormal liver function in relation to hemodynamic profile in heart failure patients. J Card Fail 16: 84–90

Viitanen A, Salmenperä M, Heinonen J (1990) Right ventricular response to hypercarbia after cardiac surgery. Anesthesiology 73: 393–400

Vivo RP, Cordero-Reyes AM, Qamar U, et al. (2013) Increased right-to-left ventricle diameter ratio is a strong predictor of right ventricular failure after left ventricular assist device. J Heart Lung Transplant 32: 792–799

Voelkel NF, Quaife RA, Leinwand LA, et al. (2006) Right ventricular function and failure: report of a National Heart, Lung, and Blood Institute working group on cellular and molecular mechanisms of right heart failure. Circulation 114: 1883–1891

Wan S, LeClerc JL, Vincent JL (1997) Inflammatory response to cardiopulmonary bypass: mechanisms involved and possible therapeutic strategies. Chest 112: 676–692

Wang Y, Simon MA, Bonde PA, et al. (2012) Decision tree for adjuvant right ventricular support in patients receiving a left ventricular assist device. J Heart Lung Transplant 31: 140–149

## Zu 8.2

Alatari A, Armstrong AE, Greinacher A, et al. (2012) Results ofa consensus meeting on the use of argratroban in patients with heparin-induced thrombocytopenia requierfeing antithrombotic therapy – a European perspective. Thromb Res. 129: 426–433

Bartoli CR, Kang JN, Restle DJ, et al. (2015) Inhibition of ADAMTS.13 by Doxycycline reduces von willebrand factor degradiation during supraphysical shear stress: therapeutic implications for left ventricular assist device associated bleeding. JACC Heart Fail. 3: 860–869

Birschmann I, Dittrich M, Eiler T, et al. (2014) Ambient hemolysis and activation of coagulation is different between Heartmate II and HeartWare left ventricular assist device. J Heart and Lung Transplant. 33: 80–87

Boyle AJ, Russel SD, Teuteberg JJ, et al (2009) Low thromboembolism and pump thrombosis with the HeratMate II left ventricular assist device: analysis of outpatient anticoagulation. J Heart Lung Transplant 28: 881–887

Casanato A, Sponga S, Pontara E, et al. (2011). Von Willebrand factor abnormalities in aortic valve stenosis: pathophysiology and impact on bleeding. Thromb and Haemost106: 58–65

Chan YC, Valenti D, Mansfield AO, Stansby G (2000) Warfarin induced skin necrosis. Br J Surg 87: 266–272

Demirozu ZT, Radovancevic R, Hochman LF, et al. (2011) Arteriovenous malformation and gastrointestinal bleeding in patients with the HeartMate II left ventricular assist device. J Heart Lung Transplant 30: 849–853

Feher G, Feher A, Pusch G, et al. (2010) Clinical importance of aspirin and clopidrogel resistance World of Cardiol 26: 171–186

Gaglia MA, Manoukian SV, Waksman R (2010) Novel antiplatelet therapy. Am Heart J 160: 595–604

Geisen U, Heilmann C, Beyersdorf F, et al. (2008) Non-surgical bleeding in patients with ventricular asist device could be explained by acquired von Willebrand disease. Eur J Cardiothorac Surg 33: 679–684

Houer R, Mazoyer E, Kirsch M, et al. (2003) J Resistance to aspirin after external ventricular assist device implantation. Thorac Cardiovasc Surg 126: 1636–1637

Jennings DL, Weeks PA (2015) Thrombosis in continuous-flow left ventricular assist devices: pathophysiology, prevention, and pharmacologic management. Pharmacotherapy 35: 79–98

John R, Kamdar F, Liao K, et al. (2008) Low thromboembolic risk for patients with the HeartMate II left ventricular assist device. J Thorac Cardiovasc Surg 136: 1318–1323

Kloviate J, Gustafson F, Mortensen SA, Sander K, Nielsen LB (2009)Severely impaired von Willebrand factor dependent platelet aggregation in patients with a continuous flow left ventricular assist device. J Am Coll Cardiol 53: 2162–2167

Koster A, Huebler S, Potapov E, et al. (2007) Impact of heparin-induced thrombocytopenia on outcome in patients with ventricular assist device support. Single-institution experience in 358 consecutive patients. Ann Thorac Surg 83: 72–76

Krasopoulos G, Brister SJ, Beattle WS, Elliot RF (2008) Aspirin resistance and risk of cardiovascular morbidity: systematic review and meta-analysis. BJM 336: 195–198

Mavrakanas T, Bounameaux H (2011) The potenzial role of new oral anticoagulants in the prevention and treatment of thromboembolism. Pharmacol Ther 130: 46–58

Meyer AL, Malhesa D, Bara C., et al. (2010) Auqired von Willebrand syndrome in patients with an axial flow ventricular assist device. Circ Heart Fail 3: 675–681

Natorska J, Bykoswska K, Hlatwaty M, Marek G, Sadowsky J, Undas A (2011) Increased thrombin generation and platelet activation are associated with deficiency in high molecular weight multimers of von Willebrand factor in patients with moderate to severe aortic stenosis. Heart 97: 2023–2028

O'Brien PJ, Mureebe L (2012) Direct thrombin inhibitors. J Cardiovasc Pharmacol Ther 17: 5–11

Oezpaker C, Zittermann A, Ensminger S, et al. (2016) Systemic thrombolysis versus device exchange for pump thrombosis management: a single center experience. ASAIO J 62: 246–251

Otis SA, Zehnder JL (2010) Heparin-induced thrombocytopenia: current status and diagnostic challenges. Am J Hematol 85: 700–706

Panzer S, Eslam RB, Schneller A, et al. (2010) Loss of high molecular weight von Wilebrand factor multimers mainly affects platelet aggregation in patients with aortic stenosis. Thromb Haemost 103: 408–414

Pappalardo F, Scandroglio AM, Potapov E, et al. (2012) Argatroban anticoagulation for heparin-induced thrombocytopenia in patients with ventricular assist devices. Minerva Anesthesiol 78: 330–335

Pouplard C, Gueret P, Fouassier M, et al. (2007) Prospective evaluation of the „4Ts" score and particle gel immunoassay specific to heparin/PF4 for the diagnosis of heparin-induced thrombocytopenia. J Thromb Haemost 5: 1373–1379

Rechner AR (2011) Platelet function testing in clinical diagnostics. Hämostaseologie 31: 79–87

Samuels LE, Kohout J, Casanova-Ghosh E, et al. (2008) Argatroban as a primary or secondary anticoagulant in patients implanted with a ventricular assist device. Ann Thorac Surg 85: 1651–1655

Sandner RE, Riebandt J, Haberl T, et al. (2014) Low molecular weight heparin for anticoagulation after left ventricular assist device implantation. J Heart Lung Transplant 33: 88–93

Savas BS, Asgun F, Oz K, Kuraly E, Tatar H (2007) Warfarin-induced skin necrosis after open heart surgery due to protein S and C deficiency. Heart Vessels 22: 64–66

Saxena R, Sharma P (2009) Gastrointestinal angiodysplasia and acquired von Willebrand Syndrome: a review of an enigmatic association. Journal of Coagulation Dysorders 1: 11–16

Schenk S, El-Banayosy A, Prohaska W., et al. (2006) Heparin-induced thrombocytopenia in patients receiving mechanical circulatory support. J Thorac Cardiovas Surg 131: 1373–1381
Slaughter MS, Yoshifumi N, John RJ, et al. (2010) Post-operative heparin may not be required for transitioning patients with a HeartMate II left ventricular assist system to long term warfarin therapy. J Heart Lung Transplant 29: 616–624
Snoep JD, Hovens MMC, Eikenboom JCJ, et al. (2007) Clopidrogel responsiveness in patients undergoing percutaneous coronary intervention with stenting: a systematic review and meta-analysis. Am Heart J 154: 221–231
Spiess BD (2008) Treating heparin resistance with antithrombin or fresh frozen plasma. Ann Thorac Surg 85: 2153–2160
Steinlechner B, Dworschak M, Birkenburg B, et al. (2009) Platelet dysfunction in outpatients with left ventricular assist devices. Ann Thorac Surg 87: 131–138
Stulak JM, Dunlay SM, Sharma S, et al. (2015) Treatment of device thrombosis in the HeartWare HVAD: success and outcomes depend significantly on the initial treatment strategy. J Heart Lung Transplant 34: 1535–1541
Uriel N, Pak SW, Jorde U (2010) Acquired von Willebrand syndrome after continuous flow mechanical support contributes to a high prevalece of bleeding during long-term support and at time of transplantation. J Am Coll Cardiol 56: 1207–1213
Warkentin TE, Greinacher A, Koster A, Lincoff AM (2008) American College of Chest Physicians. Treatment and prevention of heparin-induced thrombocytopenia: American College of Chest Physicians evidence based clinical practice guidelines, 8th ed. Chest 133 (6 Suppl): 340S–380S
Wool GD, Lu CM (2013) Education Committee of the Academy of Clinical Laboratory Physicians and Scientists. Pathology consultation on anticoagulation monitoring. Factor X related-assays. Am J Pathol 140: 623–634

## Zu 8.3

Chandrashekhar Y, et al. (2009) Mitral stenosis. Lancet 374: 1271–1283
European Resuscitation Council (2005) Guidelines for Resuscitation 2005. Resuscitation 67 (Suppl 1): 1–189
European Resuscitation Council (2010) European Resuscitation Guidelines for Resuscitation. Resuscitation 81: 1219–1452
European Resuscitation Council (2015) European Resuscitation Guidelines for Resuscitation. Resuscitation 95: 1–311
Fitzigibbon, et al. (2016) Asymptomatic Sustained Polymorphic Ventricular Tachycardia in a Patient with a Left Ventricular Assist Device: Case Report and what the Emergency Physician Should Know. J Emerg Med 50: e135–141
Litmathe J, et al. (2006) Predictive risk factors in double-valve replacement (AVR and MVR) compared to isolated aortic valve replacement. Thorac Cardiovasc Surg 54: 459–463
Niebauer MJ, et al. (2001) Management of atrial flutter. Cardiol Rev 9: 253–258
Passannante AN (2011) Prevention of atrial fibrillation after cardiac surgery. Curr Opin Anaesthesiol 24: 58–63
Riley AB (2001) Atrial fibrillation: An epidemic study in the elderly. Expert Rev Cardiovasc Ther 9: 1081–1090
Rosenbaum AN, et al. (2016) Arrhythmias in Patients with Cardiac Implantable Electrical Devices Following Implantation of a Left Ventricular Assist Device. ASAIO J 2016; in press

## Zu 8.4

Affeld K, Grosshauser J, Reiter K, Grosse-Siestrup C, Kertzscher U (2011) How can we achieve infection-resistant percutaneous energy transfer? Artif Organs 35: 800–806
Chinn R, Dembitsky W, Eaton L, Chillcott S, Stahovich M, et al. (2005) Multicenter experience: prevention and management of left ventricular assist device infections. ASAIO J 51: 461–470
Dembitsky WP, Tector AJ, Park S, Moskowitz AJ, Gelijns AC, et al. (2004) Left ventricular assist device performance with long-term circulatory support: lessons from the REMATCH trial. Ann Thorac Surg 78: 2123–2129
Eiff C von, Becker K, Machka K, Stammer H, Peters G (2001) Nasal carriage as a source of Staphylococcus aureus bacteremia. Study Group. N Engl J Med 344: 11–16
Habib G, Hoen B, Tornos P, Thuny F, Prendergast B, et al. (2009) ESC Committee for Practice Guidelines. Guidelines on the prevention, diagnosis, and treatment of infective endocarditis (new version 2009): the Task Force on the Prevention, Diagnosis, and Treatment of Infective Endocarditis of the European Society of Cardiology (ESC). Endorsed by the European Society of Clinical Microbiology and Infectious Diseases (ESCMID) and the International Society of Chemotherapy (ISC) for Infection and Cancer. Eur Heart J 30: 2369–2413
Hannan MM, Husain S, Mattner F, Danziger-Isakov L, Drew RJ, et al. (2011) International Society for Heart and Lung Transplantation. Working formulation for the standardization of definitions of infections in patients using ventricular assist devices. J Heart Lung Transplant 30: 375–384
Lador A, Nasir H, Mansur N, Sharoni E, Biderman P, et al. (2011) Antibiotic prophylaxis in cardiac surgery: systematic review and meta-analysis. J Antimicrob Chemother 67: 541–550
Singh A, Russo MJ, Valeroso TB, Anderson AS, Rich JD, Jeevanandam V, Akhter SA (2014) Modified HeartMate II driveline externalization technique significantly decreases incidence of infection and improves long-term survival. ASAIO J 60: 613–616

## Zu 8.5

Ambardekar AV, Buttrick PM (2011) Reverse remodeling with left ventricular assist devices: A review of clinical, cellular and molecular effects. Circ Heart Fail 4: 224–233
Baba HA, Wohlschlaeger J (2008) Morphological and molecular changes in the myocardium after left ventricular mechanical support. Curr Cardiol Rev 4: 157–169

Birks EJ, Tansley PD, Hardy J, et al. (2006) Left ventricular assist device and drug therapy for the reversal of heart failure. N Engl J Med355: 1873–1884
Birks E, George RS, Hedger M, et al. (2011) Reversal of severe heart failure with a continuous-flow left ventricular assist device and pharmacological therapy. Circulation 118: 381–390
Birks EJ, Miller LW (2012) Myocardial recovery with use of ventricular assist devices. In: Kormos RL and Miller LW (eds.) Mechanical Circulatory Support. A Companion to Braunwald's Heart Disease. Elsevier, Philadelphia, pp 258–271
Bruggink AH, van Oostehout MF, de Jonge N, et al. (2006) Reverse remodeling of the myocardial extacellular matrix after prolonged left ventricular device support follows a biphasic pattern. J Heart Lung Transplant 25: 1091–1098
Dandel M, Weng Y, Sinawski H, Potapov E, Lehmkuhl HB, Hetzer R (2005) Long-term results in patients with idiopathic dilated cardiomyopathy after weaning from left ventricular assist devices. Circulation 112 (Suppl): I-37–I-45
Dandel M, Weng Y, Siniawski H, Potapov E, Drews T, et al. (2008) Prediction of cardiac stability after weaning from ventricular assist devices in patients with idiopathic dilated cardiomyopathy. Circulation 118 (Suppl 1): S94–S105
Dandel M, Weng Y, Siniawski H, et al. (2011) Heart failure reversal by ventricular unloading in patients with chronic cardiomyopathy: criteria for weaning from ventricular assist devices. Eur Heart J 32: 1148–1160
Dandel M, Potapov E, Krabatsch T, Weng Y, Knosalla C, Hetzer R (2012) Myokarderholung unter mechanischer Ventrikelentlastung und Entwöhnung vom ventrikulären Unterstützungssystem. Z Herz- Thorax- Gefäßchir 26: 374–382
Ferrar DJ, Holmann WR, McBride LR, Kormos RL, Icenogle TB, et al. (2002) Long-term follow up of Thoratec ventricular assist device bridge-to-recovery patients successfully removed from support after recovery of ventricular function. J Heart Lung Transplant 21: 516–521
George I, Xydas S, Manicini DM, et al. (2006) Effect of clenbuterol on cardiac and skeletal muscle function during ventricular assist device support. J Heart Lung Transplant 25: 1084–1090
Hall JL, Fermin DR, Birks EJ, et al. (2011) Clinical, molecular, and genomic changes in response to left ventricular assist devices. J Am Coll Cardiol 57: 641–652
Hetzer R, Müller J, Weng Y, et al. (1999) Cardiac recovery in dilated cardiomyopathy by unloading with a left ventricular assist device. Ann Thorac Surg 68: 742–749
Latif N, Yacoub MH, George R, et al. (2007) Changes in sarcomeric and non-sarcomeric cyto-skeletal proteins and focal adhesion molecules during clinical myocardial recovery after left ventricular assist device support. J Heart Lung Transplant 26: 230–235
Müller J, Wallukat G, Weng Y, et al. (1997) Weaning from mechanical cardiac support in patients with dilated cardiomyopathy. Circulation 96: 542–549
Oriyanhan W, Tsuneyoshi H, Nishina T, et al. (2007) Determination of optimal duration of mechanical unloading for failing hearts to achieve bridge to recovery in a rat heterotopic heart transplantation model. J Heart Transplant 26:16–23

### Zu 8.6

Allen JG, Weiss ES, Schaffer JM, et al. (2010) Quality of life and functional status in patients surviving 12 months after left ventricular assist device implantation J Heart Lung Transpl 29: 278–285
Andrus S, Dubois J, Jansen C, et al. (2003) Teaching documentation tool: building a successful discharge. Crit Care Nurse 23: 39–48
Bedi M, Kormos R, Winowich S, et al. (2006) Ventricular arrhythmias during left ventricular assist device support. Am J Cardiol 99: 1151–1153
Brewer RJ, Lanfear DE, Sai-Sudhakar CB, et al. (2012) Extremes of body mass index do not impact mid-term survival after continuous-flow left ventricular assist device implantation. J Heart Lung Transpl 31: 167–172
Butler J, Howser R, Portner PM, et al. (2005) Body mass index and outcomes after left ventricular assist device placement. Ann Thorac Surg 79: 66–73
Cavanaugh JL, Miyamoto SD, da Cruz E, et al. (2010) Predicting recovery: Successful explant of a ventricular assist device in a child with dilated cardiomyopathy. J Heart Lung Transpl 29: 105–108
Choong CK, Pasque MK, Shelton K, et al. (2005) The beneficial role of left ventricular assist device destination therapy in the reversal of contraindications to cardiac transplantation. J Thorac Cardiovasc Surg 130: 879–880
Crow S, John R, Boyle A, et al. (2009) Gastrointestinal bleeding rates in recipients of nonpulsatile and pulsatile left ventricular assist devices J Thorac Cardiovasc Surg 137: 208–215
Dandel M, Wenig Y, Siniawski H, et al. (2008) Prediction of cardiac stability after weaning from left ventricular assist devices in patients with idiopathic dilated cardiomyopathy. Circulation 118 Suppl 14: S94–105
Dang NC, Topkara VK, Kim BT, et al. (2005) Nutritional status in patients on left ventricular assist device support. J Thor Cardiovasc Surg 130(5): e3-e4
de Jonge N, Kirkels H, Lahpor JR, et al. (2001) Exercise performance in patients with end-stage heart failure after implantation of a left ventricular assist device and after heart transplantation. JACC 37(7): 1794–1799
El-Banayosy A, Fey O, Sarnowski P, et al. (2001) Midterm follow-up of patients discharged from hospital under left ventricular assistance. J Heart Lung Transpl 20: 53–58
Elhenawy AM, Algarni KD, Rodger M, et al. (2011) Mechanical circulatory support as a bridge to transplant candidacy. J Card Surg 26: 542–547
Estep JD, Stainback RF, Little SH, et al. (2010) The role of echocardiography and other imaging modalities in patients with left ventricular assist devices. JACC: Cardiovasc Imaging 3: 1049–1064
Garatti A, Bruschi G, Colombo T, et al. (2009) Noncardiac surgical procedures in patient supported with long-term implantable left ventricular assist device. Am J Surg 197: 710–714

George RS, Yacoub MH, Tasca G, et al. (2007) Hemodynamic and echocardiographic responses to acute interruption of left ventricular assist device support: relevance to assessment of myocardial recovery. J Heart Lung Transpl 26: 967–973

Gordon RJ, Quagliarello B, Lowy FD (2006) Ventricular assist device-related infections. Lancet Infect Dis 6: 426–437

Grady KL, Meyer P, Mattea A, et al. (2001) Improvement in quality of life outcomes 2 weeks after left ventricular assist device implantation. J Heart Lung Transpl 20: 657–669

Grady KL, Meyer PM, Dressler D, et al. (2004) Longitudinal change in quality of life and impact on survival after left ventricular assist device implantation. Ann Thorac Surg 77: 1321–1327

Holman WL, Rayburn BK, McGiffin DC, et al. (2003) Infection in ventricular assist devices: Prevention and treatment. Ann Thorac Surg 75: S48–57

Hozayen SM, Soliman AM, Eckman PM (2012) Comparison of two ventricular assist device dressing change protocols. J Heart Lung Transpl 31: 108–109

James KB, Rodkey S, McCarthy PM, et al. (1998) Exercise performance and chronotropic response in heart failure patients with implantable left ventricular assist devices. Am J Cardiol 81: 1230–1232

Jaski BE, Branch KR, Adamson R, et al. (1993) Exercise hemodynamics during long-term implantation of a left ventricular assist device in patients awaiting heart transplantation. J Am Coll Cardiol 22: 1574–1580

John R, Lietz K, Schuster M, et al. (2003) Immunologic sensitization in recipients of left ventricular assist devices. J Thorac Cardiovasc Surg 125: 578–591

Kamiya K, Mezzani A, Masuda T, et al. (2012) Effects of electrical muscle stimulation in a left ventricular assist device patient. Int J Cardiol Februar 2012 in press, online verfügbar: http: //dx.doi.org/10.1016/j.ijcard.2012.01.084

Khan T, Delgado RM, Radovancevic B, et al. (2003) Dobutamine stress echocardiography predicts myocardial improvement in patients supported by left ventricular assist devices (LVADs): hemodynamic and histologic evidence of improvement before LVAD explantation. J Heart Lung Transpl 22: 137–146

Kiernan MS, Pham DT, DeNofrio D, et al. (2011) Management of HeartWare left ventricular assist device thrombosis using intracavitary thrombolytics. J Thorac Cardiovasc Surg142: 712–714

Kohli HS, Canada J, Arena R, et al. (2011) Exercise blood pressure response during assisted circulatory support: Comparison of the total artificial heart with a left ventricular assist device during rehabilitation. J Heart Lung Transpl 30: 1207–1213

Kushnir VM, Sharma S, Ewald GA, et al. (2012) Evaluation of GI bleeding after implantation of left ventricular assist device. Gastrointest Endoscop 75: 973–979

Lam KM, Ennis S, O´Driscoll G, et al. (2009) Observations from non-invasive measures of right heart hemodynamics in left ventricular assist device patients. J Am Soc Echocardiogr 22: 1055–1062

Maybaum S, Kamalakannan G, Murthy S (2008) Cardiac recovery during mechanical assist device support. Semin Thorac Cardiovasc Surg 20: 234–246

Maybaum S, Mancini D, Xydas S, et al. (2007) Cardiac improvement during mechanical circulatory support: a prospective multicenter study of the LVAD Working Group. Circulation 115: 2497–2505

Morales DL, Catanese KA, Helman DN, et al. (2000) Six-year experience of caring for fourty-four patients with a left ventricular assist device at home: safe, economical, necessary. J Thorac Cardiovasc Surg 119: 251–259

Morgan JA, Paone G, Nemeh HW, et al. (2012) Non-cardiac surgery in patients on long-term left ventricular assist device support. J Heart Lung Transpl 31: 757–763

Pamboukian SV, Tallaj JA, Brown RN, et al. (2011) Improvement in 2-year survival for ventricular assist device patients after implementation of an intensive surveillance protocol. J Heart Lung Transpl 30: 879–887

Petrucci RJ, Rogers JG, Blue L, et al. (2012) Neurocognitoive function in destination therapy patients receiving continuous-flow vs pulsatile-flow left ventricular assist device support. J Heart Lung Transpl 31: 27–36

Radovancevic B, Vrtovec B, de Kort E, et al. (2007) End-organ function in patients on long-term circulatory support with continuous- or pulsatile-flow assist devices. J Heart Lung Transpl 26: 815–818

Richenbacher WE, Seemuth SC (2001) Hospital discharge for the ventricular assist device patient: historical perspective and description of a successful program. ASAIO J 47: 590–595

Samuels LE, Holmes Ec, Petrucci R. (2004) Psychosocial and sexual concerns of patients with implantable left ventricular assist devices: a pilot study. J Thorac Cardiovasc Surg 127: 1432–1435

Sandner SE, Zimpfer D, Zrunek P, et al. (2009) Renal function and outcome after continuous flow left ventricular assist device implantation. Ann Thorac Surg 87: 1072–1078

Stewart GC, Brooks K, Prathibu PP, et al. (2009) Thresholds of physical activity and life expectancy for patients considering destination ventricular assist devices. J Heart Lung Transpl 28: 863–869

Tjan TDT, Asfour B, Hammel D, et al. (2000) Wound complications after left ventricular assist device implantation. Ann Thorac Surg 70: 538–541

Topilsky Y, Oh JK, Atchison FW, et al. (2011) Echocardiographic findings in stable outpatients with properly functioning HeartMate II left ventricular assist devices. J Am Soc Echocardiogr 24: 157–169

Uchida N, Ishikawa M, Watanabe T, et al. (1987) Hemodynamic adaptation to exercise after total artificial heart (TAH) implantation. Trans Am Soc Artif Intern Organs 33: 240–244

Wadia Y, Etheridge W, Smart F, et al. (2005) Pathophysiology of hepatic dysfunction and intrahepatic cholestasis in heart failure and after left ventricular assist device support. J Heart Lung Transpl 24: 361–370

Wilson SR, Givertz MM, Stewart GC, et al. (2009) Ventricular assist devices – The challenges of outpatient management. JACC 54: 1647–1659

Zimpfer D, Zrunek P, Roethy W, et al. (2007) Left ventricular assist devices decrease fixed pulmonary hypertension in cardiac transplant candidates. J Thorac Cardiovasc Surg 133: 689–695

## Zu 8.7

Albert, W, Bittner, A, Hetzer, R (1998) Quality of Life and Psychosomatics: In Mechanical Circulation, in Heart Transplantation. Steinkopff, Darmstadt, p 198

Albert W, Bittner A, Kiekbusch S, et al. (2002) Das Kunstherz – eine extreme psychische Belastungssituation? Z Herz Thorax Gefäßchir 16: i110–i119

Albrecht J (2014) Psychophysiologische Stressreagibilität bei Frauen mit posttraumatischer Belastungsstörung (PTBS) sowie der Einfluss einer ausgeprägten Borderline-Symptomatik. Niedersächsische Staats-und Universitätsbibliothek, Göttingen

Brouwers C, Denollet J, Caliskan K, et al. (2015) Psychological distress in patients with a left ventricular assist device and their partners: an exploratory study. (Comparative Study, Multicenter Study, Observational Study, Research Support, Non-U.S. Gov't). Eur J Cardiovasc Nurs 14: 53–62. doi: 10.1177/1474515113517607

Bunzel B (2012) Psychological aspects of cardiac transplantation. In: Dornelas E (ed) Stress proof the heart: behavioral interventions for cardiac patients. Springer, New York, pp 119–135

Bunzel B, Laederach-Hofmann K, Wieselthaler GM, Roethy W, Drees G (2005) Posttraumatic stress disorder after implantation of a mechanical assist device followed by heart transplantation: evaluation of patients and partners. Transplantation Proceedings 37: 1365–1368. doi: 10.1016/j.transproceed.2004.12.248

Chapman E, Parameshwar J, Jenkins D, Large S, Tsui S (2007) Psychosocial issues for patients with ventricular assist devices: A qualitative pilot study. Am J Crit Care 16: 72–81

Cullen P, Assmann G (2000) Primäre und sekundäre Prävention der koronaren Herzkrankheit. DMW 125: 881–888

Dudzinski DM (2006) Ethics guidelines for destination therapy. Ann Thorac Surg 81: 1185–1188. doi: 10.1016/j.athoracsur.2005.11.002

Eshelman AK, Mason S, Nemeh H, Williams C (2009) LVAD destination therapy: applying what we know about psychiatric evaluation and management from cardiac failure and transplant. Heart Frail Rev 14: 21–28. doi: 10.1007/s10741-007-9075-5

Hautzinger M (1998) Kognitive Verhaltenstherapie bei psychischen Störungen: Psychologie Verlags Union, Weinheim

Kugler C, Bara C, von Waldthausen T, et al. (2014) Association of depression symptoms with quality of life and chronic artery vasculopathy: A cross-sectional study in heart transplant patients. J Psychosom Res 77: 128–134. doi: 10.1016/j.jpsychores.2014.06.007

Laux G, Dietmaier O (2013) Psychopharmaka: übersichtlich und verständlich für Patienten, Angehörige und Profis in der Pflege. Springer, Heidelberg

Leppert K, Hausmann C, Dye L, et al. (2005) Zwischen Selbstbestimmung und Rollenverzicht: Einstellungen zum Sterben und zur Sterbehilfe–Ergebnisse einer Befragung von palliativbehandelten Tumorpatienten in Thüringen. Psychother Psychosom Med Psychol 55: 291–297

MacIver J, Ross HJ (2012) Quality of Life and Left Ventricular Assist Device Support. Circulation 126: 866–874. doi: 10.1161/Circulationaha.111.040279

Meyer AL, Kugler C, Malehsa D, Haverich A, Strueber M (2010) Patient Satisfaction With the External Equipment of Implantable Left Ventricular Assist Devices. Artificial Organs 34: 721–725. doi: 10.1111/j.1525-1594.2010.01085.x

Modica M, Ferratini M, Torri A, et al. (2015) Quality of life and emotional distress early after left ventricular assist device implant: a mixed-method study. Clinical Study Comparative Study. Artificial Organs 39: 220–227. doi: 10.1111/aor.12362

Pantilat SZ, Steimle AE (2004) Palliative care for patients with heart failure. JAMA 291: 2476–2482. doi: DOI 10.1001/jama.291.20.2476

Parker S, Nichter M, Nichter M, et al. (1995) Body-Image and Weight Concerns among African-American and White Adolescent Females – Differences That Make a Difference. Human Organization 54: 103–114

Salm A, Davies-Osterkamp S (1984) Medizinische Eingriffe am Herzen und ihre psychische Bewältigung. Ärztliche Maßnahmen aus psychologischer Sicht – Beiträge zur medizinischen Psychologie. Springer, Heidelberg, S 53–61

Scheld HH, Schmid C, Drees G (2002) Heart transplantation and psychology – Do we need psychology in transplant medicine? Thorac Cardiovas Surg 50: 197–200. doi: Doi 10.1055/S-2002-33100

Slaughter MS, Meyer AL, Birks EJ (2011) Destination therapy with left ventricular assist devices: patient selection and outcomes. Curr Opin Cardiol 26: 232–236. doi: 10.1097/HCO.0b013e328345aff4

Storch M, Krause F (2007) Selbstmanagement-ressourcenorientiert. Grundlagen und Trainingsmanual mit dem Zürcher Ressourcenmodell. Huber, Bern

Struber M, Meyer AL, Malehsa, et al. (2009) The current status of heart transplantation and the development of „artificial heart systems" (Review). Dtsch Arztebl Int 106: 471–477. doi: 10.3238/arztebl.2009.0471

Tigges-Limmer K, Schonbrodt M, Roefe D, et al. (2010) Suicide after ventricular assist device implantation. J Heart Lung Transplant 29: 692–694. doi: 10.1016/j.healun.2009.12.005

Tossmann P, Kasten L, Lang P, Struber E (2009) Determination of the concurrent validity of the CRAFT-d – a screening instrument for problematic alcohol consumption (Comparative Study). Z Kinder Jugendpsychiatr Psychother 37: 451–459. doi: 10.1024/1422-4917.37.5.451

# Komplikationsmanagement

*J. R. Sindermann, M. Scherer, A. Hoffmeier, A. L. Meyer, J. Fischer, J. Garbade, J. Litmathe, K. Pilarczyk, G. Färber, C. Schmid*




U. Boeken, A. Assmann, F. Born, S. Klotz, C. Schmid (Hrsg.), *Mechanische Herz-Kreislauf-Unterstützung,*
DOI 10.1007/978-3-662-53490-8_9

Trotz beeindruckender Fortschritte der mechanischen Herz-Kreislauf-Therapie in den vergangenen Jahren erleiden nach wie vor viele betroffene Patienten systemassoziierte Komplikationen mit teilweise schwerwiegendem bis letalen Ausgang. Prothrombotische und hämorrhagische Komplikationen sowie Infektionen stehen bei allen Systemen zur Kurz- und Langzeitanwendung im Vordergrund. Insbesondere auch die Auswirkung dieser Komplikationen auf eine avisierte Herztransplantation müssen berücksichtigt werden.

## 9.1 Thromboembolische Komplikationen am VAD

*J. R. Sindermann, M. Scherer, A. Hoffmeier*

Kreislaufunterstützungssysteme bewirken aufgrund ihrer Kontaktfläche mit dem Blut sowie aufgrund der verwendeten Materialien eine Aktivierung der Blutgerinnung, sowohl der plasmatischen Gerinnung als auch der Thrombozytenaggregation. Für den Patienten bedeutet dies ein Risiko thromboembolischer Komplikationen, das durch eine effektive Antikoagulation verringert wird. Die in der Literatur angegebene Rate an thromboembolischen Komplikationen spiegelt eine sehr große Spannweite wider. So kann generell festgehalten werden, dass thromboembolische Komplikationen in der Frühphase nach LVAD-Implantation häufiger auftreten als im Langzeitverlauf (Angermayr et al. 2007). Es kann diskutiert werden, ob hier die noch nicht optimierte Gerinnung in der Frühphase, operationsassoziierte embolische Ereignisse oder präoperativ bereits existente intrakardiale Thromben eine Rolle spielen (◘ Abb. 9.1). In verschiedenen Primärstudien wurden sehr unterschiedliche Raten an Thromboembolien angegeben, die zwischen 3 % und 47 % lagen (Angermayr et al. 2007, Drews et al. 2008, Körfer u. El-Banayosy 2004, Morgan et al. 2003, 2004; Vitali et al. 2004, Weitkemper et al. 2004).

Eng assoziiert mit der Rate an Thromboembolien ist die Rate an neurologischen Störungen am LVAD, welche in der Regel entweder durch intrakranielle Blutungen oder intrazerebrale Thromboembolien verursacht werden. Allgemein kann die Rate der neurologischen Störungen bei moderneren VAD-Systemen in einem Bereich von 7–28 % angegeben werden, wobei die große Spannweite dieser Zahlen vor allem durch unterschiedliche Größen von Studienkollektiven und durch die Verwendung unterschiedlicher VAD-Systeme zu erklären ist (Angermayr et al. 2007, Liden et al. 2005, Kalya et al. 2005, Morgan et al. 2004, Slaughter et al. 2008, Toplara et al. 2005). Zudem ist anzumerken, dass die Definition der neurologischen Störungen sehr unterschiedliche Krankheitsbilder umfassen kann von milden, transienten Symptomen bis hin zu anhaltenden neurologischen Ausfällen, die eine spezielle Rehabilitation nach sich ziehen. In einer jüngeren Multicenterstudie konnte für das non-pulsatile

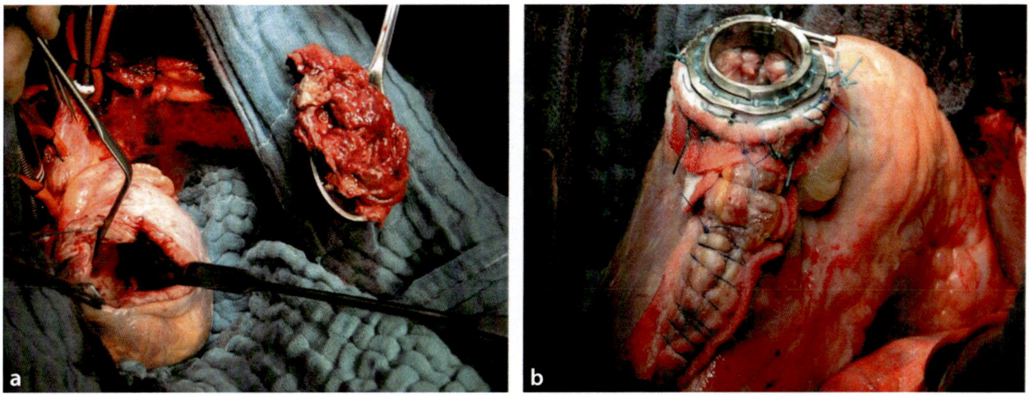

◘ **Abb. 9.1** **a** Patient mit Vorderwandaneurysma und LV-Thrombus vor HeartWare®-LVAD-Implantation, **b** Gleicher Patient nach Vorderwandaneurysma-Resektion und Implantation des Ringes für den HeartWare-Einflussstutzen

Berlin-Heart-INCOR®-System eine Inzidenzrate für Schlaganfälle von 0,11 pro Patient/Jahr festgestellt werden (Schmid et al. 2008).

Seitens der Hersteller von VAD-Systemen wird allgemein angestrebt, Pumpen mit möglichst glattwandigen Blut-Kontakt-Flächen zu entwerfen. Jede Unterbrechung der Oberfläche, sei es durch ein Konduit oder durch integrierte Klappen, kann eine Region bevorzugter Thrombusbildung sein. Dieses Risiko der Thrombenbildung korreliert mit dem Risiko z. B. zerebraler Thromboembolien, das durch eine therapeutische Antikoagulation aufzufangen versucht wird. Hieraus wiederum können Blutungskomplikationen entstehen, so dass der Grad der optimalen Gerinnung am LVAD generell schmal ist. Erst mit der Einführung neuerer LVAD-Systeme (z. B. HeartWare® LVAD, HeartMate II™), die aufgrund ihrer Konstruktion weniger anfällig gegenüber einer Thrombenbildung sind, konnte auch das Wechselspiel aus Thromboembolie und zerebraler Blutungskomplikation etwas entschärft werden.

Das Risiko von Thromboembolien am VAD ist multifaktoriell bedingt. Daher gibt es bis dato kein einheitliches antikoagulatorisches Therapieregime. Zur besseren Evaluation der verwendeten Antikoagulationsregime wurden neben empirischen Beobachtungen und Erfahrungen auch differenzierte Verfahren wie die transkranielle Dopplersonographie zumindest im Rahmen von Studien angewendet (Panzica 2010, Seguchi et al. 2015, Siebler et al. 1994).

Die meisten Zentren setzen zur therapeutischen Antikoagulation eine Kombination aus Hemmung der plasmatischen Gerinnung und Hemmung der Thrombozytenaggregation ein. Ähnlich wie bei Patienten mit künstlichen Herzklappen wird für Patienten mit Kreislaufunterstützungssystemen ein therapeutischer Korridor angestrebt, in dem sich das Risiko einer Thromboembolie einerseits und das Risiko einer Blutungskomplikation andererseits in einem Bereich des Minimums bewegen. Für die modernen Kreislaufunterstützungssysteme liegt nach unseren Erfahrungen der therapeutische INR (International Normalized Ratio) bei 2,0–3,0. Es gibt aber auch Zentren, die selbst einen Bereich von 1,5–2,0 akzeptieren (Caccamo et al. 2011, Strüber et al. 2011, Wieselthaler et al. 2010). Unter bestimmten Bedingungen wie Blutungskomplikationen kann/muss sogar eine komplette Aussetzung der Antikoagulation bei modernen nichtpulsatilen LVADs toleriert werden. (Pereira et al. 2010).

Auch neuere Literaturergebnisse belegen den multifaktoriellen Ansatz der thromboembolischen Komplikationen. Viel mehr noch: Auch eine Antikoagulation im INR-Zielbereich in einem kürzeren Zeitintervall von 2 Wochen vor dem thromembolischen Ereignis zeigte keine klare Assoziation zu verminderten thrombembolischen Komplikationen (van den Bergh et al. 2015). Die Gründe für derlei Ereignisse sind in wesentlich früheren Zeitintervallen zu suchen. So konnte gezeigt werden, dass das Auftreten von präoperativem Vorhofflimmern das Risiko thrombembolischer Ereignisse nach VAD-Impantation erhöht (Stulak et al. 2013). Damit stehen Beobachtungen in Einklang, wonach Scores für Vorhofflimmern (HAS-BLED und CHA2DS2-VASC Score >3) mit einem signifikant höheren Risiko für Blutungen und Thrombembolien in einem Kollektiv von HeartMate-II-Patienten korrelierten (Koene et al. 2014). Nicht zuletzt ist – wie in vielen Kliniken Standard – die Laktatdehydrogenase (LDH) ein zentraler Parameter für die Überwachung einer beginnenden oder manifesten LVAD-Thrombose. Bemerkenswert ist hierbei die Beobachtung, dass erhöhte LDH-Spiegel am Tag der LVAD-Implantation einen prädiktiven Wert für spätere thromboembolische Ereignisse haben (Boehme et al. 2015).

Für die erste HeartMate-II-Implantation in den USA ist ein Antikoagulationsprotokoll publiziert worden. Es sah im Wesentlichen eine Therapie mit Heparin mit einer Ziel-PTT von 45–55 s vor. Dieses wurde übergeleitet auf einen therapeutischen INR von 2,5–3,5. Zusätzlich erfolgte eine Thrombozytenaggregationshemmung mit Acetylsalicylsäure (100 mg/Tag) und Dipyridamol (3×75 mg/Tag) (Amir et al. 2005). Von Amir et al. wurden auch umfangreiche Tests zur besseren Charakterisierung des Gerinnungsstatus durchgeführt. Neben der Prothrombinzeit bestimmte die Arbeitsgruppe die aktivierte partielle Thromboplastinzeit, Fibrinogen und die Thrombozytenzahlen. Zudem wurden D-Dimere, Antithrombin III, Thrombin-Antithrombin-Komplex und Prothrombinfragment 1.2 (F 1.2)untersucht. In Ergänzung zu dieser „Basisdiagnostik“ führte die Arbeitsgruppe täglich ein Thrombelastogramm durch, um zelluläre und gerinnungsfaktorvermittelte Einflüsse der Blutgerinnung besser monitoren zu können. Unter diesem Regime traten keine thrombembolischen Ereignisse auf, und Blutungskomplikationen zeigten sich lediglich als Epistaxis (Amir et al. 2005).

Aus den bisherigen Erfahrungen mit den inzwischen über Jahre etablierten Continuous-flow-VAD-Systemen wie HeartWare und HeartMate II ist bekannt, dass diese eine niedrige Rate an Pumpenthrombosen aufweisen (Caccamo et al. 2011, John et al. 2008). Diese guten Ergebnisse waren nicht a priori nachweisbar, sondern konnten erst durch intensive Optimierungsmaßnahmen der technischen Designs und der Flussraten erzielt werden (Caccamo et al. 2011). In unserem Zentrum führen wir ab 6 h nach OP eine Gerinnungshemmung mit Heparin (PTT-Ziel 40–50 s) durch, welche je nach Blutungssituation am Folgetag auf eine effektive Gerinnungshemmung (PTT 60–80 s) gesteigert wird. Nach Entfernen der Drainagen wird auf eine Therapie mit Phenprocoumon mit dem Ziel-INR von 2,5 übergeleitet. Zusätzlich wird eine Thrombozytenaggregationshemmung mit ASS 100 mg/Tag, durchgeführt. In früheren Jahren erfolgte üblicherweise eine duale Thrombozytenaggregationshemmung, bestehend aus Clopidogrel plus Acetylsalicylsäure (ASS). Aufgrund der niedrigeren thromboembolischen Komplikationsrate der modernen VAD-Systeme führen wir aktuell nur noch die einfache Thrombozytenaggregationshemmung durch und verzeichnen darunter einen Rückgang der Blutungskomplikationen.

Bei VAD-Systemen früherer Generationen ist die Indikation zur Thrombozytenaggregationshemmung wesentlich kritischer. Hier führten wir die duale Therapie aus Clopidogrel und ASS durch. ◘ Abb. 9.2 zeigt einen Thrombus in der Kammer eines Berlin-Heart-Excor-VAD bei Langzeittherapie von fast 3 Jahren, ◘ Abb. 9.3 einen Thrombus in einem DeBakey-VAD. Zur verbesserten Steuerung der Thrombozytenaggregationshemmung setzten wir in unserem Zentrum einen Thrombozytenfunktionstest ein. Dieser Test basierte auf einer Lichttransmissionsaggregometrie (Braunwald et al. 2008). Hierbei wurde in thrombozytenreichem Plasma durch Zugabe von Agonisten wie Arachidonsäure, ADP oder Kollagen eine Thrombozytenaggregation induziert. Das Ausmaß der Thrombozytenaggregation kann durch die Zunahme der Lichttransmission nach Aggregatbildung quantifiziert werden. In Abhängigkeit vom Testergebnis nahmen wir Dosisvariationen von Clopidogrel und ASS vor. Das führte zu einem verbesserten Langzeitverlauf nach VAD-Implantation.

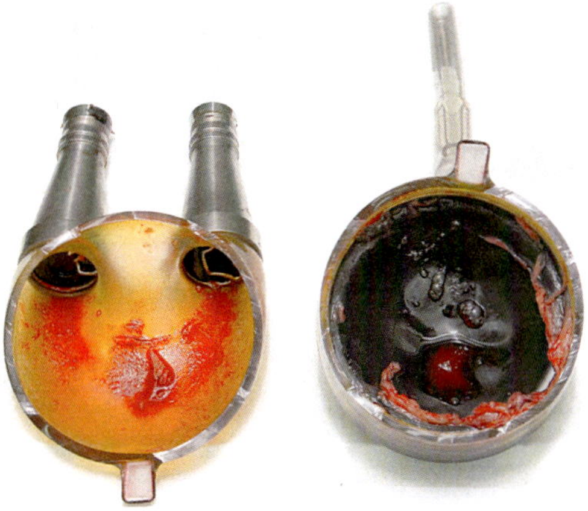

◘ **Abb. 9.2** Multiple Thromben in Berlin-Heart-EXCOR®-Pumpkammer

Zusätzlich zu der durch das VAD bedingten Gerinnungsaktivierung bringt aber die Grunderkrankung der herzinsuffizienten Patienten auch ein erhöhtes Risiko von Thromboembolien mit sich. Einerseits kommt es in wenig kontraktilen Ventrikeln oder im Fall einer Aneurysmabildung zu einem erhöhten Risiko von Thrombenbildung, andererseits entstehen durch die VAD-Implantation selbst auch Recessus mit vermindertem Blutfluss oder aufgrund

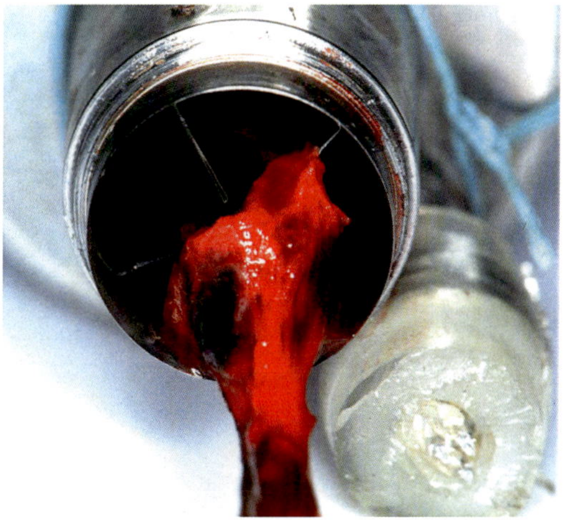

◘ **Abb. 9.3** Thrombus in DeBakey-VAD

einer nicht mehr öffnenden Aortenklappe Stellen mit mangelnder Blutströmung. Aus diesem Grund wird in manchen Zentren neben der üblichen Antikoagulation angestrebt, die Flussrate des VAD so zu justieren, dass es noch zu einer rhythmischen Öffnung der Aortenklappe (z. B. im Verhältnis 3:1) kommt. Auch müssen vorbestehende Gerinnungsstörungen oder eine Heparin-induzierte Thrombozytopenie (Christiansen et al. 2000) im antikoagulatorischen Konzept eine entsprechende Berücksichtigung finden. Hier ist ggf. auch die konsiliarische Hinzuziehung anderer Fachdisziplinen (z. B. Hämostaseologie) zu empfehlen. Abschließend soll noch erwähnt werden, dass das Risiko von Thromboembolien selbstverständlich nicht nur das Zerebrum betrifft, sondern auch andere Organe oder auch Extremitäten, so dass der Einstellung der Antikoagulation eine besondere Bedeutung zukommt. Zudem ist es wichtig, die Patienten anzuweisen, dass sie sich auch in der ambulanten Nachsorge unverzüglich im Zentrum melden, wenn Beschwerden auftreten, damit hier eine spezifische Diagnostik und ggf. Therapie durchgeführt werden kann. Nicht zuletzt muss den thromboembolischen Komplikationen besondere Aufmerksamkeit geschenkt werden, da hierdurch ggf. ein Antrag auf „High-urgency"-Listung bei Eurotransplant begründet werden muss.

**Danksagung** Die Autoren danken H. A. Welp, A. M. Dell'Aquila, S. R. B. Schneider, T. D. T. Tjan, H. H. Scheld und S. Martens für ihre Unterstützung.

## 9.2 Blutung am Herzunterstützungssystem

*A. Hoffmeier, M. Scherer, J.R. Sindermann*

Herzunterstützungssysteme (VAD) haben sich zu einer langfristig tragfähigen Behandlungsoption im Endstadium der Herzinsuffizienz entwickelt (Frazier 2000, Miller et al. 2007, Rose et al. 2001, Slaughter et al. 2009). Insbesondere vor dem Hintergrund der Organknappheit nimmt die Anzahl der Geräte, die als „chronisches Device" oder als „Destination-Therapie" implantiert werden, immer mehr zu (Rojas et al. 2016). VADs, die einen kontinuierlichen Fluss („continuous flow", CF) erzeugen (CF-VAD), haben aufgrund ihrer kleineren Größe, ihrer längeren Haltbarkeit, ihrer geringeren Infektionsrate und der erhöhten Überlebenswahrscheinlichkeit in vielen Kliniken die älteren pulsatilen Systeme ersetzt (Fang 2009).

Bezüglich der Blutungskomplikationen muss gemäß dem Zeitpunkt ihres Auftretens zwischen perioperativen Blutungen und Blutungen im Langzeitverlauf unterschieden werden. Während die chirurgische Blutung ein erhebliches Risiko für VAD-Empfänger darstellt, ist die Mehrzahl unerwünschter Blutungen nichtchirurgisch (Miller et al. 2007). Erste Vergleiche zwischen den pulsierenden VADs und CF-VADs berichteten von ähnlichen chirurgischen und nichtchirurgischen Blutungsraten bei den Empfängern (Miller et al. 2007).

> **Mehrere unabhängige Analysen haben eine isolierte Erhöhung der Rate gastrointestinaler Blutungen bei CF-VAD-Empfängern im Vergleich zu Empfängern von pulsatilen Geräten identifiziert. Gastrointestinale Blutungskomplikationen werden bei CF-VAD-Empfängern fast 10-mal häufiger beobachtet (Crow et al. 2009, Geisen et al. 2008).**

### 9.2.1 Perioperative Blutungen

Die kontinuierliche Weiterentwicklung der Operationsverfahren, die zunehmende Erfahrung der Chirurgen und die Miniaturisierung der Pumpen haben dazu geführt, dass die Geräte immer atraumatischer ohne komplette Sternotomie implantiert werden können, so dass perioperative Blutungskomplikationen im Gegensatz zu den 90er-Jahren heute kaum noch eine nennenswerte Rolle spielen (Rojas et al. 2016). Natürlich ist die Komorbidität und die Vorbehandlung der Patienten mit Antikoagulanzien und Plättchenaggregationshemmern von wesentlicher Bedeutung. Wir haben die Erfahrung gemacht, dass mit einer standardisierten Implantationstechnik und der Verwendung von miniaturisierten Pumpen wie dem HeartWare® VAD, für die keine zusätzliche Präparation einer abdominellen Aggregattasche mehr notwendig ist, die perioperativen Blutungskomplikationen deutlich auf unter 5 % gesenkt werden können. Problematisch ist lediglich, wenn sich ein frischer Vorderwandinfarkt ausgebildet hat und das Myokard sehr leicht zerreißt. Aber auch hier kann die Blutungsgefahr deutlich reduziert werden, wenn die Implantationstechnik des Einflussstutzens derart modifiziert wird, dass das Gerät unter Luxation des Herzens an der Hinterwand des linken Ventrikels implantiert und auf dem Diaphragma platziert wird (Gregoric et al. 2011). Dabei ist jedoch streng darauf zu achten, dass der Einflussstutzen direkt auf die Mitralklappe ausgerichtet ist. Diese Implantationstechnik bietet sich nach unserer Erfahrung auch an, wenn als Voroperation eine LV-Aneurysmektomie durchgeführt wurde.

**Die Notwendigkeit einer Reexploration aufgrund einer Blutung nach LVAD-Implantation wird in der Literatur mit einer Häufigkeit von 15,6–30 % angegeben (John et al. 2008, Miller et al. 2007, Whitlock et al. 2005).**

### 9.2.2 Blutungen im Langzeitverlauf

Nichtchirurgische Blutungen am LVAD stellen ein erhebliches Problem dar und sind neben den Infektionen der Drive-Line verantwortlich für die meisten stationären Wiederaufnahmen und Transfusionen. Sie schränken damit die neu gewonnene Lebensqualität im Langzeitverlauf drastisch ein (Koliopoulou et al. 2016). Unter Umständen ist eine Herztransplantation die einzige effektive Therapie, um die chronischen Probleme zu lösen.

Selbstverständlich ist die Blutungsrate bei allen VAD-Systemträgern von dem angewendeten Antikoagulationsschema abhängig, in den meisten Kliniken wird eine Kombination aus Cumarinen und mindestens einem Thrombozytenaggregationshemmer verwendet.

Am häufigsten sind der Gastrointestinaltrakt und die Nasenschleimhaut betroffen. Das Verständnis der Ätiologie dieser Komplikation erleichtert die Entwicklung von wirksamen Behandlungsstrategien, um die Lebensqualität und Lebenserwartung von CF-VAD-Patienten letztlich zu verbessern. Dieser Abschnitt befasst sich mit der Art der nichtchirurgischen Blutungen der CF-VAD-Empfänger und schlägt Strategien zur Reduzierung der Auswirkungen dieser Komplikationen vor. Die genaue Ursache für die Entwicklung von nichtchirurgischen Blutungen ist derzeit noch nicht endgültig geklärt. Neuere Untersuchungen zeigen mehrere mögliche Erklärungen auf, so kommen eine Veränderung der thrombostatischen Funktion aufgrund der Exposition von Biomaterialien sowie eine durch Rechtsherzinsuffizienz induzierte Leberinsuffizienz in Betracht (John u. Lee 2009). Um die Langzeitergebnisse zu verbessern, ist oberste Priorität, die zugrundeliegenden Mechanismen zu verstehen und entsprechende Behandlungsstrategien zu entwickeln (Koliopoulou et al. 2016).

Die Cumarin-Therapie selbst kann nicht allein verantwortlich sein, denn sie wird sowohl bei pulsatilen VADs als auch bei CF-VADs angewendet. Auch die Therapie mit Thrombozytenaggregationshemmern ist für beide Systeme identisch. Die Blutungsrate von mehr als 40 % übersteigt bei Weitem die erwartete Rate bei Patienten, die aus anderen Gründen antikoaguliert wurden (Stern et al.). So benötigen Patienten mit mechanischem Herzklappenersatz eine INR von 3,0–4,0. Trotz einer viel höheren zielgerichteten INR beträgt die Blutungsrate bei dieser Patientengruppe nur 2,7–4,6 pro 100 Patientenjahre (Cannegieter et al. 1994). Im Gegensatz dazu wurden bei CF-VAD-Empfängern bis zu 63 Ereignisse pro 100 Patientenjahren beobachtet (Crow et al. 2009). Darüber hinaus fanden Crow et al. trotz der unterschiedlichen Antikoagulationsstrategien keine bedeutsamen Unterschiede bei den INR-Werten zwischen den pulsatilen und den nichtpulsatilen Gruppen bei den Nachuntersuchungen oder während eines Blutungsereignisses (2,1 vs. 2,0; Crow et al. 2009). Daher scheint es wahrscheinlich, dass das Gerät selbst einen unabhängigen Risikofaktor darstellen kann. Die isolierte Erhöhung der gastrointestinalen Blutungen konnte bei CF-VAD-Empfängern ähnlich wie bei Patienten mit schwerer Aortenstenose beobachtet werden. Zum ersten Mal beschrieb Heyde diese Assoziation zwischen Aortenstenose und gastrointestinalen Blutungen in einem Brief an das New England Journal of Medicine im Jahr 1958 (Massyn u. Khan 2009). Heydes Beobachtung wurde später einer Dysfunktion des v.-Willebrand-Faktors (vWF) zugeschrieben, heute bekannt als v.-Willebrand-Syndrom (vWS) (Love et al. 1980,

Sucker et al. 2003, Williams Jr. 2004, Yoshida et al. 2006). Der vWF ist ein 250 kDa schweres Glykoprotein, das in Endothelzellen gespeichert und für den Prozess der Blutgerinnung unbedingt notwendig ist. Bei einer Verletzung wird der vWF aus den Endothelzellen der Gefäßwand freigesetzt. Der vWF bildet eine Brücke zwischen der verletzten Region und den Blutplättchen. Die so „angedockten" Blutplättchen locken weitere Blutplättchen aus dem Blutstrom an, die sich an der Wunde anlagern. Große vWF-Multimere, die auch als hochmolekulare Multimere (HMWM) bekannt sind, fördern die Plättchenadhäsion in Bereichen hoher Scherbeanspruchung. Bei Patienten mit Aortenklappenstenose stellt die verkalkte Aortenklappe ein Gebiet mit hoher Scherbeanspruchung dar, dies bewirkt eine Proteolyse und Spaltung der HMWM (Vincentelli et al. 2003). Ein Verlust dieser lebenswichtigen Multimere hat zur Folge, dass Kollagen und Trombozyten in Bereichen des Körpers mit hoher Scherbeanspruchung wie arteriovenösen Fehlbildungen des Gastrointestinaltrakts nicht mehr gebunden werden, es kommt zu Blutungen. Dies ist auch eine Erklärung dafür, warum die Blutungen nicht im ganzen Körper auftreten. Nur Bereiche, die von der hochmolekularen Gewichtsversion des Eiweißes abhängig sind, sind betroffen. Diese Hypothese wird dadurch bekräftigt, dass nach einem Aortenklappenersatz diese Symptome vollständig rückläufig sind, die Blutungen sistieren und der HMWM-Spiegel wieder normale Werte erreicht (Vincentelli et al. 2003).

Diverse Studien haben gezeigt, dass es nach CF-VAD-Implantation zu einem ähnlichen Verlust an HMWM kommt. Die Hypothese zu dieser Beobachtung besteht darin, dass das Pumpendesign und die Turbinen bzw. Schaufelräder eine Umgebung mit hoher Schwerkraft erzeugen, ähnlich wie eine Aortenklappenstenose (Klovaite et al. 2009, Meyer et al. 2010, Uriel et al. 2010). Es ist aber weniger gut zu verstehen, warum dann nicht bei allen CF-VAD-Patienten gastrointestinale Blutungen auftreten, wenn der Verlust der HMWM ein generelles Ereignis nach CF-LVAD Implantation darstellt (Crow et al. 2010). Das Vorhandensein oder Fehlen der präoperativen Angiodysplasie ist eine mögliche Erklärung. Eine alternative Erklärung ist, dass der nichtpulsatile Fluss der CF-VAD die Ausbildung von gastrointestinalen Angiodysplasien erst induziert. Frühe Studien an Tieren mit nichtpulsatilem Fluss zeigten jedoch eine normale Endorganfunktion trotz unphysiologischen Kreislaufs (Saito u. Nishinaka 2005).

Weitere Studien zur Untersuchung hämatologischer Eigenschaften bei CF-LVAD-Empfängern mit Blutungskomplikationen haben eine Reihe anderer Merkmale identifiziert: Es scheint eine signifikante Beziehung zwischen den Blutgruppen und der Häufigkeit der Entwicklung von Blutungskomplikationen zu geben. Patienten mit der Blutgruppe 0 bluteten unter CF-VAD-Therapie signifikant häufiger als Patienten mit der Blutgruppe A (6 %) (Joyce u. Crow 2011, Souto et al. 2000). Zudem wurde von der Arbeitsgruppe um D. D. Joyce beobachtet, dass sowohl die vWF-Antigen (vWF:Ag)-Level als auch die Faktor-VIII-Spiegel bei CF-VAD-Patienten, die bluteten, signifikant erhöht waren. Diese Werte waren gegenüber den Normalwerten sowohl vor als auch 30 Tage nach VAD-Implantation erhöht. Das vWF:Ag ist wie das C-reaktive-Protein ein Akut-Phase-Protein, die Beobachtung der erhöhten Spiegel könnte darauf hindeuten, dass diese Patienten zum Zeitpunkt der VAD-Implantation schwerer erkrankt waren. Theoretisch haben schwerer kranke Patienten mehr Risikofaktoren für Blutungen in der postoperativen Phase (Joyce u. Crow 2011).

Der HMWM-Verlust nach CF-LVAD Implantation hemmt sicher die Plättchenadhäsion in Bereichen hoher Scherkräfte. Zusätzlich zu dieser Störung hat sich gezeigt, dass die VAD-Unterstützung direkte Effekte auf die Thrombozyten hat. Koster et al. verglichen Blutungsprofile zwischen CF-VAD-Empfängern und Empfängern von pulsatilen VADs. Es stellte sich heraus, dass β-Thromboglobulin (β-TG), Plättchenfaktor 4 (PF4), Faktor XIIa, Thrombin/Antithrombin-Komplexe sowie D-Dimer-Werte bei beiden Gruppen erhöht waren. Die Spiegel von β-TG, PF4, Faktor XIIa und Plasmin/$\alpha_2$-Antiplasmin waren jedoch bei CF-VAD-Empfängern signifikant höher als bei den Patienten mit pulsatilen VADs (Koster et al. 2000). Die erhöhten PF4- und β-TG-Spiegel bewirken eine verstärkte Thrombozytenschädigung bei CF-VAD-Patienten. Steinlechner und Kollegen verglichen 12 ambulante CF-VAD-Patienten mit gesunden Probanden unter Verwendung einer Vielzahl von Thrombozytenfunktionstests. Die VAD-Patienten wiesen erhebliche Beeinträchtigungen der Thrombozytenfunktion auf. Diese waren nur teilweise auf die mechanische Beanspruchung zurückzuführen. Die gesunden Probanden zeigten eine dreifach höhere, Ristocetin-induzierte Thrombozytenaggregation, was darauf hindeutet, dass eine zusätzliche Beeinträchtigung der Thrombozytenfunktion durch das CF-VAD existiert (Steinlechner et al. 2009).

## Interventionelle Therapie gastrointestinaler Blutungen

Aufgrund der fehlenden Invasivität, der ubiquitären und zeitlich schnellen Verfügbarkeit wird heute die Multidetektor-Computertomographie (MDCT) zur schnellen Detektion einer aktiven gastrointestinalen Blutung in vielen Zentren in der Routine eingesetzt- (Geffroy et al. 2011, Jaeckle T et al. 2008, Laing et al. 2007). Die Sensitivität der Computertomographie in der Detektion einer aktiven Blutung liegt bei 86 %, die Spezifität bei 95 % (Chua u. Ridley 2008). Aufgrund des computertomographisch erhobenen Befundes ist eine weitere Therapieplanung möglich. Interventionell radiologisch können gastrointestinale Blutungen selbst bei pathologischem Gerinnungsstatus in den meisten Fällen erfolgreich behandelt werden. Aufgrund technologischer Weiterentwicklungen der Katheter- und Embolisationstechniken können heute eine Vielzahl okkludierender permanenter oder temporärer Materialien bei unterschiedlichsten Blutungsursachen in der Therapie eingesetzt werden (Weldon et al. 2008). Im klinischen Alltag hat sich die supraselektive Gefäßsondierung mit Mikrokathetern und die Embolisation mit thrombogenen Mikrospiralen bewährt (Padia et al. 2009, Ahmed et al. 2010). Wenn die Embolisationstherapie aus einer supraselektiven Position gelingt, kann mit dem Sistieren der Blutung in rund 95 % der Fälle gerechnet werden (Weldon et al. 2008). Sollten im klinischen Verlauf erneut Zeichen einer gastrointestinalen Blutung nachzuweisen sein, kann wiederum eine Computertomographie als nichtinvasives bildgebendes Verfahren zur Blutungsdetektion angefertigt werden (◘ Abb. 9.4).

## Konservative Therapieschemata bei gastrointestinaler Blutung

Hinsichtlich der konservativen Therapie bei gastrointestinalen Blutungen gibt es inzwischen einige publizierte Therapievorschläge, die im Kern ein Pausieren der Antikoagulation sowie eine vorübergehende Wiederherstellung eines pulsatilen Flusses neben einer Therapie mit Somatostatin umfassen (Hayes et al. 2010). Ein konservatives medikamentöses Therapieschema setzen wir in Münster nur ein, wenn die Blutung interventionell nicht angehbar ist. Unsere Arbeitsgruppe hat mit folgendem Therapieschema bei gastrointestinaler Blutung nach VAD-Implantation gute Erfahrungen gesammelt, dabei machen

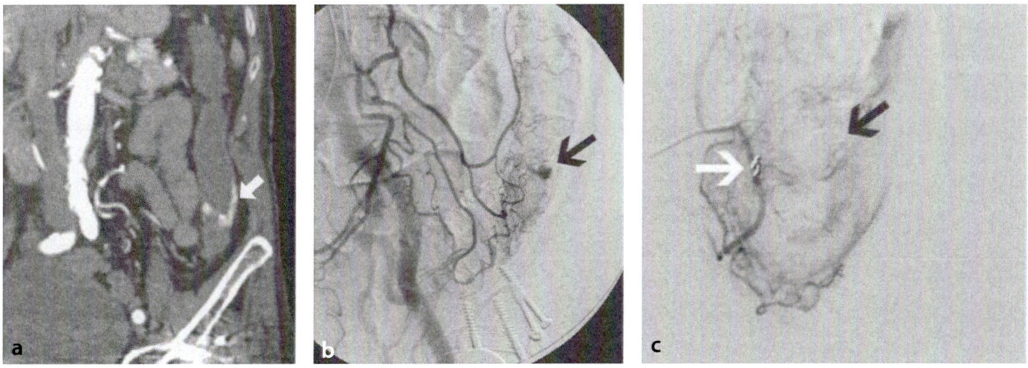


◘ **Abb. 9.4a–c** Interventionelle Therapie gastrointestinaler Blutungen. **a** Computertomogaphischer Nachweis einer aktiven Blutung im Colon descendens *(weißer Pfeil)*. **b** Selektive Darstellung der Arteria mesenterica inferior mit Blutungsnachweis *(schwarzer Pfeil)*. **c** Nach endovaskulärer Therapie mit einem thrombogenem Mikrocoil *(weißer Pfeil)* in supraselektiver Position – sofortiges Sistieren der Blutung *(schwarzer Pfeil)*. (Mit freundlicher Genehmigung von Dr. Köhler, Institut für Radiologie, Uniklinikum Münster)

wir geringfügige Unterschiede für Patienten auf der Intensiv- und Normalstation:

- **Therapieschema für die periphere Station**
  - Pausieren der Antikoagulation,
  - PPI Pantozol 2×80 mg,
  - Somatostatin 50-µg-Bolus i. v. und dann über Perfusor 50 µg/h für mindestens 3 Tage.

- **Therapieschema für die Intensivstation**
  - Reduktion des LVAD-Flusses um ca. 20 % (je nach Toleranz),
  - Suprarenininfusion (5 mg ad 50 ml NaCl) im Perfusor auf 2 ml/h mit dem Ziel, eine echokardiographisch nachweisbare systolische Öffnung der Aortenklappe zu erreichen,
  - Pausieren der Antikoagulation,
  - PPI Pantozol 2×80 mg,
  - Somatostatin 50-µg-Bolus i. v. und dann über Perfusor 50 µg/h für mindestens 3 Tage; nach Sistieren der Blutung Wiedereinleitung der üblichen Antikoagulation, ggf. Diskussion über Wiedereinleitung der Plättchenhemmung, Reduktion von PPI auf übliche Dosis.

#### Pausierung/Reduzierung der Antikoagulation

2015 wurden die 1-Jahres-Ergebnisse des US-Arms der internationalen multizentrischen TRACE-Studie (Study of reduced Anticoagulation/Anti-platlet Therapy in Patients with the HM II LVADs) veröffentlicht (Katz et al. 2015). In 3 Studienarmen wurden an 100 Patienten die Effekte der Reduzierung bzw. der Pausierung der Antikoagulation bei Patienten mit einem Heartmate-II™-VAD untersucht, nachdem die Antikoagulation aufgrund einer Blutungskomplikation reduziert oder pausiert werden musste. 38 % der Patienten erhielten nur Warfarin®, 28 % der Patienten wurde eine Monotherapie mit Aspirin® verabreicht, und 34 % der Patienten erhielten keinerlei Medikamente zur Antikoagulation. Im Beobachtungszeitraum von 1 Jahr traten bei 6 % der Patienten Schlaganfälle auf, bei 7 % der Patienten kam es zu einer Thrombenbildung im Device. Trotz der Reduzierung bzw. des Verzichts auf die antikoagulatorische Medikation traten bei 52 % der Patienten erneut Blutungskomplikationen auf, der Gastrointestinaltrakt stellte mit 66 % die häufigste Blutungsquelle dar.

### 9.2.3 Zusammenfassung

Die Auswirkungen von VADs auf das Gerinnungssystem sind noch nicht abschließend geklärt. Der HMW-vWF-Abfall nach CF-LVAD-Implantation ist gut durch Studien belegt. Jedoch erleiden nicht alle CF-LVAD-Empfänger Blutungskomplikationen, so dass weitere Untersuchungen notwendig sind, um zusätzliche Faktoren zu identifizieren. Wären weitere Prädiktoren bekannt, würde dies die Entwicklung individualisierter Strategien zur Antikoagulation und Thrombozytenaggregationshemmung bei VAD-Empfängern erleichtern. Angesichts der beträchtlichen Letalität, die mit Blutungen verbunden ist, bleibt diese Komplikation ein wichtiges Hindernis bei der Verbesserung der Behandlungsergebnisse, das es zu überwinden gilt. Nur eine individuelle Anpassung der Medikation entsprechend der institutionellen Erfahrung kann zum Ziel führen, „one fits for all" ist kein gangbares Therapiekonzept.

## 9.3 Pumpenthrombosen

*A. L. Meyer, J. Fischer, J. Garbade*

Thrombosen in den zurzeit am häufigsten implantierten linksventrikulären Herzunterstützungssystemen werden mit einer Inzidenz von 7–12 % beschrieben (◘ Tab. 9.1).

Von INTERMACS (Interagency Registry for Mechanically Assisted Circulatory Support) wurde eine Pumpenthrombose zunächst nur als Pumpenfehlfunktion mit einem dokumentierten Thrombus in der Pumpe oder in der Einfluss- bzw. Ausflusskanüle beschrieben. Mittlerweile wurde die Definition für vermutete Pumpenthrombose erweitert, wenn mindestens 2 von 3 der folgenden Kriterien erfüllt werden:

- Hämolyse (LDH >2,5-fach zum Normwert, freies Hämoglobin >40 mg/dl);
- klinische Symptome können eine Hämoglobinurie (teefarbener Urin), Anämie oder Hyperbilirubinämie mit Gesamtbilirubin >2 mg/dl sein;
- Herzinsuffizienz, die nicht durch einen strukturellen Defekt des Herzens zu erklären ist;
- abnormale Pumpenparameter.

**Tab. 9.1** Inzidenz der Pumpenthrombose

| Autor | Zeitraum | Anzahl Patienten | Inzidenz Pumpenthrombose | Device | Diagnose Pumpenthrombose |
|---|---|---|---|---|---|
| Najjar et al. (2014) | 08/2008–11/2012 | 382 | 8,1 % der Patienten | HVAD® | Nachgewiesen und vermutet |
| Kirklin et al. (2015) | 04/2008–06/2014 | 9808 | 7 % Events/Patienten | Heart Mate II™ | Nachgewiesen |
| Starling et al. (2014) | 10/2004–05/2013 | 837 | 12,1 % Events/ Patienten | Heart Mate II™ | Nachgewiesen und vermutet |

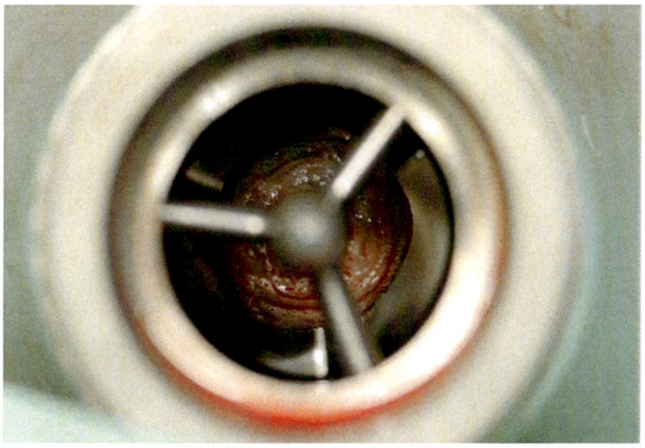

**Abb. 9.5** Thrombose im Rotor bei einem HeartMate II™

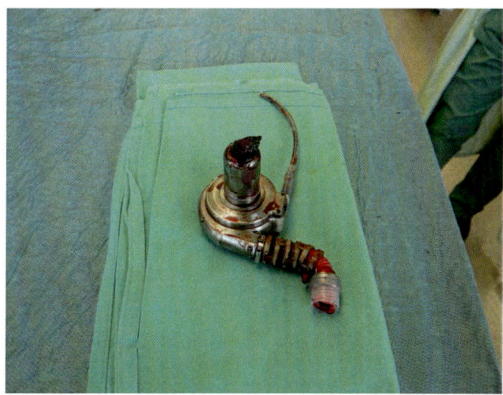

**Abb. 9.6** Thrombus mit komplettem Verschluss der Einflusskanüle bei einem HVAD®

In Studien konnte gezeigt werden, dass eine Hämolyse mit einem LDH von mehr als dem 2,5-fachen Normwert und einem freien Hb-Wert von >40 mg/dl signifikant für eine Pumpenthrombose sprechen (Cowger et al. 2014, Levin et al. 2016). Hingegen sind leicht erhöhte LDH-Werte bei fast allen Patienten mit einem LVAD zu verzeichnen (Birschmann et al. 2014).

Ein Unterschied zwischen den meist verwendeten Systemen HVAD® (HeartWare, Framingham, MA, US) und HeartMate II™ (Thoratec, Pleasanton, CA, US) konnte überwiegend nicht gezeigt werden. Bei der Axialpumpe HeartMate II finden sich typischerweise chronische Fibrinablagerungen zwischen Rotor und Lager (Abb. 9.5) (Meyer et al. 2008). Für das HVAD konnten verschiedene Lokalisationen der Pumpenthrombose gezeigt werden (Einflusskanüle, Rotor, Ausflusskanüle; Abb. 9.6). Zur Differenzierung ist die Analyse der Flusskurve hilfreich (Abb. 9.7).

### 9.3.1 Risikofaktoren

Mögliche Ursachen für das Auftreten einer Pumpenthrombose werden in Tab. 9.2 dargestellt. Allein durch die Herzinsuffizienz hat der Patient ein erhöhtes thromboembolisches Risiko. Oft wird dies durch zusätzlich bestehendes Vorhofflimmern aggraviert (Stulak et al. 2015). Am Implantationsort stellen ein vorbestehender LV-Thrombus oder stark trabekularisierte Ventrikel wie z. B. bei einer Non-Compaction-Kardiomyopathie ein erhöhtes Risiko für eine Thrombusentwicklung dar. Des Weiteren werden systemische Infektionen, maligne Erkrankungen oder bestehende Gerinnungsstörungen als mögliche Risikofaktoren gewertet (Uriel et al. 2014). Das LVAD selbst führt durch den Kontakt des Blutes mit der Oberfläche des Systems zu Veränderungen in der Gerinnungskaskade (Birschmann et al. 2014).

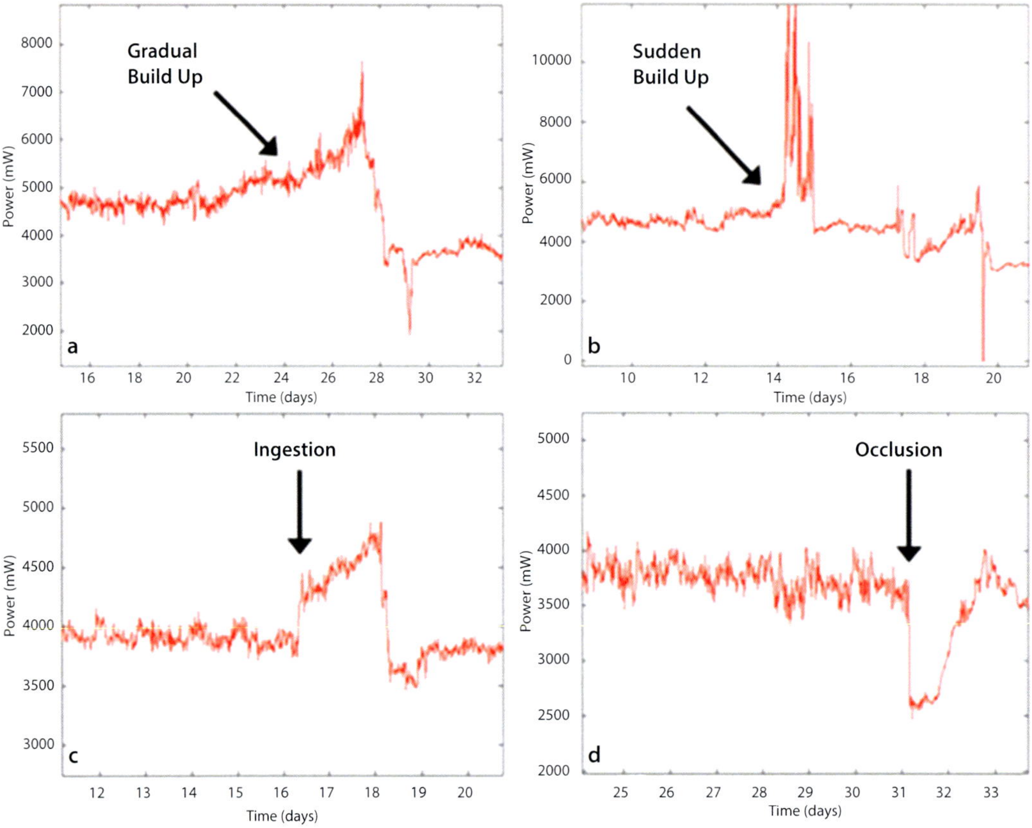


**Abb. 9.7a–d** Unterschiede in den Fluss- und Leistungskurven beim HVAD nach Lokalisation und Entstehung eines Pumpenthrombus. „Gradual Build Up" (**a**) findet sich häufig bei Thromben im Bereich des Rotors, genauso wie bei „Sudden Build Up" (**b**) und „Ingestion" (**c**). Hingegen tritt ein Abfall der Leistungskurve wie bei „Occlusion" (**d**) bei Pumpen mit Thrombus im Bereich der Einflusskanüle auf. Ein Thrombus in der Ausflusskanüle zeigt einen ähnlichen Verlauf wie „Occlusion", jedoch mit langsamerem Leistungsabfall. (Aus Jorde et al. 2015, mit freundlicher Genehmigung)

**Tab. 9.2** Mögliche Einflussfaktoren einer Thrombusbildung bei LVAD-Patienten. (Nach Blitz 2014)

| LVAD-bezogen | Patienten-bezogen | Management-bezogen |
|---|---|---|
| Wärmeentstehung im Bereich des Rotors | Vorhofflimmern | Reduzierter INR |
| Oberflächeninteraktion | Intrakardiale Thromben vor Implantation | Fehlender Thrombozyteninhibitor |
| Thrombozytenaktivierung durch Scherkräfte | Mechanische Aorten- oder Mitralklappe | Fehlposition der Einflusskanüle |
| Stase im Rotor | Infektion/Sepsis | Infektionsbehandlung |
| Thrombus um die Kanüle | Non-Compliance | Niedriger Fluss (durch mangelnde Hypertonusbehandlung, niedrige Umdrehungszahl an der Pumpe) |
| Kompression der Ausflusskanüle | Gerinnungsstörungen (Protein-C/S-Mangel etc.) | |
| Positionsveränderung/Fehllage der Einflusskanüle | Niedriger Fluss durch Rechtsherzversagen, Hypovolämie, Hypertonie | |

Eine Fehlpositionierung des LVAD ebenso wie ein Kinking oder eine Kompression im Bereich der Ausflusskanüle können durch Veränderungen der Fließeigenschaften thrombogen wirken und werden als mögliche Ursachen diskutiert (Uriel et al. 2014).

Im postoperativen Management können eine inadäquate Einnahme von Plättchenhemmern, INR-Entgleisungen unter Werte <2 ebenso wie ein schlecht eingestellter Blutdruck mit einem MAP >90 mmHg als unabhängige Prädiktoren für eine Pumpenthrombose ermittelt werden. Gleiches gilt für Patienten mit einem INTERMACS-Level ≥3 zum Zeitpunkt der Implantation (Najjar et al. 2014). Hier treten eher Low-flow-Phasen am LVAD auf, wodurch das Thromboserisiko steigt. Der gleiche Mechanismus wird bei Patienten mit Erholung der LV- Funktion vermutet.

## 9.3.2 Diagnostik

Zur Diagnostik einer Thrombose eines Herzunterstützungssystems wurde von Goldstein et al. ein Algorithmus erstellt (▣ Abb. 9.8). Ausgehend von vier unterschiedlichen Situationen, mit denen sich ein Patient präsentieren kann, werden die einzelnen Diagnostikpfade empfohlen, sie beziehen sich jedoch vorwiegend auf das HeartMate II. Es finden sich asymptomatische Fälle, bei denen lediglich am Gerät kurzfristige Leistungsanstiege zu verzeichnen sind und der Patient keinerlei klinische Auffälligkeiten bietet. In der Regel kommt es aber neben den o. g. Veränderungen am LVAD zu Zeichen der Hämolyse und der Herzinsuffizienz.

Bei Patienten mit einem HVAD spielt die Analyse der Flusskurve eine entscheidende Rolle. Das Gerät speichert alle 15 min den Fluss, die Leistung und die Geschwindigkeit der Pumpe. Ein Anstieg der Leistung vom vorausgehenden Durchschnittswert auf einen 3 Standardabweichungen differierenden Wert für mindestens 1,5 h ist ein eindeutiger Hinweis auf eine Pumpenthrombose (▣ Abb. 9.7; Jorde et al. 2015).

Hat sich der Thrombus direkt im Rotor entwickelt, kommt es häufig zu einem Leistungsanstieg. Bei Thromben in der Ein- oder Ausflusskanüle sind sowohl eine niedrige Leistung als auch ein niedriger Fluss zu beobachten.

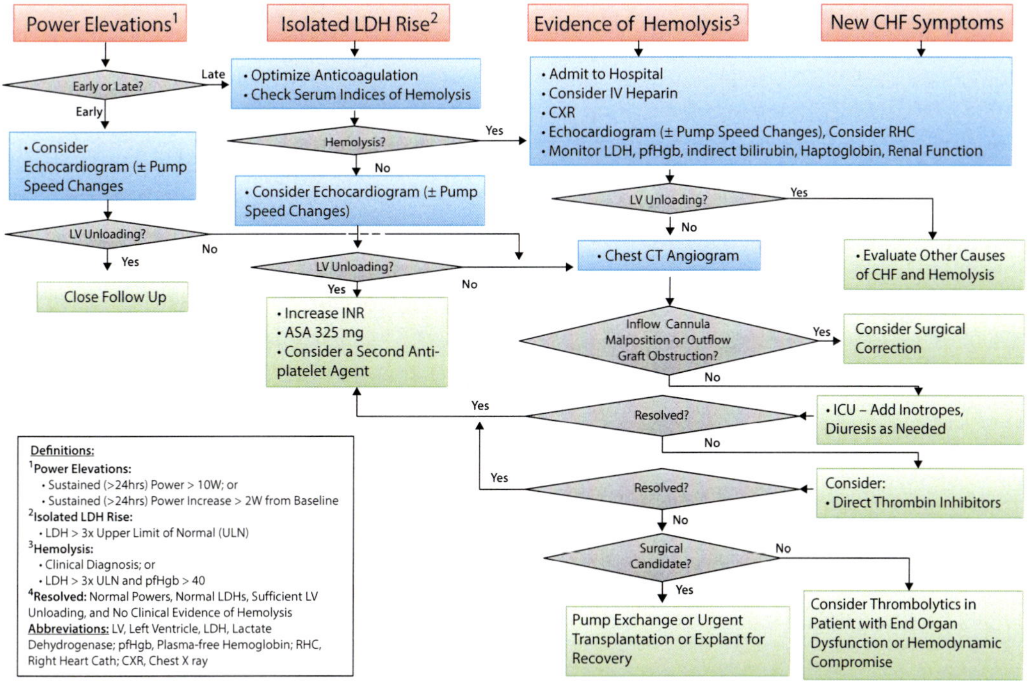


▣ **Abb. 9.8** Algorithmus zur Diagnostik der Pumpenthrombose. (Aus Goldstein et al. 2013, mit freundlicher Genehmigung)

Laborchemisch kommt der Laktatdehydrogenase als frühestem Hämolyseparameter die wichtigste Bedeutung zu. Ein Anstieg ist noch vor messbaren Veränderungen des freien Hämoglobins oder des Bilirubins möglich. Ein Wert, der über das 2,5-fache des oberen Normwertes erhöht ist, gilt als hochgradig verdächtig auf eine Pumpenthrombose und sollte weiterführende Diagnostik nach sich ziehen (Bartoli et al. 2014). Grundlage dessen ist die Überlegung, dass bei der initialen Thrombusbildung keine hämodynamischen Veränderungen zu bemerken sind, wohl aber eine LDH- Erhöhung bereits vorkommt. In der zweiten Phase mit inkomplettem Thrombus sind erste Veränderungen am LVAD zu beobachten (Blitz 2014, Starling et al. 2014).

Die bildgebenden Verfahren sollten je nach Fragestellung gezielt zum Einsatz kommen. Bereits mittels eines einfachen Röntgenthoraxbildes lassen sich Malpositionen oder Diskonnektionen an der Pumpe darstellen.

In der Computertomographie können Kontrastmittelaussparungen einen Thrombus im Ausfluss-Graft oder im linken Ventrikel um die Insertionsstelle der Kanüle herum nachweisen. Eine direkte Darstellung von Thromben in der Inflow-Kanüle oder im Rotor ist nicht möglich.

Die Echokardiographie liefert überwiegend indirekte Hinweise auf das Vorhandensein eines Thrombus. Idealerweise liegen Voraufnahmen zum Vergleich vor. Ein vergrößerter LVEDD, die Zunahme einer vorhandenen Mitralklappeninsuffizienz bzw. eine Veränderung der Dezelerationszeit sowie ein häufigeres/komplettes Öffnen der Aortenklappe gelten als Hinweise auf eine Pumpenthrombose. Fine et al. (2013) konnten zeigen, dass die diastolische Flussgeschwindigkeit in der Ausflusskanüle bei Pumpenthrombose reduziert ist (0,3±0,2 m/s vs. 0,8±0,3 m/s) und das Verhältnis von systolischer und diastolischer Flussgeschwindigkeit erhöht ist (5,9±2,8 m/s vs. 1,7±0,7 m/s). Mit dem Ausbleiben einer LVEDD-Reduktion durch schrittweise Erhöhung der Drehzahl, der sogenannten „ramp study", lässt sich der Verdacht erhärten (Uriel et al. 2012). Invasive Diagnostik kann zusätzliche Hinweise liefern, so kann sich im Rechtsherzkatheter ein Anstieg des PCWP zeigen.

Die Diagnostik von externen Pumpen (pVAD, Excor) erfolgt durch Diaphanoskopie. Hier lassen sich eindeutig Fibrinfäden oder Thrombusablagerungen identifizieren.

## 9.3.3 Therapieoptionen

Die Therapie einer LVAD-Thrombose kann medikamentös oder chirurgisch erfolgen. Die Entscheidung muss individuell getroffen werden. So sind die Ursache, die Art der Pumpe und der Zustand des Patienten ausschlaggebend für die Entscheidung.

### Medikamentöse Therapie

Zu den medikamentösen Therapieoptionen zählen unterschiedliche Regime, die allein oder in Kombination angewendet werden. So wurde meist Heparin in Kombination mit GP-IIb/IIIa-Antagonisten oder Thrombolytika wie rt-PA („recombinant tissue plasminogen") verwendet.

Beim Einsatz von rt-PA wurden Dosen zwischen 15 und 100 mg mit einer Dosierung von 1 mg/min verwendet. In unserem Zentrum verabreichen wir pro Anwendung 30 mg. Der Applikationsort (zentral oder peripher) scheint keinen Einfluss auf den Erfolg der Therapie zu haben (Najjar et al. 2014).

Bei Patienten mit einem HVAD konnte durch die Lysetherapie mit rt-PA eine Erfolgsrate von 63 % beschrieben werden (Najjar et al. 2014). Bei Patienten mit einem langsamen Anstieg der Leistung und insgesamt leicht erhöhter Leistung konnte eine Erfolgsrate von bis zu 81 % dokumentiert werden (Jorde et al. 2015). Die Komplikationsrate für eine intensivierte Antikoagulation liegt jedoch insgesamt sehr hoch, so wurden zerebrale Blutungen mit einer Häufigkeit von 13–21 % beschrieben. Die Gesamtmortalität lag bei etwa 10 % (Jorde et al. 2015, Stulak et al. 2015).

Beim HeartMate II betrug die Mortalität bei der medikamentösen Therapie der Pumpenthrombose (intensivierte Antikoagulation) 50 % (Starling et al. 2014). Das Risiko einer Hirnblutung bei Gabe von Eptifibatiden wurde von Tellor et al. mit 25 % beschrieben (Tellor et al. 2014).

Aufgrund der hohen Komplikations- und Mortalitätsrate ist eine chirurgische Therapie, sofern keine Kontraindikationen vorliegen, mit Wechsel der Pumpe daher die empfohlene Therapie bei Patienten mit HeartMate II.

### Chirurgische Therapie

Bei Patienten mit Pumpenthrombose und hämodynamischer Instabilität sollte ein sofortiger Austausch des Systems erfolgen. Ist eine Fehllage der Einflusskanüle oder ein Knicken der Ein- oder Ausflusskanüle ursächlich oder liegt bei dem Patienten ein sehr hohes Risiko der Einblutung unter Lysetherapie vor, sollte ein Wechsel stattfinden, der ggf. auch ohne Herz-Lungen-Maschine möglich ist. Bei Pumpenthrombose ohne Nachweis von noch bestehendem Fluss durch das LVAD muss ein Austausch des Systems stattfinden.

Beim chirurgischen Wechsel eines HeartMate II kann ein subkostaler Zugang gewählt werden. Damit kann eine Reduktion der HLM-Zeit, der postoperativen Blutungsrate sowie der Intubationszeit und des ICU-Aufenthaltes ermöglicht werden (Ota et al. 2014). Allerdings sollte der Ausfluss-Graft in der CT-Aufnahme frei sein, so dass dieser belassen werden kann.

Für Patienten mit HVAD ist ein Wechsel ebenfalls über einen interkostalen Zugang zu bevorzugen. Bei Einsatz der Herz-Lungen-Maschine kann zusätzlich der linke Ventrikel auf einen Thrombus inspiziert werden.

Bei externen Pumpen sollte der zügige Austausch des externen Ventrikels unter sterilen Bedingungen erfolgen.

## 9.3.4 Prognose

In einer Analyse von Starling et al. wurde kein Unterschied in der Mortalitätsrate für Patienten mit bzw. ohne Pumpenthrombose (HeartMate II) beschrieben (Starling et al. 2014). Die 2-Jahresdaten aus der INTERMACS-Analyse von Kirklin et al. (2015) zeigten allerdings, dass es eine signifikante Reduktion des Überlebens nach Pumpenwechsel verglichen mit dem Überleben nach initialer Implantation (56 vs. 69 %, p <0,0001) gibt. Des Weiteren fanden sich höhere Raten für neurologische Komplikationen und Infektionen nach Pumpenwechsel (◘ Abb. 9.9). Trotz erfolgreichem Pumpenwechsel ist die Rethromboserate hoch und liegt zwischen 22 und 31 % (Kirklin et al. 2015). Aber auch nach erfolgreicher medikamentöser Therapie einer Pumpenthrombose liegt die Rezidivrate bei etwa 20 % (Najjar et al. 2014).

# 9.4 Infektionen

*J. Litmathe*

## 9.4.1 Grundlegendes

Es besteht wohl kein Zweifel daran, dass der technische Fortschritt und somit der Grad der Invasivität in den operativen Disziplinen während der vergangenen drei Dekaden stark zugenommen hat. Dies trifft insbesondere auch für das Fachgebiet Herzchirurgie und hier im Speziellen für die Herzinsuffizienzchirurgie zu. Unmittelbar hiermit verknüpft sind nicht zuletzt auch durch das Einbringen alloplastischen Materials in den Patienten die zunehmenden Raten an Infektionen bei Schwerstkranken auf Intensivstationen (Burke 2003).

Gerade die Thematik der nosokomialen Infektionen gewinnt vor diesem Hintergrund eine besondere Bedeutung. Haben diese während des gleichen Zeitraums ebenso zugenommen, sind sie zu einem Großteil „Device-assoziiert", was zunächst durch jedwede Form von Fremdmaterial wie z. B. auch zentrale Venenwege, Urinkatheter oder Endotrachealtuben repräsentiert werden kann (◘ Tab. 9.3) (Brun-Buisson et al. 2003, Harbath et al. 2006). Ein Vergleich mit implantierten Kunstherzsystemen zeigt aus unten genannten Gründen vergleichsweise höherer Infektionsraten (Tjan et al. 2000). Für ein auf einer solchen Basis beruhendes Gesamtklientel wird auch der ursprüngliche griechische Wortstamm („nosos": Erkrankung, „komein": pflegen) besser verständlich.

## 9.4.2 Ursachen nosokomialer Infektionen

Es ist zunächst zwischen endogenen und exogenen Risikofaktoren zu unterscheiden: Patientenimmanent ist hier vorrangig die erhöhte Komorbidität zu nennen, wie sie häufig bei Herzinsuffizienzpatienten anzutreffen ist (Übergewicht, Diabetes mellitus, strukturelle Lungenerkrankungen usw., ◘ Tab. 9.4). Ferner sind weitere Faktoren wie eine bestehende Immunsuppression, Notwendigkeit von Dialyse oder falsche Antibiotikaprophylaxe als sog. exogene Faktoren von Bedeutung (Vincent 2003). Insbesondere

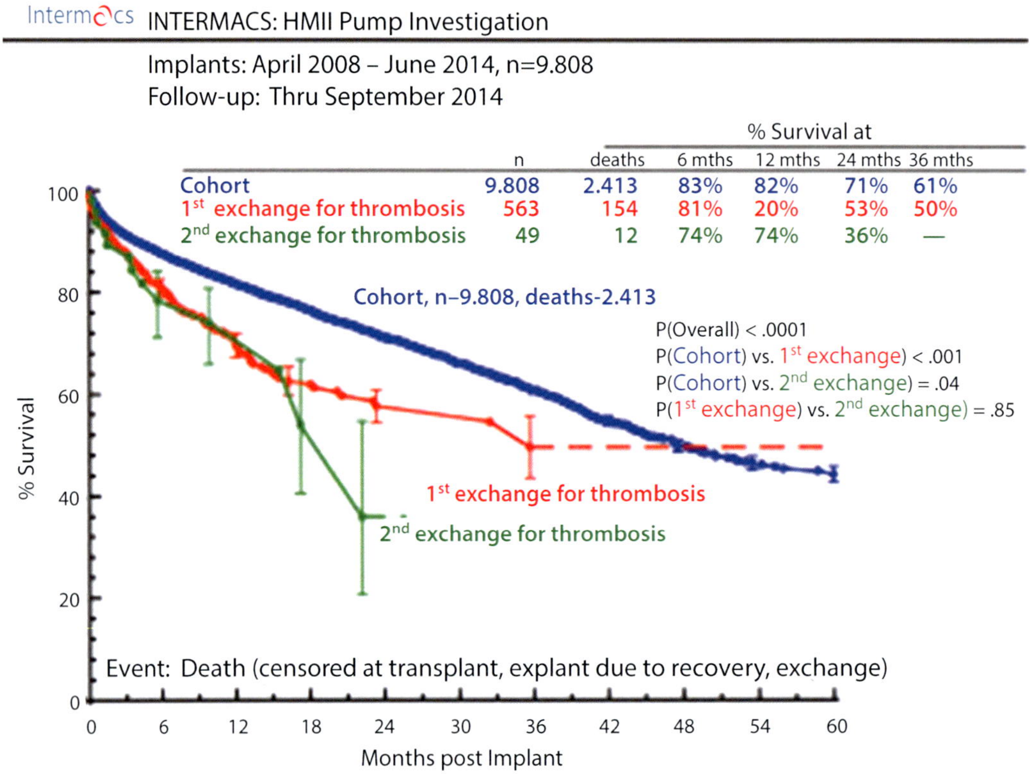


**Abb. 9.9** Risiko für eine erneute Pumpenthrombose unterschieden nach primärer Implantation und Ursache eines LVAD-Wechsels. (Aus Kirklin et al. 2015, mit freundlicher Genehmigung)

**Tab. 9.3** Nosokomiale Infektionen. (Nach Brun-Buisson et al. 2003, Harbath et al. 2006)

| ICU-Typ | Harnwegsinfektionen | ZVK-assoziierte Bakteriämie | Beatmungsassoziierte Pneumonie |
|---|---|---|---|
| | Infektionsraten pro 1000 Tage Katheterliegedauer | | Infektionsraten pro 1000 Beatmungstage |
| Interdisziplinär | 2,2 | 1,6 | 7,1 |
| Chirurgie | 3,6 | 2,0 | 9,5 |
| Innere Medizin | 2,9 | 2,2 | 6,9 |
| Neurochirurgie | 4,5 | 1,4 | 10,8 |
| Pädiatrie | 2,4 | 4,0 | 1,9 |

**Tab. 9.4** Ursachen nosokomialer Infektionen. (Nach Harbath et al. 2006, Vincent 2003)

| Endogene Risikofaktoren | Risikofaktoren durch Verletzungen | Risikofaktoren durch invasive Eingriffe | Risikofaktoren assoziiert mit therapeutischen Maßnahmen |
|---|---|---|---|
| Hohes Alter | Gravierende Hautläsionen | Intubation | Immunsuppression |
| Unterernährung, Alkoholismus | Trauma | Dialyse | Parenterale Ernährung |
| Übergewicht | | Drainagen | Stressulkusprophylaxe |
| Diabetes mellitus | | Harnwegskatheter | Flachlagerung des Patienten |
| Unbehandelte sonstige Infektion | | Großer chirurgischer Eingriff | Fehlende oder falsche Antibiotikaprophylaxe |
| Schweregrad der Grunderkrankung | | | |

Problemkeime (VRE, MRSA) sind auf dieser Basis besonders prädestiniert und werden im KISS-System (Krankenhaus-Infektion-Surveillance-System) erfasst. In letzter Zeit gewinnen hier insbesondere Erreger des gramnegativen Spektrums besondere Bedeutung (multiresistente gramnegative Erreger, MRGN), während im grampositiven Bereich insgesamt eher eine Stagnation eingetreten ist (Geffers et al. 2011, Meyer et al. 2014).

## 9.4.3 Besonderheiten beim VAD-Patienten

Neben den vorbeschriebenen Ursachen und insbesondere dem Aspekt systemischer Immunsuppression unter schwerster Krankheit scheint dem Umstand pulsatilen Fremdmaterials im Hinblick auf klinisch relevante Infektionen eine noch größere Bedeutung zuzukommen. Selbstverständlich sind auch die ständige Penetration der Hautbarriere beispielsweise durch die Steuerungskabel problematisch (Abb. 9.10). Grundsätzlich gilt hier: Je größer der Durchmesser, desto höher ist die Gefahr für systemische Infektionen. Gerade bei biventrikulären Unterstützungssystemen mit parakorporaler Lage haben sich diesbezüglich häufiger Schwierigkeiten ergeben. Neuere Generationen haben durch Verschlankung von Steuerungseinheiten Vorteile erbracht. Besonders gelten auch für VAD-Patienten der Umstand häufiger inadäquater Ernährung auf der Intensivstation im Vorfeld, Unkenntnis in vorangehender antibiotischer Behandlung sowie die Vielzahl von sonstigen, die Hautbarriere penetrierenden Systemen (zentrale Venenwege, Drainagen usw.) sowohl prä- als auch postoperativ als risikobegünstigende Faktoren.

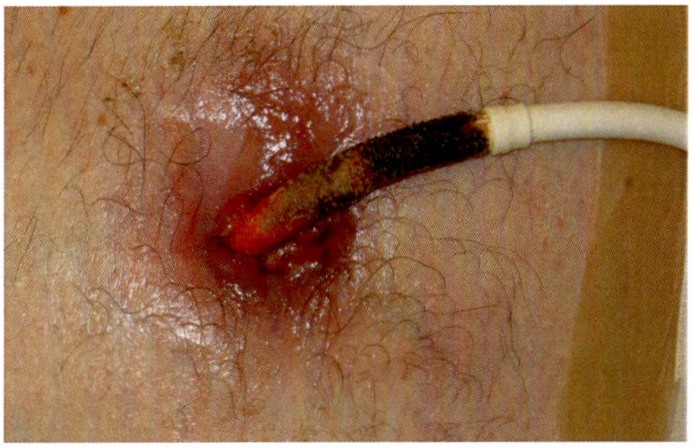

**Abb. 9.10** Schwere Driveline-Infektion bei einem Patienten nach HeartMate-II®-Implantation. (Mit freundlicher Genehmigung von Dr. H. Eichstaedt, Klinik für Herz-Thorax- und Gefäßchirurgie, Universitätsklinikum Oldenburg, European Medical School Oldenburg/Groningen)

Darüber hinaus konnte Ankersmit bereits 1999 zeigen, dass nach Assist-Implantation eine anhaltende Inflammation und temporäre Immunsuppression auftreten, was in einer erhöhten Apoptose-Rate von CD-4- und CD-8-positiven Zellen zum Ausdruck kommt. In anderen Studien konnte eine vermehrte T-Zellaktivierung nachgewiesen werden, was ein besonderes Risiko für opportunistische Infektionen beinhaltet (Ankersmit et al. 1999; Deng et al. 1999).

Die am ehesten zu erwartenden Keime sind die auf der Haut befindlichen wie Koagulase-negative

Staphylokokken oder *S. aureus*, seltener auch *Pseudomonas* spp. Die Rate an Pilzinfektionen ist sehr unterschiedlich und zeigt in der Regel die Schwere der Erkrankung an (Califano et al. 2012). Relevant in diesem Zusammenhang sind positive Blutkulturen für *Candida* oder bei eindeutig immunsupprimierten Patienten der *Aspergillus*-Nachweis in der bronchoalveolären Lavage. Insbesondere bei Blutstrominfektionen besteht eine klare antimykotische Behandlungsindikation 14 Tage über den sicheren Nachweis negativer Blutkulturen (nach Initiierung einer Therapie) hinaus.

Das klinische Erscheinungsbild einer bakteriellen Infektion ist meistens von allgemeinen Infektzeichen mit Temperaturerhöhung, Leukozytose und Anstieg von CRP und PCT gekennzeichnet. Nicht selten finden sich lokale Entzündungszeichen an der jeweiligen Hautbarriere mit Rötung und Druckdolenz sowie teils eitriger Sekretion (◘ Abb. 9.10). Das hämodynamische Bild einer schweren Sepsis, das beispielsweise durch Beiziehung des invasiven Monitorings mit Hilfe des Swan-Ganz-Katheters oder von Pulskonturanalysen bestimmt wird, wird oft durch das vom implantierten System „vorgegebene" Herzzeitvolumen verzerrt. Somit bietet die Diagnostik der sog. hyperdynamen Kreislaufsituation oft Schwierigkeiten. Blutkulturen sind in jedem Fall unerlässlich, bestenfalls mehrmals täglich, insbesondere bei Fieberschüben. Das Letalitätsrisiko steigt deutlich an, wenn es einmal zu einer systemischen Infektion gekommen ist. Die gilt besonders für Pilzinfektionen (Gordon et al. 2001).

### 9.4.4 Differenzialtherapeutisches Vorgehen

Bereits vor fast zehn Jahren konnte von einem europäischen Expertengremium das Vorgehen sowohl zur Prophylaxe als auch zur Therapie schwerwiegender nosokomialer Infektionen hervorragend in der „Tarragona-Strategie" abgebildet werden (Sandiumenge et al. 2003). Hierbei werden fünf wesentliche Unterpunkte unterschieden, die z. T. altbekannt sind – „frapper fort et vite" hieß es noch vor fast 100 Jahren bei Paul Ehrlich –, die jedoch durch die längst veränderten klinischen Entwicklungen nachhaltige neue Bedeutung erhalten haben oder ganz neu entwickelt wurden und selbstverständlich auch auf Patienten mit mechanischen kardialen Unterstützungssystemen angewendet werden können:

- **„Hit hard, hit early"**

Hierin kommt zum Ausdruck, dass eine manifeste Infektion frühzeitig und mit dem richtigen Antibiotikum in der richtigen Dosis behandelt werden muss. Rello konnte bereits 2003 zeigen, dass Verzögerungen in der kalkulierten Initialtherapie mit einer deutlich erhöhten Letalität einhergehen (Rello et al. 2003). Ebenso ist ein entsprechendes „loading" der initialen Dosis nötig, um diesem Grundprinzip Rechnung zu tragen. Dosisanpassungen, beispielsweise bei nicht selten bei VAD-Patienten zusätzlich bestehenden Organdysfunktionen wie Leber- und Niereninsuffizienz, können bzw. müssen im weiteren Verlauf vorgenommen werden.

- **„Listen to your patient"**

Hier ist dezidierte Kenntnis über die Vorgeschichte des VAD-Patienten nötig. Häufig befindet sich der Patient während seines kardiochirurgischen Aufenthaltes zum wiederholten Male in intensivmedizinischer Behandlung, die oft sogar lückenlos von Abteilung zu Abteilung fortgesetzt wird. Dies lässt, ebenso wie die bereits erwähnte intensive Komorbidität, das Vorliegen problematischer Keime wahrscheinlich werden. Hiernach richtet sich somit die Auswahl der Initialtherapie. Auch die Kenntnis der sonstigen Organfunktionen des VAD-Patienten beeinflusst die Auswahl der kalkulierten Initialtherapie im Hinblick auf mögliche Organtoxizität.

- **„Listen to your hospital"**

Dieser Aspekt erfordert exaktes Wissen über die Resistenzlage der behandelnden Einrichtung. Liegt beispielsweise eine signifikante Anzahl an MRSA-Kolonisationen vor, muss auch oder gerade beim VAD-Patienten mit einer solchen spezifischen Infektion gerechnet werden, was die Auswahl der Initialtherapie erheblich beeinflusst. Entscheidend für diesen Punkt ist ein gutes Zusammenspiel zwischen dem Intensivmediziner, Chirurgen, Mikrobiologen sowie Krankenhaushygieniker.

- **„Get to the point"**

Gerade im Bereich von Antibiotikadosierungen ist es heute unerlässlich, Spiegelbestimmungen durchzuführen, um eine ideale zielführende Behandlung zu gewährleisten. Dies ist durch einfache laborchemische Routineanforderungen in vielen Fällen zu erreichen. Auch sollte eine entsprechende Gewebepenetration bei Weichteilinfektionen, wie sie häufig bei VAD-Patienten auftreten, garantiert werden. Zudem bedeutet „Get to the point" einmal mehr, entsprechende Dosisanpassungen bei verzögertem Abbau durch etwaig vorhandene Organdysfunktionen vorzunehmen.

#### ▪ „Focus, focus, focus"

Lokalsanierungen sind, wann immer möglich, chirurgisch nach dem Grundsatz „ubi pus, ibi evacua" umgehend durchzuführen. Dies gilt in besonderem Maße für den VAD-Patienten, bei dem aufgrund der kritischen Krankheit lokale Infektionen keinesfalls geduldet werden dürfen. Im Extremfall kann dies eine Systemexplantation mit konsekutiver hochdringlicher Transplantation bedeuten, sofern der Patient hierfür in Frage kommt und Zeit bleibt, den Infekt zwischenzeitlich auszuheilen. Auch hier kommt es einmal mehr auf ein gutes Zusammenspiel zwischen Intensivstation und OP sowie auf eine exzellente Fehlerkultur an. Eine der wichtigsten Voraussetzungen für adäquates Handeln ist zunächst das Erkennen von Komplikationen, hier im Speziellen von Infektionen. Ein gutes Beispiel für das gemeinsame Handling einer Driveline-Infektion zeigt ◘ Abb. 9.11 (gleicher Patient wie in ◘ Abb. 9.10 nach Infekteradikation und chirurgischer Driveline-Revision). In Einzelfällen konnte die immunologische Kompetenz des Omentum majus mit Hilfe sog. Omentum-Plastiken lokale Sanierungen im Bereich der Pumpe selbst erzielen (Inafuku et al. 2016). Bei Endokardbeteiligung ist ähnlich wie bei Klappenprotheseninfektionen von einer sechswöchigen antibiotischen Behandlungsdauer auszugehen. Lokale Tascheninfektionen erfordern Revisionen und chirurgisches Débridement ebendort.

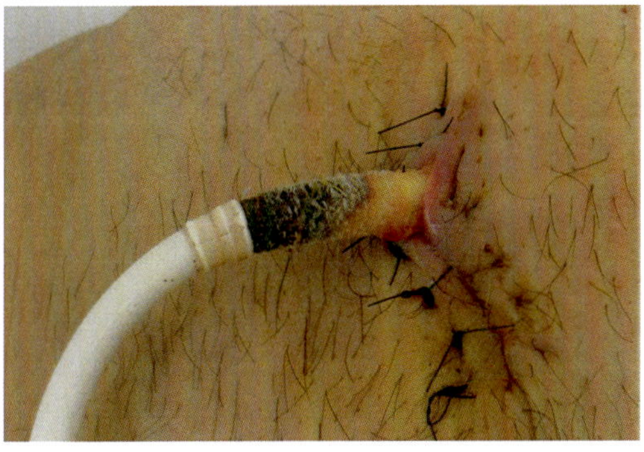

◘ **Abb. 9.11** Z. n. systemischer Infekteradikation und chirurgischer Revision bei schwerer Driveline-Infektion. (Mit freundlicher Genehmigung von Dr. H. Eichstaedt, Klinik für Herz-Thorax- und Gefäßchirurgie, Universitätsklinikum Oldenburg, European Medical School Oldenburg/Groningen)

Neben all diesen therapeutischen Ansätzen gilt jedoch auch weiterhin das Grundprinzip der Infektvermeidung durch konsequente Hygiene. Dies hat nicht nur im OP, sondern insbesondere im postoperativen Gefolge und bei jedweden invasiven Maßnahmen auf der Intensivstation oberste Priorität. Händedesinfektion und Hautsäuberung im Bereich der Austrittstelle mit antiseptischen, hautverträglichen Substanzen stellen diesbezüglich die wichtigsten Maßnahmen dar.

### 9.4.5 Ausblick

Nachdem Infektionsproblematiken durch Alter, Komorbidität und etwaige antibiotische Vorbehandlung in allen Teilen der operativen Medizin deutlich zugenommen haben, erfordern sie ein besonderes Augenmerk im Hinblick auf die Therapie. Zusätzlich hat die Verschärfung der Resistenzsituation durch Problemkeime das antibiotische Spektrum weiter dezimiert. In der nächsten Dekade sind durch die pharmakologische Weiterentwicklung neuerer Wirkgruppen nach dem Grundsatz „bad bugs need new drugs" verheißungsvolle Alternativen nötig. Schließlich können stetige technische Verbesserungen, insbesondere Verkleinerungen von Driveline und Pumpe, wesentlich zur Minimierung des hohen Infektionsrisikos beitragen.

## 9.5 Notfallmanagement bei LVAD-Patienten

*K. Pilarczyk*

### 9.5.1 Grundlegendes

Vor dem Hintergrund steigender LVAD-Implantationszahlen und der zunehmenden Lebenserwartung von Patienten unter VAD-Destination-Therapie ist der klinisch tätige Arzt außerhalb der Herzchirurgie inklusive dem präklinisch tätigem Notarzt zunehmend mit der Behandlung akuter VAD-assoziierter, aber auch nicht-VAD-assoziierter Erkrankungen von Kunstherzträgern konfrontiert. Die Besonderheiten in der Physiologie, potenzielle systembezogene Komplikationen (Rechtsherzversagen, VAD-Fehlfunktionen, Hämorrhagie, Thromboembolien, Infektion) und entsprechende Begleiterkrankungen von Patienten mit einem nichtpulsatilen VAD sind komplex, und die Versorgung dieser Patienten in Akutsituationen stellt eine Herausforderung für das gesamte Behandlungsteam dar. Bisher fehlen nationale oder internationale Empfehlungen zum Umgang mit VAD-Patienten im Rettungsdienst. Gängige Algorithmen können nicht ohne Weiteres in diesem Patientenkollektiv Anwendung finden, so dass das vorliegende Kapitel einen Überblick über die Grundzüge der notfallmäßigen (prä)klinischen Evaluation und Therapie von VAD-Patienten insbesondere außerhalb der Herzchirurgie skizzieren soll.

### 9.5.2 Physiologie der LVAD-Patienten

Bei den heute eingesetzten nichtpulsatilen LVADs handelt es sich um Vorlast-abhängige und Nachlast-sensible Pumpen, so dass bei erniedrigter Vorlast, z. B. bei Hypovolämie, oder erhöhter Nachlast ein erniedrigter Pumpenfluss resultiert.

Da in der Regel nur die Funktion des linken Ventrikels durch die Implantation einer zusätzlichen Pumpe unterstützt wird, muss der rechte Ventrikel das ihm angebotene Blutvolumen über die Lungenstrombahn in das linke Herz pumpen. Aufgrund der Grunderkrankung sowie der Kreislaufverhältnisse unter LVAD-Bedingungen kann es zu einer Rechtsherzbelastung kommen, was wiederum eine erniedrigte Vorlast für das LVAD mit erniedrigtem LVAD-Fluss bedeuten kann. Hypoxie, Hyperkapnie und Azidose führen zu einer akuten Erhöhung des pulmonalvaskulären Widerstandes und somit der rechtsventrikulären Nachlast und müssen daher in der notfallmedizinischen Versorgung von LVAD-Patienten unbedingt vermieden werden. Nichtpulsatile Kunstherzsysteme generieren einen kontinuierlichen Blutfluss während des gesamten Herzzyklus. Dadurch nähert sich abhängig von der eigenen mechanischen Herzaktion der diastolische Blutdruck dem systolischen, so dass die Blutdruckamplitude reduziert ist. Die Drehzahl der Pumpe ist fest eingestellt und adaptiert nicht an die Veränderungen der Kreislaufsituation.

### 9.5.3 Identifikation eines LVAD-Patienten

Für den in der Notfallmedizin erstversorgenden Arzt kann es aufgrund der heutzutage komplett intrakorporalen Systemimplantation sowie der sehr kleinen Steuereinheit zunächst nur schwer erkennbar sein, dass es sich bei dem Patienten um einen LVAD-Träger handelt. Ein erster Hinweis können die Narben des operativen Zugangsweges sein (mediane Sternotomie, seltener links-laterale Thorakotomie). Des Weiteren ist das Stromkabel (Driveline) als Verbindung des intrathorakal platzierten Systems mit der externen Steuereinheit in aller Regel im Bereich des Oberbauches ausgeleitet; kann in der Notfallsituation jedoch auch primär z. B. für eine Ernährungssonde (PEG) gehalten werden. Bei der Entkleidung mit der Rettungsschere ist darauf zu achten, dass Driveline und andere Verbindungen nicht beschädigt werden.

Im Rahmen der Notfallversorgung eines LVAD-Patienten durch einen nicht speziell geschulten Arzt sollte unverzüglich Kontakt mit dem zuständigen LVAD-Koordinator aufgenommen werden. In der Regel tragen LVAD-Patienten eine Notfallkarte bei sich, auf der die zuständige herzchirurgische Klinik sowie die Kontaktdaten des verantwortlichen LVAD-Koordinators und die Notfall-Hotline des Herstellers vermerkt sind. Daher sollten nach Möglichkeit vom Patienten oder dessen Angehörigen das genaue LVAD-System, die implantierende Klinik sowie die Kontaktadresse erfragt werden.

**Immer frühzeitig Kontakt zum LVAD-Koordinator/Herstellerfirma aufnehmen und geschulte Angehörige miteinbeziehen!**

### 9.5.4 Klinische Untersuchung des LVAD-Patienten in der Notfallsituation

Die Beurteilung der Atem- und Kreislauffunktion bei LVAD-Patienten in Notfallsituationen sorgt häufig für Verunsicherung, so dass auch innerklinisch die Dauer bis zu Beginn der Einleitung von Basismaßnahmen bei Patienten mit LVAD signifikant verzögert wird (Garg et al. 2014).

Da das diagnostische und therapeutische Vorgehen bei LVAD-Patienten im Notfall bisher in aktuellen Richtlinien nicht oder nur sehr unzureichend abgebildet ist, wird im Folgenden ein (prä) klinischer Algorithmus vorgestellt, der auf den aktuellen ILCOR (International Consensus on Cardiopulmonary Resuscitation and Emergency Cardiovascular Care Science)-Leitlinien, den Herstellerempfehlungen, aktuellen Publikationen und den persönlichen Erfahrungen basiert (◘ Abb. 9.12).

#### Prüfung der Atmung (A = Airway, B = Breathing)

Bewusstseinsstatus und Atemfunktion können beim LVAD-Patienten entsprechend den gängigen Algorithmen des ILCOR evaluiert werden (Nolan et al. 2015). Ein wacher und ansprechbarer Patient hat entweder ein funktionierendes LVAD-System oder einen suffizienten Eigenkreislauf, der zumindest akut die LVAD-Dysfunktion kompensieren kann. Bei Bewusstlosigkeit des Patienten sollte

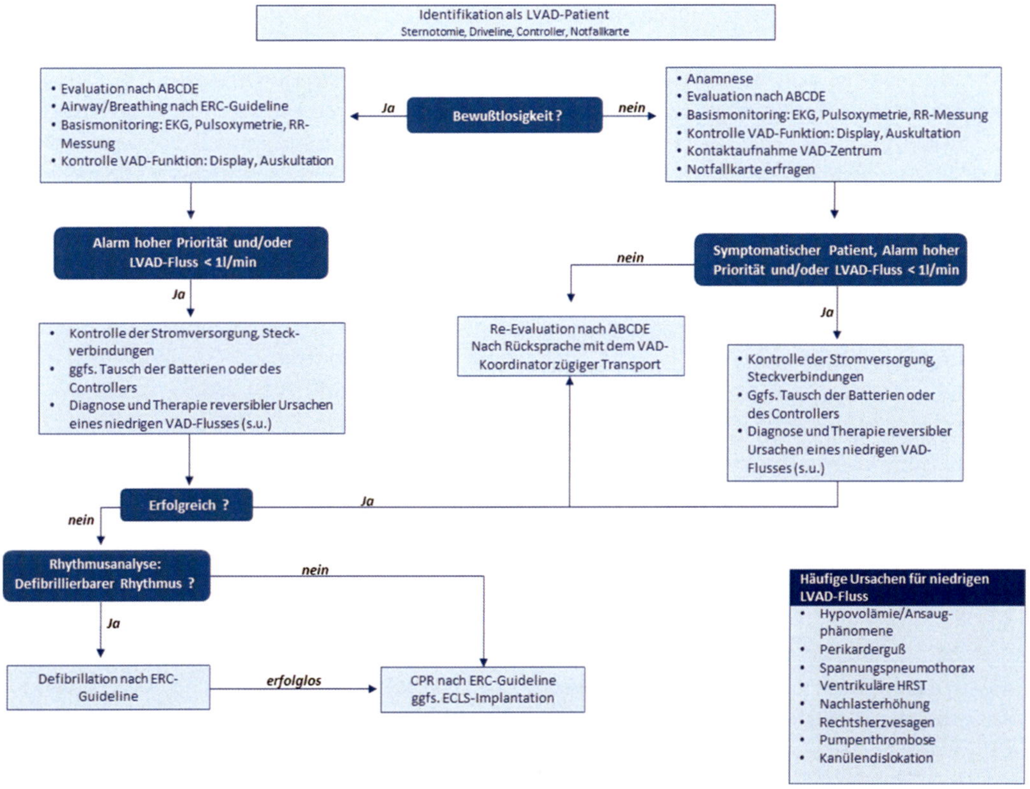


◘ **Abb. 9.12** Notfallalgorithmus zur (prä)klinischen Evaluation und Therapie von LVAD-Patienten. (*CPR* kardiopulmonale Reanimation, *ERC* European Resuscitation Council, *HRST* Herzrhythmusstörungen, *ECLS* Extracorporal Life support)

versucht werden, fremdanamnestisch den Grund der Bewusstlosigkeit zu erheben (z. B. Stroke, hämodynamisch, Sturz). Bei Atemstillstand ist die Beatmung nach ERC-Guidelines indiziert (Monsieurs et al. 2015).

> Vor der spezifischen Prüfung der LVAD-Funktion erfolgt die primäre Evaluation von Bewusstsein, Atmung und Kreislauffunktion.

### Prüfung der Kreislauffunktion (C = Circulation)

Da häufig aufgrund der fehlenden Pulsatilität bei nichtansprechbaren Patienten keine verlässliche nichtinvasive Kontrolle des Blutdrucks, des Pulses und der peripheren Sauerstoffsättigung möglich ist, ist die Beurteilung der Kreislauffunktion bei bewusstlosen LVAD-Patienten erschwert und nicht anhand gängiger Algorithmen zu evaluieren (Bennett et al. 2010). So ist eine palpatorische RR-Messung nur bei ca. 3 % der Patienten möglich, die automatische NIBP-Messung in ca. 50 % der Fälle korrekt (Myers et al. 2010). Der Blutdruck kann alternativ dopplersonographisch oder invasiv ermittelt werden – präklinisch sind jedoch beide Verfahren meist nicht verfügbar. Der mittlere arterielle Blutdruck sollte bei Patienten mit LVAD zwischen 60 und 80 mmHg betragen und wird vor allem durch die Optimierung der LV-Vorlast und den Einsatz von vasoaktiven Substanzen gesteuert. In der präklinischen Notfallmedizin ist aufgrund der genannten Limitationen die Beurteilung von Surrogatparametern einer suffizienten Kreislaufsituation, wie Hautfarbe und -temperatur, mentaler Status oder Kapillarfüllungszeit von enormer Bedeutung. Ein EKG kann und sollte bei allen LVAD-Patienten durchgeführt werden. Es gibt keine spezifischen EKG-Veränderungen des LVAD-Patienten, allerdings weisen viele Patienten EKG-Pathologika aufgrund ihrer Grunderkrankung auf (Martinez et al. 2015). Da sich die Aortenklappe bei LVAD-Patienten häufig nicht oder nur intermittierend öffnet, ist die im EKG gemessene Herzfrequenz nicht zwangsläufig identisch mit der – falls möglich – palpatorisch ermittelten Pulsfrequenz. Trotz der teilweisen Entkopplung von elektrischer Erregung und Herzmechanik kann das EKG auch beim LVAD-Patienten Hinweise auf die Ursache einer Kreislaufinsuffizienz liefern, wie etwa ventrikuläre Tachykardien/Kammerflimmern oder Zeichen einer rechtsventrikulären myokardialen Ischämie. Die Halsvenen und das Ausmaß von Beinödemen können der Beurteilung des Volumenstatus dienen. ◘ Abb. 9.12 zeigt einen möglichen Algorithmus zur präklinischen Evaluation und Behandlung von LVAD-Patienten.

> Die nichtinvasive Messung von Blutdruck, Puls und Sauerstoffsättigung ist bei LVAD-Patienten erschwert und häufig nicht valide.

### Neurologische Untersuchung (D = Disability)

Aufgrund der strengen Antikoagulation ist das Risiko für eine intrazerebrale Blutung bei LVAD-Patienten signifikant erhöht (Wilson et al. 2014). Auf der anderen Seite besteht aufgrund der Thrombogenität der Fremdoberfläche des LVAD das Risiko für einen ischämischen Schlaganfall (Backes et al. 2012). Bei Verdacht auf eine intrazerebrale Ischämie oder Blutung sollte der Patient unverzüglich in ein VAD-Zentrum mit Neurologie und Neurochirurgie transportiert werden.

### Umfelddiagnostik (E = Environment oder Evaluation der LVAD-Funktion)

Die Funktion des LVAD kann am Controller im Display anhand der Drehzahl, des Blutflusses und des Pulsatilitätsindexes abgelesen werden. Eine Extremsituation ist das „Ansaugen“ der Pumpe mit entsprechender Verlagerung des Ventrikelseptums nach links.

Einen Überblick über Bedeutung, Normwerte sowie die Interpretation von Abweichungen der LVAD-Parameter gibt ◘ Tab. 9.5. Ebenso gehört zur präklinischen Evaluation der LVAD-Funktion die Auskultation der Pumpe über der Herzspitze. Je nach Gerät kann ein spezifisches Maschinengeräusch gehört werden; die Herztöne davon abzugrenzen, ist praktisch nicht möglich. Zeitgleich kann häufig eine Vibration am linken Rippenbogen gefühlt werden.

■ **Tab. 9.5** Typische Konstellation von Blutdruck, Leistungsaufnahme und Pulsatilität bei akuten Notfällen von LVAD-Patienten

| Ursache | Blutdruck | Leistung | Pulsatilität | Therapie |
|---|---|---|---|---|
| Hypovolämie | ↓ | ↑ | ↓ | Volumengabe, Blutung stoppen |
| Perikardtamponade | ↓ | ↑ | ↓ | Punktion vs. chirurgische Therapie |
| Rechtherzversagen | ↓ | ↑ | ↓ | Inotropika, Diuretika |
| Hypertensive Entgleisung | ↑ | ↑ | ↑ | Antihypertensiva (Urapidil) |
| Pumpenthrombose | ↓ | ↑ | ↓ | Antikoagulation, Lyse |
| Hypervolämie | ↑ | ↑ | ↑ | Diuretika |
| Vasodilatation | ↓ | ↑ | ↓ | Ursache (Sepsis?), Vasopressor |

### 9.5.5 Typische Notfallszenarien des LVAD-Patienten

#### LVAD-Dysfunktion

Ist die Funktion des LVAD gestört, so erscheint ein optischer Alarm im Display – ggfs. mit einer Handlungsempfehlung/-anweisung – sowie ein akustischer Alarm. ■ Abb. 9.13 zeigt häufige, relevante Alarme des HeartMate II™ und des HVAD® mit entsprechenden Handlungsansätzen.

#### Differenzialdiagnose „Niedriger Pumpenfluss"

- **Geringer Realfluss (ggf. angezeigter Fluss falsch-hoch kalkuliert), hohe Leistung**

Differenzialdiagnostisch muss eine erhöhte linksventrikuläre Nachlast aufgrund einer hypertensiven Entgleisung von einer LVAD-Dysfunktion bei mechanischer Funktionsstörung (z. B. Thrombusbildung) unterschieden werden. Dabei ist Urapidil zur Nachlastsenkung dem Nitroglycerin aufgrund der Gefahr der enormen Vorlastreduktion vorzuziehen.

- **Niedriger Pumpenfluss, normale bzw. niedrige Power**

Da es sich bei den LVADs um vorlastabhängige Pumpen handelt, fällt mit abnehmender Vorlast auch der Pumpenfluss ab. Häufige Ursachen sind ein Volumenmangel oder eine Rechtsherzinsuffizienz.

Auch wenn sich die rechtsventrikuläre Funktion im weiteren Verlauf nach LVAD-Implantation häufig bessert und die Inzidenz des Rechtsherzversagens im Langzeitverlauf abnimmt, kann es akut, z. B. bei Erhöhung der rechtsventrikulären Nachlast bei einem pulmonalen Infekt, zu einer Rechtsherzbelastung kommen.

Da sich präklinisch ein Rechtsherzversagen nur schwer diagnostizieren lässt, wird der initiale Therapieversuch bei niedrigem Pumpenfluss in einer vorsichtigen Vorlasterhöhung mittels Schocklage („passive leg rasing") und/oder einer Volumengabe von 500 ml kristalliner Vollelektrolytlösung unter Beobachtung der Pumpenflussveränderung bestehen: Steigt der Pumpenfluss an, so liegt ein Volumenmangel vor, bleibt der Pumpenfluss niedrig oder fällt sogar, so spricht dies eher für eine Rechtsherzdysfunktion. Besteht der klinische Verdacht auf eine Rechtsherzinsuffizienz, z. B. bei gestauten Halsvenen, können präklinisch Inotropika (z. B. Dobutamin 2,5–20 μg/kgKG/min (Perfusor 250 mg/50 ml, 5–15 ml/h), Diuretika (z. B. Furosemid 40 mg i. v.) und Nitroglycerin zur Vorlastsenkung appliziert werden. Die differenzierte Diagnose und Therapie des Rechtsherzversagens nach LVAD-Implantation wird ausführlich in ▶ Abschn. 8.1 diskutiert.

Neben LVAD-spezifischen Problemen können auch klassische notfallmedizinische Krankheitsbilder wie ein Spannungspneumothorax (cave: schwierige Drainageanlage linksthorakal aufgrund massiver Adhäsionen mit Gefahr der Verletzung von Herz und Lunge) oder eine Perikardtamponade Ursache

| Wichtigkeit | Systemcontroller-Bildschirm | Aktive Symbole | Bedeutung des Alarms | Zum Aufheben des Alarms |
|---|---|---|---|---|
| GEFAHR | Durchfluss niedrig ⊙ :03 + Klinik-Kontaktperson anrufen ⊙ :07 | 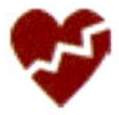 | Die Pumpe ist ausgeschaltet. Symbol für „Pumpe ist eingeschaltet" ( ) ist schwarz. | 1. Prüfen Sie, ob die Festdrehzahleinstellung weniger als 8.000 UpM beträgt UND ob die interne Batterie des Systemcontrollers eingelegt wurde. In diesem Fall kann die Pumpe nur über die Bildschirme „Klinisch" oder „Einstellungen" des Systemmonitors durch Drücken der Taste „Pumpe Starten" gestartet werden. Sie können auch versuchen, die Pumpe durch Drücken beliebiger anderer Tasten des Systemcontrollers zu starten.<br>2. Wechseln Sie zum Reserve-Systemcontroller, und versuchen Sie, die Pumpe erneut zu starten.<br>3. Führen Sie eine klinische Evaluierung des Patienten durch. |
| | Steuerleitung anschließen ⊙ :02 | 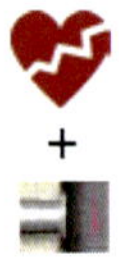 | Driveline ist getrennt. Symbol für „Pumpe ist eingeschaltet" ( ) ist schwarz. | 1. Schließen Sie die Driveline sofort an den Systemcontroller an, und bringen Sie die Driveline-Sicherungslasche auf dem Systemcontroller in Verriegelungsstellung.<br>2. Wenn der Alarm nach dem Wiederanschließen der Driveline immer noch ertönt, versuchen Sie die Pumpe zu starten, indem Sie auf beliebige Tasten des Systemcontrollers drücken. Prüfen Sie, ob die Festdrehzahleinstellung weniger als 8.000 U/min beträgt UND ob die interne Batterie des Systemcontrollers eingelegt wurde. In diesem Fall kann die Pumpe nur über die Bildschirme „Klinisch" oder „Einstellungen" des Systemmonitors durch Drücken der Taste „Pumpe Starten" gestartet werden.<br>3. Wenn der Alarm nach dem Wiederanschließen der Driveline immer noch ertönt, ersetzen Sie den Systemcontroller durch einen vorprogrammierten Reserve-Systemcontroller. |
| | Interne Batterie ⊙ :01 + Stromversorgung sofort anschließen ⊙ :05 | 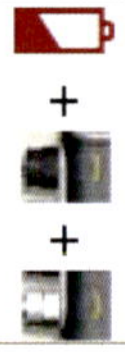 | Beide Netzkabel sind nicht angeschlossen. | Wechseln Sie umgehend zu einer funktionierenden Stromquelle (Stromversorgungsmodul oder zwei vollständig geladene 14-Volt-Lithiumionen-Akkus HeartMate). |
| | Durchfluss niedrig ⊙ :03 + Klinik-Kontaktperson anrufen ⊙ :07 | 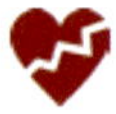 | Durchfluss niedrig, Durchfluss unter 2,5 l/min | 1. Vergewissern Sie sich, dass die Driveline an den Systemcontroller angeschlossen ist.<br>2. Vergewissern Sie sich, dass eine Stromquelle an den Systemcontroller angeschlossen ist.<br>3. Führen Sie eine klinische Evaluierung des Patienten durch. |
| | ⊙ :02 + Akku schwach ⊙ :06 | 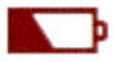 | Niedriger Batteriestand, extrem niedriger Stromeingang mit einer Restlaufzeit von weniger als 5 Minuten | Wechseln Sie umgehend zu einer funktionierenden Stromquelle (Stromversorgungsmodul oder zwei vollständig geladene 14-Volt-Lithiumionen-Akkus HeartMate). |

a

**Abb. 9.13** Übersicht über Bedeutung und Management der wichtigsten Alarme des HeartMate II™ (**a**, **b**) und des HAVD® (**c**, **d**). (Mit freundlicher Genehmigung der Firmen Thoratec und HeartWare)

eines niedrigen LVAD-Flusses sein und sollten entsprechend ausgeschlossen werden. Tab. 9.5 gibt einen Überblick über die Konstellation von Blutdruck, Leistung und Pulsatilität bei akuten Notfällen von LVAD-Patienten.

## Stillstand des LVAD

Während technische LVAD-Fehlfunktionen bei den früheren Gerätegenerationen noch häufig waren (6 % nach 6 Monaten, 64 % nach 2 Jahren), ist dies heute sehr selten (Xi et al. 2014). Die linksventrikuläre Funktion des Patienten reicht oft nicht oder nur für eine gewisse Zeit aus, um ohne LVAD-Unterstützung einen adäquaten Kreislauf aufrechtzuerhalten. Bei einem Ausfall des LVAD sollten daher alle Versuche unternommen werden, die Funktion der Pumpe so schnell wie möglich wiederherzustellen.

Häufig liegt bei einem Pumpenstillstand eine Diskonnektion von Controller und Driveline oder Controller und Batterie/Stromnetz vor, so dass bei einem LVAD-Stillstand sofort alle Verbindungen

| Wichtigkeit | Systemcontroller-Bildschirm | Aktive Symbole | Bedeutung des Alarms | Zum Aufheben des Alarms |
|---|---|---|---|---|
| HINWEIS | An Stromversorgung anschließen ⊙ :04 | ODER | Eines der beiden Netzkabel ist nicht angeschlossen. | Schließen Sie das Netzkabel umgehend an eine Stromquelle an (funktionierendes Stromversorgungsmodul oder zwei vollständig geladene 14-Volt-Lithiumionen-Akkus HeartMate)' |
| | Spannungsversorgung austauschen ⊙ :02 + Akku schwach ⊙ :06 | | Niedriger Batteriestand, niedriger Stromeingang mit einer Restlaufzeit von weniger als 15 Minuten | Wechseln Sie umgehend zu einer funktionierenden oder einer anderen Stromquelle (Stromversorgungsmodul oder zwei vollständig geladene 14-Volt-Lithiumionen-Akkus HeartMate). |
| | Controller austauschen Fehler Controller + Klinik-Kontaktperson anrufen Fehler Controller | | Fehler der Systemcontroller-Hardware | 1. Wechseln Sie zum Reserve-Systemcontroller.<br>2. Statten Sie den Patienten mit einem neuen Systemcontroller aus. |
| | Klinik-Kontaktperson anrufen Fehler Interne Batterie | | Systemcontroller - Fehler interne Batterie | Ersetzen Sie die interne 11-Volt-Lithiumionen-Batterie.<br>**Hinweis:** Wenn die Alarmursache durch den Austausch des Akkus nicht behoben wird, muss gegebenenfalls der Systemcontroller ersetzt werden oder es müssen zusätzliche Schritte durchgeführt werden. Rufen Sie bei Fragen Thoratec an. |
| | Drehzahl niedrig ⊙ :03 + Klinik-Kontaktperson anrufen ⊙ :07 | | Drehzahl niedrig Hinweisalarm | 1. Überprüfen Sie mithilfe des Systemmonitors, ob die Festdrehzahl und Drehzahl-Untergrenze richtig eingestellt wurden.<br>2. Ersetzen Sie den Systemcontroller.<br>3. Führen Sie eine klinische Evaluierung des Patienten durch. |
| | Klinik-Kontaktperson anrufen Fehler Steuerleitung | | Fehler Steuerleitung | 1. Kontaktieren Sie Thoratec, um festzulegen, welche weiteren Schritte am sinnvollsten sind.<br>2. Schalten Sie falls nötig über den Systemmonitor den Alarm stumm, während Sie auf die Aufhebung warten.<br>**Hinweis:** Der Alarm muss aktiv sein, um in dieser Situation auf die Stummschalttaste für Alarmton zugreifen zu können. |
| | | | Systemcontroller - interne Batterie nicht eingelegt | 1. Legen Sie die interne 11-Volt-Lithiumionen-Batterie in den Systemcontroller ein.<br>2. Beschaffen Sie ein neues Ersatzkit für die interne Batterie.<br>**Hinweis:** Wenn die Alarmursache durch den Austausch des Akkus nicht behoben wird, muss gegebenenfalls der Systemcontroller ersetzt werden oder es müssen zusätzliche Schritte durchgeführt werden. Rufen Sie bei Fragen Thoratec an. |
| | | | Controller-Uhr nicht eingestellt | Verwenden Sie den Systemmonitor, um die Systemuhr des Systemcontrollers einzustellen.<br>**Hinweis:** Vergewissern Sie sich, dass die Systemmonitor-Uhr richtig anzeigt. |

b

**Abb. 19.13** Fortsetzung

sowie der Batteriestatus überprüft werden müssen (Driveline – Systemcontroller, Systemcontroller – Batterien bzw. Netzwerkkabel). Neben einer Diskonnektion an den vorgesehenen Anschlussstellen am Controller kann auch eine akzidentelle oder suizidalabsichtliche Durchtrennung der Driveline vorliegen. Sind alle Verbindungen intakt, so kann bei fehlender Stromversorgung – optimalerweise unter telefonischer Anleitung durch den LVAD-Koordinator oder die Notfall-Hotline des Herstellers – ein Batteriewechsel oder Anschluss an das Stromnetz erforderlich sein. Ebenso kann eine Störung des Controllers vorliegen, so dass dieser durch einen Ersatz-Controller ausgetauscht werden muss. Da die nichtpulsatilen LVADs nichtokklusive Pumpen ohne Klappen sind, kann es je nach Druckverhältnissen bei einem LVAD-Stillstand zu einer Flussumkehr mit einem retrograden Fluss aus der Aorta über die Pumpe in den linken Ventrikel von 1–2 l/min kommen.

Im Falle eines Pumpenstopps besteht grundsätzlich immer die Gefahr einer Gerinnselbildung in der Pumpe. Ein Neustart des LVAD nach einem Pumpenstopp >5 min ist somit aufgrund des Risikos einer Thrombenbildung im System nicht ungefährlich und sollte nur nach vorheriger Rücksprache mit dem VAD-Koordinator erfolgen. Patienten mit genügender Eigenherzfunktion können zwar trotz LVAD-Stillstand über Stunden hämodynamisch stabil bleiben, sie sollten jedoch so schnell wie möglich in das nächste VAD-Zentrum gebracht werden.

## Blutungen

Häufige notfallmedizinisch relevante Quellen sind vor allem gastrointestinale (GI-)Blutungen, Epistaxis und intrakranielle Blutungen. Die Therapie von GI-Blutungen bei LVAD-Patienten unterscheidet sich nicht wesentlich von denen anderer

| High Alarms on Controller – Immediate Action Required | | | | |
|---|---|---|---|---|
| **Message on Controller (line 1)** | **Message on Controller (line 2)** | **Meaning** | **Alarm Indicator ▲** | **Alarm Sound** |
| (no message)* | (no message)* | Both power supplies removed - VAD stopped | None* | Continuous |
| VAD Stopped | Connect Driveline | Driveline disconnected or connector malfunction/broken | **Flashing RED** | Loud<br>Unable to mute alarm |
| VAD Stopped | Change Controller | Controller failure | | |
| Controller Failed | Change Controller | Controller failure | | |
| Critical Battery 1 | Replace Battery 1 | Limited battery 1 and battery 2 time remaining | | |
| Critical Battery 2 | Replace Battery 2 | Limited battery 2 and battery 1 time remaining | | |

c

**Abb. 19.13** Fortsetzung

Patientenkollektive (▶ Abschn. 9.2). Bei Verdacht auf eine intrakranielle Blutung muss frühzeitig Kontakt zu einem Zentrum mit Neurochirurgie und Expertise mit VAD-Patienten aufgenommen werden.

## Pumpenthrombose

Auch wenn die Diagnose der Pumpenthrombose mittels Echokardiographie und Angiographie präklinisch nicht möglich ist, können ein heißer Controller sowie ein Anstieg von Pumpenleistung und Flussrate über einen Zeitraum von Stunden und Tagen Hinweise auf eine Pumpenthrombose sein. Der Pumpenfluss ist dabei nicht wirklich erhöht, sondern wird nur falsch hoch berechnet. Ggfs. liegen beim Patienten in den letzten Tagen Zeichen einer massiven Hämolyse, wie etwa ein dunkel verfärbter Urin oder ikterische Skleren, vor. Da die Pumpenthrombose einen lebensbedrohlichen Zustand ohne präklinische Handlungsoptionen darstellt, muss nach entsprechender Rücksprache der sofortige Transport in ein VAD-Zentrum erfolgen, um dort eine systemische Antikoagulation ± Lystherapie sowie ggfs. sogar einen Austausch des gesamten Systems durchzuführen (▶ Abschn. 9.3) (Stulak 2015).

## Herzrhythmusstörungen und Defibrillation

Ventrikuläre Herzrhythmusstörungen sind bei VAD-Patienten häufig zu beobachten (▶ Abschn. 8.3). Aufgrund des kontinuierlichen LVAD-Flusses können ventrikuläre Tachykardien oder auch Kammerflimmern von LVAD-Patienten gut und teilweise asymptomatisch toleriert werden (Patel 2011). Allerdings kann es ebenso über eine Verschlechterung der RV-Funktion und konsekutiv verminderte LVAD-Vorlast zu einer hämodynamischen Beeinträchtigung bis

| Medium Alarms | | | | |
|---|---|---|---|---|
| **Message on Controller (line 1)** | **Message on Controller (line 2)** | **Meaning** | **Alarm Indicator** △ | **Alarm Sound** |
| High Watts | Call | A change in the status of the HeartWare® System is detected | Flashing YELLOW | • Gradual increase in volume over the first minute if alarm not muted<br>• Alarm gets louder after 5 minutes if alarm not muted<br>• Able to mute alarm for 5 minutes or 1 hour<br>• Electrical Fault (audio) can be permanently disabled<br>• Controller Fault (audio) can be permanently disabled |
| Electrical Fault | | | | |
| Low Flow | | | | |
| Suction | | | | |
| Controller Fault | Call | Controller malfunction | | |
| Controller Fault | Call<br>ALARMS OFF | 1. Controller malfunction<br>2. Suction detection, low flow alarms disabled<br>3. High power and VAD disconnected alarms may be disabled | | |

d

**Abb. 19.13** Fortsetzung

hin zum LVAD-Stillstand kommen. So sollten grundsätzlich hämodynamisch relevante Herzrhythmusstörungen umgehend nach allgemeinen Grundsätzen behandelt werden (Raasch et al. 2012). Mittel der ersten Wahl ist in der Regel Amiodaron.

Eine externe Defibrillation (mono/bipashisch) wie auch ein transkutanes Pacing kann bei LVAD-Patienten ohne Komplikationen analog den „Advanced-Cardiac-Life-Support"(ACLS)-Algorithmen durchgeführt werden (Deakin et al. 2010). Während die Defi-Padles nicht unmittelbar über dem LVAD-Aggregat platziert werden sollten, ist eine Anpassung der Energie oder ein Trennen des LVAD vom Stromnetz nicht erforderlich.

**Kammerflimmern kann beim LVAD-Patienten zu einer signifikanten Beeinträchtigung der Rechtsherzfunktion und somit auch des LVAD-Flusses führen. Die Defibrillation kann bei Kammerflimmern ohne Störung der LVAD-Funktion sicher durchgeführt werden.**

## Medikamente

Medikamente (z. B. Adrenalin) können bei allen VAD-Patienten nach ERC-Guidelines verabreicht werden. Katecholamine können zur Unterstützung der Eigenherzfunktion notwendig werden, wenn das LVAD ausfällt oder es zu Rechtsherzversagen kommt.

### Mechanische Herzdruckmassage

Ob eine Herzdruckmassage bei Patienten mit Herzunterstützungssystem durchgeführt werden sollte oder nicht, wird weltweit kontrovers diskutiert und birgt größte Unsicherheit für den Notfallmediziner. Eine externe mechanische Herzdruckmassage kann bei Patienten nach Kunstherzimplantation theoretisch zur Dislokation oder Beschädigung der Kanülen mit fatalen Folgen für den Patienten führen. Daher wird empfohlen, im Fall eines postoperativen Herz-Kreislauf-Stillstands den Patienten zunächst mithilfe kausaler Therapieoptionen zu stabilisieren (z. B. Defibrillation bei Kammerflimmern, hochdosierte Katecholamingaben, Implantation eines RVAD bei Rechtsherzversagen). Bei fehlender eigener Kreislauffunktion und LVAD-Dysfunktion mit insuffizientem Fluss (<1 l/min) ist jedoch die Etablierung eines Ersatzkreislaufs unumgänglich. Während einige Arbeitsgruppen die Effektivität einer „abdominal-only cardiopulmonary resuscitation" beschreiben, berichten andere Studien über die sichere Anwendung von Thoraxkompressionen im Rahmen der Herz-Lungen-Wiederbelebung von LVAD-Patienten, so dass nach Ansicht der Autoren diese bei LVAD-Dysfunktion ohne suffizienten Spontankreislauf des Patienten nach Ausschöpfen anderer Maßnahmen, wie Defibrillation oder Volumengabe, durchgeführt werden sollten (Mabvuure u. Rodrigues 2014, Rottenberg et al. 2011, Shinar et al. 2014),

> **Die mechanische Herzdruckmassage kann bei LVAD-Patienten durchgeführt werden, bleibt jedoch als Ultima Ratio aufgrund möglicher Komplikationen dem LVAD-Stillstand mit fehlendem suffizientem Eigenkreislauf vorbehalten.**

### Infektion/Sepsis

Infektionen stellen mit einer Inzidenz von 6–88 % und einer Mortalität von ca. 30 % die zweithäufigste Todesursache nach LVAD-Implantation dar (► Abschn. 9.4) (Topkara et al. 2010). Häufig handelt es sich dabei um aszendierende Driveline-Infektionen, die sich dem Notfallmediziner als Sepsis präsentieren. Aufgrund der längeren Überlebenszeit am LVAD im Rahmen der Destination-Therapie treten jedoch immer häufiger auch nicht-LVAD-assozierte Infektionen wie Pneumonien oder Harnwegsinfekte auf.

> **Auch LVAD-Patienten können klassische nicht-VAD-assoziierte akute Erkrankungen wie Spannungspneumothorax, Hypoglykämie oder Sepsis aufweisen.**

## 9.5.6 Narkose beim LVAD-Patienten in Notfallsituationen

Aufgrund der fehlenden Möglichkeit der verlässlichen präklinischen Blutdruckkontrolle sowie der Gefahr der Kreislaufdepression durch Vasodilatation mit Vorlastabfall sollte prinzipiell eine strenge Nutzen-Risiko-Abwägung sowie ausreichende Volumengabe zur Aufrechterhaltung der Vorlast erfolgen. Des Weiteren sind Ketamin aufgrund seiner sympathikotonen Kreislaufeffekte sowie Midazolam aufgrund seiner im Vergleich zu Propofol geringeren Kreislaufdepression vorzuziehen. Wie bereits oben erwähnt, müssen Azidose, Hypoxämie und Hyperkapnie zwingend vermieden werden.

## 9.5.7 Transport und Klinikauswahl

Grundsätzlich sollte beim Transport des LVAD-Patienten in die Klinik sämtliches Zubehör des LVAD (Akkus, Ladegerät, Ersatzcontroller, Netzkabel etc.) mitgenommen werden. Da in der Regel auch nahe Angehörige eine Einweisung in das LVAD-System und das Management von Störungen erhalten haben, sollte die Begleitung des Patienten durch diese erwogen werden. Bei der Umlagerung des Patienten ist darauf zu achten, dass Stromkabel und andere Verbindungen nicht abgeknickt oder geklemmt werden. Das Gleiche gilt für die Entkleidung des Patienten mit der Rettungsschere.

Handelt es sich um einen VAD-assoziierten Notfall, sollte nach unverzüglicher Kontaktaufnahme mit dem zuständigen VAD-Koordinator die primäre Einweisung in ein VAD-Zentrum angestrebt werden. Bei lebensbedrohlichen, primär nicht VAD-assoziierten Notfällen (Blutung, neurologischer Notfall) kann der schnelle Transport in das nächstgelegene, geeignete Krankenhaus und die sekundäre

Kontaktaufnahme mit dem VAD-Zentrum vorteilhafter sein. Da es keine Interferenz des LVAD mit der Flugelektronik gibt, besteht keine Kontraindikation zu einem luftgebundenen Transport.

## 9.6 Extrakardiale Operationen

*G. Färber*

### 9.6.1 Grundlegendes

Das Zusammenspiel von rückläufigen Herztransplantationszahlen, zunehmenden Implantationen von mechanischen Kreislaufunterstützungssystemen, gepaart mit verbessertem Outcome, lassen die Anzahl an VAD-Patienten stetig steigen. Folglich steigt auch die Inzidenz nichtkardiochirurgisch zu behandelnder Erkrankungen, die entweder durch die Device-Therapie selbst verursacht wurden oder unabhängig von der mechanischen Kreislaufunterstützung auftreten. Nach der bisherigen Datenlage benötigt etwa jeder 5. Patient ungefähr ein halbes Jahr nach Implantation (0–1460 Tage) einen nichtkardiochirurgischen Eingriff (Hessel 2014). Mehr als 60 % der Fälle waren Patienten mit einem linksventrikulären Assist Device (LVAD). Die nichtkardiochirurgischen Operationen wurden meist im Implantationszentrum durchgeführt (Hessel 2014).

Die OP-Indikationen umfassen ein weites Spektrum und betreffen viele Disziplinen wie z. B. die Viszeral-, Neuro- oder Gefäßchirurgie. Prinzipiell können alle operativen Techniken (z. B. Laparoskopie, VATS, Roboterchirurgie) sowie alle anästhesiologischen Techniken (z. B. Vollnarkose, Regional- und Lokalanästhesie) zur Anwendung kommen. Aufgrund der Vielschichtigkeit dieser Patienten ist eine interdisziplinäre Behandlung bei der Durchführung nichtkardiochirurgischer Eingriffe zwingend erforderlich. Die chirurgischen Eingriffe unterschiedlicher Invasivität und Komplexität erfordern dabei die Berücksichtigung einiger Besonderheiten bezüglich der peri- und intraoperativen Patientenführung. Diese betreffen vor allem die Blutgerinnung und Antikoagulation sowie das hämodynamische Monitoring und Management.

Die beschriebenen Empfehlungen stützen sich auf die aktuellen Leitlinien (Feldman et al. 2013) sowie aktuelle Publikationen und klinikinterne Standards.

### 9.6.2 OP-Ort und -Team

Idealerweise werden VAD-Patienten in ihrem Implantationszentrum operiert. Unter besonderen Umständen kann dies im Implantationszentrum aber nicht möglich sein, z. B. eine Notoperation im Rahmen einer Urlaubsreise des Patienten. Eine präoperative Verlegung in ein nächstgelegenes VAD-Zentrum ist dringend erforderlich. Nur in absoluter Ausnahme sollte eine Operation in einem Nicht-VAD-Zentrum erfolgen. In dieser Situation sollte die Kontaktaufnahme mit dem Implantationszentrum und/oder der jeweiligen VAD-Firma erfolgen, die ggf. Expertenpersonal in das Krankenhaus vor Ort schicken kann. Üblicherweise tragen die VAD-Patienten eine Art Notfallausweis mit sich, der die entsprechenden Informationen enthält.

Vor der Durchführung einer nichtkardiochirurgischen Operation an einem Patienten mit einem mechanischen Kreislaufunterstützungssystem ist die interdisziplinäre Fallbesprechung mit dem ausführenden Chirurgen und dem MCS („mechanical circulatory support")-Team unerlässlich (Feldman et al. 2013). Die Zugangswege und deren Besonderheiten (z. B. die Lage der Driveline vor abdominellen Eingriffen) sowie weitere mögliche intraoperative Besonderheiten inklusive Komplikationsmanagement (z. B. Pumpenstopp) sind zu definieren.

Die Operation sollte von im Umgang mit mechanischen Kreislaufunterstützungssystemen geschultem Personal durchgeführt bzw. betreut werden. Dies betrifft vor allem die Bereiche Anästhesie und Kardiotechnik (Feldman et al. 2013). Da es sich um nichtkardiale Eingriffe handelt, sollte im Idealfall ein „Kardioanästhesist" mit entsprechender Expertise und Systemkenntnis den Eingriff betreuen. Zusätzlich sollte ein Kardiotechniker bzw. VAD-Koordinator bei der Operation anwesend sein. Eventuelle Änderungen der Systemeinstellung können während der Operation erforderlich werden (z. B. beim Ansaugen eines LVAD). Ferner sollte während des Eingriffs ein Herzchirurg im OP oder sofort verfügbar sein, insbesondere, wenn das Operationsgebiet nahe am mechanischen Kreislaufunterstützungssystem liegt

(Feldman et al. 2013). Auch die postoperative Betreuung sollte durch systemkundiges Personal erfolgen. Anschließend ist eine postoperative Systemkontrolle notwendig.

### 9.6.3 Blutgerinnung

Blutungen sind die häufigsten Komplikationen bei nichtkardiochirurgischen Operationen an Patienten mit mechanischer Kreislaufunterstützung und korrelieren direkt mit dem Grad der Antikoagulation (Morgan et al. 2012). Prinzipiell bedürfen alle Änderungen der Antikoagulation Rücksprache mit dem Implantationszentrum. In Abhängigkeit vom jeweiligen Eingriff ist vorher eine Anpassung der Antikoagulation vorzunehmen (▶ Abschn. 8.2).

Für Operationen mit geringem Blutungsrisiko wird eine Fortsetzung der oralen Antikoagulation (OAK) und Thrombozytenaggregationshemmung empfohlen (Feldman et al. 2013). Bei Patienten ohne mechanische Kreislaufunterstützung war die Fortführung der OAK bei solchen Eingriffen (z. B. Schrittmacher- bzw. ICD-Implantation oder deren Aggregatwechsel, dentalchirurgische Eingriffe) vorteilhaft. Eine Überbrückung mit Heparin führte bei Schrittmacherimplantationen zu mehr Taschenhämatomen als die Durchführung des Eingriffes unter der entsprechenden Antikoagulation mit Marcumar (Birnie et al. 2013). Die Inzidenz für Blutungskomplikationen und Taschenrevisionen war gleich (Siegal et al. 2012). Auch für den dentalchirurgischen Eingriff war die Fortführung der OAK von Vorteil. Es konnte gezeigt werden, das embolische Komplikationen mit unter Umständen tödlichem Ausgang bei unterbrochener OAK bis zu dreimal häufiger auftraten als Blutungskomplikationen bei fortgesetzter Antikoagulation (Wahl 2000).

Bei größeren operativen Elektiveingriffen mit höherem Blutungsrisiko empfiehlt es sich, vorher auf unfraktioniertes Heparin bzw. ein Alternativpräparat umzustellen (Feldman et al. 2013). In der Literatur findet man jedoch unterschiedliche Bridging-Konzepte. So können HeartMate-II™-Patienten eine Zeit lang ohne OAK geführt werden (Bhat et al. 2012). Daher empfehlen einige Autoren die OAK 3–5 Tage präoperativ zu pausieren, bis der INR $\leq$1,5 ist. Eine Überbrückung mit Heparin scheint nur bei Hochrisikopatienten (Vorhofflimmern, LV-Thrombus oder stattgehabter Thrombembolie) erforderlich zu sein. Postoperativ wurde die Antikoagulation in einem Zeitraum von 48 h bis 2 Wochen wieder aufgenommen, sobald kein Blutungsrisiko mehr besteht (Bhat et al. 2012). Diese Empfehlungen entsprechen auch unseren Erfahrungen und treffen nach derzeitigem Kenntnisstand auch für das HeartMate 3™ zu (unpublizierte Beobachtungen 2016). Das Pausieren der Thrombozytenaggregationshemmung wird kontrovers diskutiert (Bhat et al. 2012, Morgan et al. 2012). Ein Absetzten sollte individuell abgewogen und bei Hochrisikopatienten mit z. B. stattgehabter Pumpenthrombose mit Bedacht entschieden werden.

Ist eine Notoperation erforderlich, kann die OAK akut mit FFP oder PPSB antagonisiert werden. Bei der Gabe von Gerinnungspräparaten muss prinzipiell mit einer akuten Pumpenthrombose mit konsekutivem Pumpenstopp gerechnet werden, deshalb sollte im Vorfeld ein Notfallplan (z. B. Implantation einer va-ECMO, Lyse oder Pumpentausch) definiert sein.

Postoperativ kann die Therapie mit OAK wieder aufgenommen werden, sofern das chirurgische Blutungsrisiko akzeptabel erscheint. Nachdem Drainagen entfernt wurden, ist das prinzipiell möglich. Patienten können mit unfraktioniertem Heparin oder einem Alternativpräparat überbrückt werden, bis der INR seinen Zielbereich erreicht hat.

### 9.6.4 Monitoring

Das Monitoring eines Patienten mit mechanischer Kreislaufunterstützung während eines nichtkardiochirurgischen Eingriffs weist einige Besonderheiten auf. Als Basis sollte man die kardiale Funktion, vor allem des nicht unterstützten Ventrikels, sowie die Ausgangspumpenparameter und die „Gesamthämodynamik" objektiv beurteilen. Die meisten heutzutage eingesetzten Unterstützungssysteme weisen ein kontinuierliches Flussprofil auf, so dass in Abhängigkeit von der patienteneigenen Herzleistung kein Puls vorhanden ist. Daher liefern weder Pulsoxymetrie noch nichtinvasive Blutdruckmessungen valide Messwerte. Es empfiehlt sich der liberalere Einsatz einer invasiven arteriellen Blutdruckmessung, auch bei „kleineren" operativen Eingriffen (ICD-Implantation). Mit zunehmender Komplexität des operativen Eingriffs sollte ein expansiveres Monitoring angestrebt werden. Die meisten Monitore eines Kreislaufunterstützungssystems liefern einen HZV-Wert, doch stellt dieser Parameter keine zuverlässige Größe dar. Vor allem bei instabiler Hämodynamik und Blutung können diese Werte fehlerhaft sein. Größere Volumenverschiebungen können aber auch z. B. bei laparoskopischen Eingriffen mit Induktion eines Pneumoperitoneums und besonderer Patientenlagerung entstehen, die über Veränderung der Vor- und Nachlast einen signifikanten Einfluss auf die Hämodynamik bewirken.

Für komplexe Operationen sollte das hämodynamische Monitoring in Abhängigkeit vom Eingriff um ein TEE, ZVK, PA-Katheter und zerebrale Oxymetrie erweitert werden. Mit diesem Monitoring erhält man einen fundierten Überblick über die Hämodynamik des Patienten mit Füllungszustand und Funktion des Herzens sowie des Unterstützungssystems.

Kontinuierliche Überwachung der Parameter (z. B. PI, PP, CI) und Funktionalität des mechanischen Kreislaufunterstützungssystems sollte durch das Expertenpersonal (z. B. Kardiotechniker) erfolgen und mit klinischen Parametern korreliert werden.

### 9.6.5 Antibiotikaprophylaxe

Patienten mit einem mechanischen Kreislaufunterstützungssystem bedürfen bei einer nichtkardiochirurgischen Operation einer Antibiotikaprophylaxe. Das Antibiotikum ist entsprechend der operativen Prozedur leitlinienbasiert zu wählen (Habib et al. 2009).

## 9.7 Operative Tipps für die LVAD-Implantation: BTT versus DT

*C. Schmid*

Aufgrund des enormen Mangels an geeigneten Organspendern werden in Deutschland mittlerweile etwa dreimal so viele LVAD-Systeme implantiert als Herztransplantationen durchgeführt. Dennoch bleibt für viele Patienten die Herztransplantation das Behandlungsziel, vor allem wegen der besseren Lebensqualität und Langzeitprognose. Je nachdem, mit welcher Intention die LVAD-Implantation erfolgt – Bridge to Transplantation (BTT) oder Destination Therapy (DT) –, kann der operative Eingriff etwas variiert werden, um entweder die nachfolgende Herztransplantation zu vereinfachen oder die LVAD-Dauertherapie möglichst komplikationsarm zu gestalten (◘ Tab. 9.6).

Das Ziel der Destination Therapy ist es, das LVAD so zu implantieren, dass es eine möglichst geringe Inzidenz an postoperativen Komplikationen gibt. Zu den operativ beeinflussbaren Komplikationen gehören Nachblutung, Infektion, respiratorische Insuffizienz (evtl. in Verbindung mit Rechtsherzversagen) und Schlaganfallrisiko. Im Gegensatz dazu bzw. darüber hinaus ist es für den BTT-Patienten

**◘ Tab. 9.6** Operative Tipps für eine LVAD-Implantation

| | Bridge to Transplantation | Destination Therapy |
|---|---|---|
| Zugang | Sternotomie oder laterale Thorakotomie | Sternotomie oder laterale Thorakotomie |
| Pumpe | Stets intraperikardial | Auch extraperikardial möglich |
| Ausfluss-Conduit | Zur Aorta ascendens | Zur Aorta ascendens oder Aorta descendens |
| Blutstillung | Konservativ | Filze, Kleber, etc.<br>Unproblematisch |
| Adhäsionsprophylaxe | PTFE-Ummantelung des Apex | Keine |
| Steuerkabel | Standard | Evtl. verlängerte Tunnelierung |
| RV-Versagen | Temporäre RVAD bevorzugt | Evtl. BiVAD |

wichtig, dass der nachfolgende Transplantationseingriff technisch gut durchführbar ist und den Patienten nicht aufgrund exzessiver Operationszeiten und mannigfaltiger Komplikationen wochenlang auf die Intensivstation verbannt.

Die Prävention einer Nachblutung fundiert in erster Linie auf einer minutiösen Blutstillung, die als Conditio sine qua non für jede erfolgreiche LVAD-Implantation angesehen werden muss. Entsprechend gibt es Operationstechniken, die durch eine großzügigere Verwendung von PTFE-Filzen das Blutungsrisiko senken sollen. Eine Intensivierung der Hämostase kann neben der Transfusion von Gerinnungsprodukten (nicht nur bei schweren Koagulopathien) zudem durch die Applikation topischer Kleber/Hämostyptika erfolgen, sowohl am linksventrikulären Apex wie auch an der aortalen Anastomose. Fibrinkleber erscheinen hierbei geeigneter als die Verwendung der Proteinhydrogel-Technologie. Der Vorteil der sichereren Blutstillung wird dabei jedoch durch stärkere Verwachsungen im Perikard und ggf. retrosternal erkauft. Für DT-Patienten sind diese frühen Verwachsungen unproblematisch, ja vermutlich sogar vorteilhaft, da weniger Hohlräume für Flüssigkeitsansammlungen mit Infektionsrisiko bestehen. Eine Herztransplantation bei BTT-Patienten kann durch exzessive Verwachsungen aber deutlich erschwert werden. Gerade apikale PTFE-Filzstreifen verwachsen enorm mit dem Perikard und können das Auslösen des Herzens aufwändig bzw. mühsam gestalten. Will man aufgrund der besseren Hämostase auf den PTFE-Filzstreifen nicht verzichten, kann man den Apex des linken Ventrikels mit einem oberflächlich glatten GoreTex-Blatt (z. B. 1 mm stark), das nicht mit der Umgebung verwächst, ummanteln. Eine allumfassende Einlage von GoreTex-Membranen („Einwickeln des LVAD") hat sich nicht durchgesetzt (Leprince et al. 2001).

Das Hauptproblem im Langzeitverlauf ist das Infektionsrisiko. Prinzipiell können LVADs hämatogen besiedelt oder durch eine aszendierende Infektion über die Kabelaustrittsstelle kontaminiert werden. Arrosionen der Bauchwand mit Penetration der Pumpkammer nach außen, wie bei der ersten LVAD-Generation, sind ausgestorben, da keine großen Pumpkammern pulsatiler Assist-Systeme mehr in der hinteren Rektuscheide platziert werden. Da hämatogene Infektionswege chirurgisch nicht beeinflusst werden können, konzentrieren sich die infektionsreduzierenden Maßnahmen während der Operation auf die Technik der Steuerkabelausleitung. Allgemein gilt, dass die Verwendung des Elektrokauters sparsam erfolgen und die Tunnelierung einschließlich Kabelaustrittsstelle knapp gehalten werden sollte. Eine etwaige Veloursoberfläche sollte nicht mehr sichtbar sein, d. h. etwa 1 cm unterhalb des Hautniveaus enden (McCandless et al. 2015). Eine subfasziale Lage des Steuerkabels in der vorderen Rektusscheide ist vorteilhaft, bei sehr adipösen Patienten bietet aber auch eine tief subkutane Platzierung ausreichenden Schutz. Bei der sog. Double-tunnel-Technik wird das Steuerkabel C-förmig längerstreckig subfaszial platziert, wobei die Austrittsstelle auf der linken Seite nahe der Mittellinie liegt. Um das Steuerkabel auf die linke Seite zu bringen, ist eine Hilfsinzision in der vorderen Axillarlinie notwendig. Die genannten Operationstechniken sind für BTT- und DT-Patienten gleichermaßen geeignet. Mutmaßlich sind chirurgische Revisionen bei Infektion des Steuerkabels bei Verwendung der Doubletunnel-Technik besser zu bewerkstelligen, weswegen dieses Vorgehen für DT-Patienten vorteilhafter sein könnte. Die längere Tunnelung erlaubt eine großzügigere Spaltung infizierten Bauchdeckengewebes, und die Austrittsstelle in der Mittellinie ermöglicht eine variablere Verlagerung des Steuerkabels und vermutlich auch eine einfachere Anwendung einer VAC-Therapie (Schibilsky et al. 2012). Die Verwendung retroaurikulärer Konnektoren für das Steuerkabel, wie sie beim Jarvik-2000®-System propagiert wurden, hat sich bislang nicht durchgesetzt, weswegen auf diese Technologie nicht weiter eingegangen werden soll.

Die zunehmende Komorbidität der LVAD-Patienten erhöht das Risiko postoperativer Komplikationen. Es ist hinreichend bekannt, dass allein durch die Sternotomie beim älteren Menschen im reduzierten Allgemeinzustand die Gefahr einer postoperativen Pneumonie deutlich ansteigt. Trotz erheblicher Diskussion über die Vor- und Nachteile erscheint die LVAD-Implantation über eine kleine linksseitige Thorakotomie in diesem Zusammenhang sinnvoll zu sein – was aber nur mit den Zentrifugalpumpen (Heartware® LVAD, HeartMate 3™) derzeit sinnvoll machbar ist (Hanke et al. 2015). Bei einer zusätzlichen oberen Ministernotomie ist die Integrität des

Sternums besser als bei einer kompletten Sternotomie erhalten. In jüngster Zeit wird alternativ auch eine rechtsseitige anteriore Minithorakotomie im 2. ICR durchgeführt. Bei allen BTT-Patienten ist es wichtig, wie das Ausfluss-Conduit platziert wird. Hier sollten eine retrosternale Lage ausgeschlossen und ein Durchziehen des Ausfluss-Conduits linksthorakal präferiert werden. Eine Anastomosierung der Ausflussprothese mit der Aorta descendens ist bei BTT-Patienten ebenfalls problematisch. Zwar wird das Risiko zerebraler Embolien deutlich reduziert, aber bei der Herztransplantation ist die Aorta descendens (über die mediane Sternotomie) nicht oder nur ungenügend erreichbar. Entweder verbleibt ein blind verschlossener Prothesenrest an der Aorta, oder eine deutliche Erweiterung des chirurgischen Zugangs/Traumas wird notwendig.

Umstritten ist der minimalinvasive Zugang in Bezug auf eine Beeinträchtigung der rechtsventrikulären Pumpfunktion bzw. der Prävention eines Rechtsherzversagens und einer Trikuspidalinsuffizienz. Die Hypothese, der weitgehende Erhalt des rechtsventrikulären Perikards wäre protektiv hinsichtlich eines Rechtsherzversagens, ist bislang nicht hinreichend belegt. Da auch die Langzeitergebnisse von LVAD-Patienten mit einer mittel- bis höhergradigen Trikuspidalinsuffizienz in der Literatur sehr unterschiedlich sind, kann ein deutlicher Vorteil für oder gegen eine Trikuspidalklappenreparatur vs. ein minimalinvasives Vorgehen nicht ausgesprochen werden (Dunlay et al. 2015). Jedoch favorisiert die Mehrzahl der Chirurgen eine Trikuspidalklappenreparatur bei einer dritt- oder viertgradigen Insuffizienz der Klappe.

Ein bislang nicht zufriedenstellend gelöstes Problem ist das klinisch manifeste Rechtsherzversagen. Beim intraoperativen Rechtsherzversagen unmittelbar nach LVAD-Implantation wird zumeist eine temporäre Rechtsherzuntersuchung mit dem Ziel einer rechtsventrikulären Erholung bzw. Adaptation implementiert, und zwar sowohl bei BTT- als auch bei DT-Patienten. Da die temporären RV-Unterstützungssysteme bei minimalinvaser LVAD-Implantation wesentlich mühsamer zu platzieren sind, wird man bei entsprechenden Risikopatienten eine mediane Sternotomie bevorzugen. Bleibt die Erholung der rechtsventrikulären Funktion aus, muss zwischen einer hochdringlichen Herztransplantation und einer BiVAD-Implantation entschieden werden. Beide Wege sind letztendlich nicht zufriedenstellend, da die Chance auf ein Spenderorgan schlecht und BiVADs komplikationsträchtig sind.

## Literatur

### Zu 9.1


Adamson RM, Dembitsky WP, Baradarian S, Chammas J, May-Newman K, et al. (2011) Aortic valve closure associated with HeartMate left ventricular device support: technical considerations and long-term results. J Heart Lung Transplant 30: 576–582

Amir O, Bracey AW, Smart FW, Delgado RM 3rd, Shah N, Kar B (2005) A successful anticoagulation protocol for the first HeartMate II implantation in the United States. Tex Heart Inst J 32: 399–401

Argenziano M, Choudhri AF, Moazami N, Rose EA, Smith CR, et al. (1998) Randomized, double-blind trial of inhaled nitric oxide in LVAD recipients with pulmonary hypertension. Ann Thorac Surg 65: 340–345

Atz AM, Lefler AK, Fairbrother DL, Uber WE, Bradley SM (2002) Sildenaphil augments the effect of inhaled nitric oxide for postoperative pulmonary hypertensive crises. J Thorac Cardiovasc Surg 124: 628–629

Baumwol J, Macdonald PS, Keogh AM, Kotlyar E, Spratt P, et al. (2011) Right heart failure and „failure to thrive" after left ventricular assist device: clinical predictors and outcomes. J Heart Lung Transplant 30: 888–895

Boehme AK, Pamboukian SV, George JF, Dillon C, Levitan EB, et al. (2015) Predictors of Thromboembolic Events in Patients with Ventricular Assist Device. ASAIO J 61: 640–647

Cave AC, Manche A, Derias NW, Hearse DJ (1993) Thromboxane A2 mediates pulmonary hypertension after cardiopulmonary bypass in the rabbit. J Thorac Cardiovasc Surg 106: 959–967

Cohn WE, Demirozu ZT, Frazier OH (2011) Surgical closure of left ventricular outflow tract after left ventricular assist device implantation in patients with aortic valve pathology. J Heart Lung Transplant 30: 59–63

Cohn WE, Frazier OH (2011) The sandwich plug technique: simple, effective, and rapid closure of a mechanical aortic valve prosthesis at left ventricular assist device implantation. J Thorac Cardiovasc Surg 142: 455–457

Dranishnikov N, Stepanenko A, Potapov E, Dandel M, Sinawski H, et al. (2012) Simultaneous aortic valve replacement in left ventricular assist device recipients: Single-center experience. Int J Artif Organs 35: 489–494. doi: 10.5301/ijao.5000102

Fitzpatrick JR, 3rd, Frederick JR, Hsu VM, Kozin ED, O'Hara ML, et al. (2008) Risk score derived from pre-operative data analysis predicts the need for biventricular mechanical circulatory support. J Heart Lung Transplant 27: 1286–1292

Fratacci MD, Frostell CG, Chen TY, Wain JC, Jr., Robinson DR, Zapol WM (1991). Inhaled nitric oxide. A selective pulmonary vasodilator of heparin-protamine vasoconstriction in sheep. Anesthesiol 75: 990–999

Fukamachi K, McCarthy PM, Smedira NG, Vargo RL, Starling RC, Young JB (1999) Preoperative risk factors for right ventricular failure after implantable left ventricular assist device insertion. Ann Thorac Surg 68: 2181–2184

Ghofrani HA, Wiedemann R, Rose F, Olschewski H, Schermuly RT, et al. (2002) Combination therapy with oral sildenaphil and inhaled iloprost for severe pulmonary hypertension. Ann Intern Med 136: 515–522

Griffith KE, Jenkins E, Stulak J, Paugh T, Pagani FD (2012) Long-term use of the CentriMag Ventricular Assist System as a right ventricular assist device: a case report. Perfusion 27: 65–70

Hetzer R, Krabatsch T, Stepanenko A, Hennig E, Potapov EV (2010) Long-term biventricular support with the heartware implantable continuous flow pump. J Heart Lung Transplant 29: 822–824

Hsu PL, Parker J, Egger C, Autschbach R, Schmitz-Rode T, Steinseifer U (2012) Mechanical Circulatory Support for Right Heart Failure: Current Technology and Future Outlook. Artif Organs 36(4): 332–347 Epub 2011 Dec 8

Kirklin JK, Naftel DC, Stevenson LW, Kormos RL, Pagani FD, et al. (2008) INTERMACS database for durable devices for circulatory support: first annual report. J Heart Lung Transplant 27: 1065–1072

Koene RJ, Win S, Naksuk N, Adatya SN, Rosenbaum AN, et al. (2014). HAS-BLED and $CHA_2DS_2$-VASc scores as predictors of bleeding and thrombotic risk after continuous-flow ventricular assist device implantation. J Card Fail 20: 800–807

Kormos RL, Gasior TA, Kawai A, Pham SM, Murali S, et al. (1996) Transplant candidate's clinical status rather than right ventricular function defines need for univentricular versus biventricular support. J Thorac Cardiovasc Surg 111: 773–782; discussion 782–783

Krabatsch T, Potapov E, Stepanenko A, Schweiger M, Kukucka M, et al. (2011a) Biventricular circulatory support with two miniaturized implantable assist devices. Circulation 124 (11 Suppl): S179–186

Krabatsch T, Schweiger M, Stepanenko A, Drews T, Potapov E, et al. (2011b) Improvements in implantable mechanical circulatory support systems: literature overview and update Herz 36: 622–629

Krishan K, Nair A, Pinney S, Adams DH, Anyanwu AC (2012) Liberal use of tricuspid-valve annuloplasty during left-ventricular assist device implantation. Eur J Cardiothorac Surg 41: 213–217

Kukucka M, Potapov E, Stepanenko A, Weller K, Mladenow A, et al. (2011a) Acute impact of left ventricular unloading by left ventricular assist device on the right ventricle geometry and function: Effect of nitric oxide inhalation. J Thorac Cardiovasc Surg 141: 1009–1014

Kukucka M, Stepanenko A, Potapov E, Krabatsch T, Redlin M, et al. (2011b) Right-to-left ventricular end-diastolic diameter ratio and prediction of right ventricular failure with continuous-flow left ventricular assist devices. J Heart Lung Transplant 30: 64–69

Leather HA, Segers P, Berends N, Vandermeersch E, Wouters PF (2002) Effects of vasopressin on right ventricular function in an experimental model of acute pulmonary hypertension. Crit Care Med 30: 2548–2552

Lepore JJ, Maroo A, Bigatello LM, Dec GW, Zapol WM, et al. (2005) Hemodynamic effects of sildenaphil in patients with congestive heart failure and pulmonary hypertension: combined administration with inhaled nitric oxide. Chest 127: 1647–1653

Loforte A, Montalto A, Lilla Della Monica P, Musumeci F (2011) Simultaneous temporary CentriMag right ventricular assist device placement in HeartMate II left ventricular assist system recipients at high risk of right ventricular failure. Interact Cardiovasc Thorac Surg 10: 847–850

Loforte A, Stepanenko A, Potapov E, Dranischnikov N, Schweiger M, et al. (2014) Temporary versus permanent biventricular support in end-stage refractory biventricular failure. Ann Cardiothorac Surg 3: 585–588

Maltais S, Topilsky Y, Tchantchaleishvili V, McKellar SH, Durham LA, et al. (2012) Surgical treatment of tricuspid valve insufficiency promotes early reverse remodeling in patients with axial-flow left ventricular assist devices. J Thorac Cardiovasc Surg 143: 1370–1376

Matthews JC, Koelling TM, Pagani FD, Aaronson KD (2008) The right ventricular failure risk score a pre-operative tool for assessing the risk of right ventricular failure in left ventricular assist device candidates. J Am Coll Cardiol 51: 2163–2172

May-Newman K, Hillen B, Dembitsky W (2006) Effect of left ventricular assist device outflow conduit anastomosis location on flow patterns in the native aorta. Asaio J 52: 132–139

Nagendran J, Archer SL, Soliman D, Gurtu V, Moudgil R, et al. (2007) Phosphodiesterase type 5 is highly expressed in the hypertrophied human right ventricle, and acute inhibition of phosphodiesterase type 5 improves contractility. Circulation 116: 238–248

Oz MC, Argenziano M, Catanese KA, Gardocki MT, Goldstein DJ, et al. (1997) Bridge experience with long-term implantable left ventricular assist devices. Are they an alternative to transplantation? Circulation 95:1844–1852

Pettinari M, Jacobs S, Rega F, Verbelen T, Droogne W, Meyns B (2012) Are right ventricular risk scores useful? Eur J Cardiothorac Surg 42: 621–626

Piacentino V 3rd, Williams ML, Depp T, Garcia-Huerta K, Blue L, et al. (2011) Impact of tricuspid valve regurgitation in patients treated with implantable left ventricular assist devices. Ann Thorac Surg 91:1342–1346; discussion 1346–1347

Potapov EV, Loforte A, Weng Y, Jurmann M, Pasic M, et al. (2008a) Experience with over 1000 Implanted Ventricular Assist Devices. J Card Surg 23(3): 185–194

Potapov E, Meyer D, Swaminathan M, Ramsay M, El Banayosy A, et al. (2011a) Inhaled nitric oxide after left ventricular assist device implantation: a prospective, randomized, double-blind, multicenter, placebo-controlled trial. J Heart Lung Transplant 30: 870–878

Potapov EV, Schweiger M, Stepanenko A, Dandel M, Kukucka M, et al. (2011b) Tricuspid valve repair in patients supported with left ventricular assist devices. Asaio J 57: 363–7

Potapov EV, Sodian R, Loebe M, Drews T, Dreysse S, Hetzer R (2001) Revascularization of the occluded right coronary artery during left ventricular assist device implantation. J Heart Lung Transplant 20: 918–922

Potapov EV, Stepanenko A, Dandel M, Kukucka M, Lehmkuhl HB, et al. (2008b) Tricuspid incompetence and geometry of the right ventricle as predictors of right ventricular function after implantation of a left ventricular assist device. J Heart Lung Transplant 27: 1275–1281

Puwanant S, Hamilton KK, Klodell CT, Hill JA, Schofield RS, et al. (2008) Tricuspid annular motion as a predictor of severe right ventricular failure after left ventricular assist device implantation. J Heart Lung Transplant 27: 1102–1107

Rioux JP, Lessard M, De Bortoli B, Roy P, Albert M, et al. (2009) Pentastarch 10 % (250 kDa/0.45) is an independent risk factor of acute kidney injury following cardiac surgery. Crit Care Med 37: 1293–1298

Saeed D, Kidambi T, Shalli S, Lapin B, Malaisrie SC, et al. (2011) Tricuspid valve repair with left ventricular assist device implantation: is it warranted? J Heart Lung Transplant 30: 530–535

Seguchi O, Saito K, Fukuma K, Shimamoto K, Sato T, et al. (2015) Evaluation of micro-emboli in a patient with ventricular assist device support with hemolysis. J Artif Organs 18: 276–279

Stulak JM, Griffith KE, Nicklas JM, Pagani FD (2011) The use of the HeartWare HVAD for long-term right ventricular support after implantation of the HeartMate II device. J Thorac Cardiovasc Surg 142: e140–142

Stulak JM, Deo S, Schirger J, Aaronson KD, Park SJ, et al. (2013) Preoperative atrial fibrillation increases risk of thromboembolic events after left ventricular assist device implantation. Ann Thorac Surg 96: 2161–2167

van den Bergh WM, Lansink-Hartgring AO, van Duijn AL, Engström AE, Lahpor JR, et al. (2015). Thromboembolic stroke in patients with a HeartMate-II left ventricular assist device - the role of anticoagulation. J Cardiothorac Surg 10: 128

Viitanen A, Salmenpera M, Heinonen J (1990) Right ventricular response to hypercarbia after cardiac surgery. Anesthesiol 73: 393–400

Wan S, LeClerc JL, Vincent JL (1997) Inflammatory response to cardiopulmonary bypass: mechanisms involved and possible therapeutic strategies. Chest 112: 676–692

Wang Y, Simon MA, Bonde P, Harris BU, Teuteberg JJ, et al. (2012) Decision tree for adjuvant right ventricular support in patients receiving a left ventricular assist device. J Heart Lung Transplant 31: 140–149

### Zu 9.2

Amir O, Bracey AW, Smart FW, Delgado RM 3rd, Shah N, Kar B (2005) A successful anticoagulation protocol for the first HeartMate II implantation in the United States. Tex Heart Inst J 32: 399–401

Angermayr L, Garrido MV, Busse R (2007) Künstliche Ventrikel bei fortgeschrittener Herzinsuffizinez. Deutsches Institut für Medizinische Dokumentation und Information, Köln

Braunwald E, Angiolillo D, Bates E, Berger PB, Bhatt D, et al. (2008) Assessing the current role of platelet function testing. Clin Cardiol 31 (3 Suppl 1): I10-I16

Caccamo M, Eckman P, John R (2011) Current state of ventricular assist devices. Curr Heart Fail Rep 8: 91–98

Christiansen S, Jahn UR, Meyer J, Scheld HH, Van Aken H, et al. (2000) Anticoagulative management of patients requiring left ventricular assist device implantation and suffering from heparin-induced thrombocytopenia type II. Ann Thorac Surg 69: 774–777

Drews T, Jurmann M, Michael D, Miralem P, Weng Y, Hetzer R (2008) Differences in pulsatile and non-pulsatile mechanical circulatory support in long-term use. J Heart Lung Transplant 27: 1096–1101

John R, Kamdar F, Liao K, Colvin-Adams M, Miller L, et al. (2008) Low thromboembolic risk for patients with the Heartmate II left ventricular assist device. J Thorac Cardiovasc Surg 136: 1318–1323

Kalya AV, Tector AJ, Crouch JD, Downey FX, McDonald ML, et al. (2005) Comparison of Novacor and HeartMate vented electric left ventricular assist devices in a single institution. J Heart Lung Transplant 24: 1973–1975

Katz JN, et al. (2015) Safety of reduced anti-thrombotic strategies in HeartMate II patients: A one-year analysis of the US-TRACE Study. J Heart Lung Transplant 34: 1542–1548

Koliopoulou A, et al. (2016) Bleeding and thrombosis in chronic ventricular assist device therapy: focus on platelets. Curr Opin Cardiol 31: 299–307

Körfer R, El-Banayosy A (2004) Mechanische Kreislaufunterstützung – 15 Jahre Erfahrung im Herzzentrum Nordrhein-Westfalen. Dtsch Med Wochenschr 129: 800–804

Liden H, Wierup P, Westerberg M, Nilsson F, Wiklund L (2005) Bridge to heart transplantation with the HeartMate device in Gothenburg, Sweden. Transplant Proc 37: 3321–3322

Morgan JA, Park Y, Oz MC, Naka Y (2003) Device related infections while on left ventricular assist device support do not adversely impact bridging to transplant or posttransplant survival. ASAIO J 49: 748–750

Morgan JA, John R, Rao V, Weinberg AD, Lee BJ, et al. (2004) Bridging to transplant with the HeartMate left ventricular assist device: The Columbia Presbyterian 12-year experience. J Thorac Cardiovasc Surg 127: 1309–1316

Panzica MF (2010) Detektion und akustikophysikalische Analyse von mikroembolischen Signalen mittels transkranieller Zweikanal-Dopplersonographie bei terminal herzinsuffizienten Patienten mit pulsatilem linksventrikulären Unterstützungssystem und deren Korrelation zu klinischen und hämostaseologischen Partametern. Inaugural-Dissertaton, Medizinische Fakultät, Westfälische Wilhelms-Universität Münster

Pereira NL, Chen D, Kushwaha SS, Park SJ (2010) Discontinuation of antithrombotic therapy for a year or more in patients with continuous-flow left ventricular assist devices. Interact Cardiovasc Thorac Surg 11: 503–505

Rojas SV, et al. (2016) Chronic ventricular assist device support: surgical innovation. Curr Opin Cardiol 31: 308–312

Schmid C, Jurmann M, Birnbaum D, Colombo T, Falk V, et al. (2008) Influence of inflow cannula length in axial-flow pumps on neurologic adverse event rate: results from a multi-center analysis. J Heart Lung Transplant 27: 253–260

Siebler M, Nachtmann A, Sitzer M, Steinmetz H (1994) Anticoagulation monitoring and cerebral microemboli detection. Lancet 344: 555

Slaughter MS, Sobieski MA, Gallagher C, Dia M, Silver MA (2008) Low incidence of neurologic events during long-term support with the HeartMate XVE left ventricular assist device. Tex Heart Inst J 35: 245–249

Strueber M, O'Driscoll G, Jansz P, Khaghani A, Levy WC, Wieselthaler GM; HeartWare Investigators (2011) Multicenter evaluation of an intrapericardial left ventricular assist system. J Am Coll Cardiol 57: 1375–1382

Topkara VK, Dang NC, Martens TP, Cheema FH, Liu JF, Argenziano M, Naka Y (2005) Bridging to transplantation with left ventricular assist devices: outcomes in patients aged 60 years and older. J Thorac Cardiovasc Surg 130: 881–882

Vitali E, Lanfranconi M, Bruschi G, Ribera E, Garatti A, et al. (2004) Mechanical circulatory support in severe heart failure: single-center experience. Transplant Proc 36: 620–622

Weitkemper HH, El-Banayosy A, Arusoglu L, Sarnowski P, Körfer R (2004) Mechanical circulatory support: reality and dreams experience of a single center. J Extra Corpor Technol 36: 169–173

Wieselthaler GM, O Driscoll G, Jansz P, Khaghani A, Strueber M; HVAD Clinical Investigators (2010) Initial clinical experience with a novel left ventricular assist device with a magnetically levitated rotor in a multi-institutional trial. J Heart Lung Transplant 29: 1218–1225

### Zu 9.3

Bartoli CR, Ghotra AS, Pachika AR, Birks EJ, McCants KC (2014) Hematologic markers better predict left ventricular assist device thrombosis than echocardiographic or pump parameters. Thorac Cardiovasc Surg 62: 414–418

Birschmann I, Dittrich M, Eller T, Wiegmann B, Reininger AJ, Budde U, Struber M (2014) Ambient hemolysis and activation of coagulation is different between HeartMate II and HeartWare left ventricular assist devices. J Heart Lung Transplant 33: 80–87

Blitz A (2014) Pump thrombosis-A riddle wrapped in a mystery inside an enigma. Ann Cardiothorac Surg 3: 450–471

Cowger JA, Romano MA, Shah P, Shah N, Mehta V, Haft JW, Aaronson KD, Pagani (2014) Hemolysis: a harbinger of adverse outcome after left ventricular assist device implant. J Heart Lung Transplant 33: 35–43

Fine NM, Topilsky Y, Oh JK, Hasin T, Kushwaha SS, Daly RC, Joyce LD, Stulak JM, Pereira NL, Boilson BA, et al. (2013) Role of echocardiography in patients with intravascular hemolysis due to suspected continuous-flow LVAD thrombosis. JACC Cardiovasc Imaging 6: 1129–1140

Goldstein DJ, John R, Salerno C, Silvestry S, Moazami N, Horstmanshof D, Adamson R, Boyle A, Zucker M, Rogers J, et al. (2013) Algorithm for the diagnosis and management of suspected pump thrombus. J Heart Lung Transplant 32: 667–670

Jorde UP, Aaronson KD, Najjar SS, Pagani FD, Hayward C, Zimpfer D, Schloglhofer T, Pham DT, Goldstein DJ, Leadley K, et al. (2015) Identification and Management of Pump Thrombus in the HeartWare Left Ventricular Assist Device System: A Novel Approach Using Log File Analysis. JACC Heart Fail 3: 849–856

Kirklin JK, Naftel DC, Pagani FD, Kormos RL, Myers S, Acker MA, Rogers J, Slaughter MS, Stevenson LW (2015) Pump thrombosis in the Thoratec HeartMate II device: An update analysis of the INTERMACS Registry. J Heart Lung Transplant 34: 1515–1526

Levin AP, Saeed O, Willey JZ, Levin CJ, Fried JA, Patel SR, Sims DB, Nguyen JD, Shin JJ, Topkara VK, et al. (2016) Watchful Waiting in Continuous-Flow Left Ventricular Assist Device Patients With Ongoing Hemolysis Is Associated With an Increased Risk for Cerebrovascular Accident or Death. Circ Heart Fail 9(5)

Meyer AL, Kuehn C, Weidemann J, Malehsa D, Bara C, Fischer S, Haverich A, Struber M (2008) Thrombus formation in a HeartMate II left ventricular assist device. J Thorac Cardiovasc Surg 135: 203–204

Najjar SS, Slaughter MS, Pagani FD, Starling RC, McGee EC, Eckman P, Tatooles AJ, Moazami N, Kormos RL, Hathaway DR, et al. (2014) An analysis of pump thrombus events in patients in the HeartWare ADVANCE bridge to transplant and continued access protocol trial. J Heart Lung Transplant 33: 23–34

Ota T, Yerebakan H, Akashi H, Takayama H, Uriel N, Colombo PC, Jorde UP, Naka Y (2014) Continuous-flow left ventricular assist device exchange: clinical outcomes. J Heart Lung Transplant 33: 65–70

Starling RC, Moazami N, Silvestry SC, Ewald G, Rogers JG, Milano CA, Rame JE, Acker MA, Blackstone EH, Ehrlinger J, et al. (2014) Unexpected abrupt increase in left ventricular assist device thrombosis. N Engl J Med 370: 33–40

Stulak JM, Deo S, Schirger J, Aaronson KD, Park SJ, Joyce LD, Daly RC, Pagani FD (2013) Preoperative atrial fibrillation increases risk of thromboembolic events after left ventricular assist device implantation. Ann Thorac Surg 96: 2161–2167

Stulak JM, Dunlay SM, Sharma S, Haglund NA, Davis MB, Cowger J, Shah P, Masood F, Aaronson KD, Pagani FD, et al. (2015) Treatment of device thrombus in the HeartWare HVAD: Success and outcomes depend significantly on the initial treatment strategy. J Heart Lung Transplant 34: 1535–1541

Tellor BR, Smith JR, Prasad SM, Joseph SM, Silvestry SC (2014) The use of eptifibatide for suspected pump thrombus or thrombosis in patients with left ventricular assist devices. J Heart Lung Transplant 33: 94–101

Uriel N, Morrison KA, Garan AR, Kato TS, Yuzefpolskaya M, Latif F, Restaino SW, Mancini DM, Flannery M, Takayama H, et al. (2012) Development of a novel echocardiography ramp test for speed optimization and diagnosis of device thrombosis in continuous-flow left ventricular assist devices: the Columbia ramp study. J Am Coll Cardiol 60: 1764–1775

Uriel N, Han J, Morrison KA, Nahumi N, Yuzefpolskaya M, Garan AR, Duong J, Colombo PC, Takayama H, Thomas S, et al. (2014) Device thrombosis in HeartMate II continuous-flow left ventricular assist devices: a multifactorial phenomenon. J Heart Lung Transplant 33: 51–59

## Zu 9.4

Ankersmit HJ, et al. (1999) Activation induced T-cell death and immune dysfunction after implantation of left ventricular assist device. Lancet 354: 550–555

Brun-Buisson C, et al. (2003) The costs of septic syndromes in the intensive care unit and influence of hospital acquired sepsis. Intensive Care Med 29: 1464–1471

Burke JP (2003) Infection control – A problem for patient safety. New Engl J Med 348: 651–656

Califano S, et al. (2012) Left ventricular assist device related infections. Infect Dis Clin North Am 26: 77–87

Deng MC, et al. (1999) Left ventricular assist system support is associated with persistent inflammation and temporary immunosuppression. Thorac Cardiovasc Surg 47 (Suppl. 2): 326–331

Geffers C, et al. (2011)Nosocomial infections and multidrug-resistant organisms in Germany: epidemiological data from KISS (the Hospital Infection Surveillance System). Dtsch Arztebl Int 108: 87–93

Gordon SM, et al. (2001) Nosocomial bloodstream infections in patients with implantable left ventricular assist devices. Ann Thorac Surg 72: 725–730

Harbath S, et al. (2006) Epidemiologie und Ätiologie schwerer nosokomialer Infektionen. In: Van Aken, et al.: Intensivmedizin, 2. Aufl. Thieme, Stuttgart, New York

Inafuku H, et al. (2016) Successful left ventricular assist device re-implantation with omental covering for MDRP device infection. J Artific Org 2016; in press

Meyer E, et al. (2014) The reduction of nosocomial MRSA infection in Germany: an analysis of data from the Hospital Infection Surveillance System (KISS) between 2007 and 2012. Dtsch Arztebl Int 111: 331–336

Rello J, et al. (2003) Pneumonia in the intensive care unit. Critical Care Med 31: 2544–2551

Sandiumenge A, et al. (2003) Therapy of ventilator associated pneumonia. A patient based approach based on the ten rules of the „Tarragona-Strategy". Intensive Care Med 29: 876–883

Tjan TDT, et al. (2000) Severe wound complications after left ventricular assist device. Ann Thorac Surg 70: 538–541

Vincent JL (2003) Nosocomial infections in adult intensive care units. Lancet 361: 2068–2077

## Zu 9.5

Backes D, van den Bergh WM, van Duijn AL, Lahpor JR, van Dijk D, Slooter AJ (2012) Cerebrovascular complications of left ventricular assist devices. Eur J Cardiothorac Surg 42: 612–620

Bennett MK, Roberts CA, Dordunoo D, Shah A, Russell SD (2010) Ideal methodology to assess systemic blood pressure in patients with continuous-flow left ventricular assist devices. J Heart Lung Transplant 29: 593–594

Deakin CD, Nolan JP, Soar J, Sunde K, Koster RW, Smith GB, Perkins GD (2010) European Resuscitation Council Guidelines for Resuscitation 2010 Section 4. Adult advanced life support. Resuscitation 81: 1305–1352. doi: 10.1016/j.resuscitation.2010.08.017

Garg S, Ayers CR, Fitzsimmons C, Meyer D, Peltz M, Bethea B, Cornwell W, Araj F, Thibodeau J, Drazner MH (2014) In-hospital cardiopulmonary arrests in patients with left ventricular assist devices. J Card Fail 20: 899–904

Guha A, Eshelbrenner CL, Richards DM, Monsour HP Jr (2015) Gastrointestinal bleeding after continuous-flow left ventricular device implantation: review of pathophysiology and management. Methodist Debakey Cardiovasc J 11: 24–27

Mabvuure NT, Rodrigues JN (2014) External cardiac compression during cardiopulmonary resuscitation of patients with left ventricular assist devices. Interact Cardiovasc Thorac Surg 19: 286–289

Martinez SC, Fansler D, Lau J, Novak EL, Joseph SM, Kleiger RE (2015) Characteristics of the electrocardiogram in patients with continuous-flow left ventricular assist devices. Ann Noninvasive Electrocardiol 20: 62–68

Monsieurs KG, Nolan JP, Bossaert LL, Greif R, Maconochie IK, Nikolaou NI, Perkins GD, Soar J, Truhlář A, Wyllie J, Zideman DA; ERC Guidelines 2015 Writing Group (2015) European Resuscitation Council Guidelines for Resuscitation 2015: Section 1. Executive summary. Resuscitation 95: 1–80

Myers TJ, Bolmers M, Gregoric ID, Kar B, Frazier OH (2009) Assessment of arterial blood pressure during support with an axial flow left ventricular assist device. J Heart Lung Transplant 28: 423–427

Patel P, Williams JG, Brice JH (2011) Sustained ventricular fibrillation in an alert patient: preserved hemodynamics with a left ventricular assist device. Prehosp Emerg Care 15: 533–536

Raasch H, Jensen BC, Chang PP, Mounsey JP, Gehi AK, Chung EH, Sheridan BC, Bowen A, Katz JN (2012) Epidemiology, management, and outcomes of sustained ventricular arrhythmias after continuous-flow left ventricular assist device implantation. Am Heart J 164: 373–378

Rottenberg EM, Heard J, Hamlin R, et al. (2011) Abdominal only CPR during cardiac arrest for a patient with an LVAD during resternotomy: a case report. J Cardiothorac Surg 6: 91

Shinar Z, Bellezzo J, Stahovich M, Cheskes S, Chillcott S, Dembitsky W (2014) Chest compressions may be safe in arresting patients with left ventricular assist devices (LVADs). Resuscitation 85: 702–704

Stulak JM, Sharma S, Maltais S (2015) Management of pump thrombosis in patients with left ventricular assist devices. Am J Cardiovasc Drug 15: 89–94

Topkara VK, Kondareddy S, Malik F, Wang IW, Mann DL, Ewald GA, Moazami N (2010) Infectious complications in patients with left ventricular assist device: etiology and outcomes in the continuous-flow era. Ann Thorac Surg 90: 1270–1277

Xie A, Phan K, Yan TD (2014) Durability of continuous-flow left ventricular assist devices: a systematic review. Ann Cardiothorac Surg 3: 547–556

## Zu 9.6

Bhat G, Kumar S, Aggarwal A, Pauwaa S, Rossell G, Kurien S, Kumar A, Pappas PS, Tatooles A (2012) Experience with noncardiac surgery in destination therapy left ventricular assist devices patients. ASAIO J 58: 396–401

Birnie DH, Healey JS, Wells GA, Verma A, Tang AS, Krahn AD, Simpson CS, Ayala-Paredes F, Coutu B, Leiria TL, Essebag V, Investigators BC (2013) Pacemaker or defibrillator surgery without interruption of anticoagulation. New Engl. J Med 368: 2084–2093

Feldman D, Pamboukian SV, Teuteberg JJ, Birks E, Lietz K, Moore SA, Morgan JA, Arabia F, Bauman ME, Buchholz HW, Deng M, Dickstein ML, El-Banayosy A, Elliot T, Goldstein DJ, Grady KL, Jones K, Hryniewicz K, John R, Kaan A, Kusne S, Loebe M, Massicotte MP, Moazami N, Mohacsi P, Mooney M, Nelson T, Pagani F, Perry W, Potapov EV, Eduardo Rame J, Russell SD, Sorensen EN, Sun B, Strueber M, Mangi AA, Petty MG, Rogers J, International Society for H, Lung T (2013) The 2013 international society for heart and lung transplantation guidelines for mechanical circulatory support: Executive summary. J Heart Lung Transpl 32: 157–187

Habib G, Hoen B, Tornos P, Thuny F, Prendergast B, Vilacosta I, Moreillon P, de Jesus Antunes M, Thilen U, Lekakis J, Lengyel M, Muller L, Naber CK, Nihoyannopoulos P, Moritz A, Zamorano JL, Guidelines ESCCfP (2009) Guidelines on the prevention, diagnosis, and treatment of infective endocarditis (new version 2009): The task force on the prevention, diagnosis, and treatment of infective endocarditis of the european society of cardiology (esc). Endorsed by the european society of clinical microbiology and infectious diseases (escmid) and the international society of chemotherapy (isc) for infection and cancer. Eur Heart J 30: 2369–2413

Hessel EA, 2nd (2014) Management of patients with implanted ventricular assist devices for noncardiac surgery: A clinical review. Semin Cardiothorac Vasc Anesth 18: 57–70

Morgan JA, Paone G, Nemeh HW, Henry SE, Gerlach B, Williams CT, Lanfear DE, Tita C, Brewer RJ (2012) Non-cardiac surgery in patients on long-term left ventricular assist device support. J Heart Lung Transpl 31: 757–763

Siegal D, Yudin J, Kaatz S, Douketis JD, Lim W, Spyropoulos AC (2012) Periprocedural heparin bridging in patients receiving vitamin k antagonists: Systematic review and meta-analysis of bleeding and thromboembolic rates. Circulation 126: 1630–1639

Wahl MJ (2000) Myths of dental surgery in patients receiving anticoagulant therapy. J Am Dent Assoc 131: 77–81

## Zu 9.7

Dunlay SM, Deo, SV, Park, SJ (2015) Impact of tricuspid valve surgery at the time of left ventricular assist device insertion on postoperative outcomes. Asaio J 61: 15–20

Hanke JS, Rojas, SV, Avsar, M, Haverich, A, Schmitto, JD (2015) Minimally-invasive LVAD Implantation: State of the Art. Curr Cardiol Rev 11: 246–251

Leprince P, Rahmati, M, Bonnet, N, et al. (2001) Expanded polytetrafluoroethylene membranes to wrap surfaces of circulatory support devices in patients undergoing bridge to heart transplantation. Eur J Cardiothorac Surg 19: 302–306

McCandless SP, Ledford, ID, Mason, NO, et al. (2015) Comparing velour versus silicone interfaces at the driveline exit site of HeartMate II devices: infection rates, histopathology, and ultrastructural aspects. Cardiovasc Pathol 24: 71–75

Schibilsky D, Benk, C, Haller, C, et al. (2012) Double tunnel technique for the LVAD driveline: improved management regarding driveline infections. J Artif Organs 15: 44–48

# Aktuelle Entwicklungen

*S. Klotz, C. Schmid, D. Camboni, A. Assmann, A. Lichtenberg, P. Akhyari*




U. Boeken, A. Assmann, F. Born, S. Klotz, C. Schmid (Hrsg.), *Mechanische Herz-Kreislauf-Unterstützung*,
DOI 10.1007/978-3-662-53490-8_10

Die mechanische Herz-Kreislauf-Unterstützung ist sowohl im klinischen als auch im wissenschaftlichen Bereich ein sich rasch entwickelndes Gebiet. Neue Antriebs- und Energieübertragungstechniken werden in zunehmend miniaturisierte Systeme integriert. Darüber hinaus ergeben sich an der Schnittstelle zwischen Medizintechnik, Biologie und kardiovaskulärem Tissue Engineering innovative Ansätze zur Optimierung der Biokompatibilität und Langlebigkeit mechanischer Herz-Kreislauf-Unterstützungssysteme sowie zur Reduzierung der Komplikationen.

## 10.1 Neue Systeme: Herzunterstützung und Herzersatz

*S. Klotz*

Bei zunehmenden Organmangel und verbesserter LVAD-Funktion zeigt sich ein Trend in Richtung Destination-Therapie mit weniger invasiver oder minimalinvasiver Implantationstechnik (Klotz 2012, 2015). Die Entwicklung neuer LVAD-Systeme ist somit durch einen erheblichen Grad auf Miniaturisierung ausgerichtet. Bezüglich der biventrikulären Systeme geht die Entwicklung in Richtung besserer Biokompatibilität.

### 10.1.1 LVAD-Systeme

#### MVAD® der Firma HeartWare

Das HeartWare MVAD® ist eine lagerlose, 78 g schwere Axialpumpe, die mit 12.000–20.000 Umdrehungen pro Minute bis zu 8 l Blutfluss erzeugen kann und ein Drittel kleiner ist als die bekannte HVAD®-Pumpe (◘ Abb. 10.1a). Neben der konventionellen Implantationsmöglichkeit (◘ Abb. 10.1b) bietet sich – aufgrund der geringen Größe – hier die

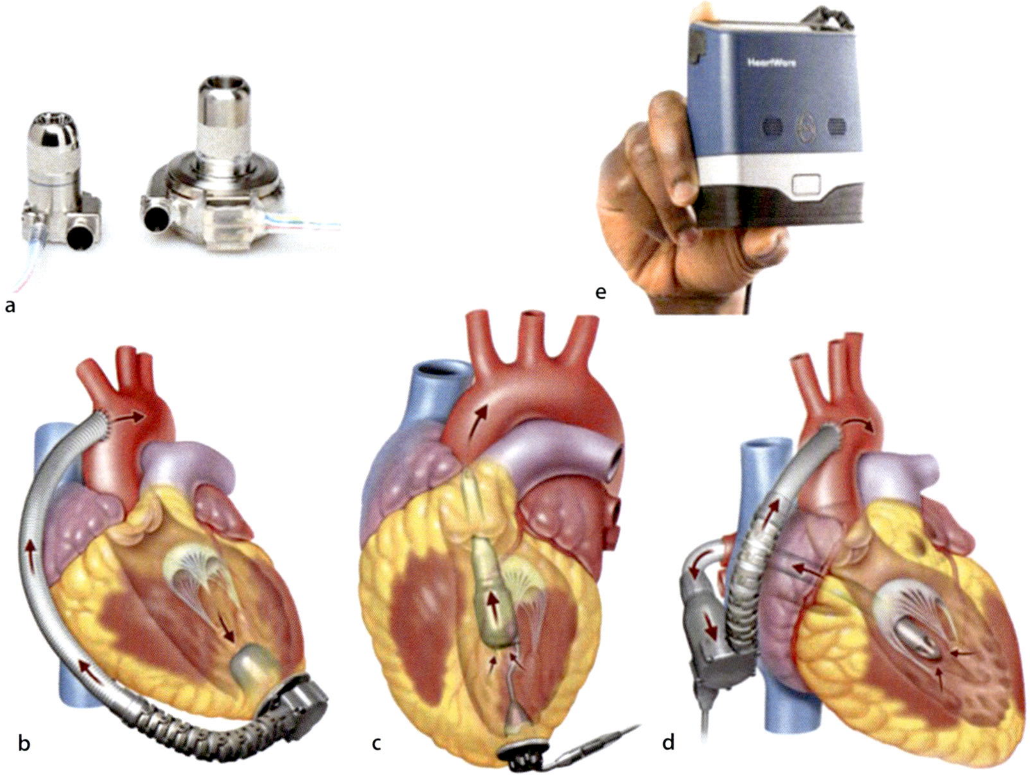


◘ **Abb. 10.1a–e** Das MVAD®-System Firma HeartWare (**a**, links) im Vergleich zum aktuellen HVAD-System (**a**, rechts). Das MVAD ist geplant für die konventionelle (**b**), transapikale (**c**) und transmitrale (**d**) Implantation. **e** Der Controller ist kleiner mit angesteckter Batterie ohne Kabelverbindung. (Mit freundlicher Genehmigung der Fa. HeartWare Inc.)

minimalinvasive Implantationstechnik an. Mit der MVAD-Technik und einer Modifikation der Pumpe kann die minimalinvasive Technik weiter umgesetzt werden, da hier nur ein transapikaler Zugang über eine linksseitige Thorakotomie notwendig wäre. Hierbei sitzt Pumpe mit dem Motor und dem Bluteinstrom in der linken Herzkammer und pumpt das Blut über die Aortenklappe direkt intraluminal in die Aorta (◘ Abb. 10.1c). Tierexperimentell war dies innerhalb von 15 min Operationszeit möglich (Tamez et al. 2014). Auch eine Explantation bei Erholung der Herzfunktion scheint hier problemlos möglich. Mit dem MVAD wäre in Zukunft auch eine transmitrale Implantationstechnik denkbar (◘ Abb. 10.1d). Bei dieser Technik wird über eine rechtsseitige Thorakotomie am schlagenden Herzen die Einflusskanüle über die Pulmonalvene und die Mitralklappe in den linken Ventrikel vorgeschoben. Die Ausflusskanüle wird an die Aorta ascendens anastomosiert. Alle drei Implantationsvariationen sind ohne Herz-Lungen-Maschine und ohne Sternotomie durchführbar. Eine klinische Einführung des MVAD war primär für Ende 2012 geplant. Durch Designänderungen der Pumpe konnte die CE-Studie erst Juli 2015 starten (A Clinical Trial to Evaluate the HeartWare MVAD® System, MVAdvantage, ClinicalTrials.gov Identifier: NCT01831544). Hier war jedoch nur die konventionelle Operation via Sternotomie erlaubt. Zusätzlich zur MVAD-Pumpe wurde das Design des Controllers und der Batterien verändert, die nun in verschiedenen Größen und damit unterschiedlichen Kapazitäten vorhanden sind (◘ Abb. 10.1e). Im Herbst 2015 musste die Studie jedoch nach 11 Implantationen wegen Thrombus- und Software-Problemen des Controllers abgebrochen werden. Ob ein neuer Software-Algorithmus oder eine Designänderung der Pumpe notwendig ist, ist aktuell noch unklar.

## MiFlow™ der Firma Heartware

2013 hat die Firma HeartWare die Firma WorldHeart aufgekauft. WorldHeart entwickelte zu diesem Zeitpunkt eine minimalinvasiv implantierbare Pumpe namens MiFlow™. Diese sollte über eine linkslaterale Thorakotomie am schlagenden Herzen in den LV-Apex und mit der Ausflusskanüle an der deszendierenden Aorta implantiert werden (◘ Abb. 10.2a). Der Prototyp der Pumpe wog 65 g, hatte die Größe einer AA-Batterie und sollte mit 10.000–14.000 rpm

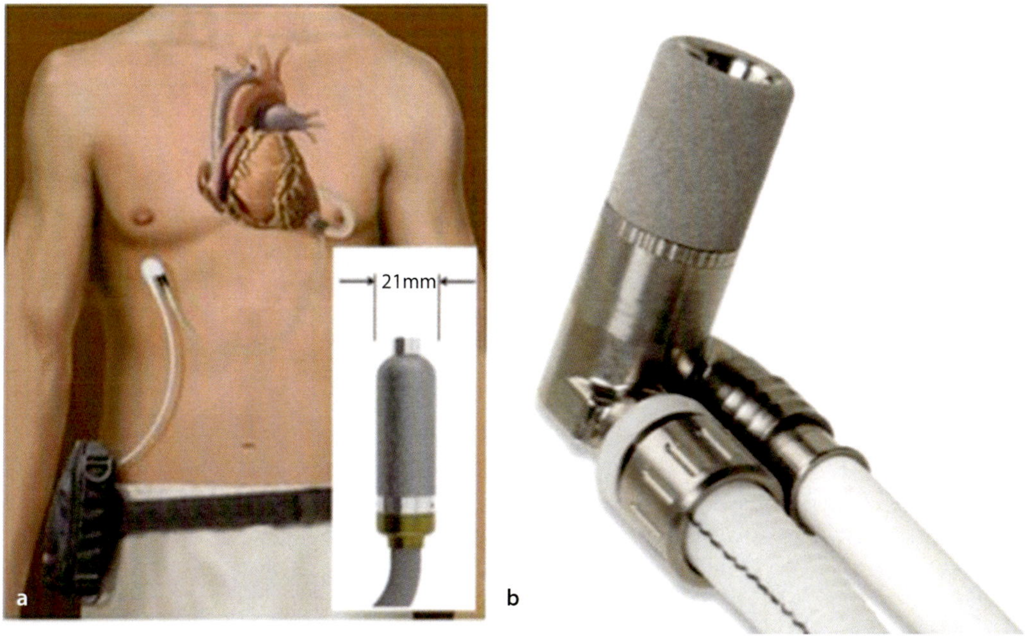


◘ **Abb. 10.2** **a** Das MiFlow™-System wird via lateraler Thorakotomie mit der Herzspitze und der deszendierenden Aorta verbunden. **b** HeartMate X™ der Fa. St. Jude Medical. (Mit freundlicher Genehmigung der Firmen HeartWare Inc. und SJM)

2–6 l pro Minute pumpen können. Zur notwendigen Antikoagulation sind keine Daten verfügbar. Über eine Weiterentwicklung und präklinische Versuche ist aktuell nichts bekannt.

### HeartMate X™ der Firma St. Jude Medical

Das HeartMate X™ ist eine Konzeptstudie zur weiteren Miniaturisierung der bekannten HeartMate II und III™ (■ Abb. 10.2b). Mit dieser Axialpumpe soll sowohl eine partielle als auch eine komplette Herzunterstützung möglich sein. Auch dieses Device ist noch in der präklinischen Forschung.

## 10.1.2 Total Artifical Hearts

Auch auf dem Sektor der Total Artifical Hearts (TAH) sind neue Entwicklungen geplant. Hier geht es zu einem um einen bessere Biokompatibilität, zum anderen um die Entwicklung von kleineren Zentrifugalpumpen als TAH.

### CARMAT-TAH

Das CARMAT-TAH ist ein Projekt der Airbus Gruppe gemeinsam mit Professor Alain Carpentier. Besonderheiten des CARMAT-TAH sind biologische Oberflächen sowie eine Anpassungsfähigkeit an veränderte hämodynamische Bedingungen (■ Abb. 10.3a). Das TAH kann mittels integrierter Druckmessfühler und Prozessoren Veränderungen der Vor- und Nachlast detektieren und mithilfe eines Algorithmus die Pulsfrequenz und das Schlagvolumen beeinflussen. Es besteht aus zwei Ventrikeln, die jeweils von einer flexiblen Membran in eine blutgefüllte und eine flüssigkeitsgefüllte Kammer unterteilt werden. Systole und Diastole des pulsatilen Systems werden von zwei elektrohydraulischen Rotationspumpen durch rasche Änderung der Flussrichtung der hochviskösen Flüssigkeit erzeugt, was die Membran in eine pumpende Bewegung versetzt. Ultraschallsensoren melden wiederum die Position der Membran an die Kontrolleinheit. Am Ein- und Auslass jedes der beiden blutgefüllten Ventrikel befinden sich biologische Herzklappen. Eine Antikoagulation außer ASS ist für das CARMAT-TAH daher möglicherweise nicht erforderlich. Zur Energieübertragung und für den Datentransfer nutzt das CARMAT-TAH eine perkutane Driveline, die mit einer externen Konsole verbunden ist. Seit 2013 wird das System im Rahmen einer klinischen Studie bei schwer herzkranken Menschen eingesetzt. Der erste Patient überlebte 74 Tage, der zweite 4 Monate. Todesursache bei beiden Patienten waren jedoch Pumpenprobleme (Carpentier et al. 2015). Aktuell wurde das System viermal implantiert.

### ReinHeart-TAH

Das ReinHeart ist eine deutsche Entwicklung des Lehrstuhls für Angewandte Medizintechnik der Rheinisch-Westfälischen Technischen Hochschule Aachen. Es ist auf lange Laufzeiten ausgelegt und benötigt keine durch die Haut getunnelte Driveline oder Pneumatikschläuche, da es mittels Induktionsspulen über eine Möglichkeit zur transkutanen Energieübertragung (TET-System) verfügt. Die eigentlichen Pumpenkammern enthalten jeweils zwei mechanische Herzklappen, mit denen der Blutstrom gerichtet werden kann (■ Abb. 10.3b). Zwischen linker und rechter Pumpkammer befindet sich ein magnetischer Linearantrieb, der nur aus sehr wenigen bewegten Teilen besteht und durch zwei flexible Membranen von den blutführenden Kammern getrennt ist. Durch den nahezu geräusch- und verschleißfreien Linearantrieb, der direkt auf die Membranen einwirkt, werden zwei Druckplatten abwechselnd in die linke und rechte Pumpkammer bewegt und somit die Blutkammern asynchron entleert. Die sich anschließende Füllphase erfolgt passiv. Das System wiegt ca. 940 g und erzeugt ein Schlagvolumen von bis zu 50 ml sowie ein Herzzeitvolumen von bis zu 7 l (Koerfer et al. 2014). Die Steuereinheit ist ebenfalls komplett implantierbar. Zur Energieversorgung dienen extern getragene Akkupacks. Zudem erlaubt auch hier eine zusätzlich implantierte interne Batterie ein kurzzeitiges, ca. 30- bis 60-minütiges Ablegen der externen Energieversorgung. Das ReinHeart steht derzeit für die Implantation beim Menschen jedoch noch nicht zur Verfügung. In-vitro-Testreihen sowie akute und chronische Versuchsreihen an Kälbern werden aber bereits durchgeführt.

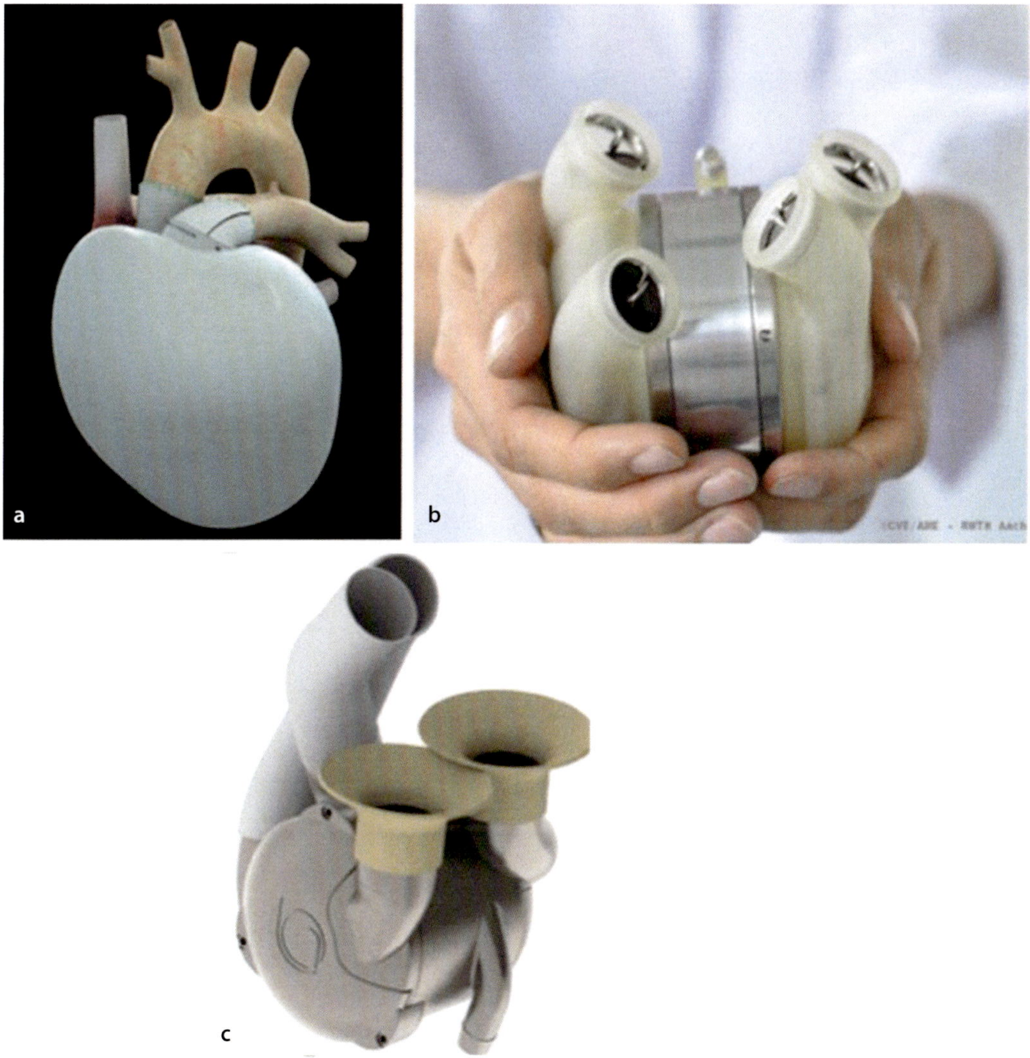


◘ **Abb. 10.3** **a** Das CARMAT-TAH, **b** das ReinHeart-TAH, **c** das BiVACOR-TAH. (Mit freundlicher Genehmigung der Firmen Carmat, ReinHeart TAH GmbH und BiVACOR Inc.)

## BiVACOR

Das BiVACOR wird am Texas Heart Insitute, Texas, USA entwickelt. Besonderheiten des BiVACOR sind die kontinuierliche Pumpfunktion für beide Herzhälften sowie seine geringe Größe (◘ Abb. 10.3c). Im Inneren der implantierbaren Zentrifugalpumpe befindet sich nur ein bewegliches Teil, eine magnetisch angetriebene rotierende Scheibe. Die Pumpfunktion des BiVACOR resultiert aus der Rotationsbewegung dieser Scheibe und erzeugt mit Hilfe der Zentrifugalkraft einen kontinuierlichen Fluss für beide Herzhälften. Dieses von LVADs bekannte nichtpulsatile Pumpendesign erlaubt hohe Flussleistungen bei zugleich geringem Energieverbrauch. Die Flussleistung ist hierbei an die Aktivität des Patienten anpassbar. Optional ist über eine Variation der Rotorgeschwindigkeit auch ein pulsatiler Betrieb möglich (Kleinheyer et al. 2014).

Das BiVACOR wird aus Titan gefertigt und ist mit ca. 500 g relativ leicht. Es ist klein genug, um auch bei Kindern eingesetzt werden zu können und zugleich kräftig genug, um ein Erwachsenenherz zu ersetzen. Seine geringe Größe erklärt sich dadurch, dass mit der Umsetzung einer Drehbewegung die Funktion beider Herzhälften ersetzt wird.

Über eine Driveline ist das Device mit einem externen Controller und Akkupacks verbunden. Mit dem BiVACOR soll ein Dauerbetrieb von ca. 5–10 Jahren möglich sein, was auf die verschleißarme Bauweise zurückzuführen ist und die erwartete Laufzeit anderer Devices bei weitem übersteigt. Bislang wurde es mit Erfolg bei Kälbern oder Schafen implantiert. Eine klinische Studie ist jedoch erst in 3–4 Jahren geplant.

### 10.1.3 Zusammenfassung

Fortschritte im Design und in der Entwicklung von Pumpen machen eine zunehmende Miniaturisierung möglich. Somit ist unter Umständen einen schonendere Implantationstechnik möglich. Hauptproblem von kleineren Pumpen ist jedoch die Flusslimitierung und die mögliche Thrombose des Rotors bei kleineren Auswaschlöchern.

## 10.2 Partielle Herzunterstützung

*S. Klotz*

Computerdynamische Studien konnten zeigen, dass in bestimmten Fällen nicht immer einen maximale Herzunterstützung von 4–5 Liter/min notwendig ist, sondern eine partielle Unterstützung von 2 bis 3 Litern/min unter Umstanden ausreichen ist (Morley et al. 2007). Mit dieser Hypothese war es möglich noch kleinere Pumpen zu entwickeln.

### 10.2.1 Synergy® der Firma HeartWare

Ein Prototyp für die partielle Herzunterstützung mit minimalinvasiver Implantationstechnik ist die Synergy®-Pumpe der Firma CircuLite. Die Pumpe hat mit einer Länge von 49 mm, einem Durchmesser von 14 mm und mit einem Gewicht von 25 g die Größe einer AA-Batterie (Abb. 10.4a). Im Sinne einer Axialpumpe besitzt sie einen elektrisch betriebenen Impeller, der sich mit 20.000–28.000 Umdrehungen pro Minute dreht und einen maximalen Fluss von bis zu 4,25 l/min erzeugen kann. Die Einflusskanüle wird

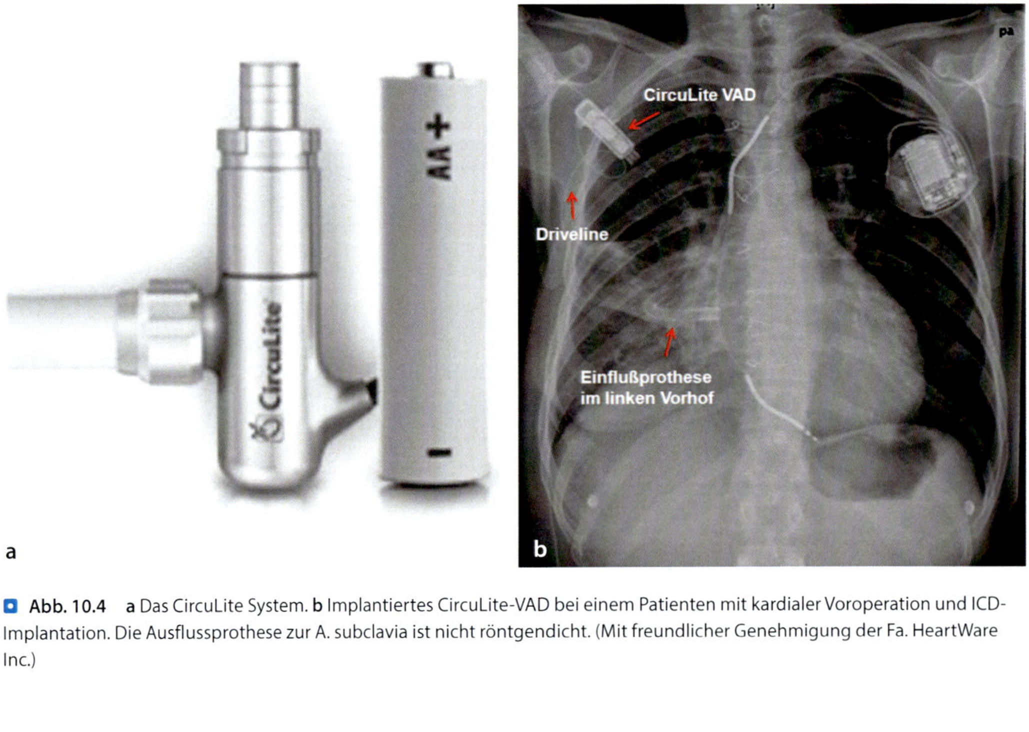


Abb. 10.4 a Das CircuLite System. b Implantiertes CircuLite-VAD bei einem Patienten mit kardialer Voroperation und ICD-Implantation. Die Ausflussprothese zur A. subclavia ist nicht röntgendicht. (Mit freundlicher Genehmigung der Fa. HeartWare Inc.)

über eine rechtsseitige Minithorakotomie in Seldinger-Technik am schlagenden Herzen ohne Herz-Lungen-Maschine in den linken Vorhof implantiert. Die Pumpe selbst liegt subkutan in der typischen „Herzschrittmachertasche" oberhalb des rechten Pektoralismuskels. Die Ausflusskanüle wird End-zu-Seit an die rechte A. subclavia genäht (◘ Abb. 10.4b). Im September 2012 wurde die Pumpe CE-zertifiziert. Weitere Implantationen wurden jedoch im Juli 2013 aufgrund gehäufter Pumpenthrombosen gestoppt. Insgesamt wurde die Pumpe bei über 60 Patienten implantiert (Meyns et al. 2011). Im Dezember 2013 hat die Firma HeartWare die Firma CircuLite gekauft. Inwieweit HeartWare die Technik weiter vermarkten will, ist noch unklar.

### 10.2.2 Symphony® Device der Firma Abiomed

Nach dem Prinzip der Gegenpulsation funktioniert das Symphony® Device. Über einen infraklavikulären Schnitt wird eine Prothese End-zu-Seit an die A. subclavia anastomosiert und diese an eine subkutan liegende Pumpkammer angeschlossen. Eine Driveline führt zu einem pneumatischen Kontroller (◘ Abb. 10.5a). Die Pumpkammer wird während der Systole gefüllt und das Blut während der Diastole ausgetrieben. Die Triggerung dieser Pumpe funktioniert über EKG-Signale durch subkutan, endovaskulär oder epikardial platzierte Herzschrittmacherkabel. Welche Antikoagulation notwendig ist, ist zur Zeit unklar. Erste First-in-man-Implantationen sind beschrieben, es zeigten sich jedoch ähnliche Probleme wie mit der Synergy-Pumpe: ein Abknicken der Prothese im Bereich der Arteria subclavia bei Armbewegungen (Cecere et al. 2015). Die Produkttechnologie wurde 2011 von der Firma Abiomed (Abiomed Inc., Danvers, MA, USA) übernommen. Die weitere Vermarktung ist jedoch aktuell unklar.

### 10.2.3 Kathetergestützte LVAD-Implantation

Neben der Möglichkeit der kathetergestützten Aorten- wie auch Mitralklappenimplantationen stellt sich die Frage, ob in Zukunft auch kathetergestützte LVAD-Implantationen möglich sind. Mehrere kathetergestützte Systeme sind bereits kommerziell verfügbar (▶ Kap. 3). Diese sind jedoch nur als Kurzzeitsysteme für Stunden oder mehrere Tage zugelassen. Die Firma CircuLite konnte in Tierversuchen bereits die Implantation der Synergy-Pumpe kathetergestützt durchführen. Hierbei wird über eine Punktion der Vena subclavia die Einflusskanüle

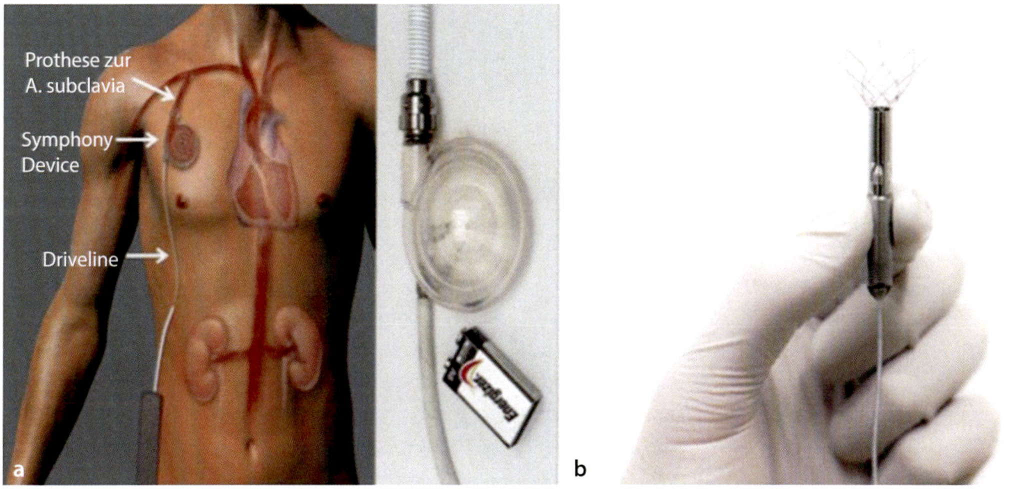


◘ **Abb. 10.5** **a** Das Symphony-System der Firma Abiomed. Die subkutan liegende Pumpkammer wird über eine Prothese mit der A. subclavia anastomosiert. Die pneumatische Driveline wird subkutan nach außen getunnelt. **b** Das Aortix-System für die Katheterimplantation der Firma Procyrion. (Mit freundlicher Genehmigung der Firmen Abiomed und Procyrion)

über einen Katheter in den rechten Vorhof eingeführt und dann nach transseptaler Punktion im linken Vorhof verankert. Die Pumpe und die Ausflussprothese werden hierbei noch konventionell chirurgisch implantiert.

Einen weiteren minimalinvasiven Ansatz plant die Firma Procyrion mit dem Aortix Device®. Es handelt sich dabei um eine perkutan über die Femoralarterie per Katheter platzierbare Pumpe. Nach Punktion der Leistenarterien in Lokalanästhesie wird die im Durchmesser 6 mm dicke Pumpe in die deszendierende Aorta über ein Nitinolstent in Höhe des Zwerchsfells plaziert (Abb. 10.5b). Die Driveline wird aus der Femoralarterie herausgeleitet, subkutan getunnelt und mit einer Steuereinheit verbunden. Vom Prinzip her ist das Aortix Device eine Impella 5.0 der Firma Abiomed mit einem Nitinol-Stentgerüst, d. h. auch hiermit ist nur einen partielle Herzunterstützung möglich. Im Tiermodel konnte durch diese partielle Herzunterstützung das Herzzeitvolumen um 10 % und die Nierenperfusion um 36 % gesteigert werden (Shabari et al. 2013).

## 10.3 Transkutane Energieübertragung

*C. Schmid*

Seit Einführung der implantierbaren elektrischen Herzunterstützungssysteme mit dem HeartMate II® im Jahre 2000 erfolgt die Energieversorgung über Akkus, die über ein transkutan nach außen geleitetes Kabel – d. h. außerhalb des Körpers – angeschlossen werden. Die außenliegenden Akkus und die Steuereinheit schränken die Lebensqualität der Patienten erheblich ein. Kosmetisch nicht ansprechendes Aussehen und das Wissen, stets mit einem Kabel verbunden zu sein, ist für viele Patienten psychisch sehr belastend. Duschen ist nur eingeschränkt möglich und Schwimmen unmöglich, da die VAD-Komponenten nicht wasserdicht sind. Darüber hinaus müssen das Steuerkabel und die Kabelaustrittsstelle gut gepflegt werden, da ansonsten eine lebensbedrohliche aszendierende Infektion des Steuerkabels droht. Im Vergleich zu anderen kardiovaskulären Implantaten ist das Infektionsrisiko bei LVAD-Patienten extrem hoch, septische Verläufe und wiederholte Krankenhausrehospitalisierungen zur Antibiotikatherapie oder zur chirurgischen Revision sind nicht selten. Besonders bedeutsam ist dieses Problem bei Patienten mit einer Destination Therapy. Es ist daher naheliegend, nach technischen Lösungen zu suchen, bei denen auf ein transkutanes Steuerkabel bei implantierbaren VAD-Systemen verzichtet werden kann.

Der erste klinische Versuch mit einem sog. vollimplantierbaren LVAD-System wurde mit dem Arrow LionHeart LVD 2000® (Fa. Arrows, Pennsylvania, US) unternommen. Die Verdrängerpumpe kann über eine interne Batterie nur für 20 min versorgt werden. Ansonsten ist eine transkutane Energieübertragung (TET) notwendig. Insgesamt erhielten 23 Patienten ein LionHeart als Destination Therapy. Obwohl sich Infektionen bei 74 % der Patienten entwickelten, fanden sich pumpenbezogene Infektionen bei nur 2 Patienten. Das Hauptproblem war nicht die Infektion, sondern das korrekte Anlegen des Kopplungsgeräts und die Haltbarkeit der Batterien (Pae et al. 2007).

Das AbioCor® (Abiomed, Danvers, Massachusetts, US) ist ein vollimplantierbares Kunstherzsystem, bei dem eine Rotationspumpe das Septum über hydraulische Flüssigkeit bewegt. Eine interne Lithiumbatterie kann das TAH für eine halbe Stunde mit Strom versorgen. Eine länger andauernde Stromversorgung erfolgt über eine transkutane Energieübertragung, wobei ein Kopplungsgerät über der internen Spule fixiert wird. Insgesamt wurden 14 Patienten mit einem AbioCor versorgt, 1 Patient überlebte 512 Tage. Trotz des schwer kranken Patientenguts wurde über keine TAH-Infektionen berichtet, was den Nutzen eines TET-Systems gut belegt (Wang et al. 2014).

Erste Experimente zur transthorakalen Energieübertragung erfolgten bereits 1961 (Schuder 1961). Die Erfahrungen mit den o. g. Systemen und vielen anderen Entwicklungen haben gezeigt, dass mehrere Probleme in der Entwicklung transkutaner Energieübertragungssysteme zu lösen sind. Die zuerst entwickelten Systeme zeigten sich wenig effizient, so dass lange Ladezeiten erforderlich waren. Hierbei war eine exakte Positionierung des Kopplungsgeräts notwendig, andernfalls wurde der Ladevorgang unterbrochen. Höhere Energien führten über Energieverluste an den TET-Geräten zu einer Erwärmung der implantierten elektronischen Komponenten und der Haut sowie zu Hautirritationen, welche die weiteren Ladevorgänge erschwerten. Weiterhin ist der stete Einfluss der elektromagnetischen Felder auf das menschliche Gewebe unklar und eine unerwünschte nervale Stimulation problematisch. Interaktionen mit anderen biomedizinischen Implantaten wie Herzschrittmacher sind ebenfalls zu bedenken.

Die gegenwärtigen Entwicklungen zielen auf TET-Systeme mit einer Leistung bis zu 30 Watt, die selbst bei einem suboptimal platzierten Kopplungsgerät eine Effektivität >95 % aufweisen (Knecht et al. 2015). Ein interessantes Konzept wurde von der Fa. Dualis anlässlich der DGTHG-Tagung 2011 vorgestellt. Die induktive Kopplung der DUALIS-Wireless-Technologie wurde nicht speziell für die Medizintechnologie entwickelt, sondern ermöglicht die kabellose Energieübertragung auf eine Vielzahl elektronischer Geräte. Der Vorteil der DUALIS-Technologie liegt in einer hocheffizienten und zuverlässigen Energieübertragung, bei der der Verbraucher nicht exakt zur Energiequelle ausgerichtet sein muss. Der Aufbau ist modular, und ein paralleler Datentransfer über RF-Kommunikationstechniken ist ebenfalls möglich (www.dualis-medtech.de).

Eine alternative Technologie, die „Free-Range Resonant Electrical Energy Delivery" (FREE-D), zielt darauf ab, Energie drahtlos über größere Distanzen zu übertragen (Waters et al. 2012). Sie basiert auf dem physikalischen Phänomen der Resonanz und geht letztendlich auf die Arbeit von Nikola Tesla zurück, analog den Techniken fürs Radiohören, Fernsehen und Kochen (Induktionsherd). Erste Versuche hierzu wurden bereits 2007 veröffentlicht. Marin Soljačić demonstrierte damals eine Energieübertragung mit 60 W zu einer Glühlampe in mehr als 2 m Abstand (Effizienz 40 %) (Kurs et al. 2007). Das FREE-D-System beinhaltet zwei hocheffiziente Spulen mit identischen Resonanzfrequenzen (Resonatoren), welche die Energie über ein gemeinsames Magnetfeld wesentlich besser (Effizienz >90 %) als TET-Systeme übertragen (▫ Abb. 10.6). Die dabei verwendeten Magnetfelder sind sehr schwach, vergleichbar dem natürlich Magnetfeld der Erde (Wang 2014). Die idealistische Zukunftsvorstellung ist dann ein LVAD ohne Steuerkabel, das dem Patienten eine vollständige Bewegungsfreiheit gibt und in speziellen Umgebungen (zuhause, im Auto, etc.) automatisch wieder aufgeladen wird.

Parallel zur Entwicklung der TET-Systeme ist die Entwicklung neuer Batteriearten von großer Bedeutung, um nicht nur ausreichend Energie übertragen, sondern auch speichern zu können. Die Batterien müssen nicht nur hohe Kapazitäten aufweisen, sondern auch eine lange Lebensdauer und akzeptable Größenverhältnisse aufweisen. Längst haben

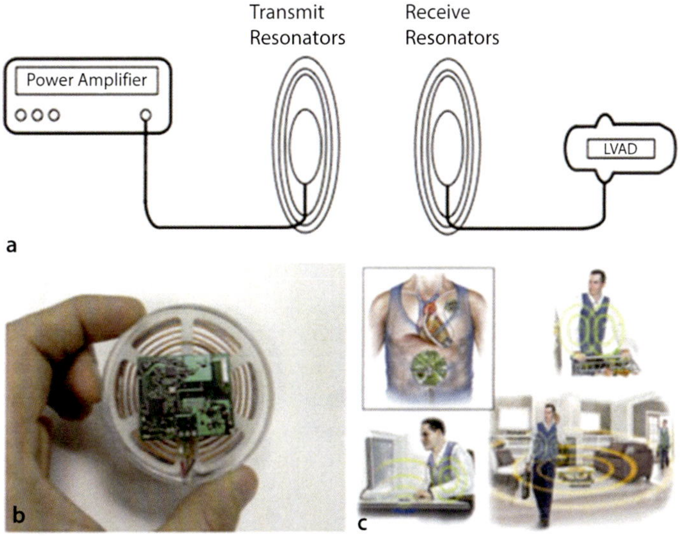


▫ **Abb. 10.6a–c** Das FREE-D-Konzept. **a** Der Transmitter erzeugt über die induktive Resonanzkopplung Strom in der Empfangsspule. **b** Implantierbare Empfangsspule. **c** Kabellose Aufladung der Batterien im geeigneten Umfeld. (Aus Wang et al. 2014, mit freundlicher Genehmigung)

die Lithiumionen-Akkus die Nickel-Cadmium- und die Nickel-Metallhydrid-Akkus abgelöst. Dennoch ist die Laufzeit der Lithiumionen-Akkus immer noch viel zu kurz für ein komplett implantierbares VAD-System, da sie meist nur für 6–8 h ausreichend Strom zur Verfügung stellen können. Neuere Entwicklungen zielen u. a. auf ein Solarzellensystem ab, welches die Batterien ständig aufladen kann. Damit könnte die Batteriegröße verkleinert und/oder die Laufzeit der Batterien verlängert werden. Auch sog. Brennstoffzellen sind in Diskussion, bei denen eine Reaktion von Sauerstoff mit dem Brennstoff Wasserstoff die Energie liefert. Der Vorteil einer solchen sog. Niedertemperatur-Protonenaustauschmembran-Brennstoffzelle (Proton Exchange Membrane Fuel Cell) liegt darin, dass als Endprodukt Wasser entsteht und ein Wirkungsgrad von etwa 60 % erreicht werden kann. Ein Wiederaufladen der Brennstoffzellen ist innerhalb kürzester Zeit möglich. Eine zukünftige Verwendung von Nuklearantrieben mit Plutonium wie bei Herzschrittmachern in der 70er-Jahren und skelettale Muskelenergiekonverter sind wenig wahrscheinlich.

## 10.4 Künstliche Lunge

*D. Camboni, C. Schmid*

### 10.4.1 Grundlegendes

Die erste Anwendung einer lebensrettenden passageren extrakorporalen Lungenunterstützung erfolgte bereits im Jahr 1970. Allerdings ist es in dem halben Jahrhundert seither trotz zahlreicher Bestrebungen bis heute nicht gelungen, einen vollständigen, längerfristigen Lungenersatz zu etablieren. Auch gegenwärtig steht im Falle eines terminalen Lungenversagens nur die Lungentransplantation als therapeutische Maßnahme zur Verfügung. Laut Eurotransplant werden europaweit ca. 700 Lungentransplantationen pro Jahr durchgeführt. Auf der anderen Seite versterben etwa 200 Patienten pro Jahr auf der Eurotransplant-Warteliste zur Lungentransplantation. Diese Zahlen erscheinen eher niedrig. Doch der Bedarf einer längerfristigen Unterstützung des Gasaustausches wird deutlich, wenn man sich die zehn häufigsten Todesursachen laut WHO veranschaulicht (WHO 2014). So ist die COPD die dritthäufigste Todesursache. Nun ist die COPD zwar eine Erkrankung des alten Menschen, sie kann aber auch im mittleren Alter bereits terminale Folgen haben. Eine weitere häufigere Indikation zur Lungentransplantation ist die Mukoviszidose, die mit einer Inzidenz von 1:2000 beschrieben ist. Optimierungsbedürftig ist auch die eingeschränkte 5-Jahres-Überlebensrate nach einer Lungentransplantation von 50 %, die also weit hinter der 5-Jahres-Überlebensrate nach Herz- oder Nierentransplantation liegt (Fakhro et al. 2016). Außerdem stellt heute ein künstlicher langfristiger Organersatz für z. B. Niere und Herz eine reale Therapieoption dar. Dagegen steht die Entwicklung einer implantierbaren künstlichen Lunge noch am Anfang. All diese Faktoren führen zu den Bestrebungen eines permanenten Lungenersatzes.

### 10.4.2 Stand der Forschung

Von den ersten „Blasenoxygenatoren“ Ende des 19. Jahrhunderts über „Filmoxygenatoren“ aus den 1930er Jahren bis zu den „Membranoxygenatoren“ in Flachmembranbauweise und den heute eingesetzten Hohlfasermembranoxygenatoren wurden große Fortschritte hinsichtlich Hämokompatibilität, Anwendungsdauer, Optimierung der Austauschfläche und Systemverkleinerung erzielt. Trotz alledem bleibt die ECMO bis heute die alleinige Möglichkeit, den Gasaustausch zu unterstützen. Allerdings gibt es noch eine Vielzahl von Problematiken, die den Einsatz der ECMO als Lungenersatz über einen längeren Zeitraum noch nicht erlauben. Ähnliche Probleme bestehen in der Konzeption einer künstlichen Lunge.

Im Vordergrund stehen Biokompatibilitätsprobleme, die zur Aktivierung der Gerinnung, Thrombenbildung und Membranfunktionseinschränkung führen. Die heutigen Systeme sind mit Heparin, Phosphorylcholin oder mit Poly-2-Methoxyethylacrylat (PEMA) beschichtet. Die Beschichtungen haben aber nur eine sehr begrenzte Haltbarkeit, daher bilden sich in den heute zur Verfügung stehenden Systemen trotz systemischer Antikoagulation noch Thromben, Fibrin- und Zellablagerungen

(Dornia et al. 2013). Für die Optimierung der Biokompatibilität der Membranen gibt es eine Reihe von vielversprechenden Ansätzen, die hier nur erwähnt werden sollen: physikalische Modifizierung (z. B. Silikonbeschichtungen), chemische Modifizierungen (z. B. NO-Beschichtungen) sowie biologische Modifizierungen (z. B. Besiedlung mit Endothelzellen) (Major et al. 2014, Ming et al. 2008).

Nach der Biokompatibilität und im direkten Zusammenhang damit stehen neue Antikoagulationstrategien, die aufgrund der großen Oberflächen künstlicher Lungen für einen ausreichenden Gasaustauch eine besondere Herausforderung darstellen (z. B. multimodale Strategien, Faktor-Xa-Inhibitoren etc.).

Trotz vielseitiger Bemühungen ist es bisher noch nicht gelungen, die Biokompatibilität durch Beschichtungen oder die Antikoagulation soweit zu verbessern, dass ein geeignetes Verfahren zur Anwendung käme.

Ein anderer wissenschaftlicher Schwerpunkt ist die weitere Miniaturisieurng der Systeme, um die Mobilisierung und eine potenzielle Implantation ähnlich eines Herzunterstützungssystems zu erleichtern Ansätze sind hier z. B. alternative Membranen (z. B. Polydimethylsiloxan, PDMS), Miniaturisierung der Hohlfasern, pumpenlose und schlauchlose Systeme. Erste Ansätze einer Miniaturisierung wurden bereits entwickelt, die allerdings nicht im klinischen Gebrauch sind. So wurde in Aachen ein Oxygenator mit integrierter Pumpe und deutlicher Reduzierung der Fremdoberfläche entwickelt (HEXMO; Kopp et al. 2011). Im Bereich der Kannülierung wurde ebenfalls ein pumpenloses System entwickelt, welches an die Nabelschnur angeschlossen wird (NeonatOx; Arens et al. 2011). Große Erfahrungen mit pumpenlosen Systemen wurden auch bereits am Patienten in Form der pumpenlosen extrakorporalen Lungenunterstützung (PECLA oder iLA, Novalung) gesammelt. Dieses System benutzt den Kreislauf des Patienten durch Schaffung eines arteriovenösen Shunts über die Femoralgefäße mit einem zwischengeschaltetem Oxygenator und dient vornehmlich der Decarboxylierung mit nur eingeschränkter Oxygenierung (▶ Abschn. 7.2).

Ein weiterer Ansatz der Miniaturisierung waren intravasal eingebrachte Oxygenatoren, die allerdings nur wenig Effektivität aufzeigten („Hattler catheter“, IVOX; Hattler et al. 2002). Daher wurde dieser Ansatz wieder verlassen. Gänzlich neue miniaturisierte Konzepte erhofft man sich durch 3D-Druckverfahren. Polydimethylsiloxan (PDMS), das durch eine sehr gute Biokompatibiliät und eine hohe Sauerstofflöslichkeit gekennzeichnet ist, dient als Basis für den Druck neuartiger, miniaturisierter Membranen (Femmer et al. 2014).

Da der künstliche Gasaustausch der potenziellen künstlichen Lunge in Abhängigkeit von der jeweiligen Aktivität des Patienten ist, wird auch an einer bedarfsorientierten Lungenunterstützung wissenschaftlich gearbeitet (Ansatz: differenzierte Flow-Regulation). Dadurch wäre es möglich, eine patientenspezifische Behandlungsstrategie anzubieten, die zudem der eigenen körperlichen Aktivität und dem physiologischen Bedarf angepasst ist. Ein COPD-Patient hat einen primären Unterstützungsbedarf bei der $CO_2$-Elimination, während ein Mukoviszidose-Patient eher bei der Oxygenierung unterstützt werden muss. Verkompliziert wird dies noch durch Addition einer körperlichen Aktivität.

Die heutigen Membranoxygenatoren sind von der Blutzufuhr und einer Gaszu- und -abfuhr abhängig. Daher wird auch an alternativen Methoden gearbeitet, die die Abhängigkeit von einer externen Gaszufuhr verändert. Hier gibt es aber leider noch keinen zielführenden Ansatz. Die oben genannten Punkte veranschaulichen die wissenschaftliche und klinische Distanz zur künstlichen Lunge, die es in implantierbarer Form wahrscheinlich in den nächsten Jahrzehnten nicht geben wird. Erfreulich ist die Einrichtung eines Schwerpunktprogrammes mit dem Namen „Towards an Implantable Lung“ aus Mitteln der Deutschen Forschungsgemeinschaft. So wird in den nächsten Jahren an mehreren Zentren in Deutschland wissenschaftlich weitergeforscht. Bedeutende Zentren sind dabei das Helmholtz-Institut der RWTH Aachen und die Leibniz Forschungslaboratorien für Biotechnologie und künstliche Organe der Medizinischen Hochschule Hannover. International sind noch die University of Michigan und die University of Pittsburgh zu nennen, die ebenfalls schwerpunktmäßig wissenschaftlich an einer künstlichen Lunge arbeiten.

### 10.4.3 Compliant Total Artificial Lung (cTAL) und MC3-Lung

Die heutigen Oxygenatoren sind in einem starren, unelastischen Gehäuse. Die native Lunge hat jedoch ein gewisses Maß an Elastizität und Dehnbarkeit. Die Lungendehnbarkeit (Lungencompliance) ist eine physikalische Größe, welche ihre elastischen Eigenschaften beschreibt. Die Compliance gibt das Verhältnis von Veränderung des Lungenvolumens und der daraus resultierenden Druckveränderung in der Maßeinheit ml/mbar wieder. Diesen Umstand habe Bioingenieure an der University of Michigan berücksichtigt und ein dehnbares, flexibles Gehäuse entwickelt. Basis für die „elastische" künstliche Lunge war die MC3-BioLung. Dabei handelt es sich um einen „low resistance"-Oxygenator mit einem Druckwiderstand von 2–3 mmHg/l/min. Die handelsüblichen Oxygenatoren haben einen deutlich höheren Druckwiderstand um die 20 mmHg/l/min. Die MC3-BioLung wurde bereits in einem Tiermodell am Schaf über einen Zeitraum von 30 Tagen erfolgreich getestet. Dabei war das Tier wach, spontan atmend an der künstlichen Lunge. Diese wurde parallel zur Lungenstrombahn an der Arteria pulmonalis und dem linken Atrium angeschlossen (Sato et al. 2007). Trotz dieses niedrigen Druckwiderstandes sind die Effekte des starren Gehäuses auf den rechten Ventrikel insbesondere über einen längeren Zeitraum unklar. Daher wurde ein „elastischer" Oxygenator mit einem dehnbaren Gehäuse entwickelt (◘ Abb. 10.7). Dieser Oxygenator wurde bisher nur in einem Kurzzeitexperiment in einem Dobutamin-Stresstest am Tier untersucht. Dabei wurde der „elastische" Oxygenator sogar seriell, also nachlasterhöhend, zur Lungenstrombahn an die A. pulmonalis angeschlossen. Der Widerstand dieses Oxygenators war im Tiermodell unter 1 mmHg/l/min extrem niedrig (Scipione et al. 2013).

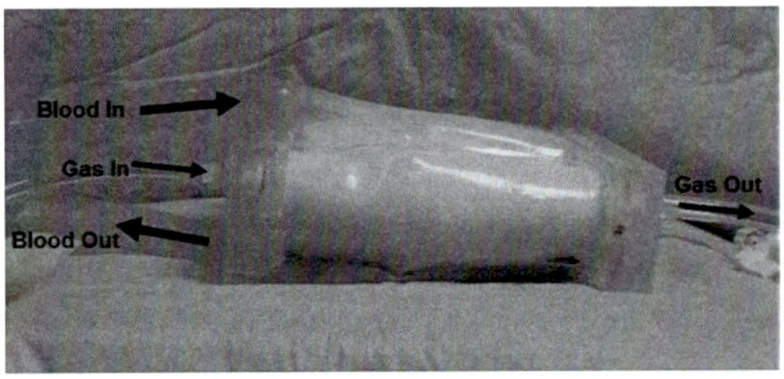


◘ **Abb. 10.7** Compliant Total Artificial Lung. (Aus Scipione et al. 2013, mit freundlicher Genehmigung)

### 10.4.4 Die peritoneale künstliche Lunge

Ein bereits in den 60er- bis 80er-Jahren des letzten Jahrhunderts verfolgtes Konzept ist die an die Peritonealdialyse angelehnte peritoneale künstliche Lunge. Dabei wird das großflächige Kapillarnetz des Peritoneums benutzt, um den Gasaustausch zu realisieren. Dem Konzept nach wird oxygeniertes Perfluorocarbon durch die Peritonealhöhle dem Gasaustausch entsprechend perfundiert. Perfluorocarbon wird auch als „breathing liquid" bezeichnet und bei der – marginal etablierten – Flüssigkeitsbeatmung benutzt (Leach et al. 1993). Perfluorocarbone wurden bereits als Dopingmittel verwendet, da sie neben der biologischen Eigenschaft, inert zu sein, auch ähnlich dem Hämoglobin Sauerstoff transportieren können. Ansonsten werden Perfluorcarbone als Kälte- und Isolationsmittel benutzt. Wegen des hohen technischen Aufwandes einer permanenten peritonealen Lunge wurde dieser Ansatz jedoch wieder fallengelassen.

### 10.4.5 Parakorporale künstliche Lunge in klinischer Erprobung

Erste Erfahrungen mit einer parakorporalen „künstlichen Lunge" konnten bereits in der letzten Dekade an verschiedenen Zentren weltweit gesammelt werden. So ist es primär in Regensburg gelungen, eine Patientin 62 Tage mit Hilfe einer parakorporalen künstlichen Lunge erfolgreich bis zur Lungentransplantation zu überbrücken. Dabei war die Patientin wach, spontan atmend und unter intensivmedizinischen Bedingungen mobilisierbar (Leach et al. 1993). Das Konzept der parakorporalen künstlichen Lunge wurde, wie oben beschrieben, bereits zuvor am Tiermodell an der University of Michigan erprobt (Sato et al. 2007). Es umfasst einen dem Lungenkreislauf parallelgeschalteten Kreislauf mit zwischengeschaltetem Oxygenator. Dabei wird eine großlumige Gefäßprothese an den Stamm der Arteria pulmonalis anastomosiert und externalisiert. Ferner wird dem Konzept nach eine ebenfalls großlumige Gefäßprothese an den linken Vorhof anastomosiert. In dem Fallbeispiel aus Regensburg wurde allerdings keine Gefäßprothese an den linken Vorhof anastomosiert, sondern eine großlumige Kanüle wurde über eine

Tabaksbeutelnaht eingebracht. Zwischen diesem pulmonalen Shunt von der A. pulmonalis und dem linken Vorhof wurde ein Oxygenator geschaltet mit dem nativen rechten Herzen als Blutpumpe. In üblicher Weise wurde dem Oxygenator Sauerstoff zugeführt. Das parakorporale Konzept der künstlichen Lunge ermöglichte die einfache Überwachung des Oxygenators und den leichten Austausch bei Bedarf. Da keine zusätzliche Pumpe im System integriert wurde, blieb das Bluttrauma sehr eingeschränkt. Die Patientin (◘ Abb. 10.8) konnte so über einen zweimonatigen Zeitraum sicher auf intensivmedizinischem Niveau ambulant geführt werden.

### 10.4.6 Zusammenfassung:

Das Konzept des längerfristigen, künstlichen Organersatzes funktioniert im Bereich des Herz- und Nierenersatzes klinisch bereits äußerst gut. Für den Lungenersatz trifft das leider nicht zu. Ein passagerer Lungenersatz im Bereich von wenigen Wochen kann heute sehr gut mittels einer ECMO unter intensivmedizinischen Bedingungen realisiert werden. Einen längerfristigen, gar ambulanten Lungenersatz über Monate oder Jahre wird es aller Voraussicht in den nächsten Jahren nicht geben. Abhilfe kann hier das von der DFG errichtete Schwerpunktprogramm „Towards an Implantable Lung" schaffen.

## 10.5 Biotechnologie

*A. Assmann, A. Lichtenberg, P. Akhyari*

### 10.5.1 Grundlegendes

Derzeitige Ventricular-Assist-Device (VAD)-Systeme haben zwar insbesondere in hämodynamischer Hinsicht einen fortgeschrittenen Entwicklungsstatus erreicht, die Biokompatibilität ihrer inneren Oberflächen jedoch ist noch gering. Der permanente Kontakt des Empfängerblutes mit den künstlichen Materialien der Implantate verursacht eine Aktivierung sowohl der Gerinnungskaskade als auch inflammatorischer und immunologischer Prozesse.

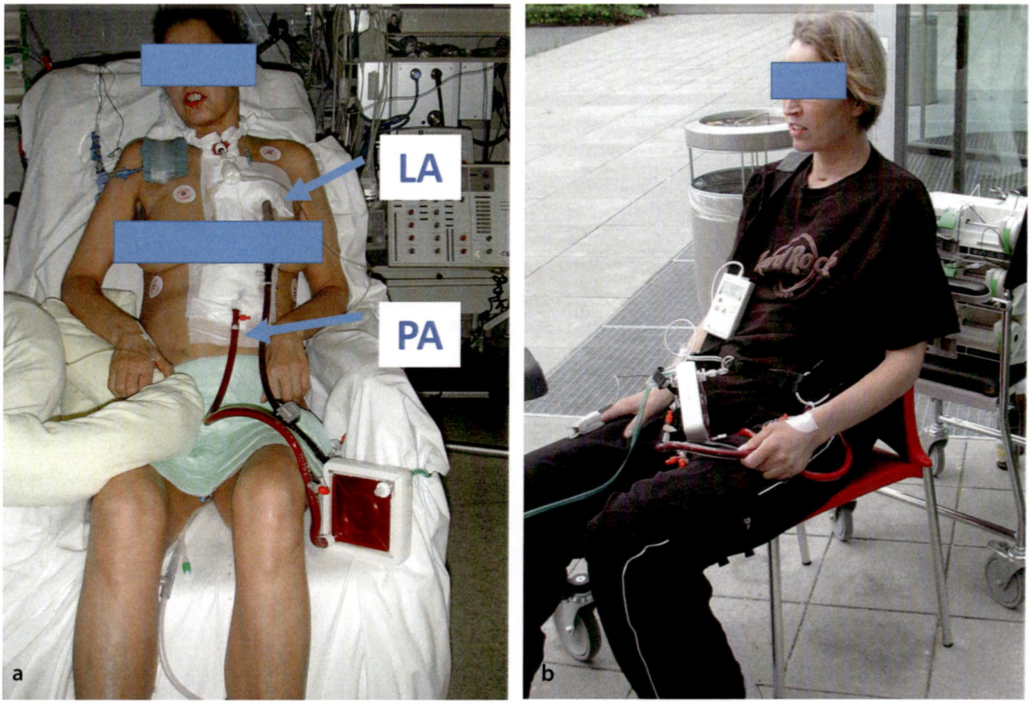


◘ **Abb. 10.8** Patientin mit parakorporaler Lunge anastomosiert an die A. pulmonalis und den linken Vorhof

**Um Aggregatthrombosen, systemischen Inflammationssyndromen sowie einer mikrobiellen Besiedelung der inneren Oberflächen vorzubeugen, ist es erforderlich, deren Biokompatibilität zu steigern, wobei insbesondere eine akzelerierte autologe Endothelialisierung von Bedeutung ist.**

Letztere kann nicht nur durch die Wahl des Implantatmaterials selbst, sondern auch durch bioaktive Oberflächenbeschichtungen unterstützt werden.

### 10.5.2 Modifikation des Biointerface mechanischer VAD-Systeme

In einer In-vitro-Studie (Lehle et al. 2009) wurden unterschiedliche Polyurethane, die häufig Hauptbestandteile in VAD-Systemen sind, auf ihre Biokompatibilität getestet. Hierbei zeigte sich, dass diese zytotoxischen Materialien die Adhäsion endothelialer und in geringerem Ausmaße auch fibroblastischer Zellen inhibieren und sich somit keine ausreichende endotheliale Schutzbarriere entwickeln kann. Weiterhin ergaben sich in Abhängigkeit vom Herstellungsprozess der Polyurethane unterschiedliche Endothelialisierungsraten. Darüber hinaus konnten Asai et al. (2007) in einem Mausmodell darstellen, dass mit fortschreitender autologer Endothelialisierung von Polyurethanprothesen deren adhäsive Wirkung auf Staphylokokken – die primären Verursacher von VAD-Infektionen – nachlässt.

Um ein möglichst kompatibles Biointerface zu erzeugen, stehen verschiedene Ansätze zur Modifikation der inneren Oberflächen mechanischer VAD-Systeme zur Verfügung. Hierzu zählen die im Folgenden aufgeführten Techniken der In-vitro-Endothelialisierung vor Implantation sowie der Oberflächenbeschichtung mit Substanzen, welche entweder die In-vivo-Endothelialisierung unterstützen oder antithrombotische Funktion ausüben.

#### In-vitro-Endothelialisierung vor Implantation

Die In-vitro-Endothelialisierung von in den systemischen Blutkreislauf integrierten Systemen stellt eine Herausforderung dar, der sich Forschungsprojekte aus mehreren Disziplinen widmen. Hess et al. (2010) berichteten, dass Oxygenatormembranen mit Nabelschnurblutzellen der endothelialen Linie besiedelt werden können und dadurch ihre Thrombogenität reduziert wird. Implantat-Endothelialisierung durch autologe Zellen ist nicht nur nach Implantation in den Empfänger möglich, sondern kann auch bereits präoperativ erfolgen. So zeigten Achnek et al. (2011) in vitro, dass mit autologen endothelialen Progenitorzellen besiedelte Titanium-Implantate eine gegenüber unbesiedelten Prothesen deutlich reduzierte Thrombogenität aufweisen; sie konnten diese Beobachtung durch den Einsatz eines Schweinemodells auch unter In-vivo-Bedingungen bestätigen. Kürzlich konnte für Titaniumoberflächen, die mit gesinterten Mikrosphären behandelt wurden, gezeigt werden, dass sie eine sehr gute Adhärenz humaner Nabelschnurblut-Endothelzellen erlauben (Noviani et al. 2016). Anstatt endotheliale Zellen oder deren direkte Progenitoren zu verwenden, können auch mesenchymale Stammzellen eingesetzt werden, deren Potenzial zur stimulierten Transdifferenzierung in Endothelzellen unter In-vitro-Bedingungen bereits beschrieben wurde (Pankajakshan et al. 2012).

Insgesamt jedoch erscheint die präoperative Besiedelung von VAD-Systemen mit Endothelzellen jeglicher Herkunft eher schwer praktikabel und in Bezug auf Vitalität und konstante Konfluenz der Zellen fragwürdig.

#### Akzeleration der autologen In-vivo-Endothelialisierung

Zu den potenziell zelladhärierenden Oberflächenbeschichtungssubstanzen zählen u. a. Komponenten der nativen extrazellulären Matrix (z. B. Fibronektin, Fibrin, Laminin, etc.) und deren Derivate (z. B. Gelatine), Wachstumsfaktoren (z. B. „vascular endothelial growth factor", VEGF, „fibroblast growth factor" etc.) sowie synthetisch hergestellte bioaktive Domänen dieser Substanzen (z. B. Peptide mit einer RGD-Sequenz). Für VAD-Systeme gibt es bislang jedoch kaum Erkenntnisse bezüglich der Umsetzbarkeit oder gar Effektivität solcher Beschichtungen.

Integrine bilden eine große Familie biologisch hochrelevanter Oberflächenrezeptoren, die von vielen Zellarten exprimiert werden und wesentliche

Funktionen wie Zellteilung, Stoffwechselaktivität und Migration beeinflussen können (Ruegg et al. 2004). Zelladhäsionsmoleküle wie RGD und RGD-enthaltende Peptide (Meinhart et al. 2005) stellen Liganden von Zellrezeptoren dar, und deren Bindung an die Oberfläche von künstlichen oder auch biologischen Implantaten kann daher eine beschleunigte Oberflächenpopulation in vivo bewirken (Assmann et al. 2013). Durch gezielte Herstellung von RGD-beinhaltenden Peptiden wurde bereits eine selektive Endothelzellrekrutierung bei herabgesetzter Thrombozytenadhäsion erzielt (Hsu et al. 2004). Erkenntnisse über die zellspezifische Expression und den funktionellen Status von Integrinen auf Endothelzellen und Thrombozyten geben eine zusätzliche Hilfestellung bei der gezielten Auswahl von spezifischen Liganden adhäsionsfördernder Oberflächenrezeptoren von Endothelzellen. So konnte z. B. im Falle der α4-Integrin-Untereinheit eine Expression auf Endothelzellen nachgewiesen werden, während diese Rezeptoruntereinheit nicht auf Thrombozyten vorkommt und daher zumindest bei der Betrachtung von Endothelzellen und Thrombozyten ein selektives biochemisches Ansprechen von Endothelzellen ermöglichen kann (Rodenberg u. Pavalko 2007). Für verschiedene Peptide mit anderen zelladhäsionsfördernden Sequenzen konnten ebenso eine akzelerierte Endothelialisierung sowie eine Inhibition der Thrombozytenanhaftung gezeigt werden (Aubin et al. 2016, McMillan et al. 2001, Taite et al. 2008). Darüber hinaus vermag die Integration von Wachstumsfaktoren, wie z. B. VEGF (Ehrbar et al. 2005), und anderen bioaktiven Substanzen, wie z. B. Stickstoffmonoxid (Reynolds et al. 2006), die Differenzierung und die Funktionalität des Neoendothels zu fördern. Schließlich können Zelladhäsion, -migration und -funktionalität auch durch Modifikation der Implantatoberflächen mittels Nanotechnologie bzw. Micropatterning positiv beeinflusst werden (Choi et al. 2007, Miller et al. 2004).

### Inhibition prokoagulatorischer und inflammatorischer Prozesse

Die Beschichtung innerer Oberflächen perfundierter Systeme mit Heparin zur Verringerung der Gerinnungsaktivierung ist längst klinische Alltagsrealität. So werden z. B. viele Schlauchsets und Oxygenatoren für Herz-Lungen-Maschinen mit einer Heparinbeschichtung ausgeliefert.

Da eine rasche Endothelialisierung der Fremdoberflächen deren Thrombogenität reduziert, haben die oben aufgeführten Methoden allesamt auch potenziell antithrombotische Wirkung bzw. könnten die inflammatorische Antwort gegen die implantierten Fremdoberflächen vermindern. Darüber hinaus konnte für die Beschichtung von Polytetrafluoroethylen (PTFE)-Prothesen mit einem synthetischen Peptid eine präferenzielle Adhäsion von Endothelzellen versus Thrombozyten gezeigt werden (Larsen et al. 2007). In einer anderen Studie wurde die Entwicklung eines Peptids beschrieben, welches als GPIIb/IIIa-Antagonist die Thrombozytenaggregation hemmen kann und somit ebenfalls als Beschichtungssubstanz für innere Implantatoberflächen in Frage kommt (Cheng et al. 1994). Auch für Polypropylensulfid-Polyethylenglykol auf PTFE-Grafts liegen Daten vor, die eine verminderte Tendenz zur Thrombozytenadhäsion belegen (Karrer et al. 2005). Unabhängig von der Oberflächenbeschichtung kann schon die Struktur der Systembestandteile eines VAD-Systems die Gefahr der Bildung von Thromben reduzieren. So konnte kürzlich gezeigt werden, dass Netzstrukturen auf der Oberfläche von Titanium-Einlasskanülen im Vergleich mit glatten Titanoberflächen das Thromboserisiko signifikant senken (Miyamoto et al. 2015). Als Ursache dafür wurde eine zelluläre Besiedlung der Netzoberfläche der Einlasskanülen gefunden.

### Herausforderungen bei der Modifikation des Biointerface

Eine wesentliche Herausforderung bei der Modifikation des Biointerface von VAD-Systemen ist die Integration der zuvor genannten Konzepte zum Oberflächen-Engineering in den diffizilen Gesamtherstellungsprozess von VAD-Systemen. Insbesondere gilt dies für die aktuell in der klinischen Praxis zunehmend gegenüber pneumatischen Systemen favorisierten axialen Pumpen, die eine außerordentlich komplexe luminale Oberflächengeometrie aufweisen. Weiterhin muss die enorme mechanische Belastung beachtet werden, der die Rotationselemente in axialen Pumpen ausgesetzt sind, denn sie bewegen sich dauerhaft mit mehreren tausend

Umdrehungen pro Minute. Biologische Modifikationen der Oberflächen mit sekundärer Kolonisierung durch Endothelzellen erscheinen in diesem Kontext schwer realisierbar. Und auch bei den anderen Bauelementen der VAD-Systeme muss die hohe Flussgeschwindigkeit des Blutes mit den daraus resultierenden großen Scherkräften, die auf die begrenzenden Oberflächen wirken, berücksichtigt werden.

Im Falle der Beschichtung von Oberflächen mit Makromolekülen gewinnt die Entwicklung von optimierten Herstellungsprozessen an Bedeutung, die ein kontrolliertes Anbringen von bioaktiven Gruppen derart ermöglichen, dass die funktionelle Aktivität nicht limitiert wird. Bei bioaktiven Faktoren und Botenstoffen ist zwecks Sicherstellung der Wirkung und Vermeidung unerwünschter Nebenwirkungen zusätzlich die exakte Kontrolle über die zeitabhängige Freisetzung entscheidend.

Alle experimentellen Arbeiten auf diesem Gebiet werden in der letzten Entwicklungsstufe eine präklinische Evaluation erfordern, die aus heutiger Sicht vor allem durch den Mangel an relevanten In-vivo-Modellen als limitiert betrachtet werden muss. So können heute die in der klinischen Praxis angetroffenen komplexen Wechselwirkungen von Komorbiditäten und patientenspezifischen demographischen Eigenschaften kaum in einem präklinischen Tiermodell wiedergegeben werden. Schließlich sind die physiologischen und pathophysiologischen Vorgänge in gängigen Tiermodellen nur partiell auf die Situation der Anwendung im Menschen zu übertragen.

### 10.5.3 Anatomische Verlagerung des kritischen Biointerface mechanischer VAD-Systeme

Ein weiterer Ansatz zur Erhöhung der Biokompatibilität von VAD-Systemen ist deren anatomische Verlagerung nach intravaskulär, woraus sich zwangsläufig auch eine andere Geometrie der Implantate mit der Option auf Reduktion der Kontaktfläche von Blut mit Fremdmaterial ergibt. Umgesetzt wurde diese Idee z. B. in der sogenannten Reitan®-Katheterpumpe der Firma CardioBridge sowie der Impella® der Firma Abiomed. Auf das Impella-System wird im ▶ Abschn. 3.2 „Perkutane Systeme" näher eingegangen, sodass im Folgenden eine kurze Übersicht nur zur Reitan-Pumpe gegeben wird. Dieser transfemoral zu implantierende Katheter trägt an seiner Spitze einen durch einen Käfig abgeschirmten Propeller, welcher in der Aorta descendens platziert wird. Durch Beschleunigung des Blutes infolge Rotation des Propellers können theoretisch Flussminutenvolumina generiert werden, die dem physiologischen Herzminutenvolumen eines Erwachsenen entsprechen. Hierdurch wird konsekutiv auch die Nachlast des linken Ventrikels reduziert. In einer jüngeren Studie wurde für die kardiozirkulatorische Unterstützung bei Hochrisikopatienten während Koronarintervention keine Erhöhung der Hämolyserate oder Verringerung der Thrombozytenzahl beobachtet (Smith et al. 2009). Nicht zuletzt aufgrund von Berichten über eine Reduktion des zerebralen und des koronaren Blutflusses in Großtiermodellen (Dekker et al. 2003) bedarf die intraaortale Propellerpumpe jedoch weiterer Evaluation, obgleich die anatomische Verlagerung der potenziellen Quelle für thromboembolische Ereignisse in eine Position distal der hirnversorgenden arteriellen Gefäßabgänge strategisch vorteilhaft erscheint.

### 10.5.4 Vermeidung eines Biointerface zwischen mechanischem VAD-System und der systemischen Blutzirkulation

Eine Alternative zur Erhöhung der Biokompatibilität künstlicher Implantate könnte die Entwicklung von Konzepten sein, die einen unmittelbaren Kontakt zwischen Implantat und Blutfluss vermeiden oder auf die Produktion komplett biologischer Unterstützungssysteme aufbauen. In einer Arbeit von Yildirim et al. (2007) wird die Entwicklung eines Kollagen-I-basierten, mit neonatalen Rattenkardiomyozyten besiedelten Gewebekonstruktes in Form einer Kammer beschrieben, das in vitro kontraktile Eigenschaften aufweist und darüber hinaus nach einer Implantation eine rasche Vaskularisierung im Sinne einer Neoangiogenese erfährt. Durch die geometrische Konfiguration konnte dieses Konstrukt zur zirkumferenziellen kardialen Ummantelung in einem Kleintiermodell implantiert werden, woraufhin die prinzipielle Möglichkeit der kardialen Applikation eines solchen kontraktilen Gewebes zur funktionellen

Unterstützung insuffizienter Ventrikel aufgezeigt wurde. Allerdings sind weitere Optimierungen dieses Konzeptes notwendig, allen voran eine Steigerung der aktiv entwickelten Kräfte, um tatsächlich klinisch relevante Auswirkungen auf die hämodynamische Situation der Empfängertiere im chronischen Verlauf zu erzielen. Dennoch bietet dieses Konzept grundsätzliche Vorteile gegenüber anderen Ansätzen der ventrikulären Unterstützung an, da hier das Unterstützungsimplantat keinen direkten Blutkontakt erfährt und somit eine Reihe der zuvor angedeuteten Risiken gemieden werden können.

Anstelle einer externen Ummantelung des nahezu gesamten insuffizienten Herzens werden seit einigen Jahren auch Methoden zur gezielten lokalen Applikation eines bioartifiziellen Gewebes – als epikardiale Auflage oder auch als transmuraler Ersatz – erforscht. In einer Kleintierstudie von Sekine et al. (2008) wurden Gewebe aus neonatalen Kardiomyozyten und Endothelzellen auf infarzierte Rattenherzen transplantiert. Vier Wochen nach dem Eingriff konnte nicht nur eine signifikante lokale Zunahme der myokardialen Kapillardichte, sondern auch eine signifikante Verbesserung der linksventrikulären Funktion dokumentiert werden. Wang et al. (2010) besiedelten dezellularisiertes porkines Myokard mit allogenen fetalen Knochenmarkzellen und konnten im Verlauf sowohl Kardiomyozyten als auch Myokard-typische Gefäßstrukturen beobachten. Zwecks Reparatur myokardialer Defekte durch vaskularisierte Strukturen wurden bereits zahlreiche Ausgangsgewebe getestet. Neben einigen wenigen Studien zu Harn- und Gallenblasen-, Magen- und Myometriumgrafts gibt es vielversprechende Berichte über die gut vaskularisierte Submukosa des Dünndarms. Tudorache et al. (2009) implantierten in einem Schweinemodell des myokardialen Infarktes autologe, dezellularisierte, heterotop perfundierte Dünndarm-Submukosa in rechtsventrikuläre Infarktareale und fanden nach einem Monat Hinweise auf eine Re-Besiedlung der zuvor azellulären Implantate, wobei interessanterweise auch Marker einer kardiomyozytären Differenzierung aufgezeigt wurden. Nicht nur in dieser Studie konnte in vivo eine spontane, progressive Neoangiogenese beobachtet werden, sondern auch bei Versuchsanordnungen, die eine Fixierung omentaler und peritonealer Strukturen in ventrikulären Infarktarealen in Groß- wie Kleintiermodellen beinhalten. Huang et al. (2010) zeigten im Rattenmodell darüber hinaus auch eine Verbesserung der linksventrikulären Funktion nach Implantation peritonealer Patches, welche mit mesenchymalen Stammzellen besiedelt waren.

Außer nativen Geweben oder deren dezellularisierten Derivaten werden auch verschiedene artifizielle Trägermatrizes für Zell- oder Gewebetransplantate intensiv erforscht. Hierzu zählen u. a. biologische Gerüste aus extrazellulären Matrixkomponenten wie Kollagen, Fibrin oder Hyaluronsäure, Gele aus Alginat und Zellulose sowie diverse synthetische Materialien (z. B. Polyester und Polyurethane). Eine Übersicht zu den zahlreichen Ansätzen des myokardialen Tissue-Engineering findet sich bei Akhyari et al. (2008). Darüber hinaus existiert eine Vielzahl an experimentellen sowie klinischen Studien zur Transplantation verschiedener Stammzellpopulationen auf intrakoronarem, transepi- oder transendokardialem sowie intravenösem Wege. Zwar wurde in einigen dieser Arbeiten eine Verbesserung der myokardialen Funktion gesehen und auch partielle Gewebereparatur beschrieben; diese geschieht jedoch primär in den Infarktrandzonen, in denen noch vitales Myokard existiert. Eine flächendeckende Myokardrestitution ausgedehnter Infarktnarbenareale konnte bislang durch keine dieser Zelltherapien erzielt werden.

**Fazit** Die In-vitro-Züchtung nicht nur morphologisch ähnlicher, sondern auch in elektrophysiologischer sowie biomechanischer Hinsicht funktioneller Gewebe myokardialer Differenzierung zur Produktion von Herzersatzsystemen ist nach wie vor eine Zukunftsversion, wenn auch längst keine Illusion mehr. Bis zu deren Realisierung stellt die Optimierung der Biokompatibilität artifizieller Materialien eine erreichbare Option dar.

## Literatur

### Zu 10.1 und 10.2

Carpentier A, Latremouille C, Cholley B, et al. (2015) First clinical use of a bioprosthetic total artificial heart: report of two cases. Lancet 386: 1556–1563

Cecere R, Dowling RD, Giannetti N (2015) Initial clinical experience with the Symphony heart assist system. Ann Thorac Surg 99: 298–301

Kleinheyer M, Timms DL, Greatrex NA, et al. (2014) Pulsatile operation of the BiVACOR. Conf Proc IEEE Eng Med Biol Soc 2014: 5659–5662
Klotz S (2012) Mechanische kardiale Langzeitunterstützungssysteme mit minimalinvasiver Operationstechnik. Z Herz-Thorax- Gefäßchir 26: 245–252
Klotz S (2015) Zukunft der Left-Ventricular-Assist-Device-Therapie. Z Herz- Thorax- Gefäßchir 29: 393–401
Koerfer R, Spiliopoulos S, Finocchiaro T, et al. (2014) Paving the way for destination therapy of end-stage biventricular heart failure: the ReinHeart total artificial heart concept. Eur J Cardiothorac Surg 46: 935–936
Meyns BP, Simon A, Klotz S, et al. (2011) Clinical benefits of partial circulatory support in New York Heart Association Class IIIB and Early Class IV patients. Eur J Cardiothorac Surg 39: 693–698
Morley D, Litwak K, Ferber P, et al. (2007) Hemodynamic effects of partial ventricular support in chronic heart failure: results of simulation validated with in vivo data. J Thorac Cardiovasc Surg 133: 21–28
Shabari FR, George J, Cuchiara MP, et al. (2013) Improved hemodynamics with a novel miniaturized intra-aortic axial flow pump in a porcine model of acute left ventricular dysfunction. ASAIO J 59: 240–245
Tamez D, LaRose JA, Shambaugh C, et al. (2014) Early feasibility testing and engineering development of the transapical approach for the HeartWare MVAD ventricular assist system. ASAIO J 60: 170–177

### Zu 10.3

DUALIS MedTech GmbH (ed) www.dualis-medtech.de
Knecht O, Bosshard R, Kolar JW (2015) High-Efficiency Transcutaneous Energy Transfer for Implantable Mechanical Heart Support Systems. Ieee Transactions on Power Electronics 30: 6221–6236
Kurs A, Karalis A, Moffatt R, et al. (2007) Wireless power transfer via strongly coupled magnetic resonances. Science 317: 83–86
Pae WE, Connell JM, Adelowo A, et al. (2007) Does total implantability reduce infection with the use of a left ventricular assist device? The LionHeart experience in Europe. J Heart Lung Transplant 26: 219–229
Schuder JC (1961) Energy-transfer into a closed chest by means of stationary coupling coils and a portable high-power oscillator. Trans Am Soc Artif Intern Organs 7: 327–331
Wang JX, Smith JR, Bonde P (2014) Energy Transmission and Power Sources for Mechanical Circulatory Support Devices to Achieve Total Implantability. Ann Thorac Surg 97: 1467–1474
Waters BH, Sample AP, Bonde P, Smith JR (2012) Powering a Ventricular Assist Device (VAD) With the Free-Range Resonant Electrical Energy Delivery (FREE-D) System. Proceedings of the Ieee 100: 138–149

### Zu 10.4

Arens J, Schoberer M, Lohr A, Orlikowsky T, Seehase M, Jellema RK, Collins JJ, Kramer BW, Schmitz-Rode T, Steinseifer U (2011) NeonatOx: a pumpless extracorporeal lung support for premature neonates. Artif Organs 35: 997–1001
Dornia C, Philipp A, Bauer S, Hoffstetter P, Lehle K, Schmid C, Lubnow M, Stroszczynski C, Schreyer AG (2013) Visualization of thrombotic deposits in extracorporeal membrane oxygenation devices using multidetector computed tomography: a feasibility study. ASAIO J 59: 439–441
Fakhro M, Ingemansson R, Skog I, Algotsson L, Hansson L, Koul B, Gustafsson R, Wierup P, Lindstedt S (2016) 25-year follow-up after lung transplantation at Lund University Hospital in Sweden: superior results obtained for patients with cystic fibrosis. Interact Cardiovasc Thorac Surg 23: 65–73. doi: 10.1093/icvts/ivw078
Femmer T, Kuehne AJ, Wessling M (2014) Print your own membrane: direct rapid prototyping of polydimethylsiloxane. Lab Chip 14: 2610–2613
Hattler BG1, Lund LW, Golob J, Russian H, Lann MF, Merrill TL, Frankowski B, Federspiel WJ (2002) A respiratory gas exchange catheter: in vitro and in vivo tests in large animals. J Thorac Cardiovasc Surg 124: 520–530
Kopp R, Bensberg R, Arens J, Steinseifer U, Schmitz-Rode T, Rossaint R, Henzler (2011) A miniaturized extracorporeal membrane oxygenator with integrated rotary blood pump: preclinical in vivo testing. ASAIO J 57: 158–163. doi: 10.1097/MAT.0b013e31820bffa9
Leach CL, Fuhrman BP, Morin FC 3rd, Rath MG (1993) Perfluorocarbon-associated gas exchange (partial liquid ventilation) in respiratory distress syndrome: a prospective, randomized, controlled study. Crit Care Med 21: 1270–1278
Major TC, Handa H, Annich GM, Bartlett RH (2014) Development and hemocompatibility testing of nitric oxide releasing polymers using a rabbit model of thrombogenicity. J Biomater Appl 29: 479–501
Ming Z, Jiahong Y, Xia Y, Aoran Z, Gang L, Peifang Y, Yi Z, Lan C (2008) Blood platelet's behavior on nanostructured superhydrophobic surface. J Nano Res 2: 129–136
Sato H, Hall CM, Lafayette NG, Pohlmann JR, Padiyar N, Toomasian JM, Haft JW, Cook KE (2007) Thirty-day in-parallel artificial lung testing in sheep. Ann Thorac Surg 84: 1136–1143
Schmid C, Philipp A, Hilker M, Arlt M, Trabold B, Pfeiffer M, Schmid FX (2008) Bridge to lung transplantation through a pulmonary artery to left atrial oxygenator circuit. Ann Thorac Surg 85: 1202–1205
Scipione NC, Schewe RE, Koch KL, Shaffer AW, Iyengar A, Cook KE (2013) Use of a low-resistance compliant thoracic artificial lung in the pulmonary artery to pulmonary artery configuration. J Thorac Cardiovasc Surg 145: 10
World Health Organization (ed) (2014) The top 10 causes of death. www.who.int/mediacentre/factsheets/fs310/en/ (Zugriff 24.06.2016)

### Zu 10.5

Achneck HE, Jamiolkowski RM, Jantzen AE, Haseltine JM, Lane WO, Huang JK, Galinat LJ, Serpe MJ, Lin FH, Li M, Parikh A, Ma L, Chen T, Sileshi B, Milano CA, Wallace CS, Stabler TV, Allen JD, Truskey GA, Lawson JH (2011) The biocompatibility of titanium cardiovascular devices seeded with autologous blood-derived endothelial progenitor cells: EPC-seeded antithrombotic Ti implants. Biomaterials 32: 10–18

Akhyari P, Kamiya H, Haverich A, Karck M, Lichtenberg A (2008) Myocardial tissue engineering: the extracellular matrix. Eur J Cardiothorac Surg 34: 229–241

Asai T, Lee MH, Arrecubieta C, von Bayern MP, Cespedes CA, Baron HM, Cadeiras M, Sakaguchi T, Marboe CC, Naka Y, Deng MC, Lowy FD (2007) Cellular coating of the left ventricular assist device textured polyurethane membrane reduces adhesion of Staphylococcus aureus. J Thorac Cardiovasc Surg 133: 1147–1153

Assmann A, Delfs C, Munakata H, Schiffer F, Horstkötter K, Huynh K, Barth M, Stoldt VR, Kamiya H, Boeken U, Lichtenberg A, Akhyari P (2013) Acceleration of autologous in vivo recellularization of decellularized aortic conduits by fibronectin surface coating. Biomaterials 34: 6015–6026

Aubin H, Mas-Moruno C, Iijima M, Schütterle N, Steinbrink M, Assmann A, Gil FJ, Lichtenberg A, Pegueroles M, Akhyari P (2016) Customized Interface Biofunctionalization of Decellularized Extracellular Matrix: Toward Enhanced Endothelialization. Tissue Eng Part C Methods 22: 496–508

Cheng S, Craig WS, Mullen D, Tschopp JF, Dixon D, Pierschbacher MD (1994) Design and synthesis of novel cyclic RGD-containing peptides as highly potent and selective integrin alpha IIb beta 3 antagonists. J Med Chem 37: 1–8

Choi CH, Hagvall SH, Wu BM, Dunn JC, Beygui RE, CJ Kim CJ (2007) Cell interaction with three-dimensional sharp-tip nanotopography. Biomaterials 28: 1672–1679

Dekker A, Reesink K, van der Veen E, Van Ommen V, Geskes G, Soemers C, Maessen J (2003) Efficacy of a new intraaortic propeller pump vs the intraaortic balloon pump: an animal study. Chest 123: 2089–2095

Ehrbar M, Metters A, Zammaretti P, Hubbell JA, Zisch AH (2005) Endothelial cell proliferation and progenitor maturation by fibrin-bound VEGF variants with differenzial susceptibilities to local cellular activity. J Control Release 101: 93–109

Hess C, Wiegmann B, Maurer AN, Fischer P, Möller L, Martin U, Hilfiker A, Haverich A, Fischer S (2010) Reduced thrombocyte adhesion to endothelialized poly 4-methyl-1-pentene gas exchange membranes—a first step toward bioartificial lung development. Tissue Eng Part A 16: 3043–3053

Hsu SH, Chu WP, Lin YS, Chiang YL, Chen DC, Tsai CL (2004) The effect of an RGD-containing fusion protein CBD-RGD in promoting cellular adhesion. J Biotechnol 111: 143–154

Huang W, Zhang D, Millard RW, Wang T, Zhao T, Fan GC, Ashraf A, Xu M, Ashraf M, Wang Y (2010) Gene manipulated peritoneal cell patch repairs infarcted myocardium. J Mol Cell Cardiol 48: 702–712

Karrer L, Duwe J, Zisch AH, Khabiri E, Cikirikcioglu M, Napoli A, Goessl A, Schaffner T, Hess OM, Carrel T, Kalangos A, Hubbell JA, Walpoth BH (2005) PPS-PEG surface coating to reduce thrombogenicity of small diameter ePTFE vascular grafts. Int J Artif Organs 28: 993–1002

Larsen CC, Kligman F, Tang C, Kottke-Marchant K, Marchant RE (2007) A biomimetic peptide fluorosurfactant polymer for endothelialization of ePTFE with limited platelet adhesion. Biomaterials 28: 3537–3548

Lehle K, Stock M, Schmid T, Schopka S, Straub RH, Schmid C (2009) Cell-type specific evaluation of biocompatibility of commercially available polyurethanes. J Biomed Mater Res B Appl Biomater 90: 312–318

McMillan R, Meeks B, Bensebaa F, Deslandes Y, Sheardown H (2001) Cell adhesion peptide modification of gold-coated polyurethanes for vascular endothelial cell adhesion. J Biomed Mater Res 54: 272–283

Meinhart JG, Schense JC, Schima H, Gorlitzer M, Hubbell JA, Deutsch M, Zilla P (2005) Enhanced endothelial cell retention on shear-stressed synthetic vascular grafts precoated with RGD-cross-linked fibrin. Tissue Eng 11: 887–895

Miller DC, Thapa A, Haberstroh KM, Webster TJ (2004) Endothelial and vascular smooth muscle cell function on poly(lactic-co-glycolic acid) with nano-structured surface features. Biomaterials 25: 53–61

Miyamoto T, Nishinaka T, Mizuno T, Tatsumi E, Yamazaki K (2015) LVAD inflow cannula covered with a titanium mesh induces neointimal tissue with neovessels. Int J Artif Organs 38: 316–324

Noviani M, Jamiolkowski RM, Grenet JE, Lin Q, Carlon TA, Qi L, Jantzen AE, Milano CA, Truskey GA, Achneck HE (2016) Point-of-Care Rapid Seeding Ventricular Assist Device with Blood-Derived Endothelial Cells to Create a Living Antithrombotic Coating. ASAIO J 62: 447–453

Pankajakshan D, Kansal V, Agrawal DK (2013) In vitro differentiation of bone marrow derived porcine mesenchymal stem cells to endothelial cells. J Tissue Eng Regen Med 7: 911–920

Reynolds MM, Hrabie JA, Oh BK, Politis JK, Citro ML, Keefer LK, Meyerhoff ME (2006) Nitric oxide releasing polyurethanes with covalently linked diazeniumdiolated secondary amines. Biomacromolecules 7: 987–994

Rodenberg EJ, Pavalko FM (2007) Peptides derived from fibronectin type III connecting segments promote endothelial cell adhesion but not platelet adhesion: implications in tissue-engineered vascular grafts. Tissue Eng 13: 2653–2666

Ruegg C, Dormond O, Mariotti A (2004) Endothelial cell integrins and COX-2: mediators and therapeutic targets of tumor angiogenesis. Biochim Biophys Acta 1654: 51–67

Sekine H, Shimizu T, Hobo K, Sekiya S, Yang J, Yamato M, Kurosawa H, Kobayashi E, Okano T (2008) Endothelial cell coculture within tissue-engineered cardiomyocyte sheets enhances neovascularization and improves cardiac function of ischemic hearts. Circulation 118 (14 Suppl): S145–152

Smith EJ, Reitan O, Keeble T, Dixon K, Rothman MT (2009) A first-in-man study of the Reitan catheter pump for circulatory support in patients undergoing high-risk percutaneous coronary intervention. Catheter Cardiovasc Interv 73: 859–865

Taite LJ, Yang P, Jun HW, West JL (2008) Nitric oxide-releasing polyurethane-PEG copolymer containing the YIGSR peptide promotes endothelialization with decreased platelet adhesion. J Biomed Mater Res B Appl Biomater 84: 108–116

Tudorache I, Kostin S, Meyer T, Teebken O, Bara C, Hilfiker A, Haverich A, Cebotari S (2009) Viable vascularized autologous patch for transmural myocardial reconstruction. Eur J Cardiothorac Surg 36: 306–311

Wang B, Borazjani A, Tahai M, Curry AL, Simionescu DT, Guan J, To F, Elder SH, Liao J (2010) Fabrication of cardiac patch with decellularized porcine myocardial scaffold and bone marrow mononuclear cells. J Biomed Mater Res A 94: 1100–1110

Yildirim Y, Naito H, Didié M, Karikkineth BC, Biermann D, Eschenhagen T, Zimmermann WH (2007) Development of a biological ventricular assist device: preliminary data from a small animal model. Circulation 116 (11 Suppl): I16–23

# Serviceteil




U. Boeken, A. Assmann, F. Born, S. Klotz, C. Schmid (Hrsg.), *Mechanische Herz-Kreislauf-Unterstützung,*
DOI 10.1007/978-3-662-53490-8

# Stichwortverzeichnis

## N



## O



## P



## R



## S



## T

FSC
www.fsc.org
MIX
Papier | Fördert gute Waldnutzung
FSC® C083411

Zeitfracht Medien GmbH
Ferdinand-Jühlke-Straße 7
99095 Erfurt, Deutschland
produktsicherheit@kolibri360.de